金匱要略輯義解説

〔下〕

多紀 元簡 原著
金子 幸夫 解説

たにぐち書店

黄疸病脈証并治第十五

金匱玉函要略輯義巻四

東都　丹波元簡廉夫　著

黄疸病脈証并治第十五
　論二首　脈証十四条　方七首
【原文】　寸口脈浮而緩、浮則為風、緩則為痺。痺非中風。四肢苦煩、脾色必黄、瘀熱以行。(1)
【本文】　寸口の脈浮にして緩、浮は則ち風と為し、緩は則ち痺と為す。痺は、中風に非ず。四肢煩を苦しみ、脾色必ず黄なるは、瘀熱行るを以てなり（「苦」は、徐本、《脈経》は「若」に作る）。
【語釈】　○寸口の脈浮にして緩云々：呂志杰の説「本条は、黄疸病の脈象と病機を論述している。脈が浮で緩であるのは、傷寒では外感表虚証の脈象であり、雑病では浮は風である。「風」は、「外邪」として理解すべきである。そして緩は湿の徴候である。「痺」は、脾家に湿熱が蓄積していることを指し、並びに風寒湿の三気が雑って至る痺証ではない。そこで、「痺は中風に非ず」の一句を挿入して区別を示す。脾は、四肢、肌肉を主る。湿熱が脾を困しめると、四肢は必ず疲労を感じる。もし脾臓に蓄積した湿熱が深く血分に入り、体表に溢れる場合は、必ず黄疸を発生する。そこで、「脾色必ず黄なるは、瘀熱行るを以てなり」と言う」《金匱雑病論治全書》
【通釈】　寸口の脈が浮で緩である。脈が浮であるのは風邪があることを表わし、脈が緩であるのは湿邪が閉ざされていることを表わしている。ここで言う痺は、痺証ではなく、太陽中風証でもない。本証では、四肢が煩わしく感じられ、皮膚や顔面の色調が必ず黄色になるが、これは脾の瘀熱が肌表を行るからである（「苦」の字は、徐本と《脈経》では「若」の字に作る）。
【本文】　　［程］　脈浮緩を得る者は、必ず発黄す。故に傷寒、脈浮にして緩の者は、繋りて太陰に在り。太陰なる者は、必ず身黄を発す。今浮は風と為し、緩は痺と為し、外証の中風に非ず。乃ち、風熱は脾土に蓄す。脾は、四肢を主る。故に四肢は煩を苦しむ。瘀熱外を行れば、則ち黄を発するなり。

　　［沈］　風湿欝結し、邪正痺と為る。痺なる者は、閉づるなり。風拒み閉づるに因りて、営衛痺と為る。《内経》の風寒湿の三気の痺に非ず。

- 801 -

【語釈】　○傷寒の脈浮にして緩の者は、繋りて太陰に在り：《傷寒論》の第187条では、「傷寒、脈浮にして緩、手足自ら温なる者は、是れ繋りて太陰に在りと為す。太陰なる者は、身当に黄を発すべし。若し小便自利する者は、黄を発すること能わず。…」とある。

【通釈】　［程］　脈が浮緩を得る場合は、必ず発黄する。そこで、傷寒に罹患し、脈が浮で緩になる場合は、病は繋って太陰にある。太陰病では、必ず身体は発黄する。今脈が浮であるのは風邪であり、緩であるのは痺であり、これは外証の中風ではない。即ち、風熱が脾土に蓄積している。脾は、四肢を主る。そこで、四肢は煩わしくなって苦しむ。瘀熱が外を行る場合は、発黄する。

［沈］　風湿が欝結し、邪気と正気が痺となる。痺は、閉じることである。風が拒んで閉じるので、営衛が痺となる。《内経》の風寒湿の三気が侵入して発症する痺証ではない。

【本文】　案ずるに、「痺は中風に非ず」の文義は属せず。恐らくは脱誤有り。

【通釈】　案じるに、「痺は、中風ではない」の文章の意義は、前後と所属しない。恐らくは脱簡や錯誤がある。

【解説】　本条文は、発黄証が発症する病機について論述している。

風邪が侵入すると、脈は浮になる。邪が痺れると、脈は緩になる。即ち、脈が浮緩になる場合は、病は太陰にあるので、身体は必ず発黄する。脈が浮緩であるのは、外証の太陽中風証を表わすのではない。あるいは本証は、《内経》に言う風寒湿の三気が侵入して発症する痺証ではない。脾は、四肢を主る。風熱の邪が脾土に蓄積すると、脾の主る四肢は煩わしくなって苦しむ。瘀熱が外を行ると、発黄する。

【原文】　趺陽脈緊而数、数則為熱、熱則消穀。緊則為寒、食即為満。尺脈浮為傷腎、趺陽脈緊為傷脾。風寒相摶、食穀即眩、穀気不消、胃中苦濁、濁気下流、小便不通。陰被其寒、熱流膀胱、身体尽黄、名日穀疸。額上黒、微汗出、手足中熱、薄暮即発、膀胱急、小便自利、名日女労疸。腹如水状、不治。心中懊憹而熱、不能食、時欲吐、名日酒疸。(2)

【本文】　趺陽の脈緊にして数、数は則ち熱と為し、熱は則ち穀を消す。緊は則ち寒と為し、食すれば即ち満を為す。尺脈浮は腎を傷ると為し、趺陽の脈緊は脾を傷ると為す。

風寒相い摶ち、穀を食すれば即ち眩し、穀気消えず、胃中濁を苦しみ、濁気

- 802 -

黄疸病脈証并治第十五

下流して小便通ぜず。陰其の寒を被り、熱膀胱に流れ、身体尽く黄なるは、名づけて穀疸と曰う。

　額上黒く、微しく汗出で、手足中熱し、薄暮に即ち発し、膀胱急に、小便自利するは、名づけて女労疸と曰う。腹水状の如きは、治せず。

　心中懊憹して熱し、食すること能わず、時に吐せんと欲するは、名づけて酒疸と曰う（《脈経》は、女労疸、酒疸を各々別条と為す。徐、沈、魏、尤は並びに同じ。「疸」は、沈、尤は「癉」に作る）。

【語釈】　○趺陽の脈緊にして数云々：呂志杰の説「本条は、黄疸の病機、分類、および主症を更に一歩論述している。趺陽の脈は、脾胃を候う。緊脈は脾の寒えを主り、数脈は胃熱を主る。胃が熱する場合は、消穀善飢する。ただ、脾が寒えて運化が健やかではなくなるので、必ず食後に䐜満する。「尺脈浮は腎を傷ると為し、趺陽の脈緊は脾を傷ると為す」の二句の描写は、穀疸と女労疸の違った脈象を提出する。「風寒相い搏つ」の「風寒」は広く病邪を指し、脾胃の湿熱を産生する根源である。脾胃に湿熱があるので、例え無理に食事を進めても、食後は反って舒びなくなり、湿熱が上を衝く場合は頭眩がし、下に流れて腎臓の気化機能に影響する場合は小便は不利になる。「陰其の寒を被り、熱膀胱に流る」の二句の「陰」は脾を指し、脾が寒えて湿を生じ、胃熱を挟んで膀胱に流入し、小便が不利になることを言う。湿熱が相互に搏ち、小便が不利になると、黄疸を形成する。これによって飲食と関係がある。そこで、穀疸と称される。女労疸は、腎労で引き起こされるので、尺脈は浮になる。尺が浮であるのは、表証ではなく、腎が虚し熱が浮く現象である。額の上が黒くなるのは、腎の色が外に現われている。微かに汗が出て、手足の中が熱し、夕方に即ち発するのは、いずれも腎が虚して熱がある表現である。「膀胱急」は、腎が虚して気化が不利になって引き起こされる。女労疸の特徴は、額上が黒く、小便が自利することである。本証は、元々は腎虚に属している。もし病が後期に至り、腹が水状のようになる場合は、脾腎がともに敗られている。そこで、「治せず」と称される。酒疸は、飲酒が過度になることによって引き起こされる。酒の熱が胃を傷る。そこで、心中は懊憹して熱し、食事を摂取できず、時に嘔吐したくなる。病は、酒を嗜むことによって完成される。そこで、「酒疸」と称される」《金匱雑病論治全書》。　○尺脈浮は腎を傷ると為す：李克光の説「尺脈は、腎を候う。女労疸は、腎が虚して熱があり、虚熱が上に浮くので、尺脈は浮になる」《金匱要略譯釋》

- 803 -

【通釈】 趺陽の脈が緊で数である。脈が数であるのは胃熱があることを表わし、胃熱がある場合は消穀善飢する。脈が緊であるのは脾に寒があることを表わし、脾が運化できなくなる場合は食後に腹部が脹満する。尺部の脈が浮であるのは腎が虚して熱があることを表わし、趺陽の脈が緊であるのは寒が脾を傷ることを表わしている。

風と寒が相互に合わさると、食後に眩暈がし、食物は消化されず、胃中は湿熱を病み、湿熱が膀胱に流れ、小便は通じなくなる。太陰の脾が寒湿を受け、また胃中の湿熱と合わさって膀胱に流れ、全身が尽く黄色調になる場合は、穀疸と称される。

額上が黒くなり、微かな汗が出て、手足心が発熱し、夕方になると発作が起こり、膀胱が拘急し、小便が自然に通利する場合は、女労疸と称される。もし腹部が脹満し、裏に水が停滞するようになる場合は、治療は困難になる。

病人の心胸部が煩悶して熱く感じられ、食事を摂取することができず、時に嘔吐しそうになる場合は、酒疸と称される（《脈経》では、女労疸と酒疸を各々別の条文とする。徐本、沈本、魏本、尤本では、並びに同じである。「疸」の字は、沈本と尤本では「癉」の字に作る）。

【本文】 ［程］ 趺陽は、胃脈なり。数は熱と為し、緊は寒と為す。此れ、胃中の陰陽分かれず、清濁相い干し、寒熱混雑し、穀を消すと雖も、伝導すること能わず。故に食すれば即ち満するなり。尺脈は、以て腎を候う。浮は風と為せば、則ち腎を傷る。趺陽は、以て胃を候う。緊なれば則ち寒え、胃を傷らずして脾を傷る。風と寒と相い搏てば、邪は穀を消さず、穀気を得れば、則ち頭目に熏蒸す。故に眩を作すなり。穀消えざれば、則ち胃中の濁気下流して小便も又通利せず。正しく腎は胃の関為るを以て、脾寒少陰に被れば、則ち宣泄の令を行らすこと能わず、胃熱膀胱に流るれば、則ち熱瘀蓄して行らず、一身尽く黄なるは、因りて穀疸を作すなり。

［尤］ 腎労すれば、而ち熱す。黒色上に出づるは、猶脾病みて黄外に見わるがごときなり。額は、部に於いては庭と為す。《霊枢》に「庭なる者は、顔なり」と云い、又「腎病む者は、顴と顔黒し」と云う。微しく汗出づる者は、腎熱上行して気心に通ずればなり。手足心熱し、薄暮に即ち発する者は、病裏に在り府に在ればなり。此れ、之を房労過度に得、熱は腎従り出づ。故に名づけて女労癉と曰う。若し腹水状の如ければ、則ち特に陰傷らるのみならず、陽も亦傷らる。故に曰く、「治せず」と。懊憹は、欝悶して寧らかならずの意な

り。熱内に蓄すれば、則ち食すること能わず。熱上を衝けば、則ち時に吐せん
と欲す。酒気は心を熏じて味は脾胃に帰すなり。此れ、之を酒を飲むこと過多
の致す所に得。故に酒癉と名づく。

【語釈】　〇庭：天庭とも言う。額部の中央。

【通釈】　　［程］　趺陽は、胃脈である。数は熱であり、緊は寒えである。こ
れは、胃中の陰陽が分かれず、清濁が相互に犯し、寒熱が混ざり、水穀を消化
するが、伝導することはできない。そこで、食事を摂取すると、直ちに脈満する。
尺部の脈は、腎を候う。浮は風であるので、腎を傷る。趺陽の脈は、胃を
候う。緊である場合は寒え、胃を傷らず、脾を傷る。風と寒が打ち合うと、邪
は水穀を消化せず、穀気を得る場合は、頭や目に熏蒸する。そこで、眩暈を生
じる。水穀が消えなくなる場合は、胃中の濁気は下流し、小便もまた通利しな
くなる。正しく腎は胃の関門であるので、少陰が脾の寒えを被る場合は、水湿
を宣泄する令を行らせることができず、胃熱が膀胱に流れる場合は、熱が瘀滞
し蓄積して行らなくなり、全身が尽く黄ばむ場合は、これによって穀癉を発生
する。

　　　［尤］　　腎が疲労すると、発熱する。黒色が上に出るのは、丁度脾が病んで
黄色が外に見われるようなものである。額は、部では天庭である。《霊枢》で
は「庭は、顔である」と言い、また「腎が病む場合は、顴と顔が黒くなる」
と言う。微かに汗が出るのは、腎の熱が上行して気が心に通じるからである。
手足心が熱し、夕方に発作が出現するのは、病が裏にあり府にあるからである。
これは、これを房労が過度になることによって得られ、熱は腎より出る。そこ
で、名づけて女労癉と言う。もし腹部に水があるようになる場合は、ただ陰が
傷られるだけではなく、陽もまた傷られている。そこで、「治療はできない」
と言う。懊憹は、欝々として悶えて寧らかでないの意である。熱が内に蓄積す
る場合は、食事を摂取できなくなる。熱が上を衝く場合は、時に嘔吐したくな
る。酒気は心を熏じ、味は脾胃に帰る。これは、これを飲酒が過多になって引
きおこされる。そこで、酒癉と名づける。

【本文】　《巣源》に云う、「黄疸の病は、此れ酒食過度、府臓未だ和せざる
に由り、水穀相い并さり、脾胃に積み、復た風湿の搏つ所と為し、瘀結して散
ぜず、熱気欝蒸す。故に食し已りて飢えるが如く、身体、面目、及び爪甲、小
便をして尽く黄ならしめ、而して安臥せんと欲するは黄疸なり。穀癉の状、食
畢わりて頭眩し、心忪き怫欝として安らかならずして発黄し、飢えを失し大

いに食するは、胃気衝きて熏じ致す所に由るなり。女労疸の状、身目皆黄ばみ、発熱悪寒し、少腹満急し、小便難きは、大いに労し大いに熱して交接し、交接し竟に水に入りて致す所に由るなり」と。案ずるに、《本経》に云う「小便自利す」は疑う可し。

【通釈】　《諸病源候論》では、「黄疸の病は、酒食が過度になり、臓腑がいまだ調和しないことにより、水穀が相互に併さり、脾胃に積み、また風湿の搏つ所となり、瘀滞し結んで散じなくなり、熱気が醸蒸する。そこで、食事を終えると飢餓感があるようになり、身体、顔面、目、および爪甲、小便を尽く黄色にし、安臥したくなるのは、黄疸である。穀疸の病状は、食事が終わると頭眩が出現し、心は驚き、怫欝として安らかでなく発黄し、飢えることなく大いに食事を摂取するのであり、胃気が衝いて熏じ引き起こす所による。女労疸の病状は、身体や目が皆黄ばみ、発熱し、悪寒がし、少腹部が脹満して拘急し、小便が困難になるのであり、大いに疲労し、大いに熱して相手と交わり、交わった後に遂に水に入って引き起こす所による」と言う。案じるに、《本経》に「小便が自利する」と言うのは、疑うべきである。

【解説】　本条文は、黄疸病が発症する病機、分類、および主証について論述している。

《金匱要略輯義》が引用する程林の説では、「尺脈浮は腎を傷ると為す」を穀疸が発症する病機を説明する脈象の一つとするが、通常は女労疸の脈象を表わす句であるとされている。詳細は、《金匱要略大成》を参照のこと。

趺陽の脈は胃脈であり、脾胃の気を候う。胃に熱があると、趺陽の脈は数になる。胃熱が旺盛になると、水穀を消化できなくなる。脾に寒えがあると、趺陽の脈は緊になる。脾に寒えがあると、水穀を消化できるが、大腸の伝導を主る機能が失調するので、食事を摂取すると直ちに腹部は脹満する。尺部の脈は、腎を候う。風が腎を傷ると、尺部の脈は浮になる。風である胃熱と寒である脾湿が打ち合うと、水穀は消化されず、食事を摂取すると穀気が頭や目に熏蒸するので、眩暈が出現する。水穀が消えなくなると、胃中の濁気は下流する。腎は、胃の関門である。少陰の腎が脾の寒えを被ると、水湿が宣泄されなくなるので、小便は通じなくなる。太陰が寒えを被り、胃熱が膀胱に流れ、熱が瘀滞して蓄積すると、全身が尽く黄ばみ、穀疸を発生する。

房労が過度になり、腎が疲労すると、虚熱が腎より出るので、手足心に発熱が出現し、暮に旺盛になる。額は、顔面の天庭を言う。腎が病むと、頰骨と顔

- 806 -

黄疸病脈証并治第十五

面が腎の色である黒色になる。腎の熱が上行し、気が心に通じると、微かな汗
が心より出る。腎が虚すと、膀胱の府に相当する少腹が拘急する。腎は虚すが、
湿熱がない場合は、小便は通利する。以上の証候が出現する場合は、女労疸と
称される。もし腹部が䐜満し、腹水が出現する場合は、陰のみならず、陽も傷
られているので、治療はできない。

　心中懊憹は、心中が欝々として悶え、寧らかでないことを言う。飲酒が過度
になり、熱が体内に蓄積すると、食事を摂取できなくなる。酒気が心を熏じ、
味が脾胃に帰ると、時に嘔吐したくなる。以上の証候が出現する場合は、穀疸
と称される。

【原文】　陽明病、脈遅者、食難用飽。飽則発煩、頭眩、小便必難。此欲作穀
疸。雖下之、腹満如故。所以然者、脈遅故也。（3）
【本文】　陽明病、脈遅の者は、食用いて飽き難し。飽けば則ち煩を発し、頭
眩し、小便必ず難し。此れ穀疸を作さんと欲す。之を下すと雖も、腹満故の如
し。然る所以の者は、脈遅なるが故なり（「発」は、《陽明篇》は「微」に作
る）。
【語釈】　〇陽明病、脈遅の者は、食用いて飽き難し云々：王廷富の説「本条
の重点は、太陰の寒湿と陽明の腹満との区別にある。第一は、飲食を弁別する。
前者は食事を摂取できず、たとえあるいは食事を摂取できても飽食できない。
熱が湿より甚だしい場合は、食欲があり、よく消穀する。湿熱がともに盛んで
ある場合は、食欲があり、飢え易くない。第二は、発煩と頭眩の弁別である。
寒湿では、心中が欝悶して爽やかでなく、頭が昏んで重い。湿熱がともに盛ん
である場合は、心中が煩熱し、頭は昏むが重くない。熱が湿より甚だしい場合
は、心中は煩悶して不安になり、頭眩して熱する。第三は、小便難の弁別であ
る。寒湿の小便難では、尿の色は淡い黄で、かつ熱感がない。湿熱の小便難で
は、尿は短く少なくて黄で、黄は濃い茶のようになる。熱が湿より甚だしい場
合は、並びに灼熱感がある。第四は、脈の弁別である。寒湿の脈遅は、沈遅で
無力である。陽明の湿熱の脈遅は、遅滑で有神である。陽明の実熱の脈遅は、
遅で有力であり、必ず兼ねて潮熱、大便が硬いなどの証がある」《金匱要略指
難》
【通釈】　陽明病に罹患し、脈が遅になる場合は、過食できなくなる。過食す
ると、煩悶し、眩暈が出現し、小便は必ず困難になる。これは、穀疸を発症し

- 807 -

ようとする徴候である。攻下薬を用いて治療しても、腹満は以前と変わりがなく軽減しない。このようになるのは、脈が遅であるからである（「発」の字は、《陽明篇》では「微」の字に作る）。

【本文】　［鑑］　穀疸は胃熱に属し、脈は当に数なるべし。今脈遅なるは、脾藏寒ゆればなり。寒の穀を化せざるは、飢えて食を欲すと雖も、食用いて飽き難き所以なり。飽けば、則ち煩悶し、胃中填塞し、健運常を失するなり。清なる者は、上升を阻まる。故に頭眩す。濁なる者は、下降を阻まる。故に小便難きなり。此れ、皆穀疸を作さんと欲するの徴なり。其の証、原太陰の寒湿薔䕸するに従いて生ず。若し誤りて以て陽明熱湿の発黄と為して之を下せば、腹満暫く減ずるも、頃くして故の如し。然る所以の者は、脈遅は寒なるが故なり。此れ、穀疸を作さんと欲するは脾の陰寒の化に属して下す可からざる者を発明するなり。

【語釈】　○填塞：うずめふさぐ。　○䕸：けがす。にごる。乱れる。

【通釈】　［鑑］　穀疸は胃熱に属しているので、脈は数になるはずである。今脈が遅であるのは、脾臓が寒えているからである。寒が水穀を運化しないのは、飢餓感があって食欲はあるが、過食できなくなる理由である。過食する場合は、煩悶し、胃中が塞がり、脾は健運を失調する。清らかなものは、上昇が阻まれる。そこで、頭眩がする。濁ったものは、下降が阻まれる。そこで、小便は困難になる。これは、皆穀疸を発生しようとする徴候である。その証は、元々太陰の寒湿が薔滞し乱れるに従って生じる。もし誤って陽明の湿熱による発黄としてこれを攻下すると、腹満は暫くは軽減するが、暫くして元のようになる。そのようになる理由は、脈が遅であるのは寒であるからである。これは、穀疸を発生しようとするのは脾の陰寒の変化に属し、攻下すべきでない例を述べて明らかにしている。

【本文】　張氏の《傷寒心印》に云う、「按ずるに、《金匱》の穀疸は、二証有り。此れ、則ち虚寒にして冷䕸なる者なり」と。《傷寒續論》に云う、「脈遅は、胃虚す。之を下すも益無し。則ち、汗を発し、小便を利するの法は、之を用うるも益無し。惟だ当に和法を用うべし。甘草乾姜湯の如く、先ず其の中を温め、然る後に少しく調胃を与え、微しく胃気を和す是れなり」と。

【語釈】　○䕸：黒い。

【通釈】　張氏の《傷寒心印》では、「按じるに、《金匱》の穀疸は、二つの証がある。これは、虚寒で冷えて黒くなる場合である」と言う。《傷寒續論》

- 808 -

では、「脈が遅であるのは、胃が虚している。これを下すが、有益でない。即ち、発汗し、利小便をする方法は、これを用いても有益でない。ただ、和法を用いるべきである。甘草乾姜湯のように、先ずその中を温め、その後に僅かに調胃承気湯を与え、微かに胃気を調和するのがこれである」と言う。

【解説】　本条文は、穀疸が寒化に従って発症する病機について論述している。

穀疸は、胃熱に属している。そこで、脈は数になるはずである。陽明が病み、脈が遅になる場合は、脾が寒えることが原因である。脾が寒え、水穀を運化できなくなると、飢餓感があって食欲はあるが、過食できなくなる。もし過食する場合は、胃中が塞がり、脾が健運を失うので、煩悶する。清陽が上昇を阻まれると、頭眩が出現する。濁陰が下降を阻まれると、小便は困難になる。以上の証候は、穀疸を発症しようとする徴候である。本証は、太陰の寒湿が欝滞して乱れた状態にある。もし誤って陽明の湿熱発黄として攻下する場合は、腹満は一旦は軽減するが、再び元のようになる。そのようになるのは、脈が遅であり脾に寒えがあるからである。

【原文】　夫病酒黄疸、必小便不利、其候心中熱、足下熱。是其証也。（4）

【本文】　夫れ酒黄疸を病めば、必ず小便不利し、其の候心中熱し、足下熱す。是れ其の証なり。

【語釈】　〇夫れ酒黄疸を病めば云々：王廷富の説「この条は、再び酒疸の主証を補っている。酒疸は、元々湿熱が内蘊して引き起こされる。肝胆の疏泄が不利になり、三焦の決瀆が不暢になる。そこで、小便は不利になる。いわゆる「不利」とは、小便が短少で黄ばみ、かつ通利しないことを指す。その証候で心中が熱し、足下が熱する機序は、小便不利にある。即ち、熱が胃に滞ると、心中が熱する。胃脈は膈を貫き、足の甲に下る。そこで、足の下が熱する。同時に下って膀胱に滞る。膀胱と腎は表裏の関係にあり、影響は腎に至る。足心は、腎に属する。そこで、足下が熱する。総じて湿熱が排泄されず、胆と胃に欝蒸することにより、心中熱と足下熱を引き起こす。これは、酒疸の主要な証候の一つである」《金匱要略指難》

【通釈】　そもそも酒黄疸を患う病人は、必ず小便が不利になり、その他の症状は心中が熱くなり、足下も熱くなる。これが酒黄疸の証候である。

【本文】　［程］　夫れ小便利すれば則ち湿熱行り、利せざれば則ち熱胃に留まる。胃脈は膈を貫き、足跗に下る。上は胃脘を熏ずれば則ち心中熱し、下は

足跗に注げば則ち足下熱するなり。

【語釈】　○跗：足の甲。

【通釈】　［程］　そもそも小便が通利する場合は湿熱が行り、通利しない場合は熱が胃に留まる。胃脈は膈を貫き、足の甲に下る。上は胃脘部を熏じる場合は心中が熱し、下は足の甲に注ぐ場合は足の下が熱する。

【解説】　本条文は、酒疸の主証について論述している。

　酒疸に罹患すると、小便は不利になる。小便が不利になると、湿熱が胃に留まる。胃脈は膈を貫き、足の甲に下る。湿熱が胃脘部を熏じると、心中が熱する。湿熱が足の甲に注ぐと、足の下が熱する。

【原文】　酒黄疸者、或無熱、靖言了了、腹満、欲吐、鼻燥。其脈浮者先吐之、沈弦者先下之。(5)

【本文】　酒黄疸なる者は、或は熱無く、靖言了了し、腹満し、吐せんと欲し、鼻燥く。其の脈浮の者は先ず之を吐し、沈弦の者は先ず之を下す（趙本は、「了」を「小」に作る。程本、《金鑑》は同じ。《脈経》、《千金》、徐、沈、魏は、並びに「靖言了了」に作る。徐、沈云う、「「靖」は、恐らくは是れ「清」の字ならん」と。《外台》は《千金》を引き、「静」に作る。尤は、同じ。程本、《金鑑》は、「譫」に作る。案ずるに、「了」を「小」に作り、「靖」を「譫」に作るは、並びに後人の改定に係る。故に今《脈経》等に仍りて「靖言了了」に作る。「吐」は趙本に「嘔」に作るは、非なり）。

【語釈】　○酒黄疸なる者は、或は熱無く云々：陳紀藩の説「本条は、再び酒疸の症状を論述し、並びに脈象を結合して治法を論述している。酒疸は、湿熱が内蘊して引き起こされる。もし湿熱が上を熏じる場合は、鼻が乾燥する。湿熱が中焦に欝滞し、気機が阻滞し、かつ上逆する場合は、腹満し、嘔吐しそうになる。酒疸は湿熱が裏に欝滞しているので、表は熱がない。この病でもし脈が浮になる場合は、病は上にあるので、先ず吐法を用いてこれを治療すべきであり、瓜蒂散を用いるべきである。もし脈が沈弦になる場合は、病は裏にあり下にあるので、先ず下法を用いてこれを治療すべきであり、処方は梔子大黄湯を用いる。この所で用いる所の吐法あるいは下法は、いずれも邪の所在部位に基づいて確立するのであり、因勢利導の方法に属している。「靖言了了」に対しては、「清言」、「静言」と言うこともあるが、趙以徳は「清言了了」と注釈し、陸淵雷は「案じるに、靖、静、清は皆音が同じで仮借であり、清は形が

－ 810 －

黄疸病脈証并治第十五

近い誤りであり、靖言了了は言語が乱れないことを言う」と言う。これは、湿
熱が化生するが、ただなおいまだ上は清宮を乱していないからである」陳紀藩
主編《金匱要略》。　○靖言了了：《金匱要略輯義》の原文は「靖言了」に作
るが、「今《脈経》等に仍りて「靖言了了」に作る」の案に基づいて「靖言了
了」に改める。靖言了了は、言葉が乱れず、精神が安静になることを言う。

【通釈】　酒黄疸を患う病人は、ある時は胸中に煩熱がなく、精神は静かで言
葉は乱れないが、腹満し、嘔吐しそうになり、鼻は乾燥する。もし脈が浮であ
る場合は先ず吐法を用い、脈が沈弦である場合は先ず下法を用いる（趙本では、
「了」の字を「小」の字に作る。程本と《医宗金鑑》では、同じである。《脈
経》、《千金》、徐本、沈本、魏本では、並びに「靖言了了」に作る。徐氏と
沈氏は、「「靖」の字は、恐らくは「清」の字であろう」と言う。《外台》で
は《千金》を引用し、「静」の字に作る。尤本では、同じである。程本と《医
宗金鑑》では、「譫」の字に作る。案じるに、「了」の字を「小」の字に作り、
「靖」の字を「譫」の字に作るのは、並びに後人の改定に係わる。そこで、今
《脈経》などによって「靖言了了」に作る。「吐」の字を趙本で「嘔」の字に
作るのは、間違いである）。

【本文】　［尤］　酒黄癉なる者は、心中必ず熱し、或は亦熱せざること有り。
静言了了なる者は、則ち其の熱心中に聚まらずして或は下従り積みて䐜満を為
し、或は上従り衝きて吐せんと欲し、鼻燥くと為すなり。腹満なる者は、之を
下す可し。吐せんと欲する者は、其の勢いに因りて之を越す可し。既に腹満し、
且つ吐せんと欲すれば、則ち下す可く、亦吐す可し。然れども必ず其の脈を審
らかにす。浮の者は、邪上に近し。宜しく先ず吐すべし。脈沈弦の者は、則ち
邪下に近し。宜しく先ず下すべきなり。

　　［沈］　「先ず」の字を詳らかにすれば、要するに吐下の後は、再び以て余
熱を清解するは言を待たざるを知るなり（案ずるに、「靖」は本「竫」に作る。
「静」と同じ。《後漢・崔駰伝註》に見わる）。

【語釈】　○竫：靖の別体。

【通釈】　［尤］　酒黄疸は、心中が必ず熱するが、あるいはまた熱しないこ
とがある。静言了了は、その熱が心中に集らないことであり、あるいは下より
積もると䐜満を生じ、あるいは上より衝くと嘔吐しそうになり、鼻が燥く。腹
満は、これを下すべきである。嘔吐しそうになる場合は、その勢いによってこ
れを越えさせるべきである。既に腹満が出現し、かつ嘔吐しそうになる場合は、

- 811 -

下すべきであり、また吐かすべきである。しかし、必ずその脈を審らかにする。脈が浮である場合は、邪は上に近い。先ず吐かすべきである。脈が沈弦である場合は、邪は下に近い。先ず下すべきである。

　［沈］　「先ず」の字を詳らかにすると、要するに吐下した後は、再び余熱を清解するのは言うまでもないことが解る（案じるに、「靖」の字は元々は「竫」の字に作る。「静」の字と同じである。《後漢・崔駰伝註》に見われている）。

【本文】　《千金》に云う、「夫れ人酒疸を病む者は、或は熱無く、靖言了了し、腹満し、吐せんと欲して嘔する者は、吐すに宜しきの方、苦参散七味の者是れなり。

　苦参散は、人漸無く忽然として振寒し発黄し、皮膚黄ばみ麹塵出で、小便も亦少なく、大便時に秘し、気力異なること無く、食飲妨げず、已に諸々の湯散を服し、余熱除かれざるを治す。久しく黄ばむ者は、吐下するに宜しき方。

　苦参　黄連　瓜蔕　黄柏　大黄　黄芩（各一両。○《千金》は闕く。今《翼方》に據りて之を補う）　葶藶（二両）

　右六味、治めて篩いに下し、方寸匕を飲服す。当に大いに吐すべし。吐する者は、日に一服す。吐せざる者、日に再びすれば、亦下を得、服すること五日にして知る。消息す可し。退を覚えざるは、更に之を服す」と。

【語釈】　○忽然：たちまち。　○麹塵：こうじに生じるかび。うす黄色で、ちりのようであるからいう。転じて、淡黄色。

【通釈】　《千金》では、「そもそも人が酒疸を病む場合は、あるいは熱がなく、言葉は乱れず精神は安静であり、腹満し、嘔吐しそうになって嘔吐する場合は、涌吐すべき処方があり、苦参散の七味の処方がこれである。

　苦参散は、人は時間が経つのではなく、突然身体が寒くて震え、発黄し、皮膚は黄ばみ、かびのような粉が出現し、小便もまた少なくなり、大便は時に秘結し、気力は異なることがなく、飲食は妨げられず、既に諸々の湯液や散剤を服用し、余熱が除かれていない場合を治療する。久しく黄ばむ場合に吐下するのがよい処方である。

　苦参　黄連　瓜蔕　黄柏　大黄　黄芩（各々一両。○《千金》では、欠けている。今《千金翼方》によってこれを補う）　葶藶（二両）

　右の六味を集めて篩いにかけ、方寸匕を水で服用する。大いに吐くはずである。吐く場合は、日に一回服用する。吐かない場合に日に再び服用すると、ま

た下痢になり、服用して五日が経過すると、病は治癒する。消息すべきである。病状が消退しない場合は、更にこれを服用する」と言う。

【解説】　本条文は、酒疸の症状と治療原則について論述している。

　酒黄疸は心中が熱するが、その熱が心中に集らなくなると、言葉は静かで精神は明瞭である。もし熱が下に積もる場合は、腹部は脹満する。あるいはもし熱が上に衝く場合は、嘔吐しそうになり、鼻は乾燥する。脈が浮になる場合は、邪は上に近いので、先ず吐法を用いて治療すべきである。一方、脈が沈弦になる場合は、邪は下に近いので、先ず下法を用いて治療すべきである。

【原文】　　酒疸、心中熱欲嘔者、吐之愈。(6)

【本文】　　酒疸、心中熱して嘔せんと欲する者は、之を吐すれば愈ゆ（趙は「吐」を「嘔」に作るは、非なり）。

【語釈】　○酒疸、心中熱して嘔せんと欲する者云々：王廷富の説「この条は、酒疸で吐かすべき証である。酒疸は元々湿熱が胆と胃に鬱蒸し、胃中は濁熱で苦しむ。そこで、心中は熱する。熱濁の気が上に熏じるので、嘔吐しそうになる。嘔吐しそうになる場合は、病邪は上に越える勢いがある。そこで、古人は吐法を用いてその病邪を除くべきであり、病邪が去ると、その病は治癒するはずであると認識する」《金匱要略指難》

【通釈】　酒疸を患う病人の心中が熱くなり、嘔吐しそうになる場合は、吐法を用いて治療すると病は治癒する（趙本に「吐」の字を「嘔」の字に作るのは、誤りである）。

【本文】　　〔程〕　前証（第2条）は、熱深ければ、則ち懊憹して吐せんと欲す。今熱微なれば、則ち心中熱し、亦吐せんと欲す。病、上焦に属す。故に一たび之を吐すれば、病愈ゆ可し。

【通釈】　〔程〕　前の証（第2条）で、熱が深い場合は、心中は鬱悶して舒びず、煩熱して不安になり、嘔吐しそうになる。今熱が微かである場合は、心中が熱くなり、また嘔吐しそうになる。病は、上焦に属している。そこで、一たびこれを吐かすと、病は治癒するはずである。

【解説】　本条文は、酒疸の症状と治療原則について論述している。

　酒疸に罹患し、湿熱が微かであると、心中が熱くなり、また嘔吐しそうになる。本証は病が上焦に属しているので、吐法を用いてこれを治療すると、病は治癒する。

【原文】　酒疸下之、久久為黒疸。目青面黒、心中如噉蒜齏状、大便正黒。皮膚爪之不仁、其脈浮弱、雖黒微黄、故知之。(7)

【本文】　酒疸之を下し、久久にして黒疸と為る。目青く面黒く、心中蒜齏（さんせい）を噉（く）らう状の如く、大便正に黒し。皮膚之を爪けば不仁し、其の脈浮弱、黒しと雖も微黄なるが故に之を知る（《巣源》、《外台》は「黒しと雖も微黄」の四字無し。程は、「爪」を「抓」に作る）。

【語釈】　〇酒疸之を下し、久久にして黒疸と為る云々：王廷富の説「この条は、酒疸を誤下すると黒疸に変化しうる脈証である。酒疸を下し、久しくなって黒疸になる原因は、酒疸は湿熱に属しているが、なおいまだ蘊結して実を形成していないからであり、妄りに攻下すべきでない。もしこれを誤下する場合は、湿熱が虚に乗じて更に血分に陥入する。そこで、目が青（青藍色）く顔面が黒くなるのが黒疸の主証である。ただ、湿熱がいまだ尽きておらず、胆と胃に欝蒸する。そこで、心中は蒜を食べたように辛辣で不快になる。下した後、脾気が益々虚し、脾が統血を失い、瘀血が下を行る。そこで、大便は黒くなる。血が既に瘀滞し、営気、精血が皮膚を栄養しなくなる。そこで、これを掻くと麻痺して知覚がなくなる。その脈が浮弱であるのは、気血がともに虚した脈であり、その色は黒で微かに黄であるのは、湿熱がいまだ尽きずに上に熏蒸し、黒疸が初めて形成された象である」《金匱要略指難》。　〇抓：かく。つまむ。

【通釈】　酒疸に攻下法を用いて治療すると、久しくして黒疸になる。病人の両目は青く顔面は黒くなり、胃中は砕いた生姜、蒜（にんにく）、韮（にら）などを食べた時のように灼熱感が生じて不快になり、大便は黒色になる。爪で皮膚を掻くと皮膚は麻痺して痛みや痒みがなく、その脈は浮で弱になり、皮膚は黒色であるが、微かに黄色を帯びているので、本証の黒疸は酒疸の誤下によって生じた変証であることが解る（《諸病源候論》、《外台》では、「黒いが微かに黄ばむ」の四字がない。程本では、「爪」の字を「抓」の字に作る）。

【本文】　［尤］　酒疸は、下す可きの例有りと雖も、然れども必ず其の腹満、脈沈弦の者を審らかにし、而る後に之を下す。然らずんば、湿熱虚に乗じて血中に陥入すれば、則ち変じて黒疸と為る。目青く、面黒く、皮膚不仁するは、皆血変じて瘀すの徴なり。然して黒疸と曰うと雖も、其の原は則ち仍お是れ酒家なり。故に心中の熱気熏灼し、蒜を噉らうの状の如く、一に懊憹の奈んともすること無きが如きなり。且つ其の脈は当に浮弱なるべし。其の色は黒しと雖

- 814 -

黄疸病脈証并治第十五

も、当に微黄なるべし。必ず女労疸の色純黒にして脈必ず沈なるが如くならざるなり。

　　[鑑]　　趙良曰く、「便は黒漆の如く、其の目青しと脈浮弱とは、皆血病なり」と。

　　[魏]　　黄変じて黒と為すは、物の初め火の灼を被れば則ち黄ばみ、久しく火の熏を被れば則ち黒ばむが如きなり。

【通釈】　　[尤]　　酒疸は攻下すべき例があるが、しかし必ず腹満し、脈が沈弦である場合を審らかにし、その後にこれを攻下する。そうでなければ、湿熱が虚に乗じて血中に陥入する場合は、変化して黒疸となる。目が青くなり、顔面が黒くなり、皮膚が麻痺するのは、皆血が変化して瘀滞する徴候である。そして黒疸と言うが、その源はなお酒家にある。そこで、心中の熱気は熏灼し、蒜を食べた性状のようになり、一に懊憹してどうすることもできないようになる。かつその脈は、浮弱になるはずである。その色調は黒いが、微かに黄色になるはずである。必ず女労疸の色が真っ黒で、脈が必ず沈になるようなものではない。

　　[鑑]　　趙良は、「大便が黒い漆のようになり、その目が青くなるのと脈が浮弱になるのとは、皆血の病である」と言う。

　　[魏]　　黄色が変化して黒色になるのは、物が初めて火の熏灼を被る場合は黄色になり、久しく火の熏灼を被る場合は黒色になるようなものである。

【本文】　　《巣源》に云う、「黒疸の状、小腹満を苦しみ、身体尽く黄ばみ、額上反って黒く、足下熱し、大便黒き是れなり。夫れ黄疸、酒疸、女労疸は、久久にして多く変じて黒疸と為る」と。《千金》の茵蔯大黄等の七味の方に云う、「夫れ黄発して已に久しく、変じて桃皮色を作し、心下に堅きこと有り、嘔逆し、飲食を下さず、小便極めて赤色にして少なく、四肢逆冷し、脈沈極微細遅の者は、此の方を服するに宜しからず。下を得れば、必ず㿁に変ずるなり」と。案ずるに、桃皮色は、蓋し黒を帯びて明潤ならざるを謂う。故に附して攺に備う。案ずるに、汪氏の《医学原理》に「黒しと雖も、微黄の者は治し難し」と云うは、未だ何に據るかを知らず。

【語釈】　　○㿁：噦に通じる。乾嘔を指す。

【通釈】　　《諸病源候論》では、「黒疸の性状は、小腹の䐜満を苦しみ、身体は尽く黄ばみ、額上は反って黒くなり、足の下が熱し、大便が黒くなるのがこれである。そもそも黄疸、酒疸、女労疸は、久しくなると多くが変化して黒疸

- 815 -

になる」と言う。《千金》の茵蔯、大黄などの七味の処方では、「そもそも発黄して既に久しくなり、変化して桃皮色を生じ、心下が堅くなり、嘔逆し、飲食を下さず、小便が極めて赤色になって量は少なく、四肢は逆冷し、脈が沈で極微細遅になる場合は、この処方を服用すべきでない。攻下すると、必ず乾嘔に変化する」と言う。案じるに、桃皮色は、思うに黒色を帯びて明るく潤っていないことを言う。そこで、これを附して参考に備える。案じるに、汪氏の《医学原理》で「黒いが、微かに黄ばむ場合は、治療し難い」と言うのは、いまだ何によるのかは解らない。

【解説】　本条文は、酒疸を誤下した後に変化して黒疸になる証候について論述している。

　酒疸に罹患し、腹満し、脈が沈弦になる場合は、これを攻下すべきである。もし腹満や沈弦脈はないが、これを誤下する場合は、湿熱が虚に乗じて血中に陥入するので、黒疸が発生する。黒疸が発生し、血が変化して瘀滞すると、目は青くなり、顔は黒くなり、皮膚を掻くと知覚がなく、大便は真っ黒になる。本証の源は、酒家にある。即ち、心中の熱気が熏灼すると、蒜を食べたように懊憹してどうすることもできず、脈は浮弱になる。女労疸では、色調は真っ黒であり、脈は必ず沈になる。一方、黒疸では、色調は黒いが微かに黄色調を帯びる。そこで、脈は浮弱であり、色調は黒色であるが微かに黄色調を帯びる場合は、黒疸であることが解る。

【原文】　師曰、病黄疸、発熱煩喘、胸満口燥者、以病発時、火劫其汗、両熱所得。然黄家所得、従湿得之。一身尽発熱面黄、肚熱、熱在裏。当下之。(8)

【本文】　師曰く、黄疸を病み、発熱煩喘し、胸満して口燥く者は、病の発する時、火もて其の汗を劫かし、両熱の得る所を以てなり。然れども黄家の得る所は、湿従り之を得。一身尽く発熱して黄ばみ、肚熱するは、熱裏に在り。当に之を下すべしと（「両熱の得る所」の「所」の字は、程、《金鑑》は「相」に作る。「面黄」は、趙本、《脈経》は「而黄」に作る。徐、程、沈、魏、尤は並びに同じ。案ずるに、「面」は当に「而」に作るべし）。

【語釈】　〇師曰く、黄疸を病み、発熱煩喘し云々：王廷富の説「この条は、黄疸病に火法を誤用して発汗し、裏実証を引き起こした病変と治法である。黄疸の初期は、湿熱が外に発するので、発熱する。この時は、ただ清熱利湿すべきであり、辛温の品で発汗すべきでなく、更に火や灸を用いて発汗し、津液を

傷って熱邪を助けるべきでない。正に火によってその汗を劫かし、湿邪を化燥化熱させ、熱が内に淫れ、肝胆が更に欝滞すると胸満し、津液が傷られると口が乾燥して心煩し、肺が清潤を失い、気が上逆すると気喘が出現する。皆内にある熱と誤治の熱が合わさることにより変証を発生する。「然れども黄家の得る所は、湿従り之を得」は、久病の黄家は湿が多いことを言い、新病の黄疸は熱が多いことと比較する。本証は、熱が湿よりも甚だしい黄疸病であり、肝胆の瘀熱が外に蒸して発する場合は、一身は尽く発熱して黄ばみ、腹部は熱し、熱は裏にある。即ち、熱が結んで胆と胃の腑にある。そこで、これを下すべきである」《金匱要略指難》。　　○発熱面黄：原文の「発熱面黄」は多紀元簡の注釈に「「面」は当に「而」に作るべし」とあるので、「発熱而黄（発熱して黄ばみ）」と解釈する。

【通釈】　師が言われた。黄疸を患い、発熱、心煩、気喘、胸満が出現し、口中が乾燥するのは、発病当初に火法を用いて無理に発汗したために熱邪と火邪が相互に打ち合うからである。しかし、発黄するのは、湿邪を得るからである。病人の全身が発熱して皮膚が黄色調になり、腹中に熱がある場合は、邪熱が裏にある。この場合は、攻下法を用いて治療すべきである（「両熱の得る所」の「所」の字は、程本と《医宗金鑑》では「相」の字に作る。「面黄」は、趙本と《脈経》では「而黄」に作る。徐本、程本、沈本、魏本、尤本では、並びに同じである。案じるに、「面」の字は「而」の字に作るべきである）。

【本文】　［魏］　此れ病発する時は、乃ち風寒外感の病発するなり。

　［尤］　煩満、燥渇するは、病熱に発して復た火を以て劫かし、熱を以て熱に遇い、相い得て解せざれば、則ち黄疸を発す。然れども内に湿邪を兼ぬるに非ざれば、則ち熱は熱と相い攻めて反って相い散ず。何の癉病か之有らんや。故に「黄家の得る所は、湿に従りて之を得」と曰うは、其の病の独り熱に因らざるを明かすなり。而して此の病を治す者は、必ず先ず其の表に在り裏に在りを審らかにして或は汗し、或は下すの法を施す。若し一身尽く熱して腹の熱尤も甚だしければ、則ち其の熱裏に在りと為す。裏は、表従り散ず可からず。故に曰く、「当に下すべし」と。

　［鑑］　但だ其の肚を捫でるに熱ければ、其の熱裏に在り。当に之を下すべし。

　［沈］　即ち、栀子大黄湯の意なり。

【通釈】　［魏］　これは、病が発生する時に風寒を外感した病が発生する。

- 817 -

［尤］　心煩し、胸満し、口が燥いて渇するのは、病が熱に発生し、また火を用いてこれを劫かし、熱をもって熱に遇い、相互に得て解されないからであり、そこで黄疸を発生する。しかし、内に湿邪を兼ねていない場合は、熱が熱と相互に攻めて反って相互に散じる。この場合は、どのような黄疸病があるだろうか。そこで、「黄家が発生するのは、湿によってこれを得る」と言うのは、その病は熱だけが原因でないことを明らかにする。そしてこの病を治療する場合は、必ず先ずそれが表にあるのか、あるいは裏にあるのかを審らかにし、あるいは汗法を施し、あるいは下法を施す。もし全身が尽く発熱し、腹部の熱が最も甚だしい場合は、その熱は裏にある。裏の熱は、表より散じることはできない。そこで、「下すべきである」と言う。

［鑑］　ただ、その腹部を撫でて熱い場合は、その熱は裏にある。これを下すべきである。

［沈］　即ち、梔子大黄湯の意である。

【解説】　本条文は、熱邪が湿邪より偏盛した黄疸病の成因、証候、および治療原則について論述している。

《金匱要略輯義》が引用する魏茘彤の説では、病が発症した時の発熱は風寒を外感することによるとするが、この説は湿熱が熏蒸した発熱とする説に及ばない。詳細は、《金匱臓腑弁証解説》、《金匱要略大成》を参照のこと。

風寒を外感し、邪が化熱すると、発熱する。病が発症した当初に火法を用いてこれを劫やすと、熱を用いて熱を治療するので、黄疸が発生し、心煩し、気喘が出現し、胸満し、口が渇く。本証は、熱邪と同時に湿邪が関与した状態にある。黄疸が発生するのは、湿熱の邪が原因である。本証を治療する場合は、病が表にあるのか、裏にあるのかを審らかにすべきである。もし全身が尽く発熱して黄ばみ、腹部が熱する場合は、病は裏にあるので、例えば梔子大黄湯を用いてこれを攻下すべきである。

【原文】　脈沈、渇欲飲水、小便不利者、皆発黄。(9)

【本文】　脈沈、渇して水を飲まんと欲し、小便不利の者は、皆黄を発す。

【語釈】　〇脈沈、渇して水を飲まんと欲し云々：陳紀藩の説「本条は、湿熱発黄を論述している。脈が沈であるのは、病が裏にあり、湿熱が内に蒸し、気機が欝滞することによって引き起こされる。湿熱が内に蓄積し、熱が勝って津を傷る。そこで、口が渇いて水を飲みたくなる。湿熱が塞がって上焦を阻み、

－ 818 －

気機が失調する場合は、小便は不利になる。湿熱が内に蔵され、外に出路がなく、常に欝して全身を蒸すと、発黄する。そこで、「皆黄を発す」と言う。この時は、尿が黄ばむのと目が黄ばむのとは、いずれもある」陳紀藩主編《金匱要略》

【通釈】　脈が沈になり、口が渇いて水を飲みたくなり、小便が不利になる場合は、いずれも発黄する。

【本文】　［鑑］　脈沈は、裏を主る。渇して水を飲まんと欲するは、熱瘀すればなり。小便不利なるは、湿欝すればなり。裏に熱瘀し湿欝す。故に黄を発するなり。首条に謂う「脈浮緩」と「緊数」は、皆黄を発せしむ。是れ之を外因に得るなり。此の条、脈沈なるは、亦黄を発せしむ。是れ之を内因に得るなり。故に黄を治するは、汗下の二法有るなり。李彣曰く、「脈沈にして渇し、渇して水を飲まんと欲し、小便不利なれば、則ち湿熱内に蓄し、従りて分消すること無し。故に黄を発するなり」と。

【通釈】　［鑑］　脈が沈であるのは、裏を主る。口が渇いて水を飲みたくなるのは、熱が瘀滞するからである。小便が不利になるのは、湿が欝滞するからである。裏に熱が瘀滞し湿が欝滞する。そこで、発黄する。首条に言う「脈浮緩（第1条）」と「緊数（第2条）」は、いずれも発黄させる。これは、これを外因に得る。この条で脈が沈であるのもまた発黄させる。これは、これを内因に得る。そこで、発黄を治療するには、汗法と下法の二つの方法がある。李彣は、「脈が沈で口が渇き、口が渇いて水を飲みたくなり、小便が不利になる場合は、湿熱が内に蓄積し、これによって分消することがない。そこで、発黄する」と言う。

【解説】　本条文は、湿熱発黄証の証候について論述している。

　沈脈は、裏を主る。裏に湿熱が欝滞すると、脈は沈になる。熱が瘀滞すると、口は渇いて水を飲みたくなる。湿が欝滞すると、小便は不利になる。本証は、湿熱が内に蓄積した状態にある。そこで、脈が沈になり、口が渇いて水を飲みたくなり、小便が不利になる場合は、いずれも発黄する。

【原文】　腹満、舌痿黄、躁不得睡、属黄家。(10)

【本文】　腹満、身（舌）痿黄、躁して睡るを得ざるは、黄家に属す（原註は、「「舌痿」は、疑うらくは「身痿」に作る」と。〇案ずるに、「舌痿」は諸注は並びに「身痿」に作る。但だ尤は原文に仍りて之を釈するは、非なり。魏の

－ 819 －

「痿は、当に委に作る可し。舌胎の色は、正黄にして間色無し」と云うも亦非なり。「躁」は趙、徐、沈に「燥」に作るも非なり）。

【語釈】　○腹満、身（舌）痿黄云々：李克光の説「第10条は、脾虚発黄の証候を論述している。腹は脾が主る所であり、脾が虚して湿を生じ、湿が滞ると満を生じる。そこで、その証は腹満が見われる。脾が虚して水穀の精微を運化して全身を濡養することができない。そこで、身体は萎黄して潤沢がない。これは、脾の本色の外観である。脾湿が欝して化熱し、湿熱が上に熏蒸すると、煩躁して眠ることができない。この病は、元々発黄する病証の人に見われる。そこで、「黄家に属す」と言う」、「第10条の論述は寒湿発黄であり、陰黄の範疇に属している。ただ、ある医家は第10条が湿熱発黄を論じていると認識する」《金匱要略譯釋》。王廷富の説「これは、寒湿発黄の症候である。腹満は、湿が中に滞り、脾陽が運化を失調して引き起こされる。煩躁して眠ることができない症状に至っては、注釈家には二種類の見解がある。一つは熱と認識し、二つは陰証と認識する。私は、陰証に属し、虚躁の証であると認識する。脾が病むと胃が調和せず、胃が調和しなくなると夜に不安になるからである。同時に病が久しくなると、血が虚して栄養せず、血が心を栄養せず、心神が不安になると、虚躁で眠ることができなくなる。そこで、「黄家に属す」と言う。黄家の病程が既に久しくなり、湿が脾胃に滞ると、脾の精が不足し、営血が栄養しなくなる。そこで、顔面は萎黄になる」《金匱要略指難》

【通釈】　腹部が脹満し、身体の色は（舌）潤いのない暗い黄色調になり、煩躁して安眠できなくなる場合は、発黄する病人に属している（原註では、「「舌痿」は、恐らくは「身痿」に作るのが正しい」とある。○案じるに、「舌痿」は諸注並びに「身痿」に作る。ただ、尤氏が原文によってこれを解釈するのは、誤りである。魏氏が「「痿」は、委に作るべきである。舌胎の色は正黄であり、間色がない」と言うのもまた誤りである。「躁」の字を趙本、徐本、沈本で「燥」の字に作るのも誤りである）。

【本文】　［徐］　腹満は、裏証なり。乃ち、腹満有りて如し身痿黄、躁して睡るを得ざるは、瘀熱外を行る。此れ、黄を発するの漸なり。故に曰く、「黄家に属す」と。当に治を将に成らんとするに図るべく、既に成りて而る後に之に薬するを俟つを得ざるを見わすなり。

【通釈】　［徐］　腹満は、裏証である。即ち、腹満があり、もし身体が痿黄し、煩躁して眠ることができない場合は、瘀熱が外を行る。これは、発黄する

黄疸病脈象并治第十五

兆しである。そこで、「黄家に属している」と言う。治療を黄疸が今にも完成しようとする時に図るべきであり、既に完成した後にこれに薬を与えるのを待つ訳にはいかないことを見わしている。

【本文】　案ずるに、痿黄は即ち萎黄なり。身黄にして明潤ならざるを謂う。沈云う、「湿熱欝蒸すれば、則ち腹満し、身痿し、津血枯燥し、土の色外に越ゆ。故に黄燥して眠るを得ず」と。此れ、痿を以て痿弱の義と為す。且つ黄燥連なりて読むは、謬りも亦太甚だし。

【語釈】　○痿弱：弱々しい。虚弱。

【通釈】　案じるに、痿黄は萎黄のことである。身体が黄ばみ、明らかに潤わないことを言う。沈氏は、「湿熱が欝蒸する場合は、腹満し、身体は痿え、津血が枯れて燥き、土の色が外に越える。そこで、黄ばんで燥き、眠ることができなくなる」と言う。これは、「痿」の字を痿弱の義とする。かつ黄燥を連なって読むのは、誤りもまた甚だしい。

【解説】　本条文は、寒湿発黄証の証候について論述している。

　本証は、寒湿発黄証と解釈する場合と湿熱発黄証と解釈する場合とがある。《金匱要略輯義》が引用する徐忠可の説では、本証は湿熱発黄証と解釈される。ただ、多紀元簡の言う「痿黄は即ち萎黄なり。身黄にして明潤ならざるを謂う」は、本証が寒湿発黄証であることを示唆する。徐忠可の説は、李克光の説に及ばない。そこで、ここでは、解釈しない。詳細は、《金匱要略輯義》を参照のこと。

【原文】　黄疸之病、当以十八日為期。治之十日以上瘥。反劇為難治。(11)

【本文】　黄疸の病は、当に十八日を以て期と為すべし。之を治して十日以上に瘥ゆ。反って劇しきは治し難しと為す（趙本は、「極」に作る）。

【語釈】　○黄疸の病は、当に十八日を以て期と為すべし云々：王廷富の説「黄疸の治療する時期に関しては、主要な二点がある。第一は、治療である。黄疸を治療するには、治法が適切である必要がある。初期に湿熱が旺盛である場合は、清熱利湿を主とする。また、必ず疏汗化瘀すべきであり、肝の病は脾に伝わるので、また脾を実して脾を運らすことを忘れないようにすべきである。これが陽黄を治療する上で必ず掌握すべき基本原則である。第二は、肝欝の程度である。黄疸の病位は主に肝胆にあり、病理もまた湿熱の瘀滞にある。もし肝欝が盛んでなく、瘀滞が比較的軽く、治法が適切であれば、治癒する期間は

- 821 -

比較的短く、十日前後で黄疸は消失するはずである。もし湿熱の瘀滞が甚だ盛んであり、肝気欝結が比較的重く、胆道が阻塞して通じなくなると、治癒する期間は比較的長くなり、また実脾、舒肝、化瘀、利胆に従って緩やかにこれを図る必要がある」《金匱要略指難》

【通釈】　黄疸病は、十八日を治癒する期限とすべきである。治療を十日以上行うと、病は治癒する。もしこれに反して病状が激しくなる場合は、治療は困難になる（趙本では、「極」の字に作る）。

【本文】　［鑑］　高世栻曰く、「十八日は、乃ち脾土四季に寄旺するの期なり。十日は、土の成数なり。黄疸の病は、脾土に在り。故に当に十八日を以て期と為すべし。然らば之を治するは、先にするに宜し。故に之を治して十日以上は即ち当に瘥ゆべし。十日以上に至りて瘥えずして疸病反って劇しき者は、是れを治し難しと謂うは、土気虚して敗れ、治す可からざるを謂うなり」と。

【通釈】　［鑑］　高世栻は、「十八日は、脾土が四季に寄旺する時期である。十日は、土の成数である。黄疸の病は、脾土にある。そこで、十八日をもって治癒する時期とすべきである。そうであれば、これを治療するのは、先にするのがよい。そこで、これを治療して十日以上になると、病は治癒するはずである。十日以上に至り、病は治癒せず、疸病が反って劇しくなる場合にこれを「治療し難い」と言うのは、土気が虚して敗れ、治療ができなくなることを言う」と言う。

【解説】　本条文は、黄疸病の予後について論述している。

　黄疸の病は、脾土にある。十八日は、脾土が四季に寄旺する時期を言う。また、十日は、土の成数を言う。即ち、黄疸病に罹患する場合は、十八日をもって治癒する時期とすべきである。そこで、これを治療して十日以上が経過すると、病は治癒するはずである。もし十日以上が経過し、病が反って劇しくなる場合は、土気が虚して敗れているので、治療ができなくなる。そこで、「治し難し」と言う。

【原文】　疸而渇者、其疸難治。疸而不渇者、其疸可治。発於陰部、其人必嘔。陽部、其人振寒而発熱也。（12）

【本文】　疸にして渇する者は、其の疸治し難し。疸にして渇せざる者は、其の疸治す可し。陰部に発すれば、其の人必ず嘔す。陽部は、其の人振寒して発熱するなり（「陽部」の上に《脈経》、《千金》、程本、《金鑑》は「発於」

－ 822 －

黄疸病脈象并治第十五

の二字有るは是なり。「発熱」の「発」は、《巣源》、《千金》は「微」に作る）。

【語釈】　○疸にして渇する者云々：呂志杰の説「本条は、再び黄疸病の予後と弁証を論述している。黄疸で口が渇くのは、その意味は邪が重く熱が盛んであり、病勢が増大するからである。そこで、治療は比較的困難になる。口が渇かないのは、邪が浅く熱が軽く、正気がよく邪気に勝つこからある。そこで、治療は容易である。陰部は、裏を指す。病が裏にあり、胃気が上逆する場合は、その人は必ず嘔吐する。陽部は、表を指す。「其の人振寒して発熱す」は、外感の太陽の表証ではなく、これは正気（人体の病に抵抗する能力）と邪気（湿熱や疫毒）が交々争い営衛にある臨床の表現である」《金匱雑病論治全書》

【通釈】　黄疸病で口渇がある場合は、その黄疸は治療が困難である。黄疸病で口渇がない場合は、その黄疸は治療が可能である。病邪が臓腑の裏に発生する場合は、病人は必ず嘔吐する。病邪が躯幹の表に発生する場合は、病人は悪寒戦慄して発熱する（「陽部」の上に《脈経》、《千金》、程本、《医宗金鑑》では「発於」の二字があるのは、正しい。「発熱」の「発」の字は、《諸病源候論》、《千金》では「微」の字に作る）。

【本文】　[沈]　此れ、表病は治し易く、裏病は治し難きを言うなり。胃中の湿熱、皮膚に蒸して越ゆれば、則ち一身尽く黄ばむ。外に発すと雖も、当に表裏陰陽を以て証を辨ずべく、則ち治す可しと治し難しを知る。若し疸にして渇する者は、邪外越すと雖も、胃中の湿熱半ば内に居し、津液を耗竭し、則ち渇す。津枯れ血燥き、陽火亢ぶり極まり、表裏皆邪なり。故に曰く、「治し難し」と。渇せざる者は、熱邪一たび発し、尽く表に越え、裏に余蘊無く、一たび解表して即ち散ず。故に曰く、「治す可し」と。然して邪胸膈、胃腑の裏に在るは、陰部に発すと為す。内逆し上を衝けば、其の人必ず嘔す。其の邪尽く皮殻の表に発するは、陽部と為す。乃ち、太陽の主る所なり。故に振寒して発熱するなり。

【語釈】　○余蘊：あまり。

【通釈】　[沈]　これは、表病は治療が容易であり、裏病は治療が困難であることを言う。胃中の湿熱が皮膚に熏蒸して越える場合は、全身が尽く黄ばむ。黄疸は外に発生するが、表裏と陰陽をもって証を弁別すべきであり、そうすれば治療が可能である場合と治療が困難である場合が解る。もし黄疸になり、口が渇く場合は、邪は外に越えるが、胃中の湿熱は半ばが内にあり、津液を消耗

- 823 -

して竭くすので、口が渇く。津が枯れ、血が燥き、陽である火が亢ぶって極まり、表裏が皆邪である。そこで、「治療は困難である」と言う。口が渇かない場合は、熱邪が一たび発生すると、尽く表に越え、裏に余りがなく、一たび解表して直ちに散じる。そこで、「治療が可能である」と言う。そして邪が胸膈や胃腑の裏にあるのは、陰部に発生することである。邪が内逆して上を衝くと、その人は必ず嘔吐する。その邪が尽く皮殻の表に発生するのは、陽部に発生することである。即ち、太陽の主る所である。そこで、身体は振寒して発熱が出現する。

【本文】　案ずるに、疸は本癉に作る。癉は、熱なり。故に消癉、癉瘧等の称有り。而して熱欝し発黄するは、之を黄疸と謂う。疸は、乃ち黄病の謂いに非ざるなり。字書に「疸」の字に註して「黄病なり」と云うは、誤りなり。然れども《本草》に単に疸と言うが如き者は、蓋し「黄」の字を省くなり。亦必ずしも拘わらざるのみ。

【通釈】　案じるに、「疸」は元々は「癉」の字に作る。癉は、熱のことである。そこで、消癉、癉瘧などの名称がある。そして熱が欝滞して発黄するのは、これを黄疸と言う。疸は、黄病のことを言うのではない。字書に「疸」の字に注釈して「黄病である」と言うのは、誤りである。しかし、《本草》に単に「疸」と言うようなものは、思うに「黄」の字を省いている。また、必ずしも拘わらない。

【解説】　本条文は、黄疸の予後について再度論述している。

　黄疸病に罹患すると、胃中の湿熱が皮膚に熏蒸して越えるので、全身は尽く黄ばむ。もし黄疸が発生し、口が渇く場合は、邪は外に越えるが、胃中の湿熱は半ばが内にあり、津液が消耗されて竭きるので、口が渇く。本証では、表裏にいずれも邪がある。そこで、治療は困難になる。一方、もし黄疸が発生し、口が渇かない場合は、熱邪が発生して尽く表に越え、裏に余りがなく、一たび解表すると邪は直ちに散じる。そこで、治療は可能である。

　「邪が陰部に発生する」は、邪が胸膈や胃府の裏にあることを言う。邪が陰部に発生し、内逆して上を衝くと、病人は必ず嘔吐する。「邪が陽部に発生する」は、邪が尽く皮殻の表に発生することを言う。邪が陽部の太陽に発生すると、身体は振寒し、発熱が出現する。

【原文】　穀疸之為病、寒熱不食、食即頭眩、心胸不安、久久発黄、為穀疸。

茵蔯蒿湯主之。(13)

【本文】　穀疸の病為る、寒熱食せず、食すれば即ち頭眩し、心胸安からず、久久にして黄を発するは、穀疸と為す。茵蔯蒿湯之を主る（「黄」の下に《肘後》は「飢えを失し大いに食し、胃気衝きて燻じ致す所なり」の十字有り）。

【語釈】　〇穀疸の病為る、寒熱食せず云々：呂志杰の説「本条は、穀疸（湿熱がともに盛んである）の証治を論述している。本条が述べる所は、実際は穀疸を発生しようとする場合と既に穀疸を発生した場合の二種類の段階の違った表現がある。穀疸を発生しようとするのは、穀疸がなおいまだ発生していない前であり、既に一定の時間が経過する病理過程があり、その臨床表現は前の第3条で既に論述している。本条のいわゆる「寒熱食せず」は、振寒し、発熱し、悪心嘔吐し、食欲がない（特に脂っこい食物を嫌う）などが特徴であり、その病機は湿熱が脾胃に内蘊し、営衛で打ち合って引き起こす所である。これは、第12条に言う所の「陰部に発すれば、其の人必ず嘔す。陽部は、其の人振寒して発熱するなり」である。食欲はないが強いて食べさせ、食物が入る場合は、更に湿熱を助け、湿熱が上を衝くので、頭眩がし、心胸部が不安になる。湿熱の疫毒が脾胃を困しめて乱し、蘊結の日が久しくなり、内は血分に瘀滞し、三焦に瀰漫し、外は肌膚に溢れる場合は、黄疸を発生する。そこで、「久久にして黄を発するは、穀疸と為す」と言う。茵蔯蒿湯は、最適の処方である。方中の茵蔯蒿と山梔子は清熱利湿し、大黄は泄熱する。三薬を合用し、茵蔯蒿を重用して君とする。大黄を少量用いるのは、特にそれが「推陳致新」する力を借りて下に趨く勢いを助けるからであり、「瘀熱」を小便より排除させる。そこで、方後では、「一宿にて腹減じ、黄小便従り去るなり」と言う」《金匱雑病論治全書》

【通釈】　穀疸の病と言うものは、悪寒発熱し、食欲がなく、食事を摂取すると眩暈が出現し、心胸部が煩悶して不安になり、病が長期に渡って持続すると発黄する場合は、穀疸である。この場合は、茵蔯蒿湯がこれを主治する（「黄」の字の下に《肘後》では「飢餓感がなく、大いに食事を摂取し、胃気が衝いて薫蒸し引き起こす所である」の十字がある）。

【本文】　［程］　湿熱と宿穀と相い搏ち、胃中に留まり、因りて穀疸を作す。

　［尤］　穀疸は、陽明湿熱瘀欝の証と為す。陽明既に欝し、営衛の源壅がりて利せざれば、則ち寒熱を作す。健運の機窒がりて用いざれば、則ち食せずと為す。食入れば、則ち適に以て湿熱を助けて逆満を増し、頭眩し、心胸安から

- 825 -

ざるのみ。

　　［徐］　頭眩は、穀疸第一の的據と為すなり。下方の註を観るに云う、「一宿にして腹減ず」と。此れも亦必ず小便快からずして腹微かに䐜ること知る可し。

【通釈】　　［程］　湿熱と宿穀が打ち合い、胃中に留まり、これによって穀疸を生じる。

　　［尤］　穀疸は、陽明で湿熱が瘀蕷する証である。陽明が既に蕷滞し、営衛の源が塞がって通利しない場合は、寒熱を生じる。健運の機転が塞がって用いられなくなる場合は、食事を摂取しなくなる。食物が入る場合は、まさに湿熱を助けて逆満を助長し、頭は眩み、心胸部が不安になるだけである。

　　［徐］　頭眩は、穀疸の中で第一の明らかな証拠である。下方の注釈を観ると、「一晩が経過すると、腹満は軽減する」と言う。これもまた必ず小便は快くなく、腹部が微かに䐜満することを知るべきである。

【本文】　茵陳蒿湯方

　茵陳蒿（六両）　　栀子（十四枝。○《陽明篇》は、「擘く」の字有り）
大黄（二両）

　右三味、水一斗を以て、先ず茵陳を煮て、六升を減じ、二味を内れ、煮て三升を取り、滓を去り、分かち温め三服す。小便当に利すべし。尿皁角汁の状の如く、色正赤なり。一宿にて腹減じ、黄小便従り去るなり。

【語釈】　○茵陳蒿湯：聶恵民の説「本方は、清熱利湿の方剤である。穀疸で湿熱が蕷蒸する証に用いるのがよい。茵陳蒿を取り、清熱利湿して黄を除く。栀子は、三焦の熱を清する。大黄は、積滞を下して瘀熱を通じ、湿熱を下より解する。そこで、服薬した後は、尿が皁角の汁の性状のようになり、「黄小便従り去るなり」である。この処方は、陽黄を治療する主要な方剤である」《経方方論薈要》

【通釈】　茵陳蒿湯方

　茵陳蒿（六両）　　栀子（十四枝。○《陽明篇》では、「擘く」の字がある）
　大黄（二両）

　右の三味に水一斗を用い、先ず茵陳蒿を煮て六升を減らし、残りの二味を入れ、煮て三升を取り、滓を除き、三回に分けて温めて服用する。小便は、通利するはずである。尿は、皁角の汁のように色が真っ赤になる。一晩経つと、腹満は軽減し、黄疸は小便を通じて消失する。

- 826 -

黄疸病脈象并治第十五

【本文】　［程］　茵、梔以て之を導けば、則ち湿熱行る。大黄以て之を下せば、則ち宿穀去る。苦以て之を泄するの剤なり。

【通釈】　［程］　茵蔯蒿と山梔子を用いてこれを導く場合は、湿熱は行る。大黄を用いてこれを下す場合は、宿穀が去る。苦を用いてこれを泄らす方剤である。

【本文】　徐氏の《傷寒類方》に云う、「先ず茵蔯を煮れば、則ち大いに黄小便従り出づ。此れ、秘法なり」と。

　《千金》の茵蔯湯は、傷寒七八日、内実し瘀熱結び、身黄なること橘の如く、小便利せず、腹微しく脹満し、宜しく之を下すべきの方（即ち、本方。〇《陽明篇》の文と少しく異なる。故に附して之を載す）。

　《外台》の范汪は、穀疸を療す。茵蔯方（即ち、本方）。

　又、小品の三物茵蔯蒿湯は、黄疸、身目皆黄ばみ、皮膚の麴塵出づるを療す。

　茵蔯蒿（一把）　梔子（二十四枚）　石膏（一斤）

　《千金》は大黄（二両）を加う。

　右三味、水八升を以て煮て二升半を取り、滓を去り、猛火を以て石膏を焼きて正赤せしめ、湯中に投じ、沸定まりて清汁を取り、寒温に適え、一升を温服し、自ら覆いて汗をして出だしむ。

　又、広済の茵蔯丸は、黄疸、遍身身面悉く黄ばみ、小便濃き梔子汁の如きを療す。

　本方に於いて梔子を去り、黄芩、枳実を加え、蜜もて丸ず。

　又、必効茵蔯湯、及び丸は、一切の黄を療す。将九処、其の父遠使、黄を得て此れを服し、極めて効くを得。

　本方に於いて黄芩を加う。

　《千金》の茵蔯湯は、黄疸、酒疸、酒癖、身体面目尽く黄ばむを主る方（按ずるに、《外台》に云う、「太医の校尉、史脱処」と）。

　本方に於いて、黄芩、黄連、人参、甘草を加う。

　又、発黄、身面目尽く黄なること金色の如く、小便濃く煮たる柏汁の如きを治す。

　本方に於いて黄芩、柴胡、升麻、竜胆を加う。

　又、発黄を治するの方。

　本方に於いて黄柏、黄連を加う。丸方は、更に黄芩を加う。

【語釈】　〇麴塵：こうじに生じるかび。うす黄色で、塵のようであるから言

－ 827 －

う。　　〇酒癖：病証名。癖は、硬結の癥塊を指す。酒を嗜むことによって腹部に癥塊を生じる慢性病を言う。

【通釈】　徐氏の《傷寒類方》では、「先ず茵陳蒿を煮る場合は、大いに黄疸が小便より出る。これは、秘法である」と言う。

《千金》の茵陳湯は、傷寒に罹患して七八日が経過し、内が実し、瘀熱が結び、身体が橘のように黄ばみ、小便は不利になり、腹部は微かに脹満し、これを攻下すべき処方である（即ち、本方である。〇《陽明篇》の文章とは僅かに異なる。そこで、附してこれを記載する）。

《外台》の范汪は、穀疸を治療する。茵陳方である（即ち、本方である）。

また、小品の三物茵陳蒿湯は、黄疸で、身体や目が皆黄ばみ、皮膚に粉のようなかびが出る場合を治療する。

茵陳蒿（一把）　　栀子（二十四枚）　　石膏（一斤）

《千金》では、大黄（二両）を加える。

右の三味に水八升を用い、煮て二升半を取り、滓を除き、猛烈な火で石膏を焼いて真っ赤にし、湯の中に投げ、沸騰が収まってから上清を取り、寒温を適切にして一升を温めて服用し、自ら布団を掛けて汗を出す。

また、広済の茵陳丸は、黄疸で、全身や顔面が悉く黄ばみ、小便が濃い山栀子の汁のような場合を治療する。

本方より山栀子を除き、黄芩と枳実を加え、蜜で丸剤にする。

また、必効茵陳湯、および丸は、一切の黄疸を治療する。将九処の父の遠使は、黄疸を得てこれを服用し、極めて有効であった。

本方に黄芩を加える。

《千金》の茵陳湯は、黄疸に罹患し、酒疸や酒癖で身体、顔面、目が尽く黄ばむ場合を主治する処方である（按じるに、《外台》では、「太医の校尉の史脱処が罹患した」と言う）。

本方に黄芩、黄連、人参、甘草を加える。

また、発黄し、身体、顔面、目が尽く金色のように黄ばみ、小便が濃く煮た黄柏の汁のようになる場合を治療する。

本方に黄芩、柴胡、升麻、竜胆を加える。

また、発黄を治療する処方。

本方に黄柏、黄連を加える。丸剤の処方は、更に黄芩を加える。

【解説】　本条文は、穀疸湿熱証の証候と治療法について論述している。

黄疸病脈象并治第十五

　穀疸は、陽明で湿熱と宿穀が打ち合って停滞する。即ち、陽明で湿熱が欝滞し、営衛の源が通利しなくなると、悪寒発熱が出現する。脾の健運が塞がると、食事を摂取しなくなる。食事を摂取すると、湿熱を助長するので、腹満は増強し、頭が眩み、心胸部は不安になる。病が久しくなると、湿熱が瘀欝するので、黄疸が発生する。そこで、茵蔯蒿湯を与えてこれを治療する。

　茵蔯蒿湯は、茵蔯蒿、山梔子、大黄からなる。方中の茵蔯蒿、山梔子は、湿熱を導いて行らせる。大黄は、宿穀を下す。

【原文】　黄家、日晡所発熱。而反悪寒、此為女労得之。膀胱急、少腹満、身尽黄、額上黒、足下熱、因作黒疸。其腹脹如水状、大便必黒、時溏、此女労之病、非水也。腹満者難治。消礬散主之。(14)

【本文】　黄家は、日晡所発熱す。而るに反って悪寒するは、此れ女労に之を得と為す。膀胱急に、少腹満し、身尽く黄に、額上黒く、足下熱し、因りて黒疸を作す。其の腹脹りて水状の如く、大便必ず黒く、時に溏するは、此れ女労の病にして水に非ざるなり。腹満する者は治し難し。消礬散之を主る（「之病」は、《千金》は「疸」の一字に作る）。

【語釈】　○黄家は、日晡所発熱す云々：王廷富の説「この条は、黄疸を生じる女労疸と黒疸の鑑別、および女労疸の証治である。黄家では、その黄病は久しいが、ただ日晡所に発熱する。即ち、湿熱発黄の象である。湿熱が陽明に滞り、陽明は申と酉の時（日晡）に旺盛になるので、日晡の時に発熱するのは、湿熱発黄の黄疸病である。もし日晡時に発熱せず、反って悪寒がするのは、腎精が消耗し、腎気が虚し、衛陽が衛らず、陽明と関係がなく、その悪寒は並びに表証ではない。そこで、「反って」と称される。これは、女労でこれを得る。膀胱が拘急し、少腹が脹満するのは、瘀熱の患いである。そこで、小便は自利する（第2条）。身体が尽く黄ばむが、目が黄でないのは、穀疸や酒疸と区別があることを示している。額上が黒くなるのは、腎が虚して腎の本色が上に乗じるからであり、足の下が熱するのは、瘀熱が下に流れて引き起こす所である。腎陽が虚して陽が化陰しない。そこで、黒疸を生じる。その腹が水腫状に腫れ、大便が必ず黒くなり、時に溏になるのは、一つには脾が虚して運化を失調し、脾腎が並びに虚すからであり、二つには瘀血が下を行く象である。そこで、「此れ女労の病にして水に非ざるなり」と言う。腹満は、女労が腎を傷ると、勢いは必ず肝に及び、肝と腎がともに病み、虚の中に瘀を挟むからである。そ

- 829 -

こで、「治し難し」と言う。主要な病理は、肝経に元々湿熱があり、これに加えて腎精が消耗し、精血が不足し、肝が欝し血が瘀滞し、虚の中に瘀を挟んだ結果である。これは、血が虚して湿を挟み瘀を挟んだ女労疸である。そこで、補血化瘀燥湿の方法を用いて主治する」《金匱要略指難》

【通釈】　発黄する病人は、午後四時の申の刻から午後六時の酉の刻にかけての日晡所に発熱する。ところが、この時刻に反って悪寒がするのは、女労疸に罹患するからである。膀胱が拘急し、少腹が脹満し、全身が尽く黄ばみ、額上が黒くなり、足下が熱する場合は、これによって黒疸に移行する。病人の腹部が脹満して水腫状になり、大便が必ず黒色になり、時に下痢状になるのは、女労疸の病であり、水気病ではない。この場合は、硝礬散がこれを主治する。もし腹部が脹満する場合は、治療は困難になる（「之病」の二字は、《千金》では「疸」の一字に作る）。

【本文】　［鑑］　此れ、詳らかに女労疸の病為るを申す。黄疸、日晡所発熱するは、乃ち陽明の熱症にして当に悪寒せざるべきなり。而るに反って悪寒する者は、陽明の熱症に非ず。此れ、或は女労之を得と為すなり。女労之を得るの疸証は、膀胱急し、少腹満すと雖も、小便自利し、身は尽く黄ばむと雖も、額上則ち黒く、発熱すと雖も、惟だ足下に甚だし。此れ、少陰熱し、因りて黒疸を作すなり。故に腹脹り水状の如くにして大便必ず黒く、時に溏なるは、水脹病に非ず、乃ち女労之を得るの疸脹病と為すを知るなり。時に溏し、黒色の者は、亦藏病血に及ぶの徴なり。血病む者は、顔必ず変ず。豈色黒くして血病まざる者有らんや。女労疸にて腹満の者は、治し難しと為す。其の脾腎両つながら敗るるを以てなり。消石を以て血に入り堅を消し、礬石は気に入り湿に勝つ。然して此の方、標を治するは固より宜しきも本を図るの治に非ず。世久しく書訛れば、姑くは其の理を辨ずるなり。

［尤］　黄家は、日晡所に本当に発熱すべし。乃ち、発熱せずして反って悪寒する者は、此れを女労と為し、腎熱して致す所なり。酒疸、穀疸と同じならず。酒疸、穀疸は、熱胃に在り。女労疸は、熱腎に在り。胃は浅くして腎は深し。熱深ければ、則ち外は反って悪寒するなり。膀胱急し、額上黒く、足下熱し、大便黒きは、皆腎熱の徴なり。少腹満脹し水状の如きこと有りと雖も、実は腎熱して気内に蓄すと為し、脾湿りて水行らざるに非ざるなり。

【通釈】　［鑑］　これは、詳らかに女労疸の病と言うものを述べている。黄疸に罹患し、日晡所に発熱するのは、陽明の熱症であり、悪寒がしないはずで

- 830 -

黄疸病脈象并治第十五

ある。ところが、反って悪寒がするのは、陽明の熱症ではない。これは、ある
いは女労がこのようになる。女労がこのようになる黄疸の証は、膀胱が拘急し、
少腹は脹満するが、小便は自利し、身体は尽く黄ばむが、額上は黒くなり、発
熱するが、ただ足下に甚だしい。これは、少陰が熱し、これによって黒疸を生
じる。そこで、腹部は脹満して水腫状のようになり、大便は必ず黒くなり、時
に溏になるのは、水胝病ではなく、女労がこれを得る黄疸の脈病であることが
解る。時に溏になり、大便が黒色になるのは、また臓病が血分に及ぶ徴候であ
る。血分が病む場合は、顔は必ず変化する。どうして色が黒くなるが、血分が
病まない場合があろうか。女労疸で腹満する場合は、治療は困難である。それ
は脾と腎がともに敗られるからである。消石をもって血に入って堅いものを消
し、礬石は気に入って湿に勝つ。そしてこの処方は標を治療するのは固より好
ましいが、本を図る治療ではない。既に長い時間が経過して書物が誤っている
ので、暫くはその道理を述べる。

　　［尤］　黄疸を来した病人は、日晡所に元々発熱するはずである。即ち、発
熱せず、反って悪寒がする場合は女労であり、腎が熱して引き起こす所である。
酒疸や穀疸とは同じでない。酒疸や穀疸は、熱が胃にある。女労疸は、熱が腎
にある。胃は浅く、腎は深い。熱が深い場合は、外は反って悪寒がする。膀胱
が拘急し、額上が黒くなり、足下が熱し、大便が黒くなるのは、皆腎熱の徴候
である。少腹が脹満し水腫状のようになることがあるが、実は腎が熱して気が
内に蓄積するのであり、脾が湿って水が行らないのではない。

【本文】　消石礬石散方（《外台》は仲景の《傷寒論》を引きて云う、「《肘
後》、《小品》、《崔氏》、《文仲》、《千金》、《范汪》、《深師》は並び
に同じ」と）

　　消石　礬石（焼き、等分す。〇「消石」の下に《外台》、尤本は「熬りて黄
ならしむ」の二字有り）

　　右二味、散と為し、大麦の粥汁を以て和して方寸匕を服し、日に三服す。病
大小便に随って去る。小便は正黄に、大便は正黒なるは、是れ候なり（「候」
の上に、徐、沈、尤は「其の」の字有り。〇《外台》は云う、「大麦は、則ち
是れ無皮の麦なる者を須う」と）。

【語釈】　〇硝石礬石散：聶恵民の説「本方は、消瘀遂湿の方剤である。女労
に兼ねて下焦の瘀血の証があるので、硝石の苦鹹を用い、血に入って消瘀軟堅
し、瀉熱して実熱を蕩滌し、推陳致新する。礬石は、血に入って勝湿し、並び

に骨髄の熱を除く。髄は、腎が主る所である。そこで、女労で腎が虧損して引き起こされるものに対しては、益腎清熱去湿の効能がある。更に大麦粥をもって補脾益胃、扶正祛邪して諸薬を調和し、それが峻に過ぎるのを防ぐ」《経方方論薈要》

【通釈】　消石礬石散方（《外台》では仲景の《傷寒論》を引用し、「《肘後》、《小品》、《崔氏》、《文仲》、《千金》、《范汪》、《深師》では、並びに同じである」と言う）

　消石　礬石（焼いて、等分する。○「消石」の下に、《外台》、尤本では「熬って黄にする」の二字がある）

　右の二味を散とし、大麦の粥汁を用いて混和して方寸匕を服用し、日に三回服用する。病は、大小便に随って去る。小便は真っ黄になり、大便は真っ黒になるのが服用後の症候である（「候」の字の上に、徐本、沈本、尤本では「其の」の字がある。○《外台》では、「大麦は、皮のない麦を用いる」と言う）。

【本文】　［程］　《内経》に曰く、「中満の者は、之を内に泄す」と。潤下は、鹹を作す。消石の苦鹹、礬石の酸鹹は、皆中満を泄して潤下し、其の小便をして黄にし大便をして黒にせしむる所以なり。然して硝石は胃の脹閉を主り、蓄結を滌き、礬石は熱骨髄に在るを主り、而して《経》に「労する者は、之を温む」と言う。是の方は、太峻無きを得るか。然して服する所の者は、方寸匕のみ。和するに大麦の粥汁を以てするは、正しく胃を寛くして脾を益す所以なり（案ずるに、消石は即ち火消なり。時珍之を辨ずること詳らかなり。下の大黄消石湯は同じ）。

【語釈】　○中満の者は、之を内に泄す：《素問・陰陽応象大論》では、「中満の者は、之を内に瀉す」に作る。全句は、「病が中にあって脹満する場合は、瀉下の方法を用いるべきである」の意。　○労する者は、之を温む：出典は、《素問・至真要大論》。

【通釈】　［程］　《内経》では、「中が脹満する場合は、これを内に泄らす」と言う。潤下するのは、鹹である。消石の苦鹹と礬石の酸鹹は、皆中満を泄らして潤下し、その小便を黄にし、大便を黒にする理由である。そして硝石は胃の脹閉を主治して蓄結を除き、礬石は熱が骨髄にあるのを主治し、そして《経》では「疲労する場合は、これを温める」と言う。この処方は、甚だしく俊敏に作用することはないであろうか。そして服用する所のものは、方寸匕である。混和するのに大麦の粥汁を用いるのは、正しく胃を寛くして脾を益す理

黄疸病脈象并治第十五

由である（案じるに、消石は火消である。李時珍は、これを詳らかに論述している。下の大黄消石湯は同じである）。

【本文】　喩氏の《法律》に云う、「硝石礬石散は、従来は硝石を用うるの義を解せず。方書は、倶に改めて滑石礬石散と為す。且つ并びに大黄消石湯を改めて大黄滑石湯と為す。医学の陋は、一に此に至るや。夫れ男子は血化して精と為る。精動けば、則ち一身の血倶に動き、女労を以てして其の精を傾ければ、血は必ず之に継ぐ。故に女労に因りて尿血する者は、其の血尚行り、猶治し易きなり。女労に因りて疸を成す者は、血瘀して行らず、治し難しと為す。甚だしき者は、血瘀の久しくして大腹尽く満ちて血蠱を成し、尤も極めて重くして治し難しと為す。仲景の文、及び製方の意を味わうに、女労疸は亟かに其の膀胱、少腹の瘀血を去るに非ざれば、万に生くる路無し。傷寒に在りては熱膀胱に瘀すの証、其の人血を下せば乃ち愈ゆ。血を下さざる者は、抵当湯を用いて之を下す。亦其の血の暫く結ぶに因りて峻攻す可きなり。此れ、女労疸、畜積の血は必ず朝夕に匪ざれば、峻攻も益無し。但だ石薬の悍を取り、以て疾く趨きて病む所に下達す。硝石は、鹹寒にて血を走らせ、其の熱瘀の血を消逐す可し。故に以て君と為す。礬石は、《本草》に其れ能く錮熱骨髄に在るを除き、用いて以て腎、及び膀胱藏府の熱を清し、並びに消瘀除濁の功を建つと。此の方の極妙なる者なり。陳無擇の賢を以てするも、模稜両可にして、其の説に謂う、「発熱悪寒無く、脈滑の者は、此の湯を用う。若し発熱悪寒し、其の脈浮緊なれば、則ち滑石、石膏を以て之を治せ」と。青天白日にして夢語喃喃、況やその他をや。世豈血下焦に畜して反って浮滑、且つ緊の脈を見わす者有らんや。妄なり。妄なり」と。

何氏の《医碥》に云う、「傷寒、陽明の証、発熱する者は、必ず悪寒せず。乃ち、湿と熱と内に瘀痺し、表陽宣びず。故に悪寒するなり。此れ、乃ち弁証の法なり。額は最も高く、火気の熏ずる所なり。故に黒し。先きは則ち額黒く、後は則ち周身皆黒し。故に黒疸を作す。硝石は鹹寒にて熱を除き、痼熱骨髄に在るを除く。大麦粥もて調えて服するは、胃を傷るを恐るればなり。此の方は、用い難し」と。

《肘後方》に云う、「女労疸は、身目皆黄ばみ、発熱悪寒し、小腹満急し、小便難く、大労大熱にて交接し、後水に入るに由りて致す所なり。之を治するの方（即ち、本方）。

又、交接し労復し、陰卵腫れ、或は縮みて腹に入り、腹中絞痛し、或は便絶

するを治す（即ち、本方）」と。

　《千金》に云う、「湿疽の病為る、始めて之を得て一身尽く疼み、発熱し、面色黒黄、七八日の後壮熱し、熱裏に在り、血有れば当に下すべし。之を去れば、猶肝の状の如し。其の小腹満つる者は、急ぎて之を下す。亦一身尽く黄ばみ、目黄ばみ、腹満し、小便利せざるを治するの方。

　本方に於いて硝石を滑石に代う（王氏《準縄》に滑石散を載し、女労疸を治するは即ち此の方なり。註して云う、「按ずるに、此れ即ち前の硝石の方なり」と。「硝」と「滑」の字形は相い近し。未だ孰れが是なるかを知らず。両つながら之を存す）。

　又、黄疸の病為る、日晡所発熱し悪寒し、小腹急に、身体黄ばみ、額黒く、大便溏黒、足下熱するは、此れ女労と為す。腹満する者は、治し難し。之を治するの方。

　滑石　石膏（各等分）

　服法は本方と同じ（《外台》は《千金翼》を引きて云う、「《小品》、《千金》、《備急》、《文仲》は並びに同じ」と）」と。

　《千金翼》の瀉腎散は、男女、諸々の不足、腎気乏しきを主るの方。

　即ち、本方なるも、大麦粥を用いずして粳米粥を用う。

【語釈】　○陋：せまい。知識がせまい。陋識（浅い知恵、低い見識）。　　○継ぐ：つなぐ。つづける。うけつたえる。　　○血蠱：病名。臌脹の一種で、蓄血臌とも言う。吐血、衄血、便血、あるいは黒色の大便、赤色の小便、発斑などを表わし、腹には手に触れる腫塊があり、腹が脹満し、腹皮に青筋が出るなどの症状がある。主な原因は瘀塊の阻滞により、水湿の運行が影響されて発生する。　　○悍：あらい。気がつよい。あらあらしい。　　○錮：ふさぐ。　　○模稜：摸稜に同じ。どっちつかずである。　　○両可：可否を決めない。どちらでもよい。　　○模稜両可：あいまいである。どっちつかずである。　　○青天白日：青空にかがやく太陽。快く晴れた天気。　　○喃喃：口数多く喋る。ぺちゃくちゃ話す。　　○妄：筋が通らない。でたらめ。　　○痼熱：痼は、ながわずらい。全句は、「頑固で長引く熱」の意。

【通釈】　喩氏の《医門法律》では、「硝石礬石散は、従来は硝石を用いる意義を解釈していない。方書は、ともに改めて滑石礬石散とする。かつ並びに大黄消石湯を改めて大黄滑石湯とする。医学の浅はかな知恵は、一にここに至るのである。そもそも男子は、血が変化して精となる。精が動く場合は、全身の

黄疸病脈象并治第十五

血がともに動き、女労をもってその精を傾けると、血は必ずこれに継いで失われる。そこで、女労によって尿血になる場合は、その血はなお行り、なお治療が容易である。女労によって黄疸を形成する場合は、血が瘀滞して行らなくなり、治療が困難である。甚だしい場合は、血瘀が久しく持続し、大腹が尽く脹満して血蟲を形成し、最も極めて重く、治療が困難である。仲景の文章、および製方の意を玩味すると、女労疸は速やかにその膀胱と少腹にある瘀血を除かなければ、万に生きる路はない。傷寒にあっては熱が膀胱に瘀滞する証で、その人の血を下すと、病は治癒する。血を下さない場合は、抵当湯を用いてこれを下す。また、その血が暫（しばら）くの間結ぶので、峻攻すべきである。ここで、女労疸に罹患し、蓄積した血は必ず朝夕に治療をしなければ、峻攻しても益がない。ただ、石薬の荒々しい効能を取り、これによって早く赴いて病んでいる所に下って到達する。硝石は、鹹寒で血を走らせ、熱して瘀滞した血を消して逐うことができる。そこで、これを用いて君とする。礬石は、《本草》では、よく塞がった熱が骨髄にあるのを除き、用いて腎、および膀胱の臓腑の熱を清し、並びに瘀血を消し穢濁を除く効能を発揮するとある。この処方の極めて巧妙な所である。陳無擇のように賢人ではあっても、あいまいであり、その説では「発熱や悪寒がなく、脈が滑である場合は、この湯液を用いる。もし発熱し、悪寒がし、その脈が浮緊になる場合は、滑石と石膏を用いてこれを治療すべきである」と言う。天気は晴れているが、寝言をぶつぶつと喋るのであり、ましてやその他の者ではなおさらである。世の中にはどうして血が下焦に蓄積し、反って浮滑で緊の脈を見わす場合があろうか。甚だ筋が通らない」と言う。

何氏の《医碥》では、「傷寒に罹患し、陽明の証で発熱する場合は、必ず悪寒がしない。即ち、湿と熱が内で瘀滞して痺れ、表の陽気が宣びなくなる。そこで、悪寒がする。これが弁証の方法である。額は最も高く、火気が熏蒸する所である。そこで、黒くなる。最初は額が黒くなり、その後は全身がいずれも黒くなる。そこで、黒疸を発生する。硝石は鹹寒で熱を除き、持続する熱が骨髄にあるのを除く。大麦粥で調えて服用するのは、胃を傷ることを恐れるからである。この処方は、使用し難い」と言う。

《肘後方》では、「女労疸は、身体や目が皆黄ばみ、発熱し、悪寒がし、小腹が脹満して拘急し、小便が困難になり、大いに疲労し、大いに熱して交接し、その後水に入ることによって引き起こされる。これを治療する処方（即ち、本方である）。

また、交接して労復し、陰嚢が腫れ、あるいは萎縮して腹中に入り、腹中が絞痛し、あるいは小便が途絶える場合を治療する（即ち、本方である）」と言う。

　《千金》では、「湿疸の病と言うものは、始めてこれを得ると全身が尽く疼み、発熱し、顔面の色調は黒黄色になり、七八日の後に壮熱が出現し、熱が裏にあり、血にある場合はこれを下すべきである。これを除くと、豚の肝臓の性状のようになる。その小腹が脹満する場合は、急いでこれを下す。また、全身が尽く黄ばみ、目が黄ばみ、腹満し、小便が不利になる場合を治療する処方。

　本方で硝石を滑石に代える（王氏の《準縄》では、滑石散を記載し、女労疸を治療するのはこの処方である。注釈し、「按じるに、これは前の硝石の処方である」と言う。「硝」と「滑」の字形は相互に近い。いまだいずれが正しいのかは解らない。ともにこれを温存する）。

　また、黄疸の病と言うものは、日晡所に発熱し、悪寒がし、小腹は拘急し、身体は黄ばみ、額は黒くなり、大便は溏で黒く、足の下が熱する場合は、女労である。腹満する場合は、治療が困難である。これを治療する処方。

　滑石　石膏（各々を等分する）

　服用方法は、本方と同じである（《外台》では《千金翼》を引用し、「《小品》、《千金》、《備急》、《文仲》では、並びに同じである」と言う）」と言う。

　《千金翼》の瀉腎散は、男女の諸々の不足で腎気が乏しい場合を主治する処方。

　即ち、本方であるが、大麦粥を用いず、粳米粥を用いる。

【解説】　本条文は、女労疸が瘀血と湿熱を兼ねた黒疸に移行する場合に出現する証候と治療法について論述している。

　《金匱要略輯義》が引用する《医宗金鑑》、および尤在涇の説では、個々の症候が発生する病機の説明がない。また、《医宗金鑑》では、黒疸が長期に渡って持続し、治療が困難になる場合に硝礬散を用いてこれを治療すると理解するのは、誤りである。

　黄疸に罹患し、日晡所に発熱する場合は、陽明の熱証であるので、悪寒がしないはずである。ところが、反って悪寒がするのは、女労疸に罹患するからである。女労疸は、腎陰が虚し、虚熱が発生して引き起こされる。

　女労疸に罹患し、腎に虚熱が発生すると、膀胱は拘急し、少腹は脹満し、身

－ 836 －

体は尽く黄ばみ、額上は黒くなり、足下に発熱する。以上の証候は少陰が熱するからであり、これによって黒疸に移行する。

黒疸が発生すると、臓病が血分に及ぶので、腹部は脹満して水腫状になり、大便は必ず黒色になり、時に溏になる。これらの証候は女労疸の病であり、水腫病ではない。もし女労疸に罹患し、腹満が出現する場合は、脾と腎がともに敗られているので、治療は困難である。そこで、硝礬散を与えてこれを治療する。

硝礬散は、硝石、礬石、大麦の粥汁からなる。方中の硝石は血分に入って消堅し、礬石は気分に入って湿に勝ち、大麦の粥汁は胃を寛くして脾を益す。

【原文】　　酒黄疸、心中懊憹、或熱痛、梔子大黄湯主之。(15)
【本文】　　酒黄疸、心中懊憹し、或は熱痛するは、梔子大黄湯之を主る。
【語釈】　　○酒黄疸、心中懊憹し云々：呂志杰の説「本条は、酒疸（熱が湿より重い軽証）の証治を論述している。心中懊憹は、酒疸では必ず備える症状である。熱痛は、心中懊憹が更に一歩加重した結果である。これは、裏熱が甚だ重くなって引き起こされる。そこで、梔子大黄湯を用いて実熱を清除する。方中の梔子、豆豉は、心中の欝熱を清する。大黄、枳実は、胃腸の積滞を除く。酒疸であるいはその黄疸が熱に偏る場合は、この処方を用いることができる」、「梔子大黄湯と茵蔯蒿湯の作用は相互に類似するが、ただ同じ中にも異なる点がある。梔子大黄湯の利湿通便作用は、茵蔯蒿湯に及ばない。泄熱除煩作用は、茵蔯蒿湯より優れている。症状の方面では、茵蔯蒿湯証は腹満が比較的顕著であり、病の重点は腹部にある。梔子大黄湯は心中懊憹が比較的顕著であり、病の重点は心胸にある。これが両者の違った点である」《金匱雑病論治全書》
【通釈】　　酒黄疸に罹患し、心中が煩悶して不快になり、あるいは灼熱感があって痛む場合は、梔子大黄湯がこれを主治する。
【本文】　　[徐]　　前は酒疸の正条にして、食すること能わず吐せんと欲すること有り、後は各々変証にして、小便利せず、足下熱し、腹満するが如く一ならず。此れ、独り心中懊憹を挙げて酒疸の第一の的拠と為すなり。

　　[魏]　　実熱の邪と為して法を立つるなり。梔子、大黄は大苦寒の品、以て之を泄す。枳実は、以て之を開き破る。香豉は、以て之を散ず。酒家は、積欝して熱を成す。此れに非ざれば、其の施しに当たらざるなり。
【通釈】　　[徐]　　前は酒疸の正条であり、食事を摂取できず、嘔吐したくな

- 837 -

ることがあり（第2条）、その後は各々が変証であり、小便が通利せず、足の下が熱くなり（第4条）、腹満するようなもの（第5条）で一つではない。これは、ただ心中懊憹を挙げて酒疸の第一の明らかな証拠とする。

　［魏］　実熱の邪として法を立てる。梔子、大黄は大苦寒の品であり、これによってこれを泄らす。枳実は、これを開いて破る。香豉は、これを散じる。酒家は、積り欝滞して熱を形成する。これでなければ、それを施行するのに不当である。

【本文】　喩氏の《法律》に云う、「此れ、酒熱内に結び、昏惑し懊憹するを治するの剤なり。然れども傷寒の証の中に云うこと有り、「陽明病、汗無く、小便利せず、心中懊憹する者は、必ず黄を発す（199）」と。是れ則ち諸々の凡そ熱して内に甚だしき者は、皆此れを致すに足る。独り酒のみに非ざるなり」と。

【通釈】　喩氏の《医門法律》では、「これは、酒の熱が内に結び、昏惑し、懊憹する場合を治療する方剤である。しかし、傷寒の証の中では、「陽明病に罹患し、汗がなく、小便が通利せず、心中が懊憹する場合は、必ず発黄する（199）」と言う。このように諸々のおよそ発熱して内に甚だしい場合は、皆これを引き起こすには充分である。ただ酒疸だけではない」と言う。

【本文】　梔子大黄湯方（《外台》は仲景の《傷寒論》を引きて云う、「《肘後》、《千金》は同じ。梔子枳実豉大黄湯と名づく。《千金》は、梔子湯と名づく」と）

　梔子（十四枚）　大黄（一両）　枳実（五枚）　豉（一升）

　右四味、水六升を以て、煮て二升を取り、分かち温め三服す。

【語釈】　○梔子大黄湯：聶恵民の説「本方は、実熱を清解し、利湿通便する方剤である。酒疸で実熱の欝蒸をきたし、心中が懊憹し、腹満して痛むので、大黄をもって清熱導滞する。枳実は除満散結し、これによって腸胃の実熱の積滞を除く。梔子は、瀉火除煩、泄熱利湿する。豆豉は、清熱除煩する。梔子と豆豉は、また胸中の欝熱を清するのによい。そこで、本方は、実熱が胃脘部に欝蒸するものに対して比較的よい」《経方方論薈要》

【通釈】　梔子大黄湯方（《外台》では、仲景の《傷寒論》を引用し、「《肘後》、《千金》では、同じであり、梔子枳実豉大黄湯と名づける。《千金》では、梔子湯と名づける」と言う）

　梔子（十四枚）　大黄（一両）　枳実（五枚）　豉（一升）

黄疸病脈象并治第十五

右の四味に水六升を用い、煮て二升を取り、三回に分けて温めて服用する。

【本文】　《肘後》に云う、「酒疸なる者は、心懊みて痛み、足の脛満し、小便黄ばみ、酒を飲みて赤斑を発し、黄黒なるは、大いに酔いて風に当たり、水に入りて致す所に由る。此れを治するの方（即ち、本方）」と。

　《千金》の枳実大黄湯は、傷寒、酒を飲み、食少なく、飲多く、痰結び黄を発し、酒疸、心中懊憹して甚だしく熱せず、或は乾嘔するを治するの方（即ち、本方）。

【通釈】　《肘後》では、「酒疸は、心が懊憹して痛み、足の脛が䐜満し、小便は黄ばみ、酒を飲んで赤斑を発生し、黄黒色になるのは、大いに酔って風に当たり、水に入って引き起こす所による。これを治療する処方（即ち、本方である）」と言う。

　《千金》の枳実大黄湯は、傷寒に罹患し、酒を飲み、食欲が少なく、酒を飲むのが多く、痰が結び、発黄し、酒疸に罹患し、心中が懊憹して甚だしくは熱せず、あるいは乾嘔する場合を治療する処方（即ち、本方である）。

【解説】　本条文は、酒疸の証候と治療法について論述している。

　酒家では、酒が積もって蘊滞し、熱を形成すると、酒疸が発生し、心中は懊憹し、あるいは熱して痛む。そこで、梔子大黄湯を与えてこれを治療する。

　梔子大黄湯は、梔子、大黄、枳実、香豉からなる。方中の梔子、大黄は、苦寒で実熱の邪を泄らす。枳実は、邪を開いて破る。香豉は、邪を散じる。

【原文】　諸病黄家、但利其小便。仮令脈浮、当以汗解之。宜桂枝加黄耆湯主之。（16）

【本文】　諸病黄家は、但だ其の小便を利す。仮令えば脈浮なるは、当に汗を以て之を解すべし。宜しく桂枝加黄耆湯之を主るべし（方は、《水病》中に見わる。〇《千金》は、本方を載せ、黄耆五両を用うと）。

【語釈】　〇諸病黄家は、但だ其の小便を利す云々：李克光の説「本条と前の第8条の「然れども黄家の得る所は、湿従り之を得」とは、相互に呼応する。発黄は、湿邪の患いと無関係ではない。湿邪が内に停まり、蘊滞して化熱し、湿熱が阻滞し、気化が職を失い、小便が不利になり、湿熱がこれによって排泄されず、熏蒸して汎濫すると、黄病を発生する。この病機に対しては、治療の大法は小便を通利するのを主とすべきであり、小便が通利する場合は湿に去路があり、諸々の黄は退くはずである。これにより、小便を通利することが退黄

- 839 -

する一大法則である。ただ、黄を病む人で湿邪が内にある場合と表にある場合とは同じでない。前の「但だ其の小便を利す」は、湿邪が内にあるのに対して設けられる。もし黄を病む人でただ脈が浮の象を見わす場合は、病邪が表にあることを説明する。治療は因勢利導すべきであり、「汗を以て之を解す」である。処方は、桂枝加黄耆湯を用いるのがよい」《金匱要略譯釋》

【通釈】　種々の病で発黄する人は、ただその小便を通利すべきである。例えば脈が浮である場合は、発汗法を用いて治療すべきである。この場合は、桂枝加黄耆湯がこれを主治する（処方は、《水気病篇》の第29条に記載されている。○《千金》では、本方を記載し、黄耆五両を用いるとある）。

【本文】　［沈］　此れ、風多く湿少なく、邪機表に向かい、通治の方なり。諸病黄家は、乃ち湿熱醸成す。而して湿の性は下に流る。当に下従り駆るを順と為すべし。故に但だ小便を利して常法と為す。仮令えば脈浮なれば、則ち湿少なく風多し。而して風の性は軽揚、邪機表に在り。当に汗を以て解すべし。小便を利すを常と為すに拘わる可からず。故に桂枝湯を用いて営衛を和して肌表の邪を解し、風は表虚すと為せば黄耆を加えて腠理を実す。熱稀粥を歠りて、助けと為し、周身をして微微として小しく汗せしむれば、則ち肌表の邪去りて裏湿有りと雖も、亦下従り滲む。

【通釈】　［沈］　これは、風が多く、湿が少なく、邪の機転が表に向かう場合に通治する処方である。諸病の黄家は、湿熱が醸成している。そして湿の性は下に流れる。下より湿を駆るのを順とすべきである。そこで、ただ小便を通利するのを常法とする。例えば脈が浮になる場合は、湿が少なく風が多い。そして風の性は軽く揚がり、邪の機転は表にある。汗法を用いて解すべきである。小便を通利するのを常法とするのに拘わるべきでない。そこで、桂枝湯を用いて営衛を調和して肌表の邪を解し、風は表が虚しているので、黄耆を加えて腠理を実する。熱くて稀薄な粥を啜って発汗を助け、全身より微かに発汗させる場合は、肌表の邪は去り、裏湿はあるが、また下より滲んで出る。

【本文】　徐云う、「黄疸家は、独り穀疸、酒疸、女労疸に分別有るにあらず。即ち、正しく黄疸の病邪、虚に乗じて著く所は、同じならず。予、一黄疸を治す。百薬も効かず。而して斃るるに垂とする者は、其れ上に偏るを見わす。鮮射干一味を服せしめ、勉許りにして愈ゆ。又一に陰に偏るを見わす者は、鮮益母草一味を服せしめ、数勉にして愈ゆ。其れ凡そ黄疸の初起は、穀疸、酒疸、女労疸に係わる者は、輒ち車前の根と葉の子を将て合わせて搗きて自然汁を取

－ 840 －

り、酒もて数碗を服せしむれば愈ゆ。甚だしきは床に臥せて起きざる者有り、車前一味の自然汁数盂を将て床の頭に置き、随意に之を飲ましむれば而ち愈ゆ。則ち、汗下の説も亦言を設けて以て啓悟す。其れ変通無かる可きや」と。案ずるに、此れ等の治法は、縄墨の外に出づ。所謂「草頭の薬なる者も亦効験有り」なり。故に附して之を載す。

《外台》に許仁則は、急黄、始めて得て大いに天行の病に類し、三両日を経るを療す。宜しく麻黄等の五味湯を合して之を服し、汗を発し、以て黄の勢いを洩らすべきの方。

麻黄（三両）　　葛根（五両）　　石膏（八両）　　生姜（六両）　　茵蔯（二両）

右、水八升を以て、煮て二升七合を取り、滓を去り、分かち温め三服す。覆い被せて微しく汗を取り、以て之を散ずと。案ずるに、黄家、脈浮、熱盛んなる者は、桂枝加黄耆湯は宜しき所に非ず。此の方、大青龍の意なれば、当に証に随いて撰んで用うべし。故に此に附す。

【語釈】　〇射干：清熱解毒薬。苦、寒。清熱解毒、消腫利咽、消痰散結。〇益母草：活血化瘀薬。辛微苦、微寒。活血祛瘀、利水退腫。　〇車前子：利水滲湿薬。甘淡、寒。滲湿止瀉、清肝名目、化痰止咳。　〇盂：はち。わん。

〇啓悟：啓は、ひらく。教える。さとす。悟は、さとらせる。全句は、「教えて悟らせる」の意。　〇変通：物事に応じて変化して何事にもうまくいく。

〇縄墨：のり。規則。　〇草頭：草の葉の先。

【通釈】　徐氏は、「黄疸家は、ただ穀疸、酒疸、女労疸だけに分別するのではない。即ち、正しく黄疸の病邪が虚に乗じて着く所は、同じでない。私は、一人の黄疸を来した患者を治療した。百薬を投与したが効果がなかった。そして今にも斃れようとする患者は、上に偏った症状を見わした。そこで、新鮮な射干一味を服用させ、量は一斤ばかりを使用して治癒した。また、一に陰に偏る症状を見わした患者は、新鮮な益母草一味を服用させ、量は数斤で治癒した。およそ黄疸の初期で、穀疸、酒疸、女労疸に関係する場合は、車前子の根と葉を用いて合わせて搗いて自然汁を取り、酒で数碗服用させると治癒する。甚だしい場合は床に臥せて起きれない患者があるが、車前子一味の自然汁数碗をもって床の上に置き、随意にこれを飲ませると治癒する。即ち、汗法と下法を使用する説もまた言葉を設けて教えて悟らせるものである。それには変通がないのであろうか」と言う。案じるに、これらの治法は、規則の外に出る。いわゆる「草の葉の先の薬ではあってもまた効果がある」である。そこで、附して

これを記載する。

　《外台》では、許仁則は、急性の黄疸で、始めて得て大いに流行病に類似し、二三日を経る場合を治療する。麻黄などの五味を含んだ湯液を合わせてこれを服用し、発汗して発黄の勢いを洩らすべき処方である。

　　麻黄（三両）　　葛根（五両）　　石膏（八両）　　生姜（六両）　　茵蔯（二両）

　右の薬に水八升を用い、煮て二升七合を取り、滓を除き、三回に分けて温めて服用する。衣類で覆って被せ、微かに汗を取り、これによってこれを散じるとある。案じるに、黄家で脈が浮になり、熱が盛んである場合は、桂枝加黄耆湯は好ましい所でない。この処方は大青龍湯の意であるので、証に随って撰んで使用すべきである。そこで、ここに載せる。

【解説】　本条文は、発黄証の治療原則と邪が表にある場合の証候と治療法について論述している。

　種々の病で発黄する場合は、湿熱が醸成した状態にあり、湿の性は下に流れるので、小便を通利するのを常法とすべきである。一方、脈が浮になる場合は、湿が少なく風が多く、風の性は軽く揚がり、邪の機転は表にあるので、汗法を用いてこれを解すべきである。そこで、桂枝加黄耆湯を与え、桂枝湯で営衛を調和して肌表の邪を解し、黄耆を加えて腠理を実し、熱い稀薄な粥を啜って発汗を助け、全身より微かに発汗させる。

【原文】　諸黄、猪膏髪煎主之。（17）

【本文】　諸黄は、猪膏髪煎之を主る。

【語釈】　○諸黄は、猪膏髪煎之を主る：呂志杰の説「本条は、燥が結び萎黄する証治を論述している。《千金》、《外台》の記載によれば、本証では少腹急満、大便秘結があるはずである。猪膏髪煎は、猪膏の潤燥と乱髪の消瘀を用いる。本方は潤燥祛瘀の効能があることを知るべきである。この証は、燥が結び兼ねて血が瘀滞することによって引き起こされる萎黄証である」《金匱雑病論治全書》

【通釈】　種々の発黄証は、猪膏髪煎がこれを主治する。

【本文】　［程］　扁鵲に《療黄経》有り、《明堂》に三十六黄を烙くの法有り、皆後人の未だ見ざる所なり。唯だ《聖済総録》は三十六黄を載し、方論は詳らかに明るく、治法は始めて備わる。今猪膏髪煎の能く諸黄を治するは、当に是れ黄の軽き者なるべし。小便に従いて去る可し。陰黄、急黄、女労の属の

- 842 -

若きに至りては、豈猪膏髪煎の能く治する所ならんや。医者は、之を審らかにせよ。

[尤]　此れ、黄疸、湿らずして燥く者を治するの法なり。按ずるに、《傷寒類要》に云う、「男子女人、黄疸、飲食消えず、胃脹り、熱は黄衣を生ずるは、胃中に在り、燥屎有りて然らしむ。猪膏煎じて服すれば、則ち愈ゆ」と。蓋し、湿熱久しきを経て、変じて堅く燥くと為す。譬えば麹を盒(こう)するが如く、熱久しければ則ち湿去りて乾くなり。《本草》に、猪脂は血脈を利し、風熱を解し、乱髪は瘀を消し関格を開き、水道を利すと。故に曰く、「病小便従り出づ」と。

【語釈】　○盒：ふた。鉢のふた。ここでは、動詞。

【通釈】　[程]　扁鵲には《療黄経》があり、《明堂》には三十六黄を烙(や)く方法があり、皆後人がいまだ見ない所である。ただ、《聖済総録》では三十六黄を記載し、方論は詳細で明瞭であり、治法が始めて備わる。今猪膏髪煎がよく諸々の発黄を治療するのは、発黄で軽症の場合であるはずである。小便に従って去るはずである。陰黄、急黄、女労疸のようなものに至っては、どうして猪膏髪煎がよく治療する所であろうか。医者は、これを審らかにすべきである。

[尤]　これは、黄疸が湿らず、燥く場合を治療する方法である。按じるに、《傷寒類要》では、「男子や女子で、黄疸に罹患し、飲食が消えず、胃部が脹り、熱が黄ばんだ衣を生じるのは、病が胃中にあり、燥屎があってそのようにする。猪膏髪煎を煎じて服用する場合は、治癒する」と言う。思うに、湿熱が久しくなると、変化して堅く燥く。例えば麹に蓋をするように、熱が久しくなる場合は、湿が去って乾く。《本草》では、猪脂は血脈を通利し、風熱を解し、乱髪は瘀を消し関格を開き、水道を通利するとある。そこで、「病邪は、小便より出る」と言う。

【本文】　猪膏髪煎方（《外台》は、仲景の《傷寒論》を引きて云う、「《肘後》、《備急》、《文仲》、《千金》、《古今録験》、《深師》、《范汪》は同じ」と）

猪膏（半斤。○《外台》は、「八両」に作る）　乱髪（鶏子大の如きもの三枚。○《肘後》、《外台》は、「一枚」に作る）

右二味、膏中に和して之を煎じ、髪消え薬成り、分かちて再服す。病小便従り出づ（「味」の下に、《外台》は「内髪」の二字有り、「薬成」は「尽く研(す)り、絞り、膏の細滓を去る」の七字に作り、方後に云う、「大医の校尉史脱、

家婢再び病み、胃中乾くに、糞下れば便ち差ゆ。神験あり」と）。

【語釈】　〇猪膏髪煎：聶恵民の説「本方は、潤燥消瘀の方剤である。黄疸で血瘀に燥を兼ねる場合に適応する。猪膏をもって潤燥して血脈を通利し、乱髪は血の余であり、血に入って消瘀して小便を通利し、湿熱を小便より出すと、乾燥が潤い、瘀血が消え、黄疸は除かれるはずである。ただ、一切の黄疸を統治する処方ではない」《経方方論薈要》

【通釈】　猪膏髪煎方（《外台》では、仲景の《傷寒論》を引用し、「《肘後》、《備急》、《文仲》、《千金》、《古今録験》、《深師》、《范汗》では、同じである」と言う）

猪膏（半斤。〇《外台》では、「八両」に作る）　乱髪（鶏卵大のようなもの三枚。〇《肘後》、《外台》では、「一枚」に作る）

右の二味を猪膏の中に混和して煎じ、髪が溶解し、湯液ができてから、二回に分けて服用する。病邪は、小便より除去される（「味」の字の下に、《外台》では「内髪」の二字があり、「薬が成る」は「尽く研磨し、絞り、膏の細かな滓を除く」の七字に作り、方後では「大医の校尉史脱の家婢が再び病み、胃中が乾く場合に、糞が下ると病は直ちに治癒した。神のように有効である」と言う）。

【本文】　案ずるに、《外台》は《肘後》を引き、黄疸なる者、一身面目悉く黄ばみ、橘柚の如く、暴かに熱を得、外は冷えを以て之に迫り、熱因りて胃中に留まり、黄衣を生じ、熱熏じて致す所を療する方。猪脂一斤。右一味、煎じて成る者、温めて熱せしめ、尽く之を服し、日に三たびす。燥屎当に下るべし。下れば、則ち稍愈え便ち止むと。《証類本草》に《傷寒類要》を引き、尤は則ち之を《証類》に採るなり。今本、《肘後》は、攷うること無し。又《近効》を引き、主療は亦同じ。

《肘後》に、女労疸なる者は、身目皆黄ばみ、発熱悪寒し、小腹満急し、小便難きは、大労大熱にて交接し、後水に入りて致す所に由るの方（即ち、本方。〇喩氏の《法律》に《肘後》を引きて云う、「蓋し、女労疸は、血膀胱に瘀せば、直ちに血分に入るの薬に非ざれば、必ずしも開くこと能わず。然れども蛇蛭は峻に過ぎ、礬石は燥に過ぐれば、明らかに是れ血の燥きを治す」と）。

徐云う、「予の友、駱天游、黄疸、腹大なること鼓の如く、百薬も効かず。猪膏四両、乱髪四両を用い、一剤にして愈ゆ。仲景豈我を欺かんや」と。

【語釈】　〇橘柚：たちばなと、ゆず。みかん類。

- 844 -

黄疸病脈証并治第十五

【通釈】　案じるに、《外台》では《肘後》を引用し、黄疸を発生し、全身、顔面、目が悉く黄ばみ、みかんのようになり、暴かに熱を得、外は冷えてこれに迫り、熱がこれによって胃中に留まり、黄色の衣類を生じ、熱が熏蒸して引き起こす所を治療する処方。猪脂一斤。右の一味を煎じたものを温めて熱くし、尽くこれを服用し、日に三回服用する。燥屎は、下るはずである。下る場合は、幾らか治癒して直ちに止むとある。《証類本草》では、《傷寒類要》を引用し、尤氏はこれを《証類》に採用する。今本と《肘後》では、考えるところがない。また、《近効》を引用し、主治はまた同じである。

　　《肘後》では、女労疸は、身体や目が皆黄ばみ、発熱し悪寒がし、小腹は脹満して拘急し、小便が困難になるのは、大いに疲労し大いに熱して交接し、後に水に入って引き起こす所による処方である（即ち、本方である。○喩氏の《医門法律》では、《肘後》を引用し、「思うに、女労疸は、血が膀胱に瘀滞するので、直ちに血分に入る薬でなければ、必ずしも開くことができない。しかし、䖟（あぶ）や蛭（ひる）は作用が峻に過ぎ、礬石は作用が燥に過ぎるので、明らかにこれは血が燥く場合を治療する」と言う）。

　　徐氏は、「私の友人の駱天游は黄疸に罹患し、腹部は太鼓のように大きくなり、百薬も効果がなかった。猪膏四両と乱髪四両を用いると、一剤で治癒した。仲景は、どうして私を欺くことがあろうか」と言う。

【解説】　本条文は、胃腸が燥結する萎黄証の証候と治療法について論述している。

　　湿熱が久しくなり、湿が去って乾燥すると、胃腸は堅く乾燥して発黄する。そこで、猪膏髪煎を与えてこれを治療する。

　　猪膏髪煎は、猪膏と乱髪からなる。方中の猪膏は血脈を通利し、風熱を解し、乱髪は瘀血を消して関格を開き、水道を通利する。

【原文】　黄疸病、茵陳五苓散主之。（18）

【本文】　黄疸病は、茵陳五苓散之を主る（原註は、「一本に云う、「茵陳湯、及び五苓散並びに之を主る」と」と）。

【語釈】　○黄疸病は、茵陳五苓散之を主る：王廷富の説「この条は、湿が熱より甚だしい黄疸の証治である。本条の論述は省略されているが、黄疸をもってこれに冠しているので、その主証は既に備わっている。例えば《素問・平人気象論》では、「目黄、溺黄赤、安臥する者は、黄疸と曰う」と記載されてい

- 845 -

る。その病理は、湿熱が鬱蒸し、脾胃と肝胆に波及し、脾の運化と肝胆の疏泄が均しく失調し、湿熱が肝経の血分に入り、肝が鬱し胆が滞って発黄する。これは、湿が熱より甚だしい証である。そこで、利湿清熱の方法を用いて主治する」《金匱要略指難》

【通釈】　黄疸病は、茵蔯五苓散がこれを主治する（原註では、「ある本では、「茵蔯湯と五苓散は、並びにこれを主治する」と言う」とある）。

【本文】　〔徐〕　此れ、表裏両解の方なり。然して五苓の中は桂朮有り、乃ち稍虚に渉る者と為して設くるなり。

　〔尤〕　此れ、正しく湿熱にて癉を成す者を治するの法なり。茵蔯は結熱を散じ、五苓は利水去湿するなり。

　〔鑑〕　「黄疸病」の下に当に「小便不利の者」の五字有るべし。茵蔯五苓散方は、著落無し。必ず伝写の遺れなり。

【語釈】　○著落：落着に同じ。落ち着く。

【通釈】　〔徐〕　これは、表裏を両解する処方である。そして五苓散の中には桂枝と白朮があり、即ち幾らか虚に渉る場合に設けられている。

　〔尤〕　これは、正しく湿熱で黄疸を形成する場合を治療する方法である。茵蔯蒿は結んだ熱を散じ、五苓散は利水去湿する。

　〔鑑〕　「黄疸病」の下に、「小便が不利の者」の五字があるはずである。そうでなければ、茵蔯五苓散の処方は、落着がない。必ず伝写時の遺れである。

【本文】　茵蔯五苓散方（《外台》は、仲景の《傷寒論》を引き、文は同じにして云う、「《小品》、《古今録験》、《張文仲》、《経心録》は同じ」と）

　茵蔯蒿末（十分）　五苓散（五分。○方は、《痰飲》中に見わる）

　右二味を和し、食に先だちて方寸匕を飲み、日に三服す。

【語釈】　○茵蔯五苓散：聶恵民の説「本方は、利湿除黄の方剤である。茵蔯蒿は清熱利湿し、除黄の良薬である。五苓散は、化気利水、健脾勝湿する。そこで、黄疸で湿が熱より重い場合にこれを用いると、甚だ効く」《経方方論薈要》

【通釈】　茵蔯五苓散方（《外台》では、仲景の《傷寒論》を引用し、文は同じであり、「《小品》、《古今録験》、《張文仲》、《経心録》では、同じである」と言う）

　茵蔯蒿末（十分）　五苓散（五分。○処方は、《痰飲咳嗽病篇》の第31条に記載されている）

－ 846 －

黄疸病脈証并治第十五

　　右の二味を混和し、食前に方寸匕を服用し、日に三回服用する。
【本文】　　《外台》に又五苓散は、小便を利し、黄疸を治するの方（即ち、本方。茵蔯を用いずして云う、「《千金》、《深師》、《范汪》に同じ」と）。
　　《三因方》の五苓散は、伏暑、欝して黄を発し、小便利せず、煩渇するを治す。茵蔯の煎湯を用いて調下す。
　　厳氏の《済生方》の加減五苓散は、飲食、伏暑、欝して黄を発し、煩渇し、小便利せざるを治す。〇本方に於いて桂枝を去り、茵蔯を加う。
　　《準縄》の茵蔯五苓散は、傷寒、温熱、熱病、感冒、後発して黄疸を為し、小便黒赤、煩渇、発熱、安寧（あんねい）するを得ず、此れ蓋し汗下大いに早く、薬を服するも証に対せず、湿熱病を感ずるに因りて以て遍身発黄を致すを治す。〇右、生料五苓散一両を用い、茵蔯半両、車前子一銭、木通、柴胡各一銭半を加入す。酒の後に証を得れば、乾葛二銭、灯心五十茎を加え、水一碗もて八分に煎じ、数服を連進し、小便清利すれば、愈ゆと為す。
【語釈】　　〇安寧：やすらか。
【通釈】　　《外台》にまた五苓散は、小便を通利し、黄疸を治療する処方である（即ち、本方である。茵蔯蒿を用いず、「《千金》、《深師》、《范汪》では、同じである」と言う）。
　　《三因方》の五苓散は、伏暑に罹患し、邪気が欝滞して発黄し、小便は通利せず、煩渇する場合を治療する。茵蔯蒿を煎じた湯液を用いて調えて下す。
　　厳氏の《済生方》の加減五苓散は、飲食や伏暑で邪気が欝滞して発黄し、煩渇し、小便が通利しない場合を治療する。〇本方より桂枝を除き、茵蔯蒿を加える。
　　《準縄》の茵蔯五苓散は、傷寒、温熱、熱病、感冒に罹患し、その後黄疸を発生し、小便は黒赤色になり、煩渇し、発熱し、安らかでなく、思うに汗法や下法の使用が大いに早く、薬を服用したが証に対応せず、湿熱病を感じることによって全身に発黄を生じる場合を治療する。〇右は生料五苓散一両を用い、茵蔯蒿半両、車前子一銭、木通、柴胡各々一銭半を加入する。酒を服用した後に証を得る場合は、乾葛二銭、灯心五十茎を加え、水一碗を用いて八分に煎じ、数服を連ねて進め、小便が清らかに通利すると、病は治癒する。
【解説】　　本条文は、湿が熱より旺盛になった黄疸病の治療法について論述している。
　　湿熱によって黄疸が発生する場合は、茵蔯五苓散を与えてこれを治療する。

－ 847 －

茵蔯五苓散は、茵蔯蒿と五苓散からなる。方中の茵蔯蒿は結熱を散じ、五苓散は利水祛湿する。

【原文】　黄疸、腹満、小便不利而赤、自汗出、此為表和裏実。当下之。宜大黄消石湯。(19)

【本文】　黄疸、腹満、小便不利して赤く、自汗出づるは、此れ表和して裏実すと為す。当に之を下すべし。大黄消石湯に宜し（宋本に「消石」を「滑石」に作り下に仝じは、非なり。《脈経》は、「大黄黄柏梔子芒消湯」に作る）。

【語釈】　○黄疸、腹満、小便不利して赤く云々：王廷富の説「この条は、瘀熱の黄疸の証治である。黄疸は、元々は湿熱によって形成され、兼ねて腹満し、小便は不利になって赤くなるのは、湿が既に化熱し、裏熱が壅滞し、ただ腸胃に滞って腹満するだけではなく、更に三焦と肝胆を欝結させる。そこで、小便は不利になって赤くなる。自汗が出るのは、熱邪が外に蒸して引き起こす所である。「此れ表和して裏実す」は、表気は調和して外邪がなく、専ら瘀熱が裏にある実証に属していることを明らかにする。そこで、下法を用いて主治する。兼ねて心中の煩熱、大便秘結、脈実などの脈証があるはずである。その病理は、湿が既に化熱し、熱邪が三焦、肝胆、腸胃に充斥し、これによって瘀熱が内に結ぶことにある。これは、瘀熱し裏が実した黄疸の証である。そこで、泄熱逐瘀の方法を用いて主治する」《金匱要略指難》。　○仝：全。「同」の意。

【通釈】　黄疸病に罹患し、腹部は脹満し、小便は通利せず赤くなり、自汗が出る場合は、表に外邪はなく、裏に実熱があるからである。この場合は、下法を用いて治療すべきである。大黄硝石湯を用いるのがよい（宋本で「消石」を「滑石」に作り、下に同じとするのは、間違いである。《脈経》では、「大黄黄柏梔子芒消湯」に作る）。

【本文】　［鑑］　李彣曰く、「腹満し、小便利せずして赤きは、裏の病なり。自汗出づるは、表和するなり。裏病む者は、湿熱内に甚だし。梔子を用いて上焦の湿熱を清し、大黄は中焦の湿熱を清し、黄柏は下焦の湿熱を清し、消石は則ち苦寒にて瀉熱するの中に於いて燥烈発散の意有り、薬力をして至らざる所無からしむれば、而ち湿熱悉く消散す」と。

【通釈】　［鑑］　李彣は、「腹満し、小便が通利せず、赤くなるのは、裏の病である。自汗が出るのは、表が調和している。裏が病む場合は、湿熱が内に甚だしい。梔子を用いて上焦の湿熱を清し、大黄は中焦の湿熱を清し、黄柏は

下焦の湿熱を清し、消石は苦寒で瀉熱する中で燥が激しく発散する意があり、薬力を至らない所がないようにすると、湿熱は悉く消散する」と言う。

【本文】　大黄消石湯方（《千金》は大黄黄柏湯と名づけ、《翼》は大黄湯と名づく。《外台》は、仲景の《傷寒論》を引き、大黄黄柏皮梔子消石湯と名づけ、《小品》、《千金翼》、《深師》、《范汪》は並びに同じと）

　　大黄　黄柏　消石（各四両）　梔子（十五枚）

　　右四味、水六升を以て、煮て二升を取り、滓を去り、消を内れ、更に煮て、一升を取り、頓服す。

【語釈】　○大黄硝石湯：聶恵民の説「本方は、湿熱を蕩滌する方剤である。黄疸病で表は調和するが裏は解されないことにより、腹満が引き起こされ、裏が実して熱が盛んになる。そこで、大黄をもって実熱を蕩滌して散満導滞し、並びに血分の実熱を除き、硝石は苦寒で泄熱して導熱下行し、黄柏は下焦の湿熱を清し、梔子は三焦の熱を清して利湿し、湿熱を二便より除く」《経方方論薈要》

【通釈】　大黄消石湯方（《千金》では大黄黄柏湯と名づけ、《千金翼》では大黄湯と名づける。《外台》では、仲景の《傷寒論》を引用し、大黄黄柏皮梔子消石湯と名づけ、《小品》、《千金翼》、《深師》、《范汪》では並びに同じであるとある）

　　大黄　黄柏　消石（各々四両）　梔子（十五枚）

　　右の四味に水六升を用い、煮て二升を取り、滓を除き、消石を入れ、更に煮て一升を取り、頓服で服用する。

【本文】　喩氏の《法律》に云う、「湿熱欝蒸して発黄す。其れ当に下従り奪うべく、亦須く傷寒を治するの法に倣うべし。裏熱する者は、始めて之を用う可し。重ければ、則ち大黄硝石湯を用いて其の湿熱を蕩滌するは、大承気湯の例の如し。稍軽ければ、則ち梔子大黄湯を用い、清解して下奪を兼ぬるは、三黄湯の如し。更に軽ければ、則ち茵蔯蒿湯を用い、清解して君と為し、微しく大黄を加えて使と為すは、梔豉湯の中に大黄を加え、博碁子大の例の如し。是れ則ち汗法は固より敢えて軽々しくは用いず、下法も亦施を慎む所に在り。疸証は多く内傷を夾むを以て、之を回護せざるを得ざるのみ」と。

　　《外台》の必効大黄湯は、急黄疸、内等しく黄ばむを療するの方。

　　大黄（三両）　芒消（二両）

　　右二味、水二升を以て、生にて大黄を漬くること一宿、平旦に汁一升半を絞

り、芒消を内れ、撹ぜて服す。須臾に当に快利すべく、差ゆ。

《聖恵》は、黄疸、腹脹満し、小便渋りて赤く少なきを治す。

本方中に於いて冬葵子を加う。

【語釈】　〇回護：遠慮してかばう。　〇平旦：夜明け。

【通釈】　喩氏の《医門法律》では、「湿熱が欝蒸して発黄する。それは下より奪うべきであり、また傷寒を治療する方法に倣うべきである。裏が熱する場合は、始めてこれを用いるべきである。重い場合に大黄硝石湯を用いてその湿熱を除くのは、大承気湯の例のようなものである。幾らか軽い場合に梔子大黄湯を用い、清解して下より奪う作用を兼ねるのは、三黄湯のようなものである。更に軽い場合に茵蔯蒿湯を用い、清解して君とし、微かに大黄を加えて使とするのは、梔子豉湯の中に碁石大の大きさの大黄を加える例のようなものである。このように、汗法は固より敢えて軽々しくは使用せず、下法もまた施すのを慎む所にある。痺証は多くが内傷を挟むので、これをかばわない訳にはいかない」と言う。

《外台》の必効大黄湯は、急性の黄疸で内が等しく黄ばむ場合を治療する処方である。

大黄（三両）　芒消（二両）

右の二味に水二升を用い、生で大黄を一晩漬け、早朝に汁一升半を絞り、芒消を入れ、撹拌して服用する。暫くして快く大便が出るはずであり、そうすれば病は治癒する。

《聖恵方》では、黄疸に罹患し、腹部が脹満し、小便が渋って赤く少なくなる場合を治療する。

本方の中に冬葵子を加える。

【解説】　本条文は、熱が旺盛になり裏が実した黄疸病の証候と治療法について論述している。

湿熱が内に甚だしくなると、黄疸が出現し、腹満し、小便は不利になって赤くなる。表に邪がなく、裏熱が熏蒸すると、自汗が出る。本証は、表は調和しているが、裏が病んだ状態にある。そこで、大黄硝石湯を与え湿熱を消散させる。

大黄硝石湯は、大黄、黄柏、消石、山梔子からなる。方中の山梔子は上焦の湿熱を清し、大黄は中焦の湿熱を清し、黄柏は下焦の湿熱を清し、消石は苦寒で瀉熱して薬力を発散させる。

黄疸病脈証并治第十五

【原文】　黄疸病、小便色不変、欲自利、腹満而喘、不可除熱。熱除必噦。噦者、小半夏湯主之。(20)

【本文】　黄疸病、小便の色変ぜず、自利せんと欲し、腹満して喘するは、熱を除く可からず。熱除けば必ず噦す。噦する者は、小半夏湯之を主る（方は、《痰飲》中に見わる。○《外台》は、仲景の《傷寒論》を引きて云う、「《范汪》に同じ」と）。

【語釈】　○黄疸病、小便の色変ぜず云々：王廷富の説「この条は、黄疸を誤治して噦を来す場合の救逆の治法である。小便の色が変化しないのは、小便は黄ではなく赤でもなく、肝胆に湿熱がないことである。自利しそうになるのは、中焦に湿熱の蘊結がないことである。腹満はあるが、脾が虚し運化を失調して引き起こされる。並びに裏実証の腹満で大便が秘結するのではない。喘は肺気が虚して引き起こされ、並びに気が盛んになる実喘ではない。これは、湿熱が内結した黄疸病ではなく、脾陽が虚した寒湿発黄である。その治法は、ただ脾陽を温運して燥湿するのがよく、妄りに梔子大黄湯の類を用いて熱を除くべきでない。熱が除かれると必ず噦が出現する機序は、苦寒が更に陽気を傷り、肝気が膈を動かして引き起こされることにある。これは、寒気が呃逆する。そこで、散寒降逆の方法を用いて主治する」《金匱要略指難》

【通釈】　黄疸病に罹患し、小便の色は変化せず、自然に下痢が発生しそうになり、腹部が脹満し、気喘が出現する場合は、苦寒薬を用いて熱を除くべきでない。もし熱を除く場合は、必ず吃逆が出現する。吃逆が出現する場合は、小半夏湯がこれを主治する（処方は、《痰飲咳嗽病篇》の第8条に記載されている。○《外台》では、仲景の《傷寒論》を引用し、「《范汪》に同じである」と言う）。

【本文】　［尤］　便清らかに自利し、内に熱の徴無くんば、則ち腹満は裏実に非ず、喘は気盛んなるに非ず。疸熱有りと雖も、亦寒薬を以て之を攻む可からず。熱気除くと雖も、陽気は則ち傷られ、必ず発して噦を為す。噦は、呃逆なり。魏氏の所謂「胃陽は寒薬の為に墜つる所、升らんと欲して能わざる者」是れなり。小半夏は、胃を温めて噦を止む。噦止まり然る後に中藏を温め埋め、気をして盛んにせしめて行をして健やかならしむれば、則ち喘満除かれ、黄病去る。小半夏は能く癉を治するに非ざるなり。

【通釈】　［尤］　小便の色が清らかで自利し、内に熱の徴候がない場合は、

- 851 -

腹満は裏実ではなく、喘は気が盛んであるのではない。疸熱はあるが、また寒薬を用いてこれを攻めるべきでない。熱気は除かれるが、陽気は傷られ、必ず噦を発生する。噦は、呃逆のことである。魏氏のいわゆる「胃陽は寒薬のために墜ち、上昇しようとするが、できない場合」がこれである。小半夏湯は、胃を温めて噦を止める。噦が止まり、その後に中焦の臓を温めて理め、気を盛んにし、運行を健やかにする場合は、気喘と腹満は除かれ、黄病は去る。小半夏湯がよく黄疸を治療するのではない。

【本文】　《聖恵》の小半夏散は、陰黄、小便の色変ぜず、白利せんと欲するも利せず、腹満して喘する者は、必ず噦す。噦する者は、此の方を服するに宜し。

　半夏（一両）　　人参（二両）　　葛根（二両）

　右の件薬、搗きて麤く羅して散と為し、毎服四銭、水一中盞を以て生姜半分を入れ、煎じて六分に至り、滓を去り、時候を計らず、温服す。

【語釈】　〇羅：あみをかけて捕らえる。

【通釈】　《聖恵方》の小半夏散は、陰黄に罹患し、小便の色が変化せず、自利しそうになるが自利はせず、腹満して気喘が出現する場合は、必ず噦が出現する。噦が出現する場合は、この処方を服用するのがよい。

　半夏（一両）　　人参（二両）　　葛根（二両）

　右の薬を搗きて粗い網を用いて散剤とし、毎回四銭、水一中盞を用い、生姜半分を入れ、煎じて六分に煮詰め、滓を除き、季節の寒暖を計らず、温めて服用する。

【解説】　本条文は、黄疸の誤治後に出現する変証の治療法について論述している。

　《金匱要略輯義》が引用する尤在涇の説では、腹満と気喘が出現する病機の解説がない。

　黄疸を病んだ後、内熱が消退し、小便の色が清らかで自利する場合は、腹満は裏実証ではなく、気喘は気が旺盛であるのではない。そこで、本証は寒薬を用いて熱を攻めるべきでない。もし寒薬を用いて熱を除く場合は、胃の陽気が傷られるので、必ず噦が出現する。本証の治療は、小半夏湯を与えて胃を温めて噦を止める。

【原文】　諸黄、腹痛而嘔者、宜柴胡湯。(21)

— 852 —

黄疸病脈証并治第十五

【本文】　諸黄、腹痛して嘔する者は、柴胡湯に宜し（原註は、「必ず小柴胡湯なり。方は《嘔吐》中に見わる」と。〇原本は、「黄」を「労」に作る。今諸本に據りて改訂す。魏は「労」に作りて解するは、非なり）。

【語釈】　〇諸黄、腹痛して嘔する者云々：呂志杰の説「本条は、黄疸で肝邪が胃を犯す証治を論述している。黄疸の過程の中にあっては、もし腹が痛んで嘔吐する場合は、肝邪が胃を犯しているので、柴胡湯を用いて疏汗和胃して止痛止嘔すべきである。按じるに、西洋医学から見ると、黄疸の前期（即ち、「穀疸を作さんと欲す」の段階）では、ある病人では腹痛が甚だ激しいので、常に「急性復症」と誤診する。本条が述べる所は、古人は既にこの種の特殊な証候の類型を認識していたことを表明する。これは小柴胡湯がよいのか、または大柴胡湯がよいのかに関しては、病状を斟酌して撰んで用いるべきである。もし小柴胡湯を用いる場合は、その方後に言う所の「腹中痛む者は、黄芩を去り、芍薬三両を加う」のようにすべきである」《金匱雑病論治全書》

【通釈】　種々の発黄証に罹患し、腹痛が出現して嘔吐する場合は、柴胡湯を用いるのがよい（原註では、「必ず小柴胡湯を用いる。処方は、《嘔吐噦下利病篇》の第15条に記載されている」とある。〇原本では、「黄」の字を「労」の字に作る。今諸本によって改訂する。魏氏が「労」に作って解釈するのは、誤りである）。

【本文】　［程］　《経》に曰く、「嘔して腹満するは、其の前後を視て、何れの部の利せざるかを知りて之を利すれば、則ち愈ゆ」と。今黄家、腹満して嘔するは、応に内に実邪有るべし。当に是れ大柴胡以て之を下すべし。小柴胡の若きは、則ち嘔を止む可きも、未だ腹痛を療す可からざるなり。明者は、之を詳らかにせよ。

　　［鑑］　嘔して腹痛むは、胃の実熱なり。然らば必ず潮熱、便鞕有りて始めて大柴胡湯もて之を両解するに宜し。若し潮熱無く、便軟らかなれば、則ち当に小柴胡湯を用うべく、黄芩を去り、芍薬を加えて之を和すれば可なり（案ずるに、汪機は小柴胡湯に梔子を加う）。

【語釈】　〇嘔して腹満す云々：《傷寒論》の第381条では、「傷寒、噦して腹満するは、其の前後を視て、何れの部の利せざるかを知りて、之を利すれば即ち愈ゆ」に作る。

【通釈】　［程］　《経》では、「嘔吐が出現して腹満する場合は、その前後を視て、どの部位が通利しないのかを知り、これを通利すると、病は治癒す

－ 853 －

る」と言う。今黄家で腹満して嘔吐する場合は、内に実邪があるはずである。これは、大柴胡湯を用いてこれを下すべきである。小柴胡湯のようなものは、嘔吐は止めることができるが、いまだ腹痛を治療することはできない。賢明な者は、これを詳らかにすべきである。

　　［鑑］　　嘔吐が出現して腹が痛む場合、胃の実熱である。そうであれば、必ず潮熱や大便硬結などの症状があって始めて大柴胡湯を用い、これを両解するのがよい。もし潮熱がなく、大便が軟らかい場合は、小柴胡湯を用いるべきであり、黄芩を除き、芍薬を加えてこれを和解するのがよい（案じるに、汪機は小柴胡湯に梔子を加える）。

【解説】　　本条文は、発黄が少陽の証に見われる証候と治療法について論述している。

　　種々の発黄証が発生し、腹痛、嘔吐が出現する場合は、内に実邪があるはずである。もし更に潮熱や大便硬結などの症状がある場合は、大柴胡湯を用いてこれを両解すべきである。一方、もし潮熱がなく、大便が軟らかい場合は、小柴胡湯より黄芩を除き、芍薬を加えた加減方を用いるべきである。

【原文】　　男子黄、小便自利、当与虚労小建中湯。(22)

【本文】　　男子の黄、小便自利するは、当に虚労の小建中湯を与うべし（方は、《虚労》中に見わる）。

【語釈】　　○男子の黄、小便自利す云々：王廷富の説「この条は、虚労の痿黄の証治である。いわゆる「男子の黄」は、意義がある。女子は、月経や妊娠、出産によって血虚が引き起こされて一時期萎黄になる。そこで、男子をもってこれを目する。小便が自利するのもまた虚労と湿熱発黄との関係を弁別する。この所の小便自利は、当然のこととして顔面の色調は萎黄であるが、目は黄ではない。これは、精血がともに虚した虚労の痿黄証である。そこで、虚労に用いる小建中湯を用いて中気を建立し、中焦を健運させ、納穀が増加し、精血が漸く充盈すると、萎黄は次第に治癒する」《金匱要略指難》

【通釈】　　男子が発黄し、小便が自然に通利する場合は、虚労病の治療に用いられる小建中湯を与えて治療すべきである（処方は、《血痺虚労病篇》の第13条に記載されている）。

【本文】　　［鑑］　　高世栻曰く、「女は陰と為し、男は陽と為し、陰は血を主り、陽は気を主る。男子の黄は、陽気虚するなり。黄なる者は、土の色なり。

- 854 -

陽気虚すれば、而ち土の色外に呈す。中に湿熱無し。故に小便自利す。此れ、虚と為すなり」と。

[尤]　小便利する者、黄を発すること能わざるは、熱小便従り去るを以てなり。今小便利して黄去らざるは、熱病に非ず。乃ち、土虚して色外に見わるを知る。中を補うに宜しくして熱を除く可からざる者なり。夫れ黄癉の病は、湿熱の欝する所なり。故に表に在る者は、汗して之を発し、裏に在る者は攻めて之を去るは、此れ大法なり。乃ち、亦湿らずして燥く者有らば、則ち清利を変じて潤導を為すは、猪膏髮煎の治の如きなり。熱せずして寒え、実せずして虚す者は、則ち攻を変じて補を為し、寒を変じて温を為すは、小建中の法の如きなり。其の兼証錯出する者有らば、則ち先ず兼証を治し、而る後に本証を治すは、小半夏、及び小柴胡の治の如きなり。仲景、黄疸の一証を論じて正変虚実の法に於いて詳らかに尽くすは此くの如し。其の心は、尽くせりと謂う可し。

【通釈】　[鑑]　高世栻は、「女は陰であり、男は陽であり、陰は血を主り、陽は気を主る。男子が発黄するのは、陽気が虚すからである。発黄は、土の色である。陽気が虚す場合は、土の色が外に現われる。中に湿熱がない。そこで、小便は自利する。これは、虚証である」と言う。

[尤]　小便の通利する者が発黄できないのは、熱が小便より去るからである。今小便が通利して発黄が去らないのは、熱病ではない。即ち、土が虚して色が外に見われていることが解る。中を補うのが好ましく、熱を除くべきでない場合である。そもそも黄疸の病は、湿熱が欝滞する所である。そこで、表にある場合は発汗してこれを発し、裏にある場合は攻下してこれを除くのは、治療の大法である。ところが、また湿らずに燥く場合があるので、清熱し通利するのを変化させて潤導するのは、猪膏髮煎の治療のようなものである。熱せずに寒え、実せずに虚す場合は、攻法を変化させて補法とし、寒法を変化させて温法とするのは、小建中湯の方法のようなものである。それに兼証が混ざって出現する場合があるので、先ず兼証を治療し、その後に本証を治療するのは、小半夏湯、および小柴胡湯の治療のようなものである。仲景が黄疸の一証を論述し、正証、変証、虚証、実証の方法において詳らかに尽くすのは、このようなものである。その心は至れり尽くせりであると言うことができる。

【本文】　王氏の《陰証略例》に云う、「内は傷寒を感じ、形体を労役し、飲食節を失し、中州寒に変ずるの病は、黄を生ず。傷寒之を壊りて得るに非ず。只建中、理中、大建中を用うれば、足れり。必ずしも茵陳を用いざるなり」と。

何氏の《医碥》に云う、「陰黄、小便清白、大便実せず、喜みて静かに、能く臥し、脈遅弱無力、身冷え自汗するは、当に虚寒を以て之を治すべし。仲景の所謂男子の黄、小便自利するは、小建中湯を与う」と。王海蔵謂う、「中州寒ゆれば、黄を生ず。大小の建中を用い、茵蔯を必とせず。皆気虚の陰黄なり。気虚すれば、則ち脾運らず、久しく裏に瘀すれば、則ち脾敗れて色外に見わる。故に黄ばむ。其の黄色は、必ず淡し」と。戴復庵謂う、「失血の後は、多く面をして黄ならしむ。或は偏身黄ばみ、血栄せざるなり。竹木春夏に葉潤えば則ち緑に、秋に至れば則ち乾き黄ばむが如し。養栄湯、十全大補湯に宜し。此れ、血虚の陰血なり。此れ、乾黄と為す。小便利し、四肢沈重せざるなり」と。○案ずるに、陰黄を治するは、《医学綱目》は理中加茯苓湯を用う。喩氏、女労疸の虚に属する者を治するは、八味腎気丸を用う。《聖恵》は房黄を治するは、鹿茸散（鹿茸、熟地、山茱、五味、黄耆、牡蛎）の類を用う。皆茵蔯を用いず。韓氏の小茵蔯湯（附子、甘草、茵蔯）、茵蔯四逆湯、茵蔯附子湯、茵蔯茱萸湯、羅氏の茯苓梔子茵蔯湯の類の如きは、皆附子、茵蔯並びに用う。蓋し、《千金翼》の黄疸、小便赤黄を治するの方（前胡、茯苓、椒目、附子、茵蔯）の意に本づく。寒熱錯雑する者は、亦証に随いて撰びて用うるに宜し。必ずしも執拘せず。

【語釈】　○執拘：拘執（とらえる）に同じ。

【通釈】　王氏の《陰証略例》では、「内は傷寒を感じ、身体を労役し、飲食を節制せず、中州が寒えに変化する病では、黄疸を生じる。傷寒がこれを壊って獲得するのではない。ただ、建中湯、理中湯、大建中湯を用いれば、充分である。必ずしも茵蔯蒿湯を用いない」と言う。何氏の《医碥》では、「陰黄に罹患し、小便が清らかで白く、大便は実することがなく、喜んで静かになり、よく平臥し、脈が遅弱無力になり、身体が冷え、自汗が出る場合は、虚寒をもってこれを治療すべきである。仲景のいわゆる男子の発黄証で小便が自利する場合は、小建中湯を与える」と言う。王海蔵は、「中州が寒えると、黄疸を生じる。大小の建中湯を用い、茵蔯蒿を必要としない。皆気虚の陰黄である。気が虚す場合は脾が運らず、久しく裏に瘀滞する場合は脾が敗れて色が外に見われる。そこで、発黄する。その黄の色は、必ず淡い」と言う。戴復庵は、「失血の後は、多くが顔面は黄ばむ。あるいは全身が黄ばみ、血が栄養しなくなる。竹や木は春夏に葉が潤うと緑になるが、秋になると乾いて黄ばむようなものである。人参養栄湯や十全大補湯を用いるのがよい。これは、血虚の陰血である。

黄疸病脈証并治第十五

これは、乾黄である。小便が通利し、四肢は重だるくならない」と言う。○案じるに、陰黄を治療するには、《医学綱目》では理中加茯苓湯を用いる。喩氏が女労疸の虚証に属する場合を治療するには、八味腎気丸を用いる。《聖恵方》で房黄を治療するには、鹿茸散（鹿茸、熟地黄、山茱萸、五味子、黄耆、牡蛎）の類を用いる。皆茵蔯蒿を用いない。韓氏の小茵蔯湯（附子、甘草、茵蔯蒿）、茵蔯四逆湯、茵蔯附子湯、茵蔯茱萸湯、羅氏の茯苓梔子茵蔯湯の類のようなものは、皆附子と茵蔯蒿を並びに用いる。思うに、《千金翼》の黄疸で小便が赤黄色になる場合を治療する処方（前胡、茯苓、椒目、附子、茵蔯蒿）の意に基づいている。寒熱が錯雑する場合は、また証に随って選んで用いるのがよい。必ずしも拘わらない。

【解説】　本条文は、虚労の痿黄証の症状と治療法について論述している。

　男子が発黄し、小便が通利する場合は、湿熱の病ではない。即ち、中焦の陽気が虚し、土の色が外に見われると、発黄し、小便は通利する。本証は土が虚しているので、中を補うべきであり、熱を除くべきでない。そこで、虚労病の治療に用いられる小建中湯を与えて治療すべきである。

　附方：

【原文】　瓜蔕湯：治諸黄。

【本文】　瓜蔕湯：諸黄を治す（方は、《暍病》中に見わる）。

【語釈】　○瓜蔕湯：諸黄を治す：陳紀藩の説「「諸黄」は、穀疸、酒疸の類を指す。即ち、湿熱の黄疸であり、本章の第5条では「酒疸なる者は、或は熱無く、靖言了了とし、腹満して吐せんと欲し、鼻燥き、其の脈浮の者は、先ず之を吐す…」、第6条では「酒疸、心中熱し、吐せんと欲する者は、之を吐すれば愈ゆ」とあり、いずれも瓜蔕湯を選んでこれを治療すべきである。嘔吐して黄を去るのは、それが因勢利導する方法を取る」陳紀藩主編《金匱要略》

【通釈】　瓜蔕湯：各種の発黄を治療する（処方は、《痙湿暍病篇》の第27条に記載されている）。

【本文】　［沈］　瓜蔕湯は、吐薬なり。若し邪胸膈を衝き、或は心煩懊憹し、吐せんと欲して他病無き者は、当に此の湯を用うべし。吐の黄水を去るは、其の高きに因りて之を越すなり。

【通釈】　［沈］　瓜蔕湯は、吐薬である。もし邪が胸膈を衝き、あるいは心煩し、懊憹し、嘔吐しそうになり、他の病がない場合は、この湯液を用うべ

- 857 -

きである。吐剤が黄水を除くのは、邪が高い部位にあるので、これを越えさせるからである。

【本文】　《外台》の刪繁に、天行毒熱、藏府を通貫し、骨髄の間を沈みて鼓し、或は黄疸、黒疸、赤疸、白疸、穀疸、馬黄等の疾を為し、喘急須臾にして絶するを療するの方。

瓜蔕（二七枚）

右一味、水一升を以て、煮て五合を取り、一服を作す。〇案ずるに、此の方は、暍病の載す所と同じ。《北史麦針杖伝》に、瓜蔕鼻に噴き、黄を療するも、差えずと。《千金》、《外台》を攷うるに、瓜蔕等の二三味を用うる者は、凡そ八方、多くは両鼻の中に噴きて黄水を出だすに係る。正しく是れ別の法なり。故に此に録出せず。当に原書を攷うべし。

【通釈】　《外台》の刪繁では、流行病で毒熱が臓腑を貫通し、骨髄の間に沈んで鼓動し、あるいは黄疸、黒疸、赤疸、白疸、穀疸、馬黄などの疾病を生じ、気喘が出現して急迫し、暫くして途絶える場合を治療する処方。

瓜蔕（二七枚）

右の一味に水一升を用い、煮て五合を取り、一服を作成する。〇案じるに、この処方は、暍病に記載する所と同じである。《北史麦針杖伝》では、瓜蔕を鼻に噴き、黄疸を治療したが、治癒しなかったとある。《千金》、《外台》を考えるに、瓜蔕などの二三味を用いる処方は、およそ八種類があるが、多くは両側の鼻の中に噴いて黄水を出す方法に係わる。正しくこれは別の方法である。そこで、ここでは記録して提出しない。原書を考えるべきである。

【解説】　本条文は、湿熱を上から排泄する治療法について論述している。

湿熱の邪が胸膈を衝き、あるいは心煩し、懊憹し、嘔吐しそうになるが、他の病がなくて発黄する場合は、瓜蔕湯を用いて邪を涌吐すべきである。

【原文】　千金麻黄醇酒湯：治黄疸。

【本文】　《千金》麻黄醇酒湯：黄疸を治す（《外台》は、仲景の《傷寒論》を引きて云う、「《小品》、《古今録験》、《張文仲》、《経心録》に同じ」と。《千金》は云う、「傷寒、熱表に出で、黄疸を発するの方」と。《外台》は煮法の後に古今方を引き、文同じ）。

【語釈】　〇《千金》麻黄醇酒湯：黄疸を治す：王廷富の説「本方は、出典は《千金》であり、「傷寒で熱が表にあり、黄疸を発生する場合を治療する」と

- 858 -

言う。更に本方の効能によれば、本方はただよく風寒が表にあり、寒が欝滞して発黄するのを主治するが、並びに湿熱が表にある黄疸で発黄するのを主治することはできない。もし湿熱の黄疸に属している場合は、ただよく清熱利湿するのであり、決して本方の好ましい所ではない」《金匱要略指難》。李克光の説「本篇の第16条の「仮令えば脈浮なるは、当に汗を以て之を解すべし」は、発黄の邪が表にあり、桂枝加黄耆湯を用いて治療することを指摘した。本条は表実であり、証は無汗、脈浮緊であり、治療は麻黄醇酒湯を用いて発汗解表、除湿退黄する。一味の麻黄を用いて発汗して黄疸を治療するが、量が少ない場合は汗がなく、量が多い場合は発汗が太過になり易いので、現在では既にこの方を使用するのが非常に少ない」《金匱要略譯釋》

【通釈】　《千金》麻黄醇酒湯：黄疸を治療する（《外台》では、仲景の《傷寒論》を引用し、「《小品》、《古今録験》、《張文仲》、《経心録》では、同じである」と言う。《千金》では、「傷寒に罹患し、熱が表に出て黄疸を発生する場合の処方である」と言う。《外台》では、煮法の後に古今方を引用し、文は同じである）。

【本文】　麻黄（三両。○《外台》は、「「一大把、節を去る」に作り、《肘後》に同じ」と）

　右一味、美清酒五升を以て、煮て二升半を取り、頓服し尽す。冬月は酒を用い、春月は水を用いて之を煮る。

【語釈】　○《千金》麻黄醇酒湯：聶恵民の説「麻黄は辛温で解表し、発汗し利小便する方剤であり、並びに清酒が発散して表に走り、麻黄の発散を助けるのをもって営衛を調える。そこで、表が実して汗がなく、黄疸を引き起こす軽症に対してこれを試みて用いることができる。ただ、現在臨床では使用は甚だ少ない」《経方方論薈要》

【通釈】　麻黄（三両。○《外台》では、「「大きな一つかみを用い、節を除く」に作り、《肘後》に同じである」とある）

　右の一味に上等の老酒五升を用い、煮て二升半を取り、頓服で飲み尽くす。冬季は酒を用い、春季は水を用いてこれを煮る。

【本文】　［沈］　外は風寒を感じ、湿熱が表に在り、欝畜して黄を成し、或は脈自ら浮なるは、当に汗を以て解すべき者なり。此の一味を用い、酒に煮て其れをして上に徹し下に徹せしめ、陽を行らせて腠を開きて営分の邪を駆れば、則ち黄表従り解す。

【語釈】　〇盦：「盦」の字は、諸橋轍次著の《大漢和辞典》にない。陳紀藩主編の《金匱要略》では、「盦（ふた）」の字に作る。

【通釈】　［沈］　外は風寒を感じ、湿熱が表にあり、欝滞し蓋をされて黄疸を形成し、あるいは脈が自ら浮である場合は、汗法を用いて解すべきものである。この一味を用い、酒に煮てそれを上下に徹し、陽を行らせて腠理を開き、営分の邪を駆る場合は、黄疸は表より解される。

【解説】　本条文は、発汗法を用いた黄疸の治療法について論述している。

　外は風寒の邪を感受し、湿熱が表にあって欝滞し覆われると、黄疸が形成される。本証は、脈が浮であるので、汗法を用いて発汗して黄疸を解すべきである。

　《千金》麻黄醇酒湯は、麻黄一味からなる。本方は、冬季は酒で煎じ、春季は水で煎じ、陽気を行らせて腠理を開き、営分の邪を駆る。

驚悸吐衄下血胸満瘀血病脈証治第十六
脈証十二条　方五首
【原文】　寸口脈動而弱、動即為驚、弱則為悸。(1)
【本文】　寸口の脈動にして弱、動は即ち驚と為し、弱は則ち悸と為す。
【語釈】　〇寸口の脈動にして弱云々：王廷富の説「この条は、脈より驚と悸を区別している。脈が動で弱であるのは、二種類の脈象であり、二種類の病証を推測している。動であるのが驚を表わしているのは、脈象より言えば、動は形が豆粒で転がって動き、往来が流利する脈であり、動は関部でこれを求める。症状より言えば、声を聞くと、恐れて驚くので、驚と言う。病理より言えば、驚く場合は、気が斂まらず、神が寧らかにならず、気が乱れると、脈は動になる。そこで、「動は即ち驚と為す」と言う。弱であるのが悸を表わしているのは、弱はこれを按じると無力であるのが弱脈であり、気血両虚に属する脈象である。そこで、脈気は無力で鼓動する。悸の症状はぴくぴくと跳動して不安になるのを悸と言う。部位より言えば、心中悸、心下悸、臍下悸の区分がある。前者は、多くが血虚に属している。心は、血脈を主る。血が虚す場合は、心は養う所を失い、心中に動悸がして寧らかにならなくなる。後の二つは、多くは水飲の妄動に属し、陽気が気化せずに引き起こす所である。そこで、「弱は則ち悸と為す」と言う」《金匱要略指難》
【通釈】　寸口の脈が動で弱である。脈が動であるのは驚きを表わし、脈が弱であるのは悸を表わしている。
【本文】　［沈］　驚は外従り入り、悸は是れ内に発す。悸なる者は、心神恍惚とし、跳動して自ら主ること能わざるの貌なり。
　　［徐］　前の奔豚の章に既に「驚怖有り、火邪有り、皆驚従り発して之を得」と言う。此れも又別に驚悸を掲げて之を言う。其の病の従りて得る所を詳らかにするに非ず。乃ち、病に驚狂して安からざる者有り、只心悸して寧からざる者有るを謂う。驚は、乃ち邪心を襲い、実の辺に在り。故に其れ寸口の脈動なり。動なる者は、粒有りて豆の如きなり。悸は、乃ち神主ること能わずして虚の辺に在り。故に其れ寸口の脈弱なり。弱は、脈来ること無力なり。動にして弱なる者は、邪之を襲いて心の本原虚すこと有ればなり。故に驚悸並びに見わる。然れども脈は仍お分属す。動なれば則ち驚気の発、弱なれば則ち悸気の形わる所なり。故に曰く、「動は即ち驚と為し、弱は則ち悸と為す」と。
【語釈】　〇本原：もと。源。

【通釈】　［沈］　驚は外より入り、悸は内に発生する。悸は、心神が恍惚とし、跳動して自ら主ることができなくなる貌である。

　［徐］　前の奔豚の章では、既に「驚怖があり、火邪があり、皆驚きより発生してこれを得る」と言う。これもまた別に驚悸を提示してこれを言う。その病の由来する所を詳らかにするのではない。即ち、病には驚き狂って安らかでない場合があり、ただ心悸が出現して寧らかでない場合があることを言う。驚は、邪が心を襲い、実証の周辺にある。そこで、寸口の脈は動である。動は、粒があって豆のようになることである。悸は、神が主ることができず、虚証の周辺にある。そこで、寸口の脈は弱である。弱は、脈の到来が無力である。動で弱になるのは、邪がこれを襲い、心の本源が虚すからである。そこで、驚と悸とが並びに見われる。しかし、脈はなお分かれて所属する。動である場合は驚気の発生であり、弱である場合は悸気の現われる所である。そこで、「動は驚きを表わし、弱は悸を表わしている」と言う。

【解説】　本条文は、脈象に従って驚証と悸証の病因病機を論述している。

　《金匱要略輯義》が引用する徐忠可の説では、驚証と悸証が同時に出現する場合は、脈は動で弱になると解釈する。

　驚証は、外来の刺激が入ることによって発生する。悸証は、体内より発生する。驚証は、邪が心を襲い、多くが実証である。そこで、寸口の脈は、豆のように転がる動になる。悸証は、心神が主ることができず、心が恍惚として跳動し、自ら主ることができず、多くは虚証である。そこで、寸口の脈は、到来が無力になる弱になる。邪が外から侵襲し、心の本源が虚すと、脈は動で弱になる。脈が動である場合は、驚気が発生することを言う。また、脈が弱である場合は、悸気が現われることを言う。

【原文】　師曰、尺脈浮、目睛暈黄、衄未止。暈黄去目睛慧了、知衄今止。
(2)
【本文】　師曰く、尺脈浮、目睛暈黄なるは、衄未だ止まず。暈黄去りて目睛慧了なるは、衄今止むを知ると（「尺」は、趙、程、《金鑑》は「夫」に作り、《巣源》は「尺中自ら浮」に作り、「未止」の上に「必ず」の字有り。《脈経》に云う、「問いて曰く、衄を病み、連日止まざるは、其の脈何の類ぞやと。師曰く、脈来ること軽軽にして肌肉に在り、尺中自ら溢る」と。註に「一に云う、尺脈浮と」と。以下は、本文と同じ）。

- 862 -

驚悸吐衄下血胸満瘀血病脈証治第十六

【語釈】 〇師曰く、尺脈浮、目睛暈黄なるは云々：呂志杰の説「本条は、脈と症に従って衄血の予後を判断している。尺脈は腎を主り、腎は相火を寓している。目は肝の竅であり、肝は藏血を主る。尺脈が浮であるのは、腎が虚して火が浮くからであり、目睛が暈黄であるのは肝に欝熱があるからである。肝と腎は陰に属し、陰虚火旺が生じると、勢いは必ず迫血して上昇し、陽絡を損傷する。そこで、衄血はいまだ停止しないことが解る。もし暈黄が消退し、目睛が清らかで明らかになる場合は、陰が回復して火が降り、血もまた寧らかで静かになる。そこで、衄は止むはずであることが解る。経文で、ただ「暈黄去る」とだけ言い、いまだ脈を言及しないのは、描写を省略した方法であり、この時は脈は静かで浮ではないはずである」《金匱雑病論治全書》。 〇目睛暈黄：陳紀藩の説「二種類の情況がある。第一は、望診すると、病人の瞳孔の周囲に黄色の暈が発生しているのを見ることができる。これは、黄疸病で結膜に発黄するのとは異なる。第二は、病人が物を視て昏んで黄ばみ清らかでないことである」陳紀藩主編《金匱要略》

【通釈】 師が云われた。尺部の脈が浮になり、虹彩の周囲が暗黄色になり、あるいは物を視ると暗黄色になってはっきりとしなくなる場合は、鼻出血はまだ停止しない。虹彩の周囲の暗黄色が消失し、あるいは物がはっきりと見える場合は、鼻出血は直ちに停止することが解る（「尺」の字は、趙本、程本、《医宗金鑑》では「夫」の字に作り、《諸病源候論》では「尺中が自ら浮」に作り、「未止」の二字の上に「必ず」の字がある。《脈経》では、「ある人が質問し、鼻出血を病み、連日停止しない場合は、その脈はどのようになるのであろうかと言った。師はこれに答え、脈の到来は軽くて肌肉にあり、尺中では自然に溢れる」と言った。註では、「ある本では、尺脈は浮であると言う」と言う。以下は、本文と同じである）。

【本文】 ［尤］ 尺脈浮なるは、腎に游火有るを知る。目睛暈黄なるは、肝に畜熱有るを知る。衄病之を得れば、則ち未だ止むを欲せず。蓋し、血は陰の類と為し、肝腎の火熱の逼る所と為して守られざればなり。若し暈黄去り、目睛且つ慧了なれば、独り肝熱除かるのみならず、腎熱も亦除かる。故に其の衄今当に止むべし。

【本文】 ［尤］ 尺部の脈が浮である場合は、腎に游火があることが解る。目睛が暈黄である場合は、肝に蓄熱があることが解る。衄病でこれを得る場合は、いまだ止もうとはしていない。思うに、血は陰の類であり、肝腎の火熱が

- 863 -

迫って守られないからである。もし暈黄が去り、目睛がかつ明瞭である場合は、ただ肝熱が除かれるだけではなく、腎熱もまた除かれる。そこで、その衄は今止むはずである。

【解説】　本条文は、脈象に従って衄血の予後について論述している。

腎は、尺脈を主る。尺部の脈が浮になるのは、腎陰が虚して虚熱が上に浮くことを言う。肝は、目に開竅する。目睛が暈黄であるのは、肝に欝熱があることを言う。肝と腎の火熱が上炎して迫ると、衄が出現する。そこで、尺部の脈が浮になり、目睛が暈黄である場合は、衄はまだ停止しないと予想される。

もし暈黄が去り、目睛が明瞭である場合は、肝腎の熱がいずれも除かれているので、衄は停止すると予想される。

【原文】　又曰、従春至夏衄者太陽、従秋至冬衄者陽明。(3)

【本文】　又曰く、春従り夏に至りて衄する者は太陽、秋従り冬に至りて衄する者は陽明と。

【語釈】　○春従り夏に至りて衄す云々：王廷富の説「この条は、四時の変化に従って衄血の所属を区別している。太陽は開であり、一身の表を主り、春は昇り夏は長じ、陽気は外に浮き、多くは外熱の迫る所による。そこで、春夏に衄する場合は、太陽に属している。陽明は闔であり、一身の裏を主り、秋は収め冬は蔵し、陽気は内に斂められ、熱は内より迫り、陽明より来る。そこで、秋冬に衄する場合は、陽明に属している」《金匱要略指難》

【通釈】　また、言われた。春から夏の季節にかけて鼻出血が出現する場合は太陽に属し、秋より冬の季節にかけて鼻出血が出現する場合は陽明に属している。

【本文】　［尤］　血は陰経に従い、衝任に並びて出づる者は則ち吐と為し、陽経に従いて腎脈に並びて出づる者は衄と為す。故に衄病は、皆陽経に在り。但だ春夏は陽気浮けば則ち太陽に属し、秋冬は陽気伏すれば則ち陽明に属するを異と為すのみ。然る所以の者は、陰陽に就きて言えば、則ち陽は外を主り、陰は内を主り、三陽に就きて言えば、則ち太陽は開と為し、陽明は闔と為せばなり。少陽の脈は、鼻頞に入らず。故に衄を主らざるなり。

【語釈】　○頞：鼻筋。

【通釈】　［尤］　血が陰経に従い、衝任の二脈に並んで出る場合は吐血であり、陽経に従い、腎脈に並んで出る場合は鼻衄である。そこで、衄の病は、皆

- 864 -

驚悸吐衄下血胸満瘀血病脈証治第十六

陽経にある。ただ、春夏は陽気が浮くので太陽に属し、秋冬は陽気が伏するので陽明に属するのが異なるだけである。そのようになる理由は、陰陽について言えば、陽は外を主り、陰は内を主り、三陽について言えば、太陽は開であり、陽明は闔であるからである。少陽の脈は、鼻筋に入らない。そこで、鼻衄を主らない。

【解説】　本条文は、鼻衄と季節との関係について論述している。

　血が陽経に従い、腎経に並んで出ると、鼻衄が出現する。春夏は、陽気が浮く。陽は外を主り、太陽は開であるので、春夏の鼻衄は太陽に属している。一方、秋冬は、陽気が潜伏する。陰は内を主り、陽明は闔であるので、秋冬の鼻衄は陽明に属している。

【原文】　衄家不可汗。汗出必額上陥、脈緊急、直視不能眴、不得眠。(4)

【本文】　衄家は、汗す可からず。汗出づれば必ず額上陥り、脈緊急し、直視眴ずること能わず、眠るを得ず。

【語釈】　○衄家は、汗す可からず云々：王廷富の説「この条は、衄家を誤汗した後の悪い結果である。衄家を発汗すべきでないのは、汗は心の液であり、汗と血は同源であり、心神は必ず養われることに頼っているが、衄家は営陰が既に虚し、津液が既に損傷されているので、もし更に誤汗して更に営陰を消耗する場合は、変証を出現しうるからである。脈象の変化にあっては、誤汗によって陰精が重ねて傷られ、営血が栄養せず、営陰が濡養を失う場合は、脈は柔和の象を失って緊急が現われる。証候の変化にあっては、また悪い証候を出現させる。もし陰精が虧損する場合は、上は目に注ぐことが不足する。そこで、目睛が直視して回転できなくなるのは、陰虚が極まり、陽亢が極まり、肝風が内動する危険な証候に属している。正しく肝風が内動し、陰が虚し、陽が潜まなくなる場合は、目は直視して合わなくなるので、目を閉じて眠ることができなくなる」《金匱要略指難》。　○額上陥り、脈緊急す：李克光の説「本条の「額上陥り、脈緊急す」に関しては、歴代の注釈家には二種類の見方がある。第一は呉謙を代表とする医家で、額上が陥り脈が緊急するのは、額の両側（即ち、太陽穴の部位）が下陥し、額上の脈が緊急することを指す。第二は、尤怡を代表とする医家で、「額上陥る」は額上の両傍の動脈が血が上に脱することによって下に陥って起き上がらないことを指し、「脈緊急」は寸口の脈が緊急することを指すと認識する。この他に成都中医学院が編集した《金匱要略講

稿》では、「額上陥、脈緊急」を断じて「額上陥脈緊急」とする。「額上陥脈」は額上の両傍の陥った中の経脈を指し、額の両傍の経脈が居る所であるので、この脈が幾らか低く陥ることであり、並びに衄家を誤汗して下に陥るのではなく、衄家を誤汗すると陥った中の経脈が緊急することである。この説は、参考にすることができる」《金匱要略譯釋》

【通釈】　平素より鼻出血を来し易い人は、発汗してはいけない。もし誤って発汗する場合は、必ず額上の両側が陥凹し、その部位の動脈が拘急し、両目は直視して動かすことはできず、安眠できなくなる。

【本文】　［尤］　血と汗は、皆陰なり。衄家、復た汗すれば、則ち陰重ねて傷らる。脈なる者は、血の府なり。額上陥る者は、額上の両旁の動脈、血上に脱するに因りて陥り下りて起きざるなり。脈緊急なる者は、寸口の脈、血栄せずして其の柔を失い、木の液無くして枝迺ち勁ち勁き（つよ）が如きなり。直視し眴ぜず眠らざる者は、陰気亡わるれば則ち陽独り勝てばなり。《経》に「血を奪う者は、汗無し」と云うは、此れ之の謂いなるか（《傷寒論輯義・太陽中篇》に詳らかにす）。

【語釈】　〇血を奪う者は、汗無し：出典は、《霊枢・営衛生会》。

【通釈】　［尤］　血と汗は、皆陰である。衄家にまた発汗する場合は、陰が重ねて傷られる。脈は、血の府である。額上が陥るのは、額上の両傍の動脈が血が上に脱することによって下に陥って起きなくなることである。脈が緊しく拘急するのは、寸口の脈が血が栄養しないために柔潤さを失い、木の液がなく枝が強くなるようなものである。直視し、眼球を回転せず、眠らなくなるのは、陰気が亡われる場合は陽気が独り勝つからである。《経》に「血を奪う場合は、汗がない」と言うのは、このことを言うのであろうか（《傷寒論輯義・太陽中篇》に詳らかにしている）。

【解説】　本条文は、衄家の誤汗後に出現する変証について論述している。

　《金匱要略輯義》が引用する尤在涇の説では、「脈緊急」の「脈」は寸口の脈を指すとする。

　衄家は、陰血が虚しているので、発汗すべきでない。血と汗は、いずれも陰である。もし衄家を誤汗する場合は、陰が重ねて傷られ、血が上に脱し、額上の両傍の動脈が下に陥る。血が脱して血脈を栄養できなくなると、寸口の脈は緊しく拘急する。陰気が亡われ、陽気が独り勝つと、両目は直視し、眼球は回転せず、眠れなくなる。

驚悸吐衄下血胸満瘀血病脈証治第十六

【原文】　病人面無血色、無寒熱。脈沈弦者衄。浮弱、手按之絶者、下血。煩咳者、必吐血。(5)

【訓読】　病人面に血色無く、寒熱無し。脈沈弦の者は、衄す。浮弱にして手もて之を按じて絶する者は、下血す。煩咳の者は、必ず吐血す（《巣源》は、「寒熱」の上に「無」の字無し。趙、徐、沈、尤は、並びに「血色」の「血」の字無し）。

【語釈】　〇病人面に血色無く云々：王廷富の説「この条は、色を望み脈に従って内傷の失血を予測している。病人の顔面に血色がないのは、その顔面の色調が蒼白あるいは萎黄であることを言い、正常の紅色で潤った色沢がない。即ち、血が虚して栄養せず、失血する徴候である。寒熱がないのは、表証がないことを突出させ、外感とは関係がなく、内傷に属する徴候であることを提示する。更に脈の理論より論じ、もし脈が沈弦である場合は、沈脈は腎に属し、弦脈は肝に属し、即ち肝腎の虚火が上炎し、上焦の絡脈を損傷し、清道より出ると、衄血となる。もし脈が浮で弱く、手でこれを按じて途絶える場合は、浮弱無力であり、これを按じるとないような脈象を指し、気虚の脈である。気が虚して摂血できず、下焦の営陰が内に守れなくなる。そこで、下血を主る。もし脈が浮弱で数になり、煩躁、咳嗽が停止しなくなる場合は、また多くが虚火の上炎により、肺金が刑を受け、これによって潮熱、咳嗽を引き起こし、肺絡が損傷され、その血が外に溢れる。そこで、吐血が引き起こされ、多くが陰虚の肺労の証に属している」《金匱要略指難》

【通釈】　病人の顔面は血色がなく白色になり、悪寒発熱がない。この種の病人の脈が沈弦になる場合は、鼻出血が出現する。脈が浮弱で無力になり、重按すると手に触れなくなる場合は、下血が出現する。心煩と咳嗽がある場合は、必ず吐血が出現する（《諸病源候論》では、「寒熱」の字の上に「無」の字がない。趙本、徐本、沈本、尤本では、並びに「血色」の「血」の字がない）。

【本文】　[程]　《霊枢経》に曰く、「血脱する者は、夭然として澤わしからず」と。《上経》に曰く、「男子の面色薄き者は、渇及び亡血を主る」と。今病人の面に血色無きは、脱血の象なり。《上経》に曰く、「男子の脈虚して沈弦、寒熱無く、時に目瞑して衄を兼ぬ」と。今寒熱無くして脈弦、衄する者は、則ち上証と殊ならず、労証と為すなり。若し脈浮弱、手もて之を按じて絶する者は、陽有りて陰無きなり。故に下血するを知る。煩咳する者は、病上焦

に属するなり。故に吐血するを知る。

　　［尤］　　寒熱無きは、病外感に非ざるなり。衄の外感に因る者は、其の脈必ず浮大、陽気重きなり。衄の内傷に因る者は、其の脈当に沈弦なるべく、陰気属(はげ)しきなり。前の尺脈浮とは同じならずと雖も、其れ陰の靖(せい)ならずと為すは、則ち一なり。若し脈浮弱、之を按じて絶する者は、血下ること過多にして陰脈充たざるなり。煩咳する者は、血上従り溢れて心肺焦がれ燥くなり。此れ、皆病成りて後見わるの診なり。

【語釈】　　○血脱する者云々：出典は、《霊枢・決気》。　　○男子の面色薄き者云々：出典は、《血痺虚労病篇》の第4条。　　○男子の脈虚して沈弦云々：出典は、《血痺虚労病篇》の第5条。　　○尺脈浮：出典は、《黄疸病篇》の第2条。　　○靖：やすんじる。やわらぐ。

【通釈】　　［程］　　《霊枢》では、「血が脱する場合は、白色になって潤いがなくなる」と言う。《上経》では、「男子の顔面の色調が淡白になる場合は、口渇と亡血を主る」と言う。今病人の顔面に色がなくなるのは、脱血の象である。《上経》では、「男子の脈が虚して沈弦になり、悪寒発熱はなく、時に目がはっきり見えず、衄を兼ねる」と言う。今寒熱がなく、脈が弦になり、衄が出現する場合は、上の証と異ならず、虚労病である。もし脈が浮で弱く、手でこれを按じて途絶える場合は、陽があって陰がない。そこで、下血が出現することが解る。心煩し、咳嗽が出現する場合は、病は上焦に属している。そこで、吐血が出現することが解る。

　　［尤］　　寒熱がないのは、病は外感ではない。衄が外感による場合は、その脈は必ず浮大になり、陽気が重い。衄が内傷による場合は、その脈は沈弦になるはずであり、陰気は激しくなる。前の尺脈が浮になるのとは同じでないが、陰が和らいでいないのは同じである。もし脈が浮で弱く、これを按じて途絶える場合は、血が下って過多になり、陰脈が充たない。心煩し、咳嗽が出現する場合は、血は上より溢れ、心と肺が焦がれて燥いている。これらは、皆病が形成された後に見われる所見である。

【解説】　　本条文は、衄血、下血、吐血の証候と鑑別点について論述している。
　　病人の顔面に血色がなくなる場合は、脱血である。本証は、外感病ではないので、悪寒発熱はない。脈が沈弦になる場合は、虚労病である。即ち、肝血が虚すと、目ははっきり見えなくなる。脾気が虚して統血できなくなると、衄が出現する。

- 868 -

驚悸吐衄下血胸満瘀血病脈証治第十六

　脈が浮で弱く、重按すると途絶える場合は、陰血が下に奪われ、虚陽が上に浮き上がった脈象である。即ち、本証は、陰脈が充盈されていないので、下血が出現する。

　陰虚が発生し、心肺が焦がれて灼傷されると、心煩と咳嗽が出現する。即ち、心煩と咳嗽が出現する場合は、病が上焦に属しているので、吐血が出現する。

【原文】　　夫吐血、咳逆上気、其脈数而有熱、不得臥者、死。(6)

【本文】　　夫れ吐血し、咳逆上気し、其の脈数にして熱有り、臥すを得ざる者は、死す（《巣源》は、「数」の下に「浮大」の二字有り）。

【語釈】　　〇夫れ吐血し、咳逆上気し云々：陳紀藩の説「本条は、吐血の予後を論述している。吐血の病人で同時に咳嗽、気喘が見られる場合は、その血は肺より出るはずであり、今の喀血である。曹穎甫は、「吐血、咳逆、上気は、上の第5条の煩咳し吐血する証である」と言う。咳喘が肺絡を傷り、血が咳逆に随って吐出され、吐血がただ血を破るだけではなく、かつ気を消耗する。吐血の後、陰血が大いに虚すと、陽気が斂蔵できずに外に浮越し、ただ咳喘が停止しないだけではなく、陰が陽を恋しない場合は、身熱、脈浮などが見われ、虚火が上に浮いて心神を乱す。そこで、虚煩がして入眠できなくなる。病は、陰虚火旺によって引き起こされる。吐血の後に出現する脈数、身熱、咳逆上気、臥すを得ずなどは、陰が更に虚し、陽が愈々旺盛になる反応であり、陽が愈々旺盛になる場合は、陰は更に虚し、吐血は停止せず、気は血に随って脱し、予後は険悪になる」陳紀藩主編《金匱要略》

【通釈】　　いったい吐血を患う病人に咳嗽、気喘、数脈、身熱などの証候が出現し、安眠できなくなる場合は、死証である（《諸病源候論》では、「数」の字の下に「浮大」の二字がある）。

【本文】　　[尤]　脈数、身熱するは、陽独り勝つなり。吐血し、咳逆上気し、臥すを得ざるは、陰の爍なり。既に爍かせし陰を以てして独り勝つの陽に従えば、尽きず已えずの勢い有り。故に死す。

【語釈】　　〇爍：溶かす。

【通釈】　　[尤]　脈が数になり、身熱が出現するのは、陽が独り勝つからである。吐血し、咳逆上気し、安臥ができなくなるのは、陰が溶かされるからである。既に溶かされた陰をもって独り勝つの陽に従うと、尽きずに治癒しない勢いがある。そこで、死亡する。

- 869 -

【解説】　本条文は、吐血の重症例の証候と予後について論述している。

　陽が独り勝つと、脈は数になり、身熱が出現する。陰が溶けて不足すると、陽が益々旺盛になるので、吐血し、咳逆上気し、安臥ができなくなる。そこで、本証は死証になる。

【原文】　夫酒客咳者、必致吐血。此因極飲過度所致也。(7)

【本文】　夫れ酒客咳する者は、必ず吐血を致す。此れ極飲過度に因りて致す所なり。

【語釈】　〇夫れ酒客咳する者云々：呂志杰の説「本条は、酒客が吐血する病機を論述している。酒客で飲酒が過度になると、熱毒が胃に積もり、胃絡を灼傷するので、必ず吐血が引き起こされる。熱毒が上は肺を蒸し、肺が粛降を失う場合は、気が逆上して咳が出現する。病を治療するには、本を求める。道理からすると、その酒の熱を治療すべきであり、咳と吐血を治療すべきでない」《金匱雑病論治全書》

【通釈】　そもそも大酒家に咳嗽が出現する場合は、必ず吐血が発生する。これは、過度の飲酒が原因である。

【本文】　[徐]　此れ吐血を言うは、必ずしも気の血を摂せざるに由らず、亦必ずしも陰火熾盛なるに由らず。其れ酒客にて咳を致すこと有らば、則ち肺傷れて已に極まり、又咳の為に撃動され、必ず吐血を致す。故に曰く、「極飲過度の致す所」と。則ち之を治する者は、当に酒熱を清するを以て主と為すべきなり。

【通釈】　[徐]　これが言う吐血は、必ずしも気が血を摂めないことによるのではなく、また必ずしも陰火が旺盛になることによるのでもない。酒客で咳を引き起こす場合は、肺が傷れて既に極まり、また咳のために撃たれて動かされるので、必ず吐血が引き起こされる。そこで、「過度の飲酒で引き起こされる」と言う。即ち、これを治療する場合は、酒の熱を清することを主とすべきである。

【本文】　《三因方》に云う、「病者、飲食過度にて胃を傷るに因り、或は胃虚し消化すること能わず、翻嘔吐逆を致し、物は気と上に衝き、胃口に蠱り、決裂し傷られて吐出し、其の色鮮紅、心腹絞痛、自汗自ら流るるを名づけて傷胃吐血と曰う。理中湯、能く之を止むる者は、其の功最も中脘を理め、陰陽を分利し、血脈を安定するを以てなり（《証治要訣》は、葛根、川芎を加う）。

－ 870 －

驚悸吐衄下血胸満瘀血病脈証治第十六

或は只煮たる乾姜甘草湯之を飲ましむるも亦妙なり。方は、《養生必用》に見わる」と。

【語釈】　○翻嘔：翻は、ひるがえる。翻嘔は、嘔吐に同じ。

【通釈】　《三因方》では、「病人は飲食が過度になって胃を傷ることにより、あるいは胃が虚して消化することができず、嘔吐して吐逆を来し、物は気とともに上に衝き、胃口に迫り、決裂し傷られて吐出し、その色は鮮紅であり、心腹部が絞るように痛み、自汗が自然に流れる場合を名づけて「傷胃吐血」と言う。理中湯がよくこれを止めるのは、その効能が最も中脘部を理め、陰陽を分けて通利し、血脈を安定にするからである（《証治要訣》では、葛根、川芎を加える）。あるいはただ煮た乾姜甘草湯を飲ませるのもまた妙味がある。処方は、《養生必用》に見われている」と言う。

【解説】　本条文は、大酒家に咳嗽と吐血が出現する病機について論述している。

　《金匱要略輯義》が引用する徐忠可の説では、大酒家になぜ咳が出現するのかについての説明がない。

　大酒家では、咳が出ると、肺が傷られて極まるので、必ず吐血が出現する。ここで言う吐血は、必ずしも脾不統血、あるいは陰虚火旺が原因ではない。

【原文】　寸口脈弦而大、弦則為減、大則為芤。減則為寒、芤則為虚。寒虚相撃、此名曰革。婦人則半産漏下、男子則亡血。(8)

【本文】　寸口の脈弦にして大、弦は則ち減と為し、大は則ち芤と為す。減は則ち寒と為し、芤は則ち虚と為す。寒虚相い撃つ、此れを名づけて革と曰う。婦人は則ち半産漏下し、男子は則ち亡血す。

【語釈】　○寸口の脈弦にして大云々：陳紀藩の説「本条は、虚寒による亡血の脈象を論述している。この条は、《血痺虚労病》の章の第12条であり、ここでは専ら失血を論じる。そこで、条文の最後には「失精」の二字が記載されていない。かつ第6条と第7条の二条はこれと対比し、亡血は必ずしも皆陰虚ではなく、また陽虚の象を出現させることもあることを説明している」陳紀藩主編《金匱要略》

【通釈】　寸口の脈が弦で大であり、弦脈は重按すると減弱し、大脈は中空で芤脈になる。重按すると減弱する弦脈は寒を主り、大で中空の芤脈は虚を主る。寒を主る弦で無力の脈と虚を主る大で中空の芤脈が合わさる場合は、これを革

脈と称する。革脈が出現する場合は、女子では流産や子宮出血を表わし、男子では失血を表わしている。

【本文】　［尤］　此の条、已に《虚労病》の中に見わる。仲景復た之を挙ぐる者は、亡血の証に虚寒従り之を得る者有るを謂うのみ。

【語釈】　○《虚労病》：《血痺虚労病篇》の第12条を参照。

【通釈】　［尤］　この条は、既に《血痺虚労病篇》の中に見われている。仲景がまたこれを挙げるのは、亡血の証に虚寒よりこれを得る場合があることを言うだけである。

【解説】　本条文は、虚寒による亡血の脈象について論述している。

　本条文は、既に《血痺虚労病篇》の第12条に記載されている。亡血の証の中には、虚寒によって得られる場合があるので、再度亡血の脈象を提示する。

【原文】　亡血不可発其表。汗出則寒慄而振。(9)

【本文】　亡血は、其の表を発す可からず。汗出づれば則ち寒慄して振るう（《太陽中篇》、《脈経》は、「血」の下に「家」の字有り）。

【語釈】　○亡血は、其の表を発す可からず云々：王廷富の説「この条は、亡血を誤汗する場合の変証である。いわゆる亡血家は、広く一切の内傷の失血と久患の血虚の患者を指して論じている。これが分類する血虚の患者は、あるいは表証があるが、皆単純に発汗して表を攻めるべきでない。血虚によって気もまた虚しているが、更に汗を出して気分の津を更に傷ると、血分の液も更に損傷され、陽津と陰液が消耗して傷られ、気血は更に形体を温煦濡養するのに不足し、これによって衛外の衛気は虚して極まる。そこで、寒慄して震える」《金匱要略指難》

【通釈】　失血する人は、発汗解表してはならない。もし誤って発汗する場合は、悪寒戦慄が出現する（《太陽中篇》、《脈経》では、「血」の字の下に「家」の字がある）。

【本文】　［鑑］　凡そ失血の後は、血気未だ復せず、亡血を為すなり。皆汗を発す可からざるなり。失血の初めは、固より陽熱に属す。亡血の後は、熱血に随いて去り、熱消ゆと雖も、気は血を逐いて虚し、陽も亦微なり。若し其の汗を発すれば、則ち陽気衰微し、力支えること能わず。故に身寒え噤慄して振振として聳動するなり。陰虚の汗を発し、汗出づれば、則ち亡陰す。即ち、吐衄に発するの汗なり。故に眴ずるを得ず、眠るを得ざるを見わすは、亡陰

－ 872 －

驚悸吐衄下血胸満瘀血病脈証治第十六

の病なり。陽虚の汗を発し、汗出づれば、則ち亡陽す。即ち、亡血に発するの汗なり。故に寒慄して振るうを見わすは、亡陽の病なり。李梴曰く、「血を奪う者は、汗無し。汗と血を以て、倶に心血に属す。血亡われ液竭き、復た余液の汗を作すこと無きなり。今又表を発すれば、則ち陰虚し、且つ更に陽を亡い、表間の衛気虚して極まる。故に寒慄して振るう」と。

【語釈】　○噤慄：噤は、つぐむ。歯をくいしばる。慄は、おののく。寒さでふるえる。　○聳動：おそれ動く。　○眴：目配せする。またたく。

【通釈】　［鑑］　およそ失血の後は、気血がいまだ回復せず、亡血を生じる。皆発汗すべきでない。失血の当初は、固より陽熱に属している。亡血の後は、熱が血に随って去り、熱は消えるが、気は血を逐って虚し、陽もまた微かになる。もしその汗を発する場合は、陽気が衰微し、力は支えることができなくなる。そこで、身体は寒え、口噤し、戦慄してぶるぶると震える。陰虚で発汗し、汗が出る場合は、亡陰する。即ち、吐衄に発生する汗である。そこで、目はまたたくことができず、眠ることができなくなるのは、亡陰の病である。陽虚で発汗し、汗が出る場合は、亡陽する。即ち、亡血に発生する汗である。そこで、悪寒戦慄して身体が震えるのは、亡陽の病である。李梴は、「血を奪う場合は、汗がない。汗と血は、ともに心血に属している。血が亡われ、液が尽き、また残った液の汗を生じることがない。今また表を発する場合は、陰が虚し、かつ更に陽を亡い、表間の衛気が虚して極まる。そこで、悪寒戦慄して震える」と言う。

【解説】　本条文は、亡血家と発汗禁忌、および誤汗後の変証について論述している。

　失血した後は、気血がいまだ回復していないので、亡血の状態になる。亡血の後は、熱は血に随って去り、陽気は血を逐って虚すので、陽気が衰微する。本証は陽気が衰微しているので、発汗すべきでない。もし陽虚の患者を発汗し、汗が出る場合は、更に陽気を虚し、衛気が虚して極まるので、悪寒戦慄して震える。

【原文】　病人胸満、唇痿、舌青、口燥、但欲嗽水、不欲嚥、無寒熱、脈微大来遅、腹不満、其人言我満、為有瘀血。(10)

【本文】　病人胸満、唇痿え、舌青く、口燥き、但だ水を漱がんと欲し、嚥むことを欲せず、寒熱無く、脈微大にして来ること遅く、腹満たず、其の人我れ

- 873 -

満つと言うは、瘀血有りと為す（此の下に、《脈経》は「当に汗出づべくして出でず、内に結びて亦瘀血を為す」の十一字有り）。

【語釈】　○病人胸満、唇痿え、舌青く云々：呂志杰の説「本条は、瘀血の脈症を論述している。瘀血が塞がって停滞すると、気機が痞えて塞がる。そこで、胸満が見われる。その病は胃腸になく、瘀血の内結にある。そこで、腹部は外形は脹満しないが、病人は反って脹満を感じる。これは、瘀血の徴候である。瘀血が留まって停滞する。そこで、舌が青くなる。血は、外を栄養しなくなる。そこで、唇は痿える。津が上に送られなくなる。そこで、口は燥き、水で漱ぎたくなるが、飲み込みたくない。「寒熱無し」の句は、第5条と義が同じであり、外感ではないことを説明する。上述した諸々の症で微大で到来が遅になる脈（尤在涇は、「脈渋りて利せず」に作る）が見われる場合は、瘀血の脈症であるのは疑いがないことが解る」《金匱雑病論治全書》

【通釈】　病人は胸部が脹満し、口唇の色は褪せて乾燥し、舌の色は青くなり、口は乾燥し、水で口を潤したいと思うが飲みたくなく、悪寒発熱はなく、脈は微大で遅になり、外形上腹部の脹満はないが、病人は腹部が脹満すると自覚する場合は、瘀血の徴候である（この下に、《脈経》では「汗は出るはずであるが、汗は出ず、内に結んでまた瘀血を生じる」の十一字がある）。

【本文】　［鑑］　表実し汗無く、胸満して喘する者は、風寒の胸満なり。裏実し便渋り、胸満し煩熱する者は、熱壅がるの胸満なり。面目浮腫し、胸満し喘して臥すを得ざる者は、停飲の胸満なり。呼吸不快、胸満し太息して稍寛む者は、気滞の胸満なり。今病人寒熱の他病無し。惟だ胸満し、唇痿え、舌青く、口燥き、水を漱ぐも嚥むを欲せざるは、乃ち瘀血の胸満なり。唇と舌は、血華かなるの処なり。血病めば、栄せず。故に痿瘁の色変なり。熱は、血分に在り。故に口燥き、水を漱ぐも嚥むを欲せざるなり。脈微大にして来ること遅なるは、陰凝るの診にして則ち当に腹満すべし。今腹満たざるに、之を其の人に詢えば、「我満つ」と言う。胸に在りて腹に在らざるなり。上の是くの如きの証と之を推せば、瘀血有りと為すなり。

　　　　［沈］　仮令えば気分の熱盛んなれば、則ち腹脹満す。今腹満たざるに「我満つ」と言う者は、乃ち外は満たずと雖も、内臓の血壅がり気滞りて脹る。故に「我満つ」と言えば、是れ瘀血なりと知る。

【語釈】　○太息：《金匱要略輯義》では「大息」に作るが、《医宗金鑑》に従って「太息」に改める。　○痿瘁：痿は、なえる。瘁は、つかれる。やつれ

－ 874 －

驚悸吐衄下血胸満瘀血病脈証治第十六

る。

【通釈】　［鑑］　表が実し、汗がなく、胸満し、気喘が出現する場合は、風寒の胸満である。裏が実し、大便が渋り、胸満し、煩熱が出現する場合は、熱が塞がる胸満である。顔面や目に浮腫が出現し、胸満し、気喘が出現して安臥できない場合は、停飲の胸満である。呼吸が不快になり、胸満し、太息すると幾らか緩む場合は、気滞の胸満である。今病人は、寒熱などの他の病がない。ただ、胸満し、唇が痿え、舌が青くなり、口が燥き、水で口を漱ぐが、飲みたくない場合は、瘀血の胸満である。唇と舌は、血が華やかな処である。血が病むと、栄養できなくなる。そこで、痿えてやつれた色調に変化する。熱は、血分にある。そこで、口は燥き、水で口に漱ぐが、飲みたくなくなる。脈が微大で遅になるのは、陰が凝滞することを診断するので、腹部は脹満するはずである。今腹部は脹満しないが、これをその人に質問すると、「私は脹満を感じる」と言う。胸にあって腹にない。上のような証でこれを推測すると、瘀血がある。

　　［沈］　例えば気分の熱が盛んになる場合は、腹部は脹満する。今腹部は脹満しないが、「私は脹満を感じる」と言う場合は、外は脹満しないが、内臓の血が塞がり、気が滞って脹満する。そこで、「私は脹満を感じる」と言えば、これは瘀血であることが解る。

【本文】　案ずるに、程の云う、「唇痿ゆは、未だ所以を詳らかにせず」は、誤りなり。

【通釈】　案じるに、程氏が「唇が痿えるのは、いまだ理由を詳らかにしていない」と言うのは、誤りである。

【解説】　本条文は、瘀血の主証について論述している。

　瘀血が形成されると、胸部は脹満する。血が病むと、唇と舌を栄養できなくなるので、唇は痿え、舌は青くなる。熱が血分にあると、口は燥き、水で口を漱ぐが、水を飲みたくなくなる。瘀血が生じ、陰が凝滞すると、脈は微大で遅になる。外見上は腹部は脹満していないが、内臓の血が塞がり、気が滞って脹満すると、病人は腹満を感じると言う。以上の証候が出現する場合は、瘀血がある。

【原文】　病者如熱状、煩満、口乾燥而渇、其脈反無熱、此為陰状。是瘀血也。当下之。（11）

－ 875 －

【本文】　病者熱状の如く、煩満し、口乾燥して渇し、其の脈反って熱無きは、此れを陰状と為す。是れ瘀血なり。当に之を下すべし（「陰伏」の「伏」を趙本に「状」に作るは、非なり）。

【語釈】　○病者熱状の如く、煩満し云々：王廷富の説「この条は、瘀血が化熱する弁証と治法である。病人が熱状のようになるのは、下文に言う所の「煩満し、口乾燥して渇す」であり、並びに発熱の証があるのではない。瘀が滞って化熱し、熱する場合は心煩し、滞る場合は脹満し、瘀熱が既に滞り、津液が生じなく、布散されなくなる。そこで、口が乾燥して口渇が出現する。その脈を診るに反って洪大数の熱象がないのは、瘀血が積もって血分にあり、欝熱が潜伏して陰分にある。そこで、「此れを陰伏と為す」と言う。血は陰に属し、瘀血が膠のように停滞して裏にある。そこで、これを下すのでなければ、効果はない」《金匱要略指難》

【通釈】　病人は、発熱を自覚し、心煩して胸部は脹満し、口中は乾燥して口渇はあるが、その脈は反って熱象がないのは、瘀血が血分深くに潜伏しているからである。これは、瘀血の証候である。この場合は、瘀血を攻下すべきである（「陰伏」の「伏」の字を趙本で「状」の字に作るのは、誤りである）。

【本文】　［鑑］　此れ、上文を承けて互いに証脈を詳らかにし、以て其の治を明かすなり。熱状の如しは、即ち所謂「心煩し、胸満し、口乾燥して渇す」の熱証なり。其の人、当に数大の陽脈を得べし。今反って沈伏の陰脈を見わすは、是れ熱陰に伏すと為す。乃ち、瘀血なり。血瘀す者は、当に之を下すべし。桃核承気、抵当湯、丸の類に宜しきなり。

【通釈】　［鑑］　これは、上文を承けて互いに証と脈とを詳らかにし、これによってその治療を明らかにしている。「熱状のようである」は、即ちいわゆる「心煩し、胸満し、口が乾燥して口渇が出現する」などの熱証のことである。その人は、数大の陽脈を得るはずである。今反って沈伏の陰脈を見わす場合は、熱が陰に伏している。即ち、瘀血である。血が瘀滞する場合は、これを下すべきである。桃核承気湯、抵当湯、抵当丸の類を用いるのがよい。

【解説】　本条文は、欝熱を兼ねた瘀血の証候と治療原則について論述している。

　瘀血が停滞して化熱する場合は、病人は熱証があるように自覚する。即ち、心煩し、胸満し、口は乾燥し、口渇が出現する。熱証がある場合は、脈は陽脈に属する数大になるはずである。今脈が数大ではなく、陰脈に属する沈伏にな

- 876 -

驚悸吐衄下血胸満瘀血病脈証治第十六

る場合は、熱が陰に潜伏した瘀血であるので、桃核承気湯、抵当湯、抵当丸の類を用いてこれを下すべきである。

【原文】　火邪者、桂枝去芍薬加蜀漆牡蛎龍骨救逆湯主之。(12)

【本文】　火邪の者は、桂枝去芍薬加蜀漆牡蛎龍骨救逆湯之を主る（沈は、此の条を載せず）。

【語釈】　〇火邪の者云々：陳紀藩の説「本条は、火で劫かして驚を引き起こす場合の治法を論述している。いわゆる「火邪」とは、熏、熨、焼針などの方法を使用することによって発生する病変を指し、古人はこの病変を引き起こす素因を総称して火邪としている。正しく《傷寒論》の第119条に言う所の「太陽の傷寒なる者は、温針を加うれば必ず驚くなり」、第114条の「太陽病、火を以て之を熏じ、汗するを得ず、其の人必ず躁す。経に到りて解せず、必ず清血す。名づけて火邪と為す」のようなものである。本条が処方を詳らかにして証を略しているが、《傷寒論》の第112条の「傷寒、脈浮、医火を以て之を迫劫し、亡陽し、必ず驚狂し、臥起安からざる者は、桂枝去芍薬加蜀漆牡蛎龍骨救逆湯之を主る」によれば、心悸、驚狂、臥起不安などの症があるはずである。火で劫かして発汗し、汗が多くなって心陽を損傷し、心神を斂めて養うことができなくすると、心胸部の陽気が不足し、水飲の痰邪が機に乗じて心を乱し、心が痰に乱される。そこで、上述した諸々の症が見われる。治療は、心陽を扶け、神気を安らかにし、痰邪を除くべきであり、桂枝去芍薬加蜀漆牡蛎龍骨救逆湯を用いる」陳紀藩主編《金匱要略》

【通釈】　火邪によって驚証が発症する場合は、桂枝去芍薬加蜀漆牡蛎龍骨救逆湯がこれを主治する（沈本では、この条を記載していない）。

【本文】　〔程〕　此の章は、当に第八篇の中に在るべし。簡脱此に在り。

　〔尤〕　此れ、倶に「火邪」の二字を挙げて其の証を詳らかにせず。按ずるに、《傷寒論》に云う、「傷寒、脈浮、医火を以て之を迫劫し、亡陽して必ず驚狂し、臥起安からず」と。又曰く、「太陽病、火を以て之を熏じ、汗を得ず、其の人必ず躁す。経に到りて解せず、必ず圊血す。名づけて火邪と為す」と。仲景の此の条、殆ど驚悸下血の為に其の証を備うるか。桂枝湯より芍薬の酸を去り、蜀漆の辛を加うるは、蓋し火気と風邪をして一時に並びに散じて少しも留滞有ること無からしむ。所謂「外従り来る者は、駆りて之を外に出だす」なり。龍骨、牡蛎は、則ち其の浮越するの神と気とを収斂するのみ。

- 877 -

【語釈】 ○傷寒、脈浮、医火を以て云々：《傷寒論》の第112条を参照。
○太陽病、火を以て之を熏じ云々：《傷寒論》の第114条を参照。

【通釈】 ［程］ この章は、《奔豚気病篇・第八》の中にあるはずである。錯簡がここにある。

［尤］ これは、ともに「火邪」の二字を挙げるが、その証を詳らかにしていない。按じるに、《傷寒論》では、「傷寒に罹患し、脈は浮であるが、医者は火法を用いて発汗させたので、発汗過多になって心陽を亡い、必然的に驚悸が出現して狂乱し、寝ても起きても不安になる」と言い、また「太陽病に罹患し、火熏法を用いて治療したが、発汗しない場合は、病人は必ず煩躁して不安になる。病が七日持続してなお解されない場合は、必ず下血が出現する。これを火邪と呼ぶ」と言う。仲景のこの条は、殆ど驚悸し下血するためにその証を備えているのであろうか。桂枝湯より芍薬の酸を除き、蜀漆の辛を加えるのは、思うに火気と風邪を一時にともに散じて少しも留滞することがないようにするからである。いわゆる「外より来た場合は、駆ってこれを外に出す」である。龍骨と牡蛎は、その浮越した神と気を収斂するだけである。

【本文】 案ずるに、《外台・貢犾気門》は小品を引きて云う、「師日く、病に奔狆有り、吐膿有り、驚悸有り、火邪有り。此の四部病む者は、皆驚従り発して之を得。火邪の者は、桂枝加龍骨牡蛎湯之を主る」と。此れに據れば、則ち程の註は是と為す。

【通釈】 案じるに、《外台・貢狆気門》では小品を引用し、「師が言われた。病には奔豚があり、吐膿があり、驚悸があり、火邪がある。この四種類の病は、皆驚きなどの精神の刺激によって引き起こされる。火邪が原因である場合は、桂枝加龍骨牡蛎湯がこれを主治する」と言う。これによれば、程氏の注釈は正しい。

【本文】 桂枝救逆湯方

桂枝（三両、皮を去る） 甘草（二両、炙る） 生姜（三両） 牡蛎（五両、熬る） 龍骨（四両） 大棗（十二枚） 蜀漆（三両、洗いて 腥 を去る）

右末と為し、水一斗二升を以て、先ず蜀漆を煮て、二升に減じ、諸薬を内れ、煮て三升を取り、滓を去り、一升を温服す（「末と為す」を宋板《傷寒論》に「七味」に作るは、是なり）。

【語釈】 ○桂枝救逆湯：聶恵民の説「本方は、鎮驚安神通陽の方剤である。火逆が心陽を傷り、神気が浮いて動くと、驚き、狂い、平臥や起床が不安にな

- 878 -

驚悸吐衄下血胸満瘀血病脈証治第十六

るので、桂枝湯去芍薬をもって通陽して心気を益し、龍骨、牡蛎を加えて心神を鎮摂し、心陽を収斂し、蜀椒の辛散を加えて胸中の邪気を除き、合わせてこれを用い、共に鎮驚安神の効能を発揮する」《経方方論薈要》

【通釈】　桂枝救逆湯方

　桂枝（三両、皮を除く）　甘草（二両、あぶる）　生姜（三両）　牡蛎（五両、熬る）　龍骨（四両）　大棗（十二枚）　蜀漆（三両、洗って腥みを除く）

　右を粉末にし、水一斗二升を用い、先ず蜀漆を煮て、二升に減らし、諸薬を入れ、煮て三升を取り、滓を除き、一升を温めて服用する（「粉末にする」を宋板《傷寒論》で「七味」に作るのは、正しい）。

【解説】　本条文は、誤火後に出現する驚証の治療法について論述している。

　本条文は、冒頭に「火邪の者」とあり、脈証を詳らかにしていないが、《傷寒論》の第112条に「傷寒、脈浮、医火を以て之を迫劫し、亡陽し、必ず驚狂し、臥起安からざる者は、桂枝去芍薬加蜀漆牡蛎龍骨救逆湯之を主る」とあるように、誤火後に出現する驚証の治療法についての説明である。火法を用い、発汗が過多になると、心陽が亡われ、必ず驚悸が出現して狂乱し、寝ても起きても不安になる。そこで、桂枝救逆湯を与えてこれを治療する。

　桂枝救逆湯は、桂枝湯より芍薬を除き、蜀漆、牡蛎、龍骨を加えた処方である。桂枝湯の芍薬は酸で収斂し、邪気を留めるので、これを除く。桂枝湯より芍薬を除き、蜀漆の辛を加え、火気と風邪をともに散じる。龍骨、牡蛎は、浮越した神気を収斂する。

【原文】　心下悸者、半夏麻黄丸主之。(13)

【訓読】　心下悸する者は、半夏麻黄丸之を主る（《脈経》は、此の条無し）。

【語釈】　〇心下悸する者云々：王廷富の説「この条は、心下悸の証治である。心下悸は、多くが水飲の患いに属している。薬をもって証を予測すると、また寒飲が引き起こす所であり、心下悸の他に常に兼ねて希薄な涎沫を咳唾する、あるいは気喘、あるいは嘔吐、あるいは顔面は浮腫があって白くなるなどの証がある。これは、寒飲による心下の動悸である。そこで、散寒蠲飲の方法を用いて主治する」《金匱要略指難》。呂志杰の説「本条の「心下悸」と本篇の首条に言う所の「弱なれば則ち悸を為す」の病位と病機は同じでない。首条の「悸」の病位は心にあり、血が心を養わなくなって引き起こされる心の動悸で

－ 879 －

あり、治療は養血寧心すべきである。本条の「悸」の病位は胃にあり、水飲が停滞して引き起こされる心下悸であり、治療は蠲飲和胃する」《金匱雑病論治全書》

【通釈】　心下に動悸が出現する場合は、半夏麻黄丸がこれを主治する（《脈経》では、この条はない）。

【本文】　　［鑑］　此の方、是れ寒水にて心下悸する者を治す。首条の脈弱の悸病と合わず。必ず是れ錯簡ならん。

【通釈】　　［鑑］　この処方は、寒水で心下に動悸が出現する場合を治療する。首条の「脈が弱になると動悸が出現する病」と合致しない。必ずこれは錯簡であろう。

【本文】　半夏麻黄丸方（《肘後》は、方名無し）

　半夏（《肘後》に云う、「湯もて洗いて滑を去り、乾かす」と）　　麻黄（等分す）

　右二味、之を末とし、煉蜜もて和して小豆大に丸じ、三丸を飲服し、日に三服す。

【語釈】　〇半夏麻黄丸：聶恵民の説「本方は、降逆消飲除痰の方剤である。水が心下に停まり、上は心を凌ぐことにより、心下悸が引き起こされる。そこで、半夏をもって降逆止嘔、蠲飲消水し、麻黄は通陽し水邪を宣散して痰を除く。そこで、飲が心下に停まり心下悸が引き起こされるものに対してこれを用いる」《経方方論薈要》

【通釈】　半夏麻黄丸方（《肘後》では、処方名がない）

　半夏（《肘後》では、「湯で洗って滑らかなものを除き、乾燥させる」と言う）　　麻黄（等分する）

　右の二味を粉末とし、煉蜜を用いて混和して小豆大の丸剤とし、三丸を湯で服用し、一日に三回服用する。

【本文】　案ずるに、三丸は甚だ少なし。《本草綱目》に「三十丸」に作るは、是に似たり。然れども之を要すれば、此の方は疑う可し。

【通釈】　案じるに、三丸は甚だ少ない。《本草綱目》に「三十丸」に作るのは、正しいようである。しかし、これを要約すると、この処方は疑うべきである。

【解説】　本条文は、水飲によって引き起こされる心下悸の治療法について論述している。

驚悸吐衄下血胸満瘀血病脈証治第十六

《金匱要略輯義》が引用する《医宗金鑑》の説では、第1条で動悸がする場合は脈が弱になるので、本条は錯簡であるとする。第1条は、脈が弱になる場合は動悸が出現することを指摘するが、動悸が出現する場合はすべての脈が弱になることを指摘するのではない。そこで、錯簡の説は採用せず、ここでは解説しない。なお詳細は、《金匱要略大成》を参照のこと。

【原文】　吐血不止者、柏葉湯主之。(14)

【本文】　吐血止まざる者は、柏葉湯之を主る。

【語釈】　〇吐血止まざる者：王廷富の説「この条は、虚寒による吐血の証治である。一般に咳血は多くが肺に係わり、吐血は多くが胃に係わる。いわゆる「吐血止まず」は、勢いが泉から水が涌くように吐血が停止しないのではない。多くは病程が比較的久しく、あるいは寒涼の止血薬を用いてなお停止しないのは、血熱が引き起こす所でない。そこで、効果がない。更に薬をもって証を推測すると、証には顔面萎黄、精神不振、吐出した血の色は淡紅、舌質は淡白、舌苔は薄くて湿潤し、脈は緩で無力などの脈証が見われる場合にこれを用いるのがよい。その病理は、胃気が虚して寒え、営陰が斂められず、陰血が内を守ることができずに妄行することにある。これは、胃気の虚寒による吐血証である。そこで、温中止血の方法を用いて主治する」《金匱要略指難》

【通釈】　吐血が止まらなくなる場合は、柏葉湯がこれを主治する。

【本文】　[徐]　此れ、「不止（止まず）」の二字を重んず。是れ寒涼止血薬は皆応ぜざるを謂う。吐血は、本陽虚し、血を導きて経に帰ること能わざるに由る。然れども血亡われて陰虧く。故に柏葉の最も陰を養う者を以て君と為し、艾葉は経に走りて臣と為す。而して乾姜を以て胃を温めて佐と為し、馬通は大便を導き下して使と為す。愚意うに、馬通無くんば、童便も亦得。按ずるに、《本草》は此の方を載す。乃ち、是れ柏葉一把、乾姜三升、阿膠一挺、炙り合して煮、馬通一升を入る。未だ孰れが是なるかを知らず。参を候え。

[程]　中焦は気を受け、汁を取り変化して赤し。是れを血と謂う。血なる者は、蔵府に漑ぎ、外は肌膚を行り、一身を周流し、源泉の混混とするが如し。熱を得れば、則ち血に迫りて妄行して吐衄を作す。即ち、後の瀉心湯の証是れなり。寒を得れば、則ち気と倶に行らず、胃中に滲みて吐を作す。故に滲むに随い出づるに随いて止まざらしむること有り。柏葉湯なる者は、皆辛温の剤なり。《神農経》に曰く、「柏葉は吐血を主り、乾姜は唾血を止め、艾葉は吐血

- 881 -

を止む」と。馬通なる者は、白馬の屎なり。凡そ屎は、必ず洞腸に達して乃ち出づ。故に「通」と曰う。亦微温にして吐血を止む。四味は皆辛温行陽の品にして、血をして経に帰せしめ、隧道を遵行すれば、而ち血自ら止む。

【語釈】 ○混混：水のわき出るさま。 ○洞腸：洞は、ほらあな。うつろ。中空。ここでは、「中が空の大腸」の意。 ○隧道：トンネルなどの地中に掘った穴。 ○遵：従う。

【通釈】 ［徐］ これは、「不止（停止しない）」の二字を重んじている。これは、寒涼の止血薬が皆対応しないことを言う。吐血は、元々陽が虚し、血を導いて経に帰ることができなくなることによる。しかし、血が亡われ、陰が欠ける。そこで、柏葉の最も陰を養う品をもって君とし、艾葉は経に走って臣とする。そして乾姜をもって胃を温めて佐とし、馬通は大便を導いて下し使とする。私が思うには、馬通がなければ、童便もまた使用が可能である。按じるに、《本草》では、この処方を記載している。即ち、柏葉一把、乾姜三升、阿膠一挺を炙り合わせて煮て、馬通一升を入るとある。いまだいずれが正しいかは解らない。参考として考えるべきである。

［程］ 中焦は気を受け、汁を取り、変化して赤くなる。これを「血」と言う。血は、臓腑に注ぎ、外は肌膚を行り、一身を周流し、源泉が混混とわき出るようなものである。熱を得る場合は、血に迫って妄行し、吐衂を生じる。即ち、後の瀉心湯の証がこれである。寒を得る場合は、気とともに行らず、胃中に滲んで吐血を生じる。そこで、滲むに随い、出るに随って、停止させなくすることがある。柏葉湯は、皆辛温の方剤である。《神農本草経》では、「柏葉は吐血を主り、乾姜は唾血を止め、艾葉は吐血を止める」と言う。馬通は、白馬の糞である。およそ糞は、必ず中空の大腸に到達して始めて出る。そこで、「通」と言う。また、微温で吐血を止める。四味は皆辛温で陽を行らせる品であり、血を経に帰らせ、通路に従って行る場合は、出血は自然に停止する。

【本文】 柏葉湯方（《外台》は、仲景の《傷寒論》を引く。《千金》は、方名無し）

柏葉 乾姜（各三両。○《千金》は、「二両」に作る。《外台》は、「青柏葉三両、乾姜二両」に作る） 艾（三把。○《千金》は、「一把」に作る）

右三味、水五升を以て、馬通汁一升を取り、合して煮て、一升を取り、分かち温め再服す（案ずるに、《外台》に「右三味、水五升を以て、煮て一升を取り、滓を去り、別に絞り、新出の馬通汁一升を取り、相い合して煎じて一升を

- 882 -

取り、綿もて之を濾し、温め分かちて再服す」と。馬通は、是れ馬屎汁なり。一方に阿膠有りて艾無し。《外台》を是と為す。○《証類本草》に云う、「馬屎は、馬通と名づく。崩中、吐下血、金瘡を止め、止血す」と）。

【語釈】 ○柏葉湯：聶恵民の説「本方は、温中止血の方剤である。中気が虚して寒え、気が血を摂めず、血が経を循らなくなると、吐血が止まらなくなる。そこで、側柏葉の苦渋微寒を用い、苦はよく燥湿し、渋はよく収斂し、微寒は清降し、直ちに上逆した血を折る。艾葉は、苦辛微温で散寒除湿、温陽守中し、気をよく摂血させる。乾姜は、辛温で温中散寒し、側柏葉に配して止血し、寒涼の弊害がない。馬通は、微温で止血し、これを引いて下行し、ともに温中止血の効能を発揮する。後世では、多くが童便をもって馬通に代える」《経方方論薈要》

【通釈】 柏葉湯方（《外台》では、仲景の《傷寒論》を引用する。《千金》では、処方の名がない）

　柏葉　乾姜（各々三両。○《千金》では、「二両」に作る。《外台》では、「青柏葉三両、乾姜二両」に作る）　艾（三把。○《千金》では、「一把」に作る）

　右の三味に水五升を用い、馬通汁一升を取り、合わせて煮て一升を取り、二回に分けて温めて服用する（案じるに、《外台》では、「右の三味に水五升を用い、煮て一升を取り、滓を除き、別に絞り、新たに入手した馬通汁一升を取り、相互に合わせて煎じて一升を取り、綿でこれを濾過し、温めて二回に分けて服用する」とある。馬通は、馬の糞の汁である。一方では、阿膠があり、艾がない。《外台》が正しい。○《証類本草》では、「馬屎は、馬通と名づける。崩中、吐血、下血、金瘡からの出血を止め、止血する」と言う）。

【本文】 《千金》は、吐血、内崩、上気し、面色土の如きを治すの方（即ち、本方。注に云う、「仲景の柏葉湯は、阿膠を用いず。《小品》に柏葉を用いざるは、《肘後》と同じ」と）。

　又、上焦熱し膈傷れ、吐血衄血し、或は下血し連日止まず死せんと欲するを治す。本方に於いて柏葉を去り、竹茹、阿膠を用う。

【語釈】 ○内崩：体内から山が崩れるように急激に出血するの意か。内崩は、病名ではない。

【通釈】 《千金》では、吐血し、体内から崩れるように出血し、気は上逆し、顔面の色調が土のようになる場合を治療する処方（即ち、本方である。注釈で

は、「仲景の柏葉湯は、阿膠を用いない。《小品》に柏葉を用いないのは、《肘後》と同じである」と言う）。

　また、上焦が熱し、膈が傷れ、吐血し、衄血し、あるいは下血して連日停止せず死にそうになる場合を治療する。本方より柏葉を除き、竹茹、阿膠を用いる。

【解説】　本条文は、虚寒性の吐血の治療法について論述している。

　元々陽気が虚すと、血を導いて経に帰らせることができなくなるので、吐血が出現して停止しなくなる。本証は、寒涼の止血薬では対応できない。そこで、辛温の方剤である柏葉湯を用いてこれを治療する。

　柏葉湯は、柏葉、乾姜、艾葉、馬通汁からなる。方中の柏葉は陰を養って吐血を止め、乾姜は胃を温めて唾血を止め、艾葉は経に走って吐血を止め、馬通汁は大便を導いて下し、微温で吐血を止める。もし馬通がない場合は、童便を使用することが可能である。

【原文】　下血、先便後血、此遠血也。黄土湯主之。(15)

【本文】　下血、先便後血するは、此れ遠血なり。黄土湯之を主る（「遠」を原本に「近」に作るは、誤りなり。今諸本に據りて校して改む）。

【語釈】　○下血、先便後血するは云々：呂志杰の説「本条は、中気の虚寒による便血の証治を論述している。下血し、大便が先にあり、大便の後に出血するのは、遠血と称される。いわゆる「遠血」とは、近血に相対して言う。下文の赤小豆当帰散証では、その血は直腸より出て、先ず血が出た後に便が出るので、これを近血と言う。遠血の病機は、中気に虚寒があり、統摂できず、血が下に滲むことである。治療は、黄土湯をもって温脾摂血する」《金匱雑病論治全書》

【通釈】　下血があり、先ず大便が出た後に出血する場合は、これを遠血と称する。この場合は、黄土湯がこれを主治する（「遠」の字を原本で「近」の字に作るのは、誤りである。今諸本によって校正して改める）。

【本文】　［程］　先便後血は、当に便すべきの時を以て血も亦便に随いて下行す。《内経》に曰く、「結陰なる者は、便血一升、再結二升、三結三升」と。陰気内に結び、外を行くことを得ざるを以て、血は裹くる所無く、腸間に滲入す。故に《上経》に曰く、「小腸に寒有る者は、其の人下重し、便血す」と。夫れ腸は夾層有り、其の中の脂膜は聯結す。其の和平に当たりては、則ち気血

- 884 -

驚悸吐衄下血胸満瘀血病脈証治第十六

を行らせ、其の節養宜しきを失すれば、則ち血夾層従り腸中に滲入す。腸外従りして腸中に滲入するに非ざるなり。滲みて即ち下れば、則ち色鮮やかなるも、滲みて留結すれば、則ち色黯し。《内経》に曰く、「陰脈和せざれば、則ち血之に留まる」と。黄土、附子の気厚き者を用い、血温を得れば即ち経を循りて行るなり。結陰の属は、温補に宜しき者は此くの如し。

　　［鑑］　「先便後血するは、此れ遠血なり」は、血胃に在るを謂うなり。即ち、古の所謂「結陰」にして今の所謂「便血」なり。「先血後便するは、此れ近血なり」は、血腸に在るを謂うなり。即ち、古の所謂「腸澼」にて痔を為し血を下し、今の所謂「藏毒、腸風の下血」なり。趙良曰く、「腸胃は、陽明経なり。下血を以て言えば、胃は大腸の上に居す。若し胃に聚まれば、必ず便を先にして血を後にし、肛門を去ること遠し。故に遠血と曰う。若し大腸に聚まれば、肛門を去ること近し。故に近血と曰う」と。

　　［尤］　黄土は温燥にて脾に入り、白朮、附子に合して以て健やかに行るの気を復し、阿膠、地黄、甘草は以て脱し竭くるの血を益す。而れども又辛温の品転じて血病の厲と為るを　慮　る。故に又黄芩の苦寒を以て其の大いに過ぐるを防ぐ。所謂「制有るの師」なり。

【語釈】　〇結陰なる者云々：出典は、《素問・陰陽別論》。全句は、「邪気が陰経に欝結する場合は、大便は下血する。陰絡が傷られる場合は、血が下に溢れ、初結では一升、再結では二升、三結では三升になる」の意。　〇小腸に寒有る者云々：出典は、《五藏風寒積聚病篇》の第19条。　〇聯：連に同じ。連なる。つづける。　〇節養：節制と滋養。　〇陰脈和せざれば云々：出典は、《霊枢・脈度》。　〇結陰：病名。邪気が陰経に結ぶことを言う。肝は厥陰に属し藏血を主り、脾は太陰に属し統血を主る。邪が陰経に結ぶと、陽気が統摂運行することができず、長い間に陰絡を傷って血が内から溢れる。そのため、結陰では、便血が現われる。　〇藏毒：臓に毒が積もっておこる痢疾を指す。　〇腸風：①痔出血。②臟腑の労損、気血の不調、風冷熱毒が大腸に伝わることによって起こる便血。③風痢。④大便の下血を言い、血が糞の前にあり、鮮紅色であるもの。　〇厲：はげしい。わざわい。

【通釈】　　［程］　先に便が出て後に血が出るのは、排便する時に血もまた大便に随って下行することである。《内経》では、「邪気が陰経に欝結する場合は、初結では便血は一升、再結では便血は二升、三結では便血は三升になる」と言う。陰気が内に結び、外を行くことができなくなるので、血は受ける所が

なく、腸間に滲入する。そこで、《上経》では、「小腸に寒えがある場合は、その人は下重し、下血になる」と言う。そもそも腸には夾層があり、その中の脂膜は連結している。それが穏和である場合は気血を行らせ、節制や滋養が好ましくない場合は血は夾層より腸中に滲入する。腸の外より腸の中に滲入するのではない。滲んで直ちに下る場合は色は鮮やかであるが、滲んで留まり結ぶ場合は色は黒くなる。《内経》では、「陰脈が調和しない場合は、血はこれに留まる」と言う。黄土と附子の気が厚い品を用い、血が温かくなる場合は、直ちに経を循って行る。結陰の属は温補が好ましいのは、このようなものである。

　　[鑑]　「先に便が出て後に血が出る場合は、遠血である」は、血が胃にあることを言う。即ち、古のいわゆる「結陰」であり、今のいわゆる「便血」である。「先に血が出て後に便が出る場合は、近血である」は、血が腸にあることを言う。即ち、古のいわゆる「腸澼」であって痔を生じて下血し、今のいわうる「藏毒、腸風の下血」である。趙良は、「腸胃は、陽明経である。下血をもって言えば、胃は大腸の上に位置する。もし血が胃に集る場合は、必ず便を先にして血を後にし、肛門を去って遠い。そこで、遠血と言う。もし血が大腸に集る場合は、肛門を去って近い。そこで、近血と言う」と言う。

　　[尤]　黄土は温燥で脾に入り、白朮と附子に合わさって健やかに行る気を回復させ、阿膠、地黄、甘草は脱して尽きる血を益す。しかし、また辛温の品が転じて血病の禍となることを苦慮する。そこで、また黄芩の苦寒の品をもってそれが大いに過ぎるのを予防する。いわゆる「抑制がある師」である。

【本文】　黄土湯方（原註は、「亦吐血、衄血を主る」と。○《外台》は、仲景の《傷寒論》を引く。○《千金》は、卒かに吐血し、及び衄血するを治するの方と）

　　甘草　乾地黄（《千金》は乾姜を用い、注に云う「仲景は地黄を用う」と）

　　白朮　附子（炮ず。○《千金》は無し）　阿膠（《外台》は、「炙る」の字有り）　黄芩（各三両）　竈中黄土（半斤。○《千金》は、「伏龍肝半升」に作る。《外台》は、釜竈の下の黄焦土、半升、綿もて裹む」に作る）

　　右七味、水八升を以て、煮て三升を取り、分かち温め二服す（《外台》は、「六味を煮て二升を取り、滓を去り、膠を内れ、烊せしむ」と）

【語釈】　○黄土湯：喬恵民の説「本方は、温陽健脾、堅陰止血の方剤である。脾が虚して統血できず、血が脈外に溢れるので、便血が引き起こされる。その血は中焦に溢れ、先ず大便した後に血が出るので、遠血とする。竈中黄土（伏

－ 886 －

驚悸吐衄下血胸満瘀血病脈証治第十六

龍肝）をもって温中燥湿し、脾に入って止血する。白朮は、健脾利湿する。附
子は温腎益火し、白朮と附子を合わせて温陽して健脾し、脾が健やかになる場
合は血は経に帰る。地黄、阿膠は、滋陰養血止血する。佐けるに黄芩の苦は、
堅陰する。甘草は、温中して諸薬を調和する。そこで、本方は中焦が虚して寒
え、脾不統血で吐血、衄血、便血などが引き起こされる場合に皆応用できる」
《経方方論薈要》。　〇釜竈：かまど。　〇烊：あぶる。溶かす。
【通釈】　黄土湯方（原註では、「また、吐血や衄血を主治する」とある。〇
《外台》では、仲景の《傷寒論》を引用する。〇《千金》では、暴かに吐血し、
および衄血する場合を治療する処方であるとある）

　甘草　乾地黄（《千金》では乾姜を用い、注釈では「仲景は、地黄を用い
る」と言う）　白朮　附子（炮じる。〇《千金》では、ない）　阿膠（《外
台》では、「あぶる」の字がある）　黄芩（各々三両）　竈中黄土（半斤。〇
《千金》では、「伏龍肝半升」に作る。《外台》では、かまどの下の黄色く焦
げた土を半升、綿で包む」に作る）

　右の七味に水八升を用い、煮て三升を取り、二回に分けて温めて服用する
（《外台》では、「六味を煮て二升を取り、滓を除き、膠を入れて溶解させ
る」とある）
【解説】　本条文は、虚寒による下血の症状と治療法について論述している。
　血が胃にあり、下血が出現する場合は、先に大便が出た後に血が出る。本証
の出血部位は肛門より遠いので、「遠血」と称される。本証は、黄土湯を与え
てこれを治療する。
　黄土湯は、甘草、乾地黄、白朮、附子、阿膠、黄芩、竈中黄土からなる。方
中の竈中黄土は温燥で脾に入り、白朮、附子に合わさって陽気を回復させる。
阿膠、地黄、甘草は、血を益す。黄芩は、苦寒で他の辛温の品が太過になって
出血させるのを予防する。

【原文】　下血、先血後便、此近血也。赤小豆当帰散主之。(16)
【本文】　下血、先血後便するは、此れ近血なり。赤小豆当帰散之を主る（方
は《狐惑》中に見わる）。
【語釈】　〇下血、先血後便するは云々：呂志杰の説「本条は、直腸の湿熱に
よる便血の証治を論述している。下血し、先に血を見わした後に大便するのは、
近血と称される。これは、湿熱が直腸に蘊結し、迫血下行することによって引

き起こされる。後世ではまた「腸風」とも称される。治療は赤小豆当帰散を用い、清熱利湿、活血行瘀する」《金匱雑病論治全書》

【通釈】　下血があり、先ず出血した後に大便が出る場合は、これを近血と称する。この場合は、赤小豆当帰散がこれを主治する（処方は、《百合狐惑陰陽毒病篇》の第13条に記載されている）。

【本文】　［程］　此れ、《内経》の所謂「飲食節ならず、起居時ならざれば、則ち陰之を受け、陰之を受くれば、則ち五藏に入り、腸澼下血の属を為す」なり。故に当帰を用いて以て血脈を和し、赤豆以て藏毒を清するは、黄土湯と侔しからざるなり。梅師方に云う、「熱毒にて下血し、或は熱き物を食して発動すれば、赤小豆を以て末と為し、水にて調服す。則ち、此の方藏毒の下血を治するを知る。黄土湯は結陰の下血を治し、霄　壊の分有るなり」と。

【語釈】　〇飲食節ならず云々：出典は、《素問・太陰陽明論篇》。　〇霄壊：天と地のように非常に隔たりのある譬え。

【通釈】　［程］　これは、《内経》のいわゆる「飲食に節制がなく、起居に一定の時がない場合は、陰気が先ず損傷され、陰気が損傷される場合は、病は多くが五臓に入り、腸澼や下血の類を生じる」である。そこで、当帰を用いて血脈を和やかにし、赤小豆をもって藏毒を清するのは、黄土湯と等しくない。梅師方では、「熱毒で下血し、あるいは熱い物を食べて下血が発生する場合は、赤小豆を粉末にし、水で調えて服用する。即ち、この処方は藏毒で下血する場合を治療することが解る。黄土湯は邪気が陰経に結ぶ場合の下血を治療し、天地のように隔たった区分がある」と言う。

【本文】　徐氏の《医法指南》に云う、「先血後便は、近血なり。大腸の血なり。感じて即ち発す。俗に之を腸風と謂う。亦赤小豆当帰散之を主る。先便後血するは、遠血なり。胃の血なり。積むこと久しくして発す。俗に之を臟毒と謂う。黄土湯之を主る」と。

　案ずるに、《千金》に諸々の下血、先に血を見わし後に便を見わすは、此れを遠血と為す。黄土湯を服するに宜し。先に便を見わし後に血を見わすは、此れを近血と為す。赤小豆散を服するに宜しと。此れ、「遠」と「近」の二字互いに誤る。三焦虚実門に遠血、近血の二方有り、主療は本経と同じ。而して《千金翼》の論、及び《外台》に崔氏を引くは、亦誤る。《張氏医通》に却って《金匱》を以て伝写の誤りと為すは、尤も非なり。《巣源》に云う、「大便下血し、鮮やかにして腹痛み、冷気内に在り、亦大便下り、其の色小豆の汁の

- 888 -

驚悸吐衄下血胸満瘀血病脈証治第十六

如く、出る時に疼むも、而れども甚だしくは痛まず、便を先にし下血を後にする者は、血の来ること遠く、下血を前にし便を後にする者は、血の来ること近し」と。此れも亦以て証す可きのみ。

《備預百要方》の血痢方。

赤小豆（三升、炒りて熱せしむ）　当帰（三両）

右の二味、搗きて篩い散と為し、方寸匕を服し、日に三たびし、薄粥もて温下す。

《千金》の伏龍肝湯は、下焦虚し寒え損じ、或は先に血を見わして後便転ず。此れを近血と為す。或は利し利せざるを治するの方。

伏龍肝（五合、末とす）　乾地黄（五両）　阿膠　牛膝　甘草　乾姜　黄芩
地楡（各三両）　髪灰（二合）

右九味、咬咀し、水九升を以て煮て三升を取り、滓を去り、膠を下し、煮て消し、髪灰を下し、分かちて三服と為す（《張氏衍義》に云う、「見る可し、血を治するは但だ経に帰するを取るを。必ずしも其の先後、遠近を究めざるのみ」と）。

又続断止血湯は、下焦虚し寒え損じ、或は先に便転じ後に血を見わす。此れを遠血と為す。或は利し或は利せず。好みて労冷に因りて即ち発するを治す。

続断　当帰　桂心　蒲黄　阿膠（各一両）　甘草（二両）　乾姜　乾地黄
（各四両）

右八味、咬咀し、水九升を以て煮て三升半を取り、滓を去り、膠を下し、烊を取り、蒲黄を下し、分かちて三服す（《張氏衍義》に云う、「其の色を験するに、晦淡なれば、則ち当に《金匱》の法を用うべし。鮮紫なれば、当に《千金》の法を用うべし。方は轍に合すと為す」と）。

《医林方》の阿膠丸は、便血、便を先にして血を後にし、之を湿毒と謂うを治す。

阿膠（一銭）　黄連（三銭）　白茯苓（二銭）　白芍薬（四銭）

右細末と為し、水もて和して丸と為すこと桐子大の如く、毎服五十丸、加えて一百丸に至り、温水もて送下し、日に四五服を進む。

又芍薬柏皮丸は、血を先にして便を後にし、之を臓毒と為すを治す。

白芍薬　黄柏　当帰（已上は各々等分す）

右細末と為し、水を滴して丸と為し、桐子大の如くし、毎服五七十丸、煎ぜし甘草湯もて送下す（案ずるに、湿毒、臓毒は、即ち遠血、近血なり。故に附

載して以て攷に備う）。

【語釈】　○烊：溶かす。　　○晦：暗い。　　○轍：わだち。車の通った輪のあと。のり。みち。

【通釈】　徐氏の《医法指南》では、「先に血が出て後に便が出るのは、近血である。大腸の血である。感じて直ちに発生する。世俗では、これを腸風と言う。また、赤小豆当帰散がこれを主治する。先に便が出て後に血が出るのは、遠血である。胃の血である。積んで久しくなって発生する。世俗では、これを臓毒と言う。黄土湯がこれを主治する」と言う。

　案じるに、《千金》では、諸々の下血で、先に血が見われ、後に便が見われる場合は、遠血である。黄土湯を服用するのがよい。先に便が見われ、後に血が見われる場合は、近血である。赤小豆散を服用するのがよいとある。これは、「遠」と「近」の二字が互いに誤っている。三焦虚実門では、遠血と近血の二方があり、主治は本経と同じである。そして《千金翼》の論述、および《外台》に崔氏を引用するのもまた誤っている。《張氏医通》で反って《金匱》を伝写の誤りとするのは、最も間違いである。《諸病源候論》では、「大便が下血し、鮮やかで、腹が痛み、冷気が内にあり、また大便が下り、その色が小豆の汁のようになり、出る時に疼むが、甚だしくは痛まず、便が先に出て下血が後に出る場合は、血の到来が遠く、下血が前に出て便が後に出る場合は、血の到来が近い」と言う。これもまた証拠とすべきである。

　《備預百要方》の血痢方。

　赤小豆（三升、炒って熱くする）　　当帰（三両）

　右の二味を搗いて篩って散剤とし、方寸匕を服用し、日に三回服用し、薄い粥で温かくして飲み下す。

　《千金》の伏龍肝湯は、下焦が虚して寒えて損傷され、あるいは先に血が見われて後に便が出る。これは、近血である。あるいは下痢し、あるいは下痢しない場合を治療する処方である。

　伏龍肝（五合、末とする）　　乾地黄（五両）　　阿膠　牛膝　甘草　乾姜　黄芩　地楡（各々三両）　　髪灰（二合）

　右の九味を咬咀し、水九升を用いて煮て三升を取り、滓を除き、阿膠を入れ、煮て溶解し、髪の灰を入れ、三回に分けて服用する（《張氏衍義》では、「血を治療する場合は、ただ経に帰る品を取るのを見るべきである。必ずしもその後先や遠近を究めない」と言う）。

驚悸吐衄下血胸満瘀血病脈証治第十六

　また、続断止血湯は、下焦が虚して寒えて損傷され、あるいは先に便が出た後に血が見われる。これは、遠血である。あるいは下痢し、あるいは下痢しない。好んで疲労や冷えによって直ちに発生する場合を治療する。

　続断　当帰　桂心　蒲黄　阿膠（各々一両）　　甘草（二両）　　乾姜　乾地黄（各々四両）

　右の八味を咬咀し、水九升を用いて煮て三升半を取り、滓を除き、阿膠を入れて溶解し、蒲黄を入れ、三回に分けて服用する（《張氏衍義》では、「その色を調べるに、暗くて淡い場合は、《金匱》の方法を用いるべきである。鮮かな紫色である場合は、《千金》の方法を用いるべきである。処方は、道理に合致する」と言う）。

　《医林方》の阿膠丸は、下血が出現し、便が先、血が後に出て、これを湿毒と言う場合を治療する。

　阿膠（一銭）　　黄連（三銭）　　白茯苓（二銭）　　白芍薬（四銭）

　右の品を細かな粉末にし、水に混和してあおぎりの大きさの丸剤にし、毎回五十丸を服用し、増量して百丸に至り、温かな水で飲み下し、日に四五回服用させる。

　また、芍薬柏皮丸は、血が先、便が後に出て、これを臓毒とする場合を治療する。

　白芍薬　黄柏　当帰（以上は各々等分する）

　右の品を細かな粉末とし、水を滴してあおぎりの大きさの丸剤にし、毎回五十丸〜七十丸を服用し、煎じた甘草湯で飲み込む（案じるに、湿毒と臓毒は、遠血と近血である。そこで、附して記載し、参考に備える）。

【解説】　本条文は、湿熱による下血の症状と治療法について論述している。

　血が大腸に集り、下血が出現する場合は、先に出血し、その後に大便が出る。本証の出血部位は肛門に近いので、「近血」と称される。本証は、赤小豆当帰散を与えてこれを治療する。

　赤小豆当帰散は、赤小豆と当帰からなる。方中の赤小豆は臓毒を清し、当帰は血脈を和やかにする。

【原文】　心気不足、吐血、衄血、瀉心湯主之。(17)

【本文】　心気不足、吐血、衄血するは、瀉心湯之を主る（《千金・心藏門》は、「不足」を「不定」に作る）。

－ 891 －

【語釈】 〇心気不足、吐血、衂血す云々：陳紀藩の説「本条は、熱が盛んになり吐衂する証治を論述している。心は神を藏し、血脈を主る。邪熱が内に盛んになり、心神を内に乱すと、上に迫血妄行する。そこで、心煩して不安になり、吐血、衂血などが見われる。病機は、心火が亢盛になり、迫血妄行することである。治療は、瀉心湯をもって清熱瀉火、涼血止血する」陳紀藩主編《金匱要略》

【通釈】 心気が定まらず、心火が亢ぶり火が盛んになり、吐血や鼻出血が出現する場合は、瀉心湯がこれを主治する（《千金・心藏門》では、「不足」を「不定」に作る）。

【本文】 ［尤］ 心気不足なる者は、心中の陰気不足するなり。陰不足すれば、則ち陽独り盛んに、血は熱迫ると為して妄行して止まず。大黄、黄連、黄芩、其の心の熱を瀉せば、而ち血自ら寧らかなり。冠氏云う、「若し心気独り不足すれば、則ち当に吐衂せざるべきなり。此れ、乃ち邪熱は不足に因りて之に客す。故に吐衂せしむ。苦を以て其の熱を泄し、苦を以て其の心を補う。蓋し、一挙にして之を両得す」と（案ずるに、《本草衍義》に出づ）。此の説も亦通ず。《済衆方》に、大黄、生地汁を用い、衂血を治す。其れ熱を下して涼血するは、亦瀉心湯の類のみ（案ずるに、《金鑑》に「不足」の二字を改めて「有余」の二字に作るは、非なり）。

【通釈】 ［尤］ 心気不足とは、心中の陰気が不足することである。陰が不足する場合は、陽が独り盛んになり、血は熱で迫られ、妄行して止まなくなる。大黄、黄連、黄芩がその心の熱を瀉すと、血は自然に寧らかになる。冠氏は、「もし心気が独り不足する場合は、吐衂しないはずである。ここでは、邪熱が不足によってこれに客する。そこで、吐衂を生じる。苦の品をもってその熱を泄らし、苦の品をもってその心を補う。思うに、一挙両得である」と言う（案じるに、《本草衍義》に出ている）。この説もまた通じる。《済衆方》では、大黄と生地汁を用い、衂血を治療する。それが熱を下して涼血するのもまた瀉心湯の類である（案じるに、《医宗金鑑》に「不足」の二字を改めて「有余」の二字に作るのは、誤りである）。

【本文】 瀉心湯方（原註は、「亦霍乱を治す」と。〇案ずるに、程、沈、尤、《金鑑》に四字を刪去（さん）するは、是なり）
　大黄（二両）　黄連　黄芩（各一両）
　右三味、水三升を以て、煮て一升を取り、之を頓服す。

- 892 -

驚悸吐衂下血胸満瘀血病脈証治第十六

【語釈】 ○瀉心湯：聶恵民の説「本方は、清熱瀉火の方剤である。陽が盛んになり、迫血妄行して吐血を引き起こす。そこで、大黄の苦寒で瀉熱して止血し、黄芩、黄連の苦寒で心の欝熱を瀉し、直ちにその火を折るべきであり、火が降りる場合は、血もまた停止する。本文のいわゆる「心気不足」は、心は神を藏し、血脈を主り、心火が旺盛になり、神を乱して血に迫ることを指す。そこで、吐血、衂血が見われ、心煩して不安になる。これは、陽邪が独り亢ぶり、火が盛んになって病を生じる。柏葉湯と瀉心湯は、血証に用いられる二種類の名方であり、一つは温、一つは寒であり、血証を治療する二大法則である」
《経方方論薈要》

【通釈】 瀉心湯方（原註では、「また、霍乱を治療する」とある。○案じるに、程本、沈本、尤本、《医宗金鑑》で四字を除くのは、正しい）

　大黄（二両）　　黄連　黄芩（各々一両）

　右の三味に水三升を用い、煮て一升を取り、これを頓服で服用する。

【本文】 ［程］ 心は、血を主る。心気不足して邪熱之に乗ずれば、則ち迫血妄行す。故に吐衂の患い有り。夫れ炎上するは苦を作す。故に《内経》に曰く、「苦は先ず心に入る」と。三黄の苦は、以て心の邪熱を泄す。

【語釈】 ○苦は先ず心に入る：出典は、《素問・至真要大論》。

【通釈】 ［程］ 心は、血を主る。心気が不足し、邪熱がこれに乗じる場合は、迫血妄行する。そこで、吐血や衂血の患いがある。そもそも炎上する場合は、苦を生じる。そこで、《内経》では、「苦は、先ず心に入る」と言う。三種類の大黄、黄連、黄芩の苦は、心の邪熱を泄らす。

【本文】 《千金》に、巴郡の太守奏は、三黄円もて、男子の五労、七傷、消渇、肌肉を生ぜず、婦人の帯下、手足の寒熱なる者を治するの方。

　春の三月、黄芩（四両）　　大黄（三両）　　黄連（四両）
　夏の三月、黄芩（六両）　　大黄（一両）　　黄連（七両）
　秋の三月、黄芩（六両）　　大黄（二両）　　黄連（三両）
　冬の三月、黄芩（三両）　　大黄（五両）　　黄連（二両）

　右三味、時に随いて加減し、和し搗き蜜を以て丸と為すこと大豆の如く、五丸を飲服し、日に三たびす。知らざれば、稍加えて七丸に至り、下を取りて已む。

　又三黄散は、黄疸、身体面目尽く黄ばむを治す（《外台》の集験の大黄散は同じ）。

- 893 -

本方の三味、各々四両、治するに篩いに下し、食に先だちて方寸匕を服し、日に三たびす。

《和剤局方》の三黄円は、丈夫、婦人、三焦に熱を積み、上焦に熱有れば、眼目を攻めて衝き、赤く腫れ、頭項腫れて痛み、口舌瘡を生じ、中焦に熱有れば、心膈煩躁し、飲食を美しとせず、下焦に熱有れば、小便赤く渋り、大便秘結し、五臓倶に熱すれば、即ち瘡、癤、瘡、瘻を生じ、及び五般の痔疾、糞門の腫痛、或は鮮血を下し、小児の積熱を治す。

本方の三味、各々拾両、右細末と為し、煉蜜もて円と為すこと梧桐子大の如くし、毎服三拾円、熟水を用いて呑み下す。如し蔵府壅実なれば、服円の数を加う。

《本事方》の三黄散は、衄血時ならざるを治す。

本方の三味、細末にして毎服二銭、新たに汲みし水もて調下す。蜜水も亦得。

《直指方》の川芎三黄散は、実熱の衄血を治す。

本方に於いて川芎を加う。各等分、末と為し、毎服二銭、食後に井水もて調服す。

《抜粋方》の犀角地黄湯は、熱甚だしく血胸中に積むを治す。

本方に於いて犀角、地黄を加う。

《神効名方》の黄連散は、黄疸、大小便秘して渋り、熱を壅ぐを治す。

本方に於いて黄連三両を用い、甘草一両を加う。

右細末と為し、毎服二銭、食後温水もて調下し、一日に三服す。

【語釈】　○五労：①五種類の過労を起こす病因。久視、久臥、久坐、久立、久行。《素問・宣明五気》を参照。②志労、思労、心労、憂労、瘦労。《千金要方》、《諸病源候論》を参照。　○七傷：七種類の労傷の病因。《諸病源候論・虚労候》を参照。　○瘧：痎に同じ。二日に一度おこる瘧。　○癤：毛嚢と皮脂腺の急性炎症。　○瘻：きず。　○般：種類。　○熟水：いっぺん涌かした水。

【通釈】　《千金》では、巴郡の太守奏が三黄円を用い、男子の五労、七傷、消渇、肌肉が生じない、婦人の帯下、手足の寒熱などを治療する処方。

春の三月では、黄芩（四両）	大黄（三両）	黄連（四両）
夏の三月では、黄芩（六両）	大黄（一両）	黄連（七両）
秋の三月では、黄芩（六両）	大黄（二両）	黄連（三両）
冬の三月では、黄芩（三両）	大黄（五両）	黄連（二両）

驚悸吐衄下血胸満瘀血病脈証治第十六

　右の三味を時に随って加減し、混和して搗き、蜜を用いて大豆大の丸剤とし、五丸を水で服用し、日に三回服用する。効果がない場合は、幾らか加えて七丸にまで増量し、下痢になる場合は増量を停止する。

　また、三黄散は、黄疸で身体、顔面、目が尽く黄ばむ場合を治療する（《外台》の集験の大黄散は、同じである）。

　本方の三味を各々四両用い、前処置として篩いに下し、食事に先立って方寸匕を服用し、日に三回服用する。

　《和剤局方》の三黄円は、男子や婦人で三焦に熱を積み、上焦に熱があると、眼を攻めて衝き、赤く腫れ、頭や項は腫れて痛み、口や舌に瘡を生じ、中焦に熱があると、心や膈で煩躁し、飲食は美味しくなく、下焦に熱があると、小便は赤く渋り、大便は秘結し、五臓がともに熱すると、疽、癤、瘡、痍を生じ、および五種類の痔疾で肛門が腫れて痛み、あるいは鮮血を下し、小児の積った熱などを治療する。

　本方の三味を各々拾両用いる。右の品を細かな粉末とし、煉蜜であおぎりの大きさの円とし、毎回三拾円を服用し、一旦涌かした水を用いて呑み下す。もし臓腑が塞がって実する場合は、服用する丸剤の数を増加する。

　《本事方》の三黄散は、衄血が一定の時でなく出現する場合を治療する。

　本方の三味を細かな粉末にし、毎回二銭を服用し、新たに汲んだ水で調えて呑み込む。蜜の入った水もまた使用できる。

　《直指方》の川芎三黄散は、実熱の衄血を治療する。

　本方に川芎を加える。各々等分にして粉末とし、毎回二銭を服用し、食後に井戸水で調えて服用する。

　《抜粋方》の犀角地黄湯は、熱が甚だしく、血が胸中に積む場合を治療する。

　本方に犀角、地黄を加える。

　《神効名方》の黄連散は、黄疸で大小便が秘結して渋り、熱を塞ぐ場合を治療する。

　本方に黄連三両を用い、甘草一両を加える。

　右の品を細かな粉末にし、毎回二銭を服用し、食後に温かい水で調えて下し、一日に三回服用する。

【解説】　本条文は、邪熱が旺盛になり吐血と鼻衄が出現する場合の治療法について論述している。

　冒頭の「心気不足」とは、心中の陰気が不足することを指す。心中の陰気が

- 895 -

不足すると、陽気が独り盛んになり、血は熱で迫られて妄行するので、吐血、衄血が出現する。そこで、瀉心湯を与えてこれを治療する。

　瀉心湯は、大黄、黄連、黄芩からなる。方中の大黄、黄連、黄芩は、苦寒で心の熱を瀉す。

嘔吐噦下利病脈証治第十七

嘔吐噦下利病脈証治第十七
論一首　脈証二十七条　方二十三首
【原文】　夫嘔家有癰膿、不可治嘔。膿尽自愈。(1)
【本文】　夫れ嘔家、癰膿有るは、嘔を治す可からず。膿尽くれば自ら愈ゆ。
【語釈】　○夫れ嘔家、癰膿有るは云々：陳紀藩の説「本条は、胃に癰膿があって嘔吐を来す場合の治法を論述している。嘔家は、常に嘔吐し、久しく嘔吐して治癒しない人を指す。嘔吐の治療は、本来は止嘔することを原則とすべきである。ただ、もし久しく嘔吐して治癒しない原因が癰膿の熱毒であり、内は胃に内蘊する場合は、胃が和降を失う時の治療は清熱解毒、化膿排膿することを原則とすべきであり、膿が尽き癰が消え、熱が清せられ、毒が除かれるのを待つと、嘔吐は治療しないに自然に治癒する。原文の「膿尽くれば自ら愈ゆ」は、薬を服用せずに膿が尽きるのを待つのではなく、積極的に消腫排膿すべきであることである。《張氏医通》では、「軽い場合は《金匱》の排膿湯、重い場合は射干湯、あるいは犀角地黄湯加忍冬、連翹であり、いずれも因勢利導の方法である」と認識する。胃癰は、胃中に生じる癰膿を指し、歴代の中医の文献ではいずれも記載がある。本病は過去の相当長い一時期に、ある種の常に見られる病であったが、現在では極めて稀にしか見られない病であると見なすべきである。古人が描写する証候によれば、本病は上腹壁の膿腫（胃脘癰と称される）と急性化膿性胃炎（胃癰と称される）などの疾病に相当する可能性がある」陳紀藩主編《金匱要略》
【通釈】　そもそも平素より嘔吐を患う病人の吐物に膿血がある場合は、嘔吐を治療してはいけない。癰膿が完全に排泄されると、嘔吐は自然に治癒する。
【本文】　［鑑］　嘔家は、或は穀、或は水、或は痰涎、或は冷沫を嘔吐す。今嘔して膿有るは、此れ内に癰有り、膿潰えて嘔し、嘔病に非ざるなり。故に曰く、「治す可からず。嘔して膿尽くれば愈ゆ」と。趙良曰く、「此れ、癰の胃脘の上口に在る者なり。若し半ば中を過ぎ、肺の下に在る者は、膿は則ち嘔に従いて出でずして大便に従いて出づ」と（《傷寒論輯義・厥陰篇》に詳らかにす）。
【通釈】　［鑑］　嘔家は、あるいは穀物、あるいは水、あるいは痰や涎、あるいは冷たい泡沫を嘔吐する。今嘔吐して膿がある場合は、内に癰があり、膿が破れて嘔吐するのであり、嘔吐の病ではない。そこで、「治療すべきでない。そうすれば、嘔吐して膿が尽きると治癒する」と言う。趙良は、「これは、癰

- 897 -

が胃脘部の上口にある場合である。もし半ばが中を過ぎ、肺の下にある場合は、膿は嘔吐に従って出ず、大便に従って出る」と言う（《傷寒論輯義・厥陰篇》に詳らかにしている）。

【解説】　本条文は、胃に癰膿が形成されて嘔吐が出現する場合の治療原則について論述している。

　嘔家は、穀物、水、痰涎、あるいは冷たい泡沫を嘔吐する人を言う。嘔吐して膿を吐出する場合は、胃脘部の上口に癰膿がある。本証は嘔吐の病でないので、嘔吐を治療すべきでない。もし嘔吐によって膿が尽きる場合は、癰膿は治癒する。

【原文】　先嘔却渴者、此為欲解。先渴却嘔者、為水停心下。此属飲家。嘔家本渴。今反不渴者、以心下有支飲故也。此属支飲。(2)

【本文】　先に嘔して却って渴する者は、此れ解せんと欲すと為す。先に渴して却って嘔する者は、水心下に停まると為す。此れ飲家に属す。嘔家は、本渴す。今反って渴せざる者は、心下に支飲有るを以ての故なり。此れ支飲に属す（「此れ飲家に属す」の四字は、《千金》は「小半夏湯之を主る」に作る。「嘔家は本渴す」より以下は、《飲病篇》に見わる。「此れ支飲に属す」は、《飲病篇》は「小半夏湯之を主る」に作る）。

【語釈】　〇先に嘔して却って渴する者云々：呂志杰の説「先に嘔吐し、後に口が渴く場合は、水飲が嘔吐を通じて排出される。口渴は、胃陽が回復する徴候である。そこで、「此れ解せんと欲すと為す」と言う。もし先に口が渴き、その後に嘔吐する場合は、口渴によって多飲になり、これによって水液が停留して胃を乱し、嘔吐を引き起こす。そこで、「此れ飲家に属す」と言う。嘔吐すると必ず津液を損傷するので、口渴の症状があるはずである。もし口が渴かない場合は、胃に停飲がある。そこで、「此れ支飲に属す」と言う」《金匱雑病論治全書》。　〇先に渴して却って嘔する者は、水心下に停まると為す。此れ飲家に属す：陳紀藩の説「先に口が渴き、反って嘔吐する場合の口渴は、胃に停飲があり、気化が阻まれ、気が津に変化せず、津が上承しなくなることによって引き起こされる。病人は激しく口が渴き、水を飲み、飲んだ後にまた飲邪を助長し、逆上して出るので、飲んだ後に嘔吐を生じる」陳紀藩主編《金匱要略》

【通釈】　先に嘔吐が出現し、その後に口渴が出現する場合は、病は解されよ

嘔吐噦下利病脈証治第十七

うとしている。先に口渇が出現し、その後に嘔吐が出現する場合は、水飲が心下に停滞している。これは、水飲病である。平素より嘔吐を来し易い人は、本来は口渇が出現するはずである。ところが、今反って口渇が出現しなくなるのは、心下に支飲が停滞しているからである。これは、支飲病である（「これは、飲家に属している」の四字は、《千金》では「小半夏湯がこれを主治する」に作る。「嘔家は元々口が渇く」より以下は、《痰飲咳嗽病篇》の第28条に見われている。「これは支飲に属している」は、《痰飲咳嗽病篇》の第28条では「小半夏湯がこれを主治する」に作る）。

【本文】　　［尤］　嘔家は、必ず停痰宿水有り。先に嘔し却って渇する者は、痰水巳に去りて胃陽将に復せんとするなり。故に曰く、「此れ解せんと欲すと為す」と。先に渇し、却って嘔する者は、熱に因りて水を飲むこと過多、熱は解すと雖も、飲旋りて積むなり。此れ、嘔は積飲に因りて致す所なり。故に曰く、「此れ飲家に属す」と。嘔家本渇するは、水嘔に従いて去るが故なり。今反って渇せざる者は、宿に支飲有りて心下に在るを以て、愈々動きて愈々出づればなり。故に曰く、「此れ支飲に属す」と。

【語釈】　　○宿水：胃内停水。

【通釈】　　［尤］　常に嘔吐する人は、必ず停痰や宿水がある。先に嘔吐し、反って口が渇く場合は、痰水が既に去り、胃陽が今にも回復しようとする。そこで、「これは、解されようとしている」と言う。先に口が渇き、反って嘔吐する場合は、熱によって水を飲むことが過多になり、熱は解されるが、水飲はめぐって積もる。ここでは、嘔吐は蓄積した水飲によって引き起こされる。そこで、「これは、水飲のある人に属している」と言う。常に嘔吐する人で元々口が渇くのは、水が嘔吐に従って去るからである。今反って口が渇かないのは、元々支飲が心下にあるので、愈々動いて愈々出るからである。そこで、「これは、支飲に属している」と言う。

【本文】　　《外台》は、「嘔家は本渇す」より以下を載せて註して云う、「張仲景の雑方なり。此の証、当に小半夏加茯苓湯を用うべし。方は《支飲門》の中に在り」と。

【通釈】　　《外台》では、「嘔家は、元々口が渇く」より以下を記載し、注釈して「張仲景の雑病の処方である。この証では、小半夏加茯苓湯を用いるべきである。処方は、《支飲門》の中にある」と言う。

【解説】　　本条文は、水飲が胃に停滞する場合に見られる嘔吐と口渇との関係

－ 899 －

について論述している。

　常に嘔吐する人は、必ず痰が停滞し、あるいは胃内に停水がある。嘔吐して痰や停水が除かれ、胃陽が今にも回復しようとすると、口が渇く。そこで、先に嘔吐し、反って口が渇く場合は、病は解されようとしている。

　熱があると、口が渇いて水を飲む。水を飲むのが過多になると、熱は解される。一方、水飲が更に停滞すると、反って嘔吐する。そこで、先に口が渇き、反って嘔吐する場合は、水飲病である。

　常に嘔吐する人は、口が渇くはずである。今心下に支飲があり、嘔吐によって次々と水飲が吐出されると、口は渇かなくなる。そこで、常に嘔吐し、反って口が渇かない場合は、支飲病である。

【原文】　問曰、病人脈数、数為熱。当消穀引食。而反吐者何也。師曰、以発其汗、令陽微膈気虚、脈乃数。数為客熱、不能消穀、胃中虚冷故也。脈弦者虚也。胃気無余、朝食暮吐、変為胃反。寒在於上、医反下之。今脈反弦。故名曰虚。(3)

【本文】　問いて曰く、病人の脈数、数は熱と為す。当に穀を消し食を引くべし。而るに反って吐する者は何ぞやと。師曰く、其の汗を発するを以て、陽をして微ならしめ、膈気虚し、脈は乃ち数なり。数は客熱と為し、穀を消すこと能わず、胃中虚冷するが故なり。脈弦の者は、虚なり。胃気に余り無く、朝に食して暮に吐し、変じて胃反と為る。寒上に在るに、医反って之を下す。今脈反って弦なり。故に名づけて虚と曰うと（《太陽中篇》に「陽微」を「陽気微」に作る。「故也」の間に「吐」の字有り。「問いて曰く」、及び「何ぞや。師曰く」の字無し）。

【語釈】　〇問いて曰く、病人の脈数云々：陳紀藩の説「本条は、虚寒の胃反の病機を論述している。第一の小節は、誤汗で胃陽不足を引き起こすことによって胃反を形成することを論述する。病人は、脈が数であるが、反って消穀善飢できないのは、この種の数脈の主るところは真熱ではなくて仮熱であることを知るべきである。即ち、いわゆる「客熱」の証である。これは、医者が汗法を誤用し、陽気を損傷し、胃気を虚して寒えさせ、虚陽が浮越するからである。その脈は数で無力である。第二の小節は、誤下で胃陽の不足を引き起こすことによって胃反を形成することを論述する。虚陽が浮越した脈数を医者が誤って裏実熱証として苦寒の品を与えて誤下し、また胃陽を損傷し、土が虚し木が乗

－ 900 －

嘔吐噦下利病脈証治第十七

じる。そこで、弦脈が見われる。この弦は必ず無力である。胃陽が不足し、水穀を腐熟できない場合は、朝食暮吐、暮食朝吐し、宿穀が運化されない胃反を形成する」陳紀藩主編《金匱要略》

【通釈】　ある人が質問し、「病人の脈が数である。脈が数であるのは、熱である。熱がある場合は、消穀善飢するはずである。ところが、反って嘔吐するのは、どのような原因からであろうか」と言った。師はこれに答え、「その原因は、発汗したために陽気が衰微し、胸中の宗気が虚すでの、脈は数になる。この数脈は、虚熱による数脈である。そこで、穀物を消化することはできない。これは、胃中が虚して冷えているからである。脈が弦であるのは、虚証である。胃中の陽気が不足するので、朝に食事を摂取すると暮に嘔吐し、病は変化して胃反になる。これは、寒えが上部にある場合に医者が反って攻下法を用いて治療するからであり、今では脈は反って弦になる。そこで、この種の弦脈は虚証に属している」と言った（《太陽中篇》では、「陽微」を「陽気微」に作る。「故」と「也」の字の間には「吐」の字がある。「問いて曰く」、および「何ぞや。師曰く」の字がない）。

【本文】　［尤］　脈数は、熱と為す。乃ち、穀を消し飲を引くこと能わずして反って吐するは、汗を発すること過多、陽微かに膈虚するを以て致す所なれば、則ち其の数は客熱上に浮くの数と為して胃実し気熱するの数に非ず。客熱は、客の寄るが如く、久しからずして即ち散ず。故に穀を消すこと能わざるなり。脈弦は、寒と為す。乃ち、寒と曰わずして虚と曰う者は、寒は上に在りて医反って之を下すを以て致す所なり。故に其の弦は、陰寒外より加うるの弦に非ずして胃虚し寒を生ずるの弦と為す。胃虚し且つ寒え、陽気余すこと無くんば、則ち朝食暮吐して変じて胃反と為すなり。此れを読みて、数脈、弦脈は均しく虚候有るを知る。熱と曰い寒と曰うは、蓋し之を脈を言うより浅き者のみ。

　　［鑑］　「問いて曰く、病人脈数」より「胃中虚冷するが故なり」等の句に至るは、既に《傷寒論・陽明篇》の内に詳らかなれば、錯簡此に在り。且つ「脈弦の者は虚なり」と文義属せず。

【通釈】　［尤］　脈が数であるのは、熱である。即ち、穀物を消して水を飲むことができず、反って嘔吐するのは、発汗が過多になり、陽気が微かになって膈気が虚して引き起こされるので、その数脈は客熱が上に浮く数であり、胃が実し気が熱する数ではない。客熱は、客が立ち寄るように、久しくなく散じる。そこで、穀物を消すことができなくなる。脈が弦であるのは、寒えである。

- 901 -

即ち、寒えと言わずに虚と言う場合は、寒えは上にあり、医者が反ってこれを下して引き起こす所である。そこで、その脈が弦であるのは、陰寒が外より加わった弦ではなく、胃が虚して寒えを生じる弦である。胃が虚し、かつ寒え、陽気に余りがない場合は、朝食暮吐し、変化して胃反になる。これを読み、数脈と弦脈にはいずれも虚候のあることが解った。熱と言い、寒と言うのは、思うに脈を言うより浅い場合である。

　　［鑑］　「問いて曰く、病人脈数」より「胃中虚冷するが故なり」等の句に至っては、既に《傷寒論・陽明篇》の中に詳らかであるので、錯簡がここにある。かつ「脈が弦である場合は、虚証である」と文義が所属しない。

【本文】　《巣源》に云う、「夫れ営衛倶に虚し、血気不足し、停水積飲胃管に在れば、則ち藏冷ゆ。藏冷ゆれば而ち脾磨せず、脾磨せざれば則ち宿穀化せず、其の気逆して胃反を成すなり。則ち朝食暮吐し、暮食朝吐し、心下牢く大なること杯の如く、往来寒熱し、甚だしき者は、食已れば則ち吐す。其の脈緊にして弦、緊は則ち寒と為し、弦は則ち虚と為す。虚寒相い搏つ。故に食已れば則ち吐す。名づけて胃反と為すなり」と。《聖恵論》に云う、「夫れ胃反なる者は、食物の嘔吐を為す。胃食を受けざるは、胃口翻と言うなり。則ち、飲酒の過傷に因りて致す所有り、則ち憂いに因りて悒怏<ruby>悒怏<rt>ゆうおう</rt></ruby>し、怒りを稽みて腸結び、胃翻りて致す所有り、則ち宿滞痼癖<ruby>痼癖<rt>こへき</rt></ruby>積聚冷痰、久しく全く除かれず、茲の疾を成すを致すこと有り。其の中に纔<ruby>纔<rt>わず</rt></ruby>かに食すれば便ち吐すること有り、食し久しくして乃ち翻ること有り。一概に方を用う可からず、切に子細に体認するに在り」と。案ずるに、反と翻は同じ。

【語釈】　○杯：《金匱要略輯義》では、「杯」の字に作るが、杯は「恨む」の意であるので、「杯」に改める。　　○翻：ひるがえる。反対になる。　　○悒怏：心がふさいで安らかでないさま。　　○痼癖：痼は、頑固で長引く病気。癖は、腹の病気。消化不良。　　○子細：仔細に同じ。　　○体認：十分にのみこむ。

【通釈】　《諸病源候論》では、「そもそも営衛がともに虚し、血と気が不足し、停水や積飲が胃管にある場合は、臓が冷える。臓が冷えると脾が磨滅せず、脾が磨滅しなくなると宿穀は除かれず、その気は逆上して胃反を形成する。即ち、朝食暮吐し、暮食朝吐し、心下は堅くなり、大きさは盃のようになり、往来寒熱が出現し、甚だしい場合は食事が終わると嘔吐する。その脈は緊で弦であり、緊は寒であり、弦は虚である。虚と寒が打ち合う。そこで、食事が終わると嘔吐する。名づけて胃反とする」と言う。《聖恵論》では、「そもそも胃

- 902 -

反は、食物を嘔吐する。胃が食物を受け付けないのは、胃口翻と言う。即ち、飲酒が過ぎて傷られることによって引き起こされることがあり、憂いによって心がふさがれ、怒りを積んで腸が結び、胃が翻って引き起こされることがあり、宿食の停滞、頑固な腹部の病、積聚病、冷痰などが久しく全く除かれずにこの疾患を形成することがある。その中には僅かに食事を摂取すると直ちに嘔吐することがあり、食事を摂取して久しく時間が経過して嘔吐することがある。一概に処方を用いるべきでなく、切に子細に病を体得すべきである」と言う。案じるに、反と翻の字は同じである。

【解説】　本条文は、虚寒による胃反の脈象と病機について論述している。

　一般に病人の脈が数である場合は、熱であるので、穀物を消し、水を飲むはずである。ところが、発汗が過多になって陽気が衰微し、膈気が虚すと、反って嘔吐し、脈は数になる。即ち、本証の数脈は客熱（虚熱）による数であり、胃が実し気が熱する実熱による数ではない。客熱は、客が立ち寄るように、久しい時間を経過することなく、散じる。本証では、陽気が衰微し、胃中が虚して冷えているので、反って嘔吐する。

　脈が弦である場合は、寒えである。寒えが上にあるが、医者が反ってこれを攻下すると、胃が虚して寒えを生じるので、脈は弦になる。即ち、本証の弦脈は、陰寒が外から加わる場合に出現する弦脈ではない。胃が虚して寒え、陽気に余りがない場合は、穀物が運化されなくなるので、朝食暮吐が出現して胃反を発生する。そこで、本証の弦脈は、虚証を主る。

【原文】　寸口脈微而数、微則無気、無気則営虚、営虚則血不足、血不足則胸中冷。(4)

【本文】　寸口の脈微にして数、微は則ち気無く、気無ければ則ち営虚し、営虚すれば則ち血不足し、血不足すれば則ち胸中冷ゆ。

【語釈】　○寸口の脈微にして数云々：李克光の説「本条は、上条を承けて継続して胃反で胸中が冷える脈象と病理を論述する。ここでの「寸口」は、両手の寸関尺の三部の脈を指して言う。脈が微で数であるの「数」の字は、上条の「陽をして微ならしめ、膈気虚し、脈は乃ち数」を承けて言う。ここでの「数」は、並びに熱があるのではなく、病人の気血両虚によるのであり、並びに陽虚が主体で引き起こされる。ここでの「気無し」は、陽気が虚して少なくなると理解すべきであり、衛気、中気、臓腑の効能の気がともに不足すること

－ 903 －

を包括する。そこで、総称して元気とする。人体の気血は相互に滋養して化生するのであり、営血は陽気の化生に頼り、陽気の化生もまた営血の滋養に頼っている。正常の生理状況下では相互に滋養化生して作用を発揮し、病理の状況下にあっては相互に影響する。陽気が衰微することにより、脾胃の陽が虚し、中気が虚して寒えると、営気の化生が不足し、営血の虚が引き起こされる。営血が不足し、気が滋養されなくなると、陽気が生発できず、また陽虚が引き起こされる。気血がともに不足すると胸中が冷え、胸中が冷え脾胃が虚して寒えると水穀を消化できず、食物が胃に停まり、朝食暮吐し、変化して胃反で嘔吐する疾患を形成する」《金匱要略譯釋》

【通釈】　寸口の脈が微で数である。脈が微であるのは陽気が不足することを表わし、陽気が不足すると営気が虚し、営気が虚すと血が不足し、血が不足すると胸中に冷えが出現する。

【本文】　［鑑］　按ずるに、此の条、文義属せず、必ず是れ錯簡ならん。

【通釈】　［鑑］　按じるに、この条は文義が所属しないので、必ず錯簡であろう。

【解説】　本条文は、気血両虚による胃反の脈象と病機について論述している。
　《金匱要略輯義》が引用する《医宗金鑑》によれば、本条文は錯簡であるとする。そこで、ここでは解説しない。詳細は、李克光主編の《金匱要略譯釋》、《金匱要略大成》を参照のこと。

【原文】　趺陽脈浮而濇、浮則為虚。虚則傷脾。脾傷則不磨、朝食暮吐、暮食朝吐。宿穀不化、名曰胃反。脈緊而濇、其病難治。(5)

【本文】　趺陽の脈浮にして濇、浮は則ち虚と為す。虚は則ち脾を傷る。脾傷るれば則ち磨せず、朝に食して暮に吐し、暮に食して朝に吐す。宿穀化せざるは、名づけて胃反と曰う。脈緊にして濇なるは、其の病治し難し（「虚は則ち」は、《脈経》、《千金》、趙本、尤本は、並びに「濇は則ち」に作る。《千金》は、「脈緊」の上に「趺陽」の二字有り。案ずるに、《金鑑》に云う、「虚すれば則ち脾を傷る」の「虚」の字は、当に是れ「濇」の字なるべし。是れ伝写の訛りなり。未だ諸本を攺えざるなり」と）。

【語釈】　○趺陽の脈浮にして濇云々：陳紀藩の説「趺陽の脈は、脾胃の気を候う。脾は升を主り、胃は降を主り、脾は運化を主り、胃は受納を主る。そこで、趺陽の脈は浮で渋になるはずがない。今浮になるはずがないが浮になるの

－ 904 －

は、胃陽が虚して浮き、胃が和降を失うことを説明する。そこで、「浮は則ち虚と為す」と言う。渋になるはずがないが渋になるのは、脾陰が不足し、脾が健運を失うことを説明する。そこで、「渋は則ち脾を傷る」と言う。脾胃がともに虚し、水穀を腐熟し、精微を運輸できず、反って上に出ると、朝食暮吐、暮食朝吐し、宿穀が運化されなくなるのを特徴とする胃反病を形成する」陳紀藩主編《金匱要略》。　○脈緊にして濇なるは、其の病治し難し：呂志杰の説「脈が緊であるのは寒が盛んであるからであり、渋であるのは津が欠けるからである。既に緊でかつ渋であるのは、陰寒が内に盛んであり、津液が不足しているのであり、病は陰陽両虚に属しているので、「其の病治し難し」と言う。按じるに、本条の述べる所は、久病の後に胃陽と脾陰がともに虚した胃反証である。臨床の表現は、本条が述べる所の「朝食暮吐、暮食朝吐、宿穀不化」などの主証を除いて他に、なお身体が痩せ衰える、糞便は燥いて羊の屎のようになるなどが特徴であり、大半夏湯を用いてこれを治療すべきである」《金匱雑病論治全書》

【通釈】　趺陽の脈が浮で濇である。脈が浮であるのは、胃気が虚していることを表わしている。脈が濇であるのは、脾気が損傷されている。脾気が損傷されると、水穀を運化することができず、朝に食事を摂取すると暮に嘔吐し、暮に食事を摂取すると朝に嘔吐する。胃中に停滞した食物が消化されなくなるのは、胃反と称される。もし脈が緊で濇である場合は、その病は治療が困難である（「虚は則ち」は、《脈経》、《千金》、趙本、尤本では、並びに「濇は則ち」に作る。《千金》では、「脈緊」の字の上に「趺陽」の二字がある。案じるに、《金鑑》では、「「虚す場合は脾を傷る」の「虚」の字は、「濇」の字のはずである。これは、伝写の誤りである。いまだ諸本を考えていない」と言う）。

【本文】　［程］　《経》に「趺陽の脈浮にして濇」と曰えば、脾気不足し、胃気虚すことを知るなり。夫れ浮は虚と為し、濇は血不足と為す。趺陽之を得れば、必ず脾気治まらざるを知る。華佗曰く、「脾は、水穀を消磨するを主る。声を聞けば則ち動き、動けば則ち胃を磨して運化を主る」と。今胃は能く納るも脾は磨すること能わざれば、則ち胃中の穀は必ず消ゆること能わず。是を以て朝に食して暮に吐し、暮に食して朝に吐し、胃反の証を為すなり。

　［尤］　胃は陽と為し、脾は陰と為す。浮は則ち虚と為す者は、胃の陽虚すなり。濇は則ち脾を傷る者は、脾の陰傷らるなり。穀胃に入れば、而ち脾に運

らさる。脾傷るれば則ち磨すること能わず、脾磨せざれば則ち穀化せず。而して朝に食する者は、暮に当に下すべし。暮に食する者は、朝に当に下すべし。若し穀化せざれば、則ち下るを得ず、下るを得ざれば必ず反って上に出づるなり。

[魏]　緊の者は、寒盛んなり。濇の者は、津亡ぶなり。胃中は虚に因りて寒え、寒に因りて燥き、燥に因りて津枯る。正不足して邪有余なるは、胃反の病治し難しと決す可し。陽を補わんと欲して津枯るれば、陽を補うに妨げ有り、津を生ぜんと欲して陽衰うれば、陰を補うに碍（さまた）げ有り。手を棘（とげ）して下し難き者は、要するに早きに失治することに在るのみ。

【語釈】　○手を棘す：手をやく。困難で処理しにくい。

【通釈】　[程]　《経》に「趺陽の脈が浮で濇」と言えば、脾気が不足し、胃気が虚していることが解る。そもそも浮は虚であり、濇は血の不足である。趺陽がこれを得る場合は、必ず脾気が治まっていないことが解る。華佗は、「脾は、水穀を消化し磨滅することを主る。声を聞く場合は動き、動く場合は胃を磨滅して運化を主る」と言う。今胃はよく受納するが、脾は磨滅できない場合は、胃中の水穀は必ず消化することができない。ここをもって朝に食事を摂取して暮に嘔吐し、暮に食事を摂取して朝に嘔吐し、胃反の証を形成する。

[尤]　胃は陽であり、脾は陰である。浮である場合に虚になるのは、胃の陽が虚すことである。濇である場合に脾を傷るのは、脾の陰が傷られることである。穀物が胃に入ると、脾で運化される。脾が傷られる場合は磨滅することができず、脾が磨滅できない場合は穀物は運化されなくなる。朝に食事を摂取する場合は、暮に下るはずである。暮に食事を摂取する場合は、朝に下るはずである。もし穀物が運化されない場合は、下ることができず、下ることができなくなると必ず反って上に出る。

[魏]　緊になるのは、寒が盛んになるからである。濇になるのは、津が亡ぶからである。胃中は虚によって寒え、寒によって燥き、燥によって津が枯れる。正気が不足し邪が有余である場合は、胃反の病は治療が困難であると決定すべきである。陽を補おうとして津が枯れると、陽を補うのに妨げがあり、津を生じようとして陽が衰えると、陰を補うのに妨げがある。手をやいて対処し難い場合は、要するに早期に治療の機会を失ったことにある。

【解説】　本条文は、脾胃陽虚による胃反の脈象と予後について論述している。胃は陽であり、脾は陰である。胃陽が虚すと、趺陽の脈は浮になる。脾陰が

－ 906 －

嘔吐噦下利病脈証治第十七

傷られて不足すると、趺陽の脈は濇になる。脾は、水穀の運化を主る。脾陰が傷られると、脾が水穀を運化できず、水穀が胃中に停滞して上逆するので、朝に食事を摂取すると暮に嘔吐し、暮に食事を摂取すると朝に嘔吐して胃反を発生する。

　寒が旺盛になると、趺陽の脈は緊になる。津が亡ぶと、趺陽の脈は濇になる。即ち、胃中に虚寒が発生し、寒によって燥き、燥によって津が枯れる場合は、正気が虚し邪気が有余であるので、病は治療が困難になる。

【原文】　病人欲吐者、不可下之。(6)
【本文】　病人吐せんと欲する者は、之を下す可からず。
【語釈】　〇病人吐せんと欲する者云々：呂志杰の説「本条は、病を治療する方法は因勢利導すべきであることを指摘している。病人が嘔吐しそうになる場合は、病邪が上にあり、正気が邪を駆って上に出る勢いがあるので、治療は「因りて之を越す」べきである。もし下法を使用する場合は、正気が駆邪する自然の趨勢に違反し、ただ病を治療させることができないだけではなく、反って病状を助長し、甚だしい場合は悪化させる。そこで、「之を下す可からず」と言う」《金匱雑病論治全書》
【通釈】　病人が嘔吐しそうになる場合は、攻下法を用いてはならない。
【本文】　［尤］　病人吐せんと欲する者は、邪上に在りて気方に逆す。若し遽かに之を下せば、病気必ず薬気と相い争いて、正は乃ち其の禍を蒙（こうむ）る。否なれば、則ち裏虚し邪入り、病気深きに転ず。或は痞し、或は利するは、未だ知る可からざるなり。故に曰く、「之を下す可からず」と。
　　　［程］　「欲す」の字は、吐を作すも而れども未だ吐せざるの義なり。人をして温温として吐せんと欲せしむるなり。
【語釈】　〇温温：温は、愠（うらむ、いかる）に通じる。胸脘部が煩悶して嘔吐しそうになる感覚を表現する。
【通釈】　［尤］　病人が嘔吐しそうになる場合は、邪は上にあって気はまさに逆上する。もし遽かにこれを下す場合は、病気は必ず薬気と相互に争い、正気はその災いを被（こうむ）る。そうでない場合は、裏が虚し、邪が入り、病気は深くなる。あるいは痞証が出現し、あるいは下痢になるなどは、いまだ知ることはできない。そこで、「これを下すべきでない」と言う。
　　　［程］　「欲する」の字は、嘔吐を生じるが、いまだ嘔吐していないの義で

- 907 -

ある。人に温温として嘔吐しようとさせる。

【解説】　本条文は、嘔吐しそうになる場合の下法の禁忌について論述している。

　病人が嘔吐しそうになる場合は、邪気が上にあり、胃気が上逆している。もしこれを攻下する場合は、邪気と薬気が争い、正気が損傷されるので、これを攻下すべきでない。

【原文】　噦而腹満、視其前後、知何部不利、利之即愈。(7)

【本文】　噦して腹満するは、其の前後を視て、何れの部の利せざるかを知りて、之を利すれば即ち愈ゆ（徐云う、「噦は、恐らくは「嘔」の字ならん」と。案ずるに、《厥陰篇》は亦「噦」に作る）。

【語釈】　○噦して腹満す云々：王廷富の説「この条は、噦に腹満を兼ねる場合の弁証論治である。噦証に腹満を見わす場合は、その前後の二便が通利するのか、通利しないのかを視て、その治法を決定すべきである。もし腹満が実証に属し、大便の不通が実熱に属する場合は、腹満が本、呃逆が標とすべきであり、その大便を通じて腹満の本を治療すべきである。大便が通じると腹満は自然に治癒し、腹満の本が治癒すると標病は緩解するはずである。もし小便が不利になる場合は、小便不利が本、呃逆がまた標であるので、先ずその小便を通利すべきである。小便が通利し、病の本が治癒すると、標病もまた緩解するはずである」《金匱要略指難》

【通釈】　吃逆が出現して腹部が脹満する場合は、病人の大小便を観察し、大便が不通であるのか、小便が不通であるのかを知って不通を通利すると、病は治癒する（徐氏は、「「噦」の字は、恐らくは「嘔」の字であろう」と言う。案じるに、《厥陰篇》はまた「噦」の字に作る）。

【本文】　［沈］　此れ実噦の治を明かすなり。噦なる者は、俗に呃と謂うなり。

　［鑑］　趙良曰く、「腹満は、実と為す。実すれば、則ち気上逆して噦を作す。故に必ず其の前後の何れの部の利せざるかを視てして之れを利すれば、則ち満去りて噦止む」と。

　［魏］　胃気上逆し、沖べば、而ち噦を為す。治法は、当に其の前後を視て、大小便の調不調を審らかにすべきなり。前部利せざる者は、水邪の逆なり。当に其の小便を利すれば、噦愈ゆべし。後部利せざる者は、熱邪の実なり。当に

－ 908 －

嘔吐噦下利病脈証治第十七

其の大便を利すれば、噦愈ゆべし。

【通釈】　［沈］　これは、噦の実証の治療法を明らかにしている。噦は、世俗では呃と言う。

　　［鑑］　趙良は、「腹満は、実証である。実する場合は、気が上逆して噦を生じる。そこで、必ずその前後のいずれの部位が通利しないのかを視てこれを通利する場合は、脹満は去り、噦は止む」と言う。

　　［魏］　胃気が上逆して跳ぶと、噦を生じる。治療法は、その前後を視て、大小便が調っているのか、調っていないのかを審らかにすべきである。前の部位が通利しない場合は、水邪が逆上する。その小便を通利すると、噦は治癒するはずである。後ろの部位が通利しない場合は、熱邪が実している。その大便を通利すると、噦は治癒するはずである。

【本文】　《活人書》に云う、「前部利せざるは猪苓湯、後部利せざるは調胃承気湯」と。

【通釈】　《活人書》では、「前の部位が通利しない場合は猪苓湯を用い、後ろの部位が通利しない場合は調胃承気湯を用いる」と言う。

【解説】　本条文は、噦と腹満が出現する場合の治療原則について論述している。

　腹満は、実証に属している。即ち、噦と腹満が出現する場合は、大小便が調っているのか、あるいは調っていないのかを審らかにすべきである。もし小便が不利になり、水邪が逆上する場合は、噦と腹満が出現する。本証では、例えば猪苓湯を用いて小便を通利すると、噦は治癒する。もし大便が不利になり、熱邪が実している場合は、噦と腹満が出現する。本証では、例えば調胃承気湯を用いて大便を通利すると、噦は治癒する。

【原文】　嘔而胸満者、茱萸湯主之。(8)

【本文】　嘔して胸満する者は、茱萸湯之を主る。

【語釈】　○嘔して胸満する者云々：呂志杰の説「第8条は、胃陽が不足し、寒飲が内に停まり、胃気が上逆し、これによって乾嘔、胸満の症状を発生する。そこで、呉茱萸湯を用いる。方中の呉茱萸、生姜は温胃降逆し、人参、大棗は補中益気する」《金匱雑病論治全書》

【通釈】　嘔吐が出現して胸部が脹満する場合は、呉茱萸湯がこれを主治する。

【本文】　［尤］　胸中は、陽なり。嘔して胸満するは、陽治まらずして陰之

- 909 -

に乗ずるなり。故に呉茱萸を以て散陰降逆し、人参、姜、棗は中を補い陽気を益す。

【通釈】　[尤]　胸中は、陽である。嘔吐して胸満が出現する場合は、陽が治まらずに陰がこれに乗じる。そこで、呉茱萸をもって陰を散じ逆を降ろし、人参、生姜、大棗は中を補って陽気を益す。

【本文】　茱萸湯方

　　呉茱萸（一升）　　人参（三両）　　生姜（六両）　　大棗（十二枚）

　　右四味、水五升を以て、煮て三升を取り、七合を温服し、日に三服す（《傷寒輯義・陽明篇》に詳らかにす）。

【語釈】　○茱萸湯：聶恵民の説「本方は、温中補虚、降逆止嘔の方剤である。本条と次ぎの二条は、いずれも胃が虚し寒が凝る状態に属し、胃気が上逆すると嘔吐し、あるいは涎沫を吐出し、あるいは厥陰の気が逆すると頭痛がする。そこで、呉茱萸をもって君とし、温中止痛、理気止嘔、疏汗理脾し、厥陰の気逆を降ろし、既に上は胃寒を温めることができ、また下は腎陽を暖めることができ、厥陰の主薬である。生姜は、温中散寒、降逆して止嘔する。人参は、甘温で補中益気する。大棗の甘緩は、脾胃を補い諸気を調和する。そこで、本方は、補虚、散寒、降逆、および厥陰の衝気を降ろす主要な方剤となる」《経方方論薈要》

【通釈】　茱萸湯方

　　呉茱萸（一升）　　人参（三両）　　生姜（六両）　　大棗（十二枚）

　　右の四味に水五升を用い、煮て三升を取り、七合を温めて服用し、日に三回服用する（《傷寒論輯義・陽明篇》で詳らかにしている）。

【本文】　《肘後方》に云う、「人食し畢わり噫醋、及び醋心するを治す」と（即ち、本方。《外台》は、《延年》を引き「食訖わり、醋咽、噫多し」に作る）

　　《三因方》に云う、「病者心膈脹満し、気胸間に逆し、食入れば即ち嘔し、嘔尽くれば却って快し。名づけて気嘔と曰う。胃なる者は、足陽明の合にして足に栄さる。今気に随いて上逆し、胃口に結ぶ。故に嘔病を生ずるなり。茱萸人参湯は、気嘔、胸満し、食を納れず、嘔吐涎沫し、頭疼むを治す」と（即ち、本方）。

【語釈】　○噫：げっぷ。　　○醋：酢に同じ。酸っぱい。　　○醋心：胸焼け。

【通釈】　《肘後方》では、「人が食事を終え、酸っぱいものをげっぷし、お

－ 910 －

嘔吐噦下利病脈証治第十七

よび胸焼けを治療する」と言う（即ち、本方である。《外台》は《延年》を引用し、「食事が終わり、咽が酸っぱくなり、げっぷが多くなる」に作る）

　《三因方》では、「病人は心膈部が脹満し、気が胸の間に逆上し、食事が入ると直ちに嘔吐し、嘔吐が尽きると反って快くなる。名づけて気嘔と言う。胃は、足陽明胃経の合であり、足経に栄養される。今気に随って上逆し、胃口に結ぶ。そこで、嘔病を生じる。茱萸人参湯は、気嘔で胸満し、食物を受納せず、涎沫を嘔吐し、頭が疼む場合を治療する」と言う（即ち、本方である）。

【解説】　本条文は、胃が虚し寒が凝滞して嘔吐する証候と治療法について論述している。

　胸中は、陽である。胸中の陽気が収まらず、陰寒がこれに乗じると、嘔吐して胸満する。そこで、呉茱萸湯を用いてこれを治療する。

　呉茱萸湯は、呉茱萸、人参、生姜、大棗からなる。方中の呉茱萸は、陰寒を散じて逆気を降ろす。人参、生姜、大棗は、中焦を補い、陽気を益す。

【原文】　乾嘔、吐涎沫、頭痛者、茱萸湯主之。(9)
【本文】　乾嘔し、涎沫を吐し、頭痛する者は、茱萸湯之を主る（方は上に見わる）。
【語釈】　○乾嘔し、涎沫を吐し、頭痛す云々：王廷富の説「中焦の陽気が健やかでなく、寒邪が胃を犯し、飲邪が上逆するので、涎沫を吐出する。厥陰の脈は、上は巓頂部に通じる。厥陰の陰寒の気が経に随って上逆するので、頭が痛む。その病理は、脾胃が虚弱になり、厥陰の陰寒が上は陽位と巓頂に乗じ、木が欝滞して胃を犯して引き起こす所である」《金匱要略指難》
【通釈】　乾嘔が出現し、口から涎沫を吐出し、頭痛がする場合は、呉茱萸湯がこれを主治する（処方は、上に見われている）。
【本文】　［徐］　乾嘔なる者は、声有りて物無きなり。物は無しと雖も、涎沫を吐す。仲景曰く、「上焦に寒有れば、其の口涎多し」と。上焦は既に寒有り。寒は陰邪と為し、陽を拒み上に在り。故に頭痛む。胸満して嘔すに比して軽重表裏の同じならざること有るに似たり。然れども邪は必ず虚に乗ず。故に亦呉茱萸湯を用い、兼ねて補い以て濁陰を駆る。嘔は同じならざること有るも、寒は則ち一なり（《傷寒論輯義・厥陰篇》に詳らかにす）。
【語釈】　○寒は陰邪と為し、陽を拒み上に在り。故に頭痛む：徐忠可は、頭痛が出現するのは陰邪である寒が陽気を拒んで頭部にあるからだとする。《傷

- 911 -

寒論・厥陰病篇》の第378条に記載される本条では、寒邪が足厥陰肝経を介して督脈と会する頭頂部に上逆することが頭痛の原因であると考えられている。詳細は、《傷寒六経弁証解説》を参照のこと。

【通釈】　［徐］　乾嘔は、声があって物がない。物はないが、涎沫を吐出する。仲景は、「上焦に寒があると、その口は涎が多い」と言う。上焦は、既に寒がある。寒は陰邪であり、陽を拒んで上にある。そこで、頭が痛む。第8条の「胸満して嘔吐する」のに比較して軽重と表裏の違いがあるようである。しかし、邪は必ず虚に乗じる。そこで、また呉茱萸湯を用い、兼ねて補い濁陰を駆る。嘔吐は違いがあるが、寒は同じである（《傷寒論輯義・厥陰篇》に詳らかにしている）。

【解説】　本条文は、胃が虚し肝が寒えて上逆する証候と治療法について論述している。

　《金匱要略輯義》が引用する徐忠可の説は、本条文の病機を充分に説明できていない。詳細は、《傷寒論大成》、《金匱要略大成》を参照のこと。

　上焦に寒があると、乾嘔が出現し、涎沫を吐出する。寒は、陰邪である。上焦に寒があり、陽気を拒んで上にあると、頭が痛む。邪は、必ず虚に乗じて侵入する。そこで、呉茱萸湯を与え、兼ねて補い、濁陰を駆る。

【原文】　嘔而腸鳴、心下痞者、半夏瀉心湯主之。(10)
【本文】　嘔して腸鳴り、心下痞する者は、半夏瀉心湯之を主る。
【語釈】　〇嘔して腸鳴り、心下痞する者云々：呂志杰の説「本条は、中気が虚して寒え、寒熱が錯雑する証候と治療法を論述している。寒熱の邪が虚に乗じて中に互結し、中焦の脾胃の効能が失調し、気機が不通になる。そこで、「心下痞」になる。胃気が降りない場合は、悪心し嘔吐する。脾気が昇らない場合は、腸鳴、下痢などになる。半夏瀉心湯は、寒熱併用、辛開苦降し、脾胃を調補する方剤である。方中の半夏は、降逆止嘔して主となる。半夏、乾姜の辛温、黄芩、黄連の苦寒を合用して調中消痞する。また、人参、炙甘草、大棗の甘を用いて補中する。この処方とこの方法は、中焦を調えて補う大法である」《金匱雑病論治全書》

【通釈】　嘔吐が出現し、腸が鳴り、心下が肥満する場合は、半夏瀉心湯がこれを主治する。

【本文】　［尤］　邪気虚に乗じて心中に陥入すれば、中気は則ち痞す。中気

嘔吐噦下利病脈証治第十七

既に痞し、升降常を失す。是に於いて陽独り上に逆して嘔し、陰独り下に走りて腸鳴す。是れ三焦倶に病むと雖も、中気は上下の枢と為す。故に必ずしも其の上下を治せずして但だ其の中を治す。黄連、黄芩は苦以て陽を降ろし、半夏、乾姜は辛以て陰を升らせ、陰升り陽降るれば、痞は将に自ら解せんとす。人参、甘草は、則ち中気を補養し、以て陰陽を交わらせ上下を通ずるの用を為すなり。

　　［徐］　親ら一乳母、吐嘔五日、百草も止むこと能わず、後乾姜、黄連の二味を服して立ちどころに止むを見る。即ち、此の方の意なり。

【通釈】　　［尤］　邪気が虚に乗じて心中に陥入すると、中気は痞える。中気が既に痞えると、升降が失調する。ここにおいて陽が独り上逆して嘔吐し、陰が独り下に走って腸が鳴る。これは三焦がともに病んでいるが、中気は上下の中枢である。そこで、必ずしもその上下を治療せず、ただその中を治療する。黄連、黄芩は苦で陽を降ろし、半夏、乾姜は辛で陰を升らせ、陰が升り陽が降りる場合は、痞は今にも自然に解されようとする。人参、甘草は、中気を補養し、これによって陰陽を交わらせ上下を通じる作用を発揮する。

　　［徐］　私自身が一人の乳母で、嘔吐が五日持続し、百草も止めることができなかったが、その後に乾姜と黄連の二味を服用して立ちどころに嘔吐が停止したのを見た。即ち、この処方の意である。

【本文】　半夏瀉心湯方

　　半夏（半升、洗う）　黄芩　乾姜　人参（各三両）　黄連（一両）　大棗（十二枚）　甘草（三両、炙る）

　　右七味、水一斗を以て、煮て六升を取り、滓を去り、再煮して三升を取り、一升を温服し、日に三服す（《傷寒論輯義・太陽下篇》に詳らかにす）。

【語釈】　○半夏瀉心湯：聶恵民の説「本方は、寒熱を併用し、苦降辛開する方剤である。寒熱が交錯し、胃脘部に結び、昇降が失調し、陰陽が不調になり、胃気が上逆して嘔吐し、気が塞がり通じなくなって痞満するので、黄芩、黄連をもって苦降泄熱して陽を調和する。乾姜、半夏は、辛開散脾して陰を調和し、辛開苦降して陰陽を調和し、上下が交通すると、陰陽が交々安泰になる。更に人参、大棗、甘草をもって補脾和中して気機を斡旋すると、中焦は調和を得、昇降が正常に回復し、陰陽が相互に済けると、嘔吐は止み、痞気は散じる」《経方方論薈要》

【通釈】　半夏瀉心湯方

　　半夏（半升、洗う）　黄芩　乾姜　人参（各々三両）　黄連（一両）　大棗

－ 913 －

（十二枚）　甘草（三両、あぶる）

　右の七味に水一斗を用い、煮て六升を取り、滓を除き、再煮して三升を取り、一升を温めて服用し、日に三回服用する（《傷寒論輯義・太陽下篇》に詳らかにしている）。

【本文】　《外台》刪繁（さん）の半夏瀉心湯は、上焦の虚寒、腸鳴り、下利し、心下痞堅を療す。

　本方に於いて大棗を去り、桂心三両を加う（霍乱門に出づ）。

【通釈】　《外台》の刪繁の半夏瀉心湯は、上焦に虚寒があり、腸が鳴り、下痢し、心下が痞えて堅くなるの治療する。

　本方より大棗を除き、桂心三両を加える（霍乱門に出ている）。

【解説】　本条文は、寒熱錯雑証の嘔吐の証候と治療法について論述している。

　邪気が虚に乗じて心中に陥入すると、心下痞が出現する。中気が痞え、昇降が失調し、陽気が上逆すると嘔吐が出現し、陰気が下に走ると腸が鳴る。本証は、三焦がともに病んでいるが、中気は上焦と下焦の中枢であるので、半夏瀉心湯を与えて中焦を治療する。

　半夏瀉心湯は、半夏、黄芩、乾姜、人参、黄連、大棗、甘草からなる。方中の黄連、黄芩は苦で陽気を降ろし、半夏、乾姜は辛で陰気を昇らせる。人参、甘草、大棗は、中気を補養する。

【原文】　乾嘔而利者、黄芩加半夏生姜湯主之。（11）

【本文】　乾嘔して利する者は、黄芩加半夏生姜湯之を主る。

【語釈】　〇乾嘔して利する者云々：陳紀藩の説「本条は、湿熱が内蘊する下痢と乾嘔の証候と治療法を論述している。胃腸に湿熱があり、胃気が上逆すると乾嘔し、腸が伝導を失い、邪熱が下迫すると下痢になる。この下痢は、熱臭、あるいは垢積を下痢し、並びに腸鳴、腹痛、裏急後重があって特徴となる。既に主治の処方は黄芩湯をもって加味しているので、本証は下痢が主であり、病変の重点は腸にあることを知るべきである。黄芩加半夏生姜湯は、清熱止痢、和胃降逆する。黄芩湯をもって腸熱を清し、佐けるに半夏、生姜をもって和胃降逆し、腸を主治し兼ねて胃を治療し、上下を兼顧すると、胃腸はともに安らかになる」陳紀藩主編《金匱要略》

【通釈】　乾嘔して下痢する場合は、黄芩加半夏生姜湯がこれを主治する。

【本文】　〔徐〕　《傷寒論》は芩甘棗芍の四味を黄芩湯と為し、太陽と少陽

の合病を治す。蓋し、太少の邪合して内に入れば、則ち恊熱して利す。故に黄芩を以て主と為すなり。然れども邪既に内に入り、或は復た飲を搏つ者有り、嘔多し。此れ、其の明証なり。故に半夏、生姜を加う。

　　［程］　乾嘔なる者は、物無くして嘔出づるなり。中焦和せざれば、則ち気上に逆して嘔を作し、下に迫りて利を為す。故に半夏、生姜を用い、上焦に入りて以て止嘔す。甘草、大棗は、中焦に入りて以て脾を和す。黄芩、芍薬は、下焦に入りて以て止利す。是くの如ければ、則ち正気安らかにして邪気去り、三焦和して嘔利止む。

【通釈】　［徐］　《傷寒論》では、黄芩、甘草、大棗、芍薬の四味を黄芩湯とし、太陽と少陽の合病を治療する。思うに、太陽と少陽の邪が合わさって内に入る場合は、恊熱して下痢する。そこで、黄芩をもって主とする。しかし、邪は既に内に入り、あるいはまた飲を搏つ場合があり、嘔吐が多くなる。これは、その明らかな証候である。そこで、半夏、生姜を加える。

　　［程］　乾嘔は、物がなくて嘔吐が出現することである。中焦が調和しない場合は、気が上に逆すると嘔吐を生じ、下に迫まると下痢を生じる。そこで、半夏、生姜を用い、上焦に入って止嘔する。甘草、大棗は、中焦に入って脾を調和する。黄芩、芍薬は、下焦に入って止痢する。このようであれば、正気は安らかになって邪気が去り、三焦が調和して嘔吐と下痢が停止する。

【本文】　《巣源》に云う、「乾嘔なる者は、胃気逆するが故なり。但だ嘔して吐せんと欲し、吐するも出づる所無し。故に之を乾嘔と謂うなり」と。

【通釈】　《諸病源候論》では、「乾嘔は、胃気が逆上するからである。ただ、嘔が出現して吐きたくなり、吐こうとするが、出るものがない。そこで、これを乾嘔と言う」と言う。

【本文】　黄芩加半夏生姜湯方

　黄芩（三両）　　甘草（二両、炙る）　　芍薬（二両）　　半夏（半斤）　　生姜（三両）　　大棗（二十枚）

　右六味、水一斗を以て、煮て三升を取り、滓を去り、一升を温服し、日に再び、夜に一服す。

【語釈】　〇黄芩加半夏生姜湯：聶恵民の説「本方は、清熱和中、降逆止嘔の方剤である。熱邪が裏に入り、内は腸胃を犯すので、上逆すると乾嘔し、下迫すると恊熱利になる。そこで、黄芩をもって裏熱を清し、芍薬は陰を和し、半夏は降逆止嘔し、生姜は通陽和胃する。更に甘草、大棗をもって補中して脾胃

を健やかにし、黄芩、芍薬を佐けて止痢する」《経方方論薈要》

【通釈】　黄芩加半夏生姜湯方

　黄芩（三両）　甘草（二両、あぶる）　芍薬（二両）　半夏（半斤）　生姜
（三両）　大棗（二十枚）

　右の六味に水一斗を用い、煮て三升を取り、滓を除き、一升を温めて服用し、
日に二回、夜に一回服用する。

【解説】　本条文は、湿熱による乾嘔と下痢の治療法について論述している。

　乾嘔は、嘔吐が出現するが、物が吐出されないことを言う。邪が中焦に入り、
胃気が上逆すると乾嘔し、気が下に迫ると下痢になる。そこで、黄芩加半夏生
姜湯を与えてこれを治療する。

　黄芩加半夏生姜湯は、黄芩、甘草、大棗、芍薬からなる黄芩湯に半夏と生姜
を加えた処方である。方中の黄芩、芍薬は、下焦に入って止痢する。半夏、生
姜は、上焦に入って止嘔する。甘草、大棗は、中焦に入って脾を調和する。

【原文】　諸嘔吐、穀不得下者、小半夏湯主之。(12)

【本文】　諸々の嘔吐、穀下るを得ざる者は、小半夏湯之を主る（方は、《痰
飲》中に見わる）。

【語釈】　〇諸々の嘔吐、穀下るを得ざる者云々：王廷富の説「この条は、寒
飲による嘔吐の証候と治療法である。いわゆる「諸々の嘔吐」は、広く一切の
嘔吐を指し、均しく胃気が降りず調和しない状態に属している。胃気が上逆す
ると、嘔を生じ吐を生じる。嘔吐が比較的激しくなるので、胃気が上逆して降
りず、胃気が調和せず受納できなくなる。そこで、穀は下ることができない。
これは、寒飲が上逆する嘔吐証である。そこで、散寒蠲飲の方法を用いて主治
する。本条の重点は、弁証にある。嘔吐には寒があり熱があり、虚があり実が
蟻、一概に論じることはできない。小半夏湯の効能は専ら寒飲を温散し、降逆
和胃することにあり、寒飲を除くと、胃気はまさによく和降し、胃気が和降す
ると、嘔吐は自然に止まる。これによれば、本方はただよく寒飲が胃に滞り、
胃気が上逆する嘔吐を主治するだけであり、並びに一切の嘔吐証を主治するこ
とができるのではない」《金匱要略指難》

【通釈】　種々の嘔吐で飲食物が下らなくなる場合は、小半夏湯がこれを主治
する（処方は、《痰飲咳嗽病篇》の第28条に記載されている）。

【本文】　［鑑］　趙良曰く、「嘔吐し、穀下るを得ざる者は、寒有り熱有り、

概論す可からざるなり。食入りて即ち吐するは、熱なり。朝食暮吐するは、寒なり。此れ、則ち寒に非ず熱に非ず、中焦の停飲の気結びて逆するに由る。故に小半夏湯を用う」と。

【通釈】　［鑑］　趙良は、「嘔吐し、穀物が下ることができない場合は、寒があり熱があって、一概に論じることができない。食物が入って直ちに嘔吐するのは、熱である。朝に食事を摂取して暮に嘔吐するのは、寒である。これは、寒ではなく熱でもなく、中焦の停飲の気が結んで逆上することによる。そこで、小半夏湯を用いる」と言う。

【本文】　《外台・傷寒・嘔噦門》に仲景《傷寒論》、嘔噦し、心下悸し、痞硬し、食すること能わざるは、小半夏湯と。又嘔噦し、心下痞硬する者は、膈間に水有るを以て頭眩し悸す。小半夏加茯苓湯と。

【通釈】　《外台・傷寒・嘔噦門》では、仲景の《傷寒論》で、嘔吐と噦が出現し、心下に動悸がし、痞硬し、食事を摂取できなくなる場合は、小半夏湯を用いるとある。また、嘔吐と噦が出現し、心下が痞硬する場合は、膈の間に水があるので、頭眩し動悸がする。小半夏加茯苓湯を用いるとある。

【解説】　本条文は、水飲が胃に停滞して嘔吐する場合の治療法について論述している。

　中焦に停滞した水飲が逆上すると、嘔吐が出現し、飲食物が咽を下らなくなる。そこで、小半夏湯を用いる。

【原文】　嘔吐而病在膈上、後思水者解。急与之。思水者、猪苓散主之。(13)

【本文】　嘔吐して病膈上に在り、後水を思う者は解す。急ぎて之を与う。水を思う者は、猪苓散之を主る（《外台》は、「而」の字、「解」の字無し）。

【語釈】　〇嘔吐して病膈上に在り云々：王廷富の説「この条は、水飲による嘔吐の証候と治療法である。嘔吐の病位は胃にあるが、「病膈上に在り」と言う場合は、先ず膈が熱することによてって水を飲み、胃に燥熱がないので消えなくなる。ここにおいて膈熱と水飲が打ち合い、胃気が上逆する場合は、嘔吐する。吐いた後に水を思うのは、飲が去り、陽が回復する証である。そこで、「解す可し」と言う。そこで、急いで少々これを与え、その虚燥を滋し、胃気を調和させる場合は治癒する。その病理は膈が熱し脾が虚すことであり、脾が虚して既に精微を運化するには不足し、また胃のためにその津液を行らせることができなくなる。ここにおいて水飲が上逆すると嘔吐し、嘔吐した後に水飲

は去るが、相応して胃気は虚して燥く。そこで、嘔吐した後に水を思う。これは、脾が虚した水飲の嘔吐証である。そこで、健脾利水の方法を用いて主治する」《金匱要略指難》

【通釈】　病が膈上にあって嘔吐が出現し、嘔吐した後に水を飲みたくなる場合は、病は治癒に向かう徴候である。この場合は、急いで病人に水を与える。もし口渇が出現して水を飲みたくなり、多量の水を飲む場合は、猪苓散がこれを主治する（《外台》では、「而」の字と「解」の字がない）。

【本文】　［程］　上章は、「先に嘔し却って渇するは、此れ解せんと欲すと為す（第2条）」と言う。今嘔吐して病膈上に在り、後水を思う者は解すも亦上証と殊ならず。故に急ぎて之を与え、以て胃を和す。然れども水を思うの人は、又水を得てして飲を貪ること有り、則ち胃中の熱少なければ、水を消すこと能わず、更に人に与えて病を作す。故に水を思う者は、猪苓を用いて以て水飲を散ず。

　　　［尤］　嘔吐の余は中気未だ復せず、水に勝つこと能わず。設し過ぎて之を与うれば、則ち旧飲方に去るも、新飲復た生ず。故に猪苓散に宜しく、以て土を崇くして水を逐うなり。

【通釈】　［程］　上の章は、「先に嘔吐し、反って口が渇く場合は、病は解されようとしている（第2条）」と言う。今嘔吐が出現して病が膈上にあり、嘔吐した後に水を飲みたいと思う者は病が解されるのもまた上の証と異なることがない。そこで、急いで水を与え、これによって胃を調和する。しかし、水を飲みたいと思う人は、また水を得て貪って飲むことがあり、もし胃中の熱が少ない場合は、水を消すことができず、更に人に病を発生させる。そこで、水を飲みたいと思う者には、猪苓散を用いて水飲を散じる。

　　　［尤］　嘔吐の後、中気がいまだ回復せず、水に勝つことができなくなる。もし過剰に水を与える場合は、旧の水飲はまさに去るが、新たな水飲がまた生じる。そこで、猪苓散を用いるのがよく、これによって土を高くして水を逐う。

【本文】　《蘭臺軌範》に云う、「飲に傷られ、飲を悪むは、此れ乃ち常の理なり。若し胸中に水有れば、則ち津液下に流れ、反って口は乾き水を思う。但だ多飲すること能わざるのみ」と。

【通釈】　《蘭臺軌範》では、「飲に傷られる場合に飲を悪むのは、通常の道理である。もし胸中に水がある場合は、津液は下に流れ、反って口は乾き、水を飲みたいと思う。ただ、多く飲むことができないだけである」と言う。

嘔吐噦下利病脈証治第十七

【本文】　猪苓散方（《外台》は、仲景《傷寒論》を引く）

　猪苓　茯苓　白朮（各等分。○《千金》は云う、「各三両」と）

　右三味、杵きて散と為し、方寸匕を飲服し、日に三服す。

【語釈】　○猪苓散：聶恵民の説「本方は、健脾利水の方剤である。飲が膈上に停まるので、嘔吐するが、ただ水飲はいまだ去らない。そこで、猪苓をもって利水滲湿し、白朮は健脾益気、燥湿利水し、茯苓は利水滲湿、健脾補中し、脾胃が健やかになり、水湿が行る場合は、膈上の伏飲は去り、新たな飲は生じなくなる。その飲が膈上にあるので、健脾補中を主とする」《経方方論薈要》

【通釈】　猪苓散方（《外台》では、仲景の《傷寒論》を引用する）

　猪苓　茯苓　白朮（各々等分にする。○《千金》では、「各々三両」と言う）

　右の三味を杵で搗いて散剤とし、方寸匕を湯で服用し、日に三回服用する。

【本文】　《千金》の猪苓散は、嘔して膈上寒ゆるを治す（即ち、本方）。

　《外台》は、服法の後に云う、「水を飲まんと欲する者に極めて之を与え、本虚すに水を与うれば、則ち噦す。其の噦を攻むるも亦噦す」と。

【通釈】　《千金》の猪苓散は、嘔吐して膈上が寒える場合を治療する（即ち、本方である）。

　《外台》では、服薬の方法の後に、「水を飲みたくなる者に極めて水を与え、元々虚しているのに水を与る場合は、吃逆が出現する。その吃逆を攻める場合もまた吃逆が出現する」と言う。

【解説】　本条文は、水飲によって引き起こされる嘔吐の治療法について論述している。

　嘔吐が出現し、水飲が膈上にあり、嘔吐した後に水を飲みたくなる場合は、嘔吐によって水飲が除かれるので、病は解されるはずである。本証に対しては急いで水を与え、これによって胃を調和する。

　もし嘔吐した後、中焦の気がまだ回復せず、水に勝つことができない場合は、過剰の水を飲むと、旧の水飲は嘔吐によって去るが、新たな水飲が生じるので、病は解されなくなる。そこで、猪苓散を与えて水飲を散じる。

　猪苓散は、猪苓、茯苓、白朮からなる。方中の猪苓、茯苓、白朮は水を逐い、中焦の土を高くする。

【原文】　嘔而脈弱、小便復利、身有微熱、見厥者、難治。四逆湯主之。(14)

－ 919 －

【本文】　嘔して脈弱、小便復た利し、身に微熱有りて厥を見わす者は、治し難し。四逆湯之を主る。

【語釈】　〇嘔して脈弱云々：呂志杰の説「本条は、陽が虚し寒が盛んになって嘔吐を引き起こす場合の証候と治療法を論述している。中陽が虚衰し、胃気が上逆する。そこで、嘔吐して脈は弱になる。小便がまた通利するのは、腎陽が虚衰し、膀胱が約束できず、小便の失禁を引き起こすからである。身体に微熱があるのは、陰が内に盛んになり、陽を外に拒むからである。厥冷を見わすのは、陽気が大いに虚し、四肢を温養できないからである。病勢は危険で急迫しているので、「治し難し」と言う。治療は、急いで四逆湯を用いて回陽救逆する」《金匱雑病論治全書》

【通釈】　嘔吐して脈が弱になり、小便はまた通利し、身体に微熱があり、四肢が厥冷する場合は、治療は困難である。この場合は、四逆湯がこれを主治する。

【本文】　［魏］　嘔して脈弱の者は、胃気虚するなり。小便復た利するは、気以て之を統摂するに足らず、脱して下洩するなり。身に微熱有りて厥を見わすは、内に陰寒を積み、外に虚陽を越えさせ、陽衰え陰盛んなり。其の嘔は、陽浮きて越えんと欲するの機を為すなり。此れを見れば、治し難しと為すを知る。尋常の火邪、痰飲の嘔に非ざるなり。之を主るに四逆湯を以てし、益陽安胃、温中止逆するも亦大いに尋常の寒熱錯雑にて嘔を治するの方と同じならざるなり。附子は辛熱、乾姜は辛温、甘草は甘平、強人は倍用い、以て急ぎて其の陽を回らせ、飛越せしむること勿かれば、則ち嘔は止む可きなり（《傷寒論輯義・厥陰篇》に詳らかにす）。

【通釈】　［魏］　嘔吐して脈が弱であるのは、胃気が虚すからである。小便がまた通利するのは、気がこれを統摂するのに不足し、脱して下に泄れるからである。身体に微熱があって四肢の厥冷が見われるのは、内に陰寒を積み、外に虚陽を越えさせ、陽が衰えて陰が盛んになるからである。その嘔吐は、陽が浮いて越えようとする機転である。これを見れば、治療し難いことが解る。尋常の火邪や痰飲による嘔吐ではない。これを主治するのに四逆湯を用いて益陽安胃、温中止逆するのもまた大いに尋常の寒熱錯雑証で嘔吐を治療する処方とは同じでない。附子は辛熱、乾姜は辛温、甘草は甘平であり、身体の頑丈な人では二倍量を用い、急いでその陽気を回らせ、飛越させないようにする場合は、嘔吐は止むはずである（《傷寒論輯義・厥陰篇》に詳らかにしている）。

- 920 -

嘔吐噦下利病脈証治第十七

【本文】　四逆湯方（《外台》は、仲景《傷寒論》を引く）

附子（一枚、生用す）　乾姜（一両半）　甘草（二両、炙る）

右三味、水三升を以て、煮て一升二合を取り、滓を去り、分かち温め再服す。強人は、大附子一枚、乾姜三両とす可し。

【語釈】　○四逆湯：聶恵民の説「本方は、回陽救逆の方剤である。中陽の虚寒によって嘔吐を来し、陰が内に盛んになり、陽を外に格する。そこで、四肢は厥逆し、身体に微熱があるのは、真寒仮熱の証である。そこで、急いで四逆湯をもって回陽救逆する。生附子の大辛大熱をもって回陽祛寒し、乾姜は温中散寒、通陽救逆し、佐けるに甘草は補中益気して中焦を固守する。陽が回り陰が去り、陰陽が平和になるのは、逆流挽舟の計である」《経方方論薈要》

【通釈】　四逆湯方（《外台》では、仲景の《傷寒論》を引用する）

附子（一枚、生で用いる）　乾姜（一両半）　甘草（二両、あぶる）

右の三味に水三升を用い、煮て一升二合を取り、滓を除き、二回に分けて温めて服用する。身体の頑丈な人は、大きな附子一枚、乾姜三両を用いてよい。

【本文】　［程］　《神農経》に曰く、「寒を療する者は、熱薬を以てす」と。《内経》に云う、「寒内に淫れば、治するに甘熱を以てす」と。四逆湯なる者は、辛甘大熱の剤なり。故に附子を用いて以て回陽散厥し、乾姜は以て去寒止嘔し、甘草は以て血脈を調和す。

【通釈】　［程］　《神農経》では、「寒を治療する場合は、熱薬を用いる」と言う。《内経》では、「寒が内に淫れる場合は、治療は甘熱を用いる」と言う。四逆湯は、辛甘大熱の方剤である。そこで、附子を用いて陽気を回らせて厥冷を散じ、乾姜は寒を除いて嘔吐を止め、甘草は血脈を調和する。

【本文】　《三因方》の四逆湯は、寒厥し、或は表熱裏寒、下利清穀し、食入れば則ち吐し、或は乾嘔し、或は大いに汗し大いに吐し大いに下しての後、四肢氷冷し、五内拘急し、挙体疼痛し、渇せず、脈沈伏を治す（即ち、本方）。

【通釈】　《三因方》の四逆湯は、寒厥が出現し、あるいは表が熱し裏が寒え、清穀を下痢し、食物が入ると直ちに嘔吐し、あるいは乾嘔し、あるいは大いに発汗し、大いに涌吐し、大いに攻下した後に四肢が氷のように冷え、五臓の内が拘急し、全身に疼痛が出現し、口は渇かず、脈が沈伏になる場合を治療する（即ち、本方である）。

【解説】　本条文は、虚寒性の嘔吐と陰盛格陽証の証候、および治療法について論述している。

- 921 -

胃の陽気が虚すと、脈は弱になる。陽気が統摂できなくなると、小便はまた通利して下に脱する。陽気が衰え、陰寒が盛んになり、内に陰寒を積み、外に虚陽を越えさせると、身体に微熱が出現し、四肢は厥冷する。虚陽が浮いて上に越えようとすると、嘔吐が出現する。以上の証候が出現する場合は、陽気が上に飛越しようとするので、治療は困難である。そこで、四逆湯を与えて益陽安胃、温中止逆する。

四逆湯は、生附子、乾姜、炙甘草からなる。方中の生附子は陽気を回らせて厥冷を散じ、乾姜は寒えを除いて嘔吐を止め、甘草は血脈を調和する。

【原文】　嘔而発熱者、小柴胡湯主之。(15)
【本文】　嘔して発熱する者は、小柴胡湯之を主る（亦厥陰篇に見わる）。
【語釈】　○嘔して発熱する者：李克光の説「本条の論述は簡略であり、《傷寒論》に関連する条文と結合すると、心煩、喜嘔、往来寒熱、胸脇苦満などの症状があるはずである。《傷寒論》の第103条では、「柴胡の証有るは、但だ一証を見わせば便ち是なり。必ずしも悉くは具えず」と言う。邪が少陽に蘊滞する。そこで、発熱がある。邪熱が胃に迫り、胃気が上逆する。そこで、嘔吐がある。小柴胡湯を用いて少陽の枢機を和解する場合は、熱は除かれ、嘔吐は止む」《金匱要略譯釋》）
【通釈】　嘔吐が出現して発熱する場合は、小柴胡湯がこれを主治する（また、《傷寒論・厥陰篇》に見われている）。
【本文】　［魏］　嘔して皮膚発熱する者は、傷寒の病、少陽の経証なり。口苦、咽乾、目眩を以てすれば而ち少陽の病全しに合す。但だ嘔して発熱するを見わすは、傷寒の正病に非ずと雖も、亦少陽経の属なり。之を主るに小柴胡を以て表解し裏和すれば、而ち病愈ゆ。
【通釈】　［魏］　嘔吐して皮膚に発熱が出現する場合は、傷寒の病で少陽の経証である。口が苦く、咽が乾き、目眩がする症状をもってすれば、少陽の病は完全になる。ただ、嘔吐して発熱が出現するだけの症状が見われる場合は、傷寒の正病ではないが、また少陽経の属である。これを主治するのに小柴胡湯を用いて表を解し裏を調和すると、病は治癒する。
【本文】　小柴胡湯方
柴胡（半升）　黄芩（三両）　人参（三両）　甘草（三両）　半夏（半斤）
生姜（三両）　大棗（十二枚）

- 922 -

嘔吐噦下利病脈証治第十七

　右七味、水一斗二升を以て、煮て六升を取り、滓を去り、再煎して三升を取り、一升を温服し、日に三服す（《傷寒論輯義・太陽中篇》に詳らかにす）。
【語釈】　○小柴胡湯：聶恵民の説「本方は、清肝泄胆、表裏和解の方剤である。黄疸病では腹痛を兼ねて嘔吐し、肝邪が胃を犯すので、小柴胡湯を用いて疏汗清熱し、表裏を和解するのがよい。肝胆の気が舒び、脾胃の気が和やかになると、ただ疏汗和胃、降逆止嘔の効果を収めることができるだけではなく、かつ更に肝胆を疏利して黄疸を治療する目的に到達することができる」《経方論薈要》。李克光の説「方中の柴胡、黄芩は少陽の熱を清解し、半夏、生姜は降逆止嘔し、人参、大棗、甘草は補虚安中し、ともに和解少陽、降逆止嘔の目的を到達する」《金匱要略譯釋》
【通釈】　　小柴胡湯方
　柴胡（半升）　　黄芩（三両）　　人参（三両）　　甘草（三両）　　半夏（半斤）
　生姜（三両）　　大棗（十二枚）
　右の七味に水一斗二升を用い、煮て六升を取り、滓を除き、再煎して三升を取り、一升を温めて服用し、日に三回服用する（《傷寒論輯義・太陽中篇》に詳らかにしている）。
【解説】　　本条文は、少陽の邪熱が胃に迫るために引き起こされる嘔吐の証候と治療法について論述している。
　　《金匱要略輯義》では、小柴胡湯の処方解説が《傷寒論輯義・太陽中篇》で既に紹介済みとしてなされていない。ただし、《傷寒論輯義》の第96条では、《医宗金鑑》の処方解説を引用するが、小柴胡湯の中の半夏と甘草の解説をしていないので、解説は不充分である。詳細は、《傷寒論輯義解説》を参照のこと。
　　傷寒に罹患し、少陽経証が発症すると、嘔吐し、皮膚に発熱が出現する。本証では、口が苦い、咽が乾く、目眩がするなどの症状がなく、傷寒の正病ではないが、少陽経証に属しているので、小柴胡湯を与えて表を解し裏を調和する。

【原文】　　胃反嘔吐者、大半夏湯主之。（16）
【本文】　　胃反、嘔吐する者は、大半夏湯之を主る（原註は、「《千金》に云う、「胃反、食を受けず、食入れば即ち吐す」を治す」と」と。《外台》に云う、「嘔して心下痞鞕する者を治す」と。○案ずるに、今の《千金》は「入」を「已」に作り、「即ち吐す」を「即ち嘔吐す」に作る）。

- 923 -

【語釈】　〇胃反、嘔吐する者云々：呂志杰の説「胃反で嘔吐する主症の特徴は、「朝食暮吐、暮食朝吐、宿食不化」である。その病機は、脾陰と胃陽の両虚である。脾気は昇るべきであるが昇らず、胃気は降りるべきであるが降りず、昇降が失調し、胃気が上逆する。そこで、胃反で嘔吐する。「脾傷るれば、則ち磨せず」で、穀食を消化できなくなる。そこで、物を吐出し、宿穀は消化されなくなる。この他に、飲食が胃中に貯留するので、心下が痞悶し満腹して脹満する症状が見われるはずである。脾陰が大腸を濡潤できなくなる。そこで、便は燥いて羊の屎のようになる。嘔吐が反復し、食欲が減少し、精微の源が欠けると、身体は日毎に次第に痩せ衰える。大半夏湯の中の半夏は降逆止嘔し、人参は補虚安中し、白蜜は潤燥通便する。ともに補虚安中、和胃止嘔の効能を発揮する」《金匱雑病論治全書》

【通釈】　胃反に罹患し、嘔吐が出現する場合は、大半夏湯がこれを主治する（原註では、「《千金》では、「胃反に罹患し、食物を受納せず、食物が入ると直ちに嘔吐する場合を治療する」と言う」とある。《外台》では、「嘔吐して心下が痞硬する場合を治療する」と言う。〇案じるに、今の《千金》では「入」の字を「已」の字に作り、「即ち吐す」の字を「即ち嘔吐す」の字に作る）。

【本文】　［鑑］　高世栻曰く、「朝食暮吐し、宿穀化せざるは、名づけて胃反と曰う。胃反は、但だ吐して嘔せず。然れども吐は嘔を離れず。故に胃反と曰う。嘔吐する者は、半夏を用い、燥気を助け以て穀を消す。人参は、元気を補い以て胃を安らかにす。白蜜は、水に入れて之を揚げ、甘味をして水中に散ぜしめ、水は蜜を得てして和緩に、蜜は水を得てして淡滲す。　庶わくば胃反平らかにして嘔吐愈ゆるを」と。李升璽曰く、「嘔家は、甘味に宜しからず。此れ白蜜を用うるは、何ぞや。知らず、此れ胃反にして自ら脾虚に属す。《経》の所謂「甘味は脾に入り、其の喜む所に帰す」是れなり。況や君に半夏を以てし、味辛にして止嘔し、佐くるに人参を以て気を温めて中を補えば、胃反自ら立ちどころに止むをや」と。

【語釈】　〇但だ吐して嘔せず：嘔は、物があり、声がある。嘔する場合は、吐物が出て、げっげっと声が出ることを指す。吐は、物があり、声がない。吐する場合は、吐物が出るが、声は出ないことを指す。

【通釈】　［鑑］　高世栻は、「朝食暮吐し、宿穀が運化されない場合は、名づけて胃反と言う。胃反は、ただ吐いて声が出ない吐になり、吐いて声が出る

- 924 -

嘔吐噦下利病脈証治第十七

嘔ではない。しかし、吐は嘔を離れることがない。そこで、胃反と言う。嘔吐する場合は、半夏を用い、燥気を助け穀を消す。人参は、元気を補って胃を安らかにする。白蜜は、水に入れてこれを掬い上げ、甘味を水中に散じ、水は蜜を得て緩和になり、蜜は水を得て淡滲する。そこで、胃反が平らかになり、嘔吐が治癒することを期待する」と言う。李升璽は、「常に嘔吐する人は、甘味の品は好ましくない。ここで白蜜を用いるのはどうしてであろうか。一体、これは、胃反であって自ら脾虚に属している。《経》のいわゆる「甘味は脾に入り、それが喜む所に帰る」がこれである。ましてや君に半夏を用い、味辛で止嘔し、佐けるに人参をもって気を温めて中を補う場合は、胃反は自然に立ちどころに停止するのはなおさらである」と言う。

【本文】　大半夏湯方

　半夏（二升、洗いて完用す）　人参（三両）　白蜜（一升。○《千金》は、白朮一升、生姜三両有り）

　右三味、水一斗二升を以て、蜜に和して之を揚ぐること二百四十遍、薬を煮て二升半を取り、一升を温服し、余は分かちて再服す（《千金》に云う、「之を揚ぐること二三百下す」と。《外台》に云う、「本論は、胃反、支飲を治す。水は、泉水を用う」と）。

【語釈】　○大半夏湯：聶恵民の説「本方は、補中降逆の方剤である。胃中が虚して寒え、胃気が上逆するので、朝食暮吐し、胃が虚し消化されず、脾が運化せず、虚寒の胃反証となる。そこで、半夏をもって胃寒を温散し、降逆止嘔する。人参は、補虚益胃し、胃が和し、気が調い、中焦が運り転じると、気が上逆しなくなる。更に白蜜をもって甘潤緩中、潤燥養陰し、腑気を通じさせると、逆気は平らかになる」《経方方論薈要》

【通釈】　大半夏湯方

　半夏（二升、洗ってそのままで用いる）　人参（三両）　白蜜（一升。○《千金》では、白朮一升、生姜三両がある）

　右の三味に水一斗二升を用い、蜜に混和して二百四十回掬い上げ、薬を煮て二升半を取り、一升を温めて服用し、残りは二回に分けて服用する（《千金》では、「これを二三百回揚げたり下げたりする」と言う。《外台》では、「本論は、胃反、支飲を治療する。水は、泉水を用いる」と言う）。

【本文】　《三因・痰嘔門》の大半夏湯は、心気行らず、欝して涎飲を生じ、聚まり結びて散ぜず、心下痞硬し、腸中瀝瀝として声有り、食入れば即ち吐す

- 925 -

を治す（即ち、本方）。

【通釈】　《三因方・痰嘔門》の大半夏湯は、心気が行らなくなり、欝滞して
涎や飲を生じ、集まり結んで散ぜず、心下が痞硬し、腸中にごろごろと音がし、
食物が入ると直ちに嘔吐する場合を治療する（即ち、本方である）。

【解説】　本条文は、虚寒による胃反の症状と治療法について論述している。
　脾が虚して宿穀が運化されず、朝食暮吐する場合は、胃反と称される。胃反
では、ただ物を吐いて声が出ない「吐」になり、物を吐いて声が出る「嘔」に
はならない。《経》では、「甘味は脾に入り、其の喜む所に帰す」と言う。そ
こで、大半夏湯を与えてこれを治療する。
　大半夏湯は、半夏、人参、蜂蜜からなる。方中の半夏は、味辛で止嘔し、燥
気を助けて穀を消す。人参は、味甘で元気を補って胃を安らかにする。蜂蜜は
味甘で淡滲し、水は緩和になる。

【原文】　食已即吐者、大黄甘草湯主之。(17)

【本文】　食し已り即ち吐する者は、大黄甘草湯之を主る（原註は、《外台》
方は又水を吐すを治す」と。○《外台》は《必効》を引きて云う、「胃反、水
を吐し、及び食を吐すを療す」と）。

【語釈】　○食し已り即ち吐する者云々：陳紀藩の説「本条は、胃腸の実熱の
嘔吐の証候と治療法を論述している。食事が終わって直ちに吐出するのは、食
物が入って直ちに吐出することである。これは、腑気が不通になり、腸中に実
熱の積滞が停留し、胃気を通降させなくし、反って逆して上行させることによ
って引き起こされる。そこで、更に便秘、腹満、腹部脹満などの症状や舌紅、
苔黄、脈数有力などがあるはずである。病機は、胃腸の実熱で、腑気が通ぜず、
濁気が上を衝き、胃が和降を失うことであり、病の本は腸にあるので、治療は
通腑瀉実の法をもって腸腑の実熱を一に除き、大便が通じると、胃気は和降し、
嘔吐は自ら平らかになる。方中の大黄は、実熱を通泄して君となる。甘草は、
緩中益胃して佐となる。旨は祛邪して扶正を忘れず、葶藶に大黄を配し（著者
注：葶藶大棗瀉肺湯）、皂莢に棗膏を配する（著者注：皂莢丸）場合と意が同
じである」陳紀藩主編《金匱要略》

【通釈】　食物を摂取して直ちに嘔吐が出現する場合は、大黄甘草湯がこれを
主治する（原註では、「《外台》の処方は、また水を吐出する場合を治療す
る」とある。○《外台》では《必効》を引用し、「胃反に罹患し、水を吐出し、

嘔吐噦下利病脈証治第十七

および食物を吐出する場合を治療する」と言う）。

【本文】 ［鑑］ 吐なる者は、物有りて声無きの謂いなり。朝食暮吐なる者は、寒なり。食し已りて吐する者は、火なり。寒の性は遅、火の性は急なるを以てなり。故に大黄甘草湯を以て、中を緩め火を瀉し、火平らかなれば自ら吐さざるなり。王肯堂曰く、「病人吐せんと欲する者は、之を下す可からず。又大黄甘草を用いて食し已りて即ち吐すを治するは、何ぞやと。曰く、吐せんと欲する者は、其の病上に在り。因りて之を越すれば、可なり。而るに之を逆にして下しむれば、則ち必ず抑え塞ぎ憒乱して益々甚だし。故に之を禁ず。若し既已に吐し、吐して已まず、升有り降無くんば、則ち当に逆にして之を折るべし。引きて下行せしむるに大黄より速やかなるもの無し。故に之を取るなりと」と。

　［尤］ 東垣通幽湯、幽門通ぜず、上は吸門を衝く者を治すも、亦是れ此の意なり。但だ緩急の分有るのみ。

【語釈】 ○憒乱：乱れる。 ○通幽湯：組成は桃仁泥、紅花、生地黄、熟地黄、当帰身、炙甘草、升麻、効能は潤燥通塞。出典は、《脾胃論》。 ○吸門：喉。會厭に同じ。

【通釈】 ［鑑］ 吐は、物があって声がないことを言う。朝食暮吐は、寒である。食事が終わって吐出するのは、火である。寒の性は遅であり、火の性は急であるからである。そこで、大黄甘草湯を用い、中を緩めて火を瀉し、火が平らかになると、自然に吐出しなくなる。王肯堂は、「病人が吐出しようとする場合は、これを下すべきでない。また、大黄甘草湯を用いて食事が終わり直ちに吐出する場合を治療するのはどうしてであろうか。これに答えて言った。吐出しそうになる場合は、その病は上にある。これによってこれを越させると、それでよい。ところが、これを逆にして下すと、必ず吐出を抑えて塞ぎ、乱れて益々甚だしくなる。そこで、これを禁じる。もし既に吐出し、吐出が止まず、昇があって降がない場合は、逆にこれを折るべきである。引いて下行させるのは、大黄より速やかなものはない。そこで、これを取る」と言う。

　［尤］ 李東垣の通幽湯で幽門が通ぜず、上は喉を衝く場合を治療するのもまたこの意である。ただ、緩急の区分があるだけである。

【本文】 案ずるに、食入れば即ち吐すは、回食と名づく。龔氏《回春》に出づ。当に攷うべし。

　《肘後》に云う、「人胃反、食を受けず、食畢わりて輒ち吐出するを治す」

- 927 -

と。

【通釈】　案じるに、食物が入ると直ちに嘔吐するのは、回食と名づける。龔廷賢の《万病回春》に出ている。考えるべきである。

《肘後》では、「人が胃反に罹患し、食物を受納せず、食事が終わると直ちに吐出する場合を治療する」と言う。

【本文】　大黄甘草湯方

　大黄（四両）　甘草（一両。○《肘後》は「二両」に作る。《千金》、《外台》は同じ）

　右二味、水三升を以て、煮て一升を取り、分かち温め再服す（《千金》は、「味」の下に「㕮咀」の二字有り。○《外台》に云う、「如し可を得れば、則ち両日を隔てて更に一剤を服す。神験あり。《千金》は伝えず。此れ、本仲景《傷寒論》方」と）。

【語釈】　○大黄甘草湯：聶恵民の説「本方は、蕩実泄熱和胃の方剤である。実熱が腸胃に積滞し、大便が秘結し、濁気が上逆して嘔吐するので、大黄を用いて蕩実瀉下し、甘草で和胃緩中するのがよく、大便が通じ、積滞が下行するので、嘔吐は止む。脾胃虚寒の胃反と同じでないので、方薬もまた異なる」《経方方論薈要》

【通釈】　大黄甘草湯方

　大黄（四両）　甘草（一両。○《肘後》では、「二両」に作る。《千金》、《外台》では同じである）

　右の二味に水三升を用い、煮て一升を取り、二回に分けて温めて服用する（《千金》では、「味」の字の下に「㕮咀」の二字がある。○《外台》では、「もしできれば、二日を隔てて更に一剤を服用する。神のような効果がある。《千金》では、伝わっていない。これは、元々仲景の《傷寒論》の処方である」と言う）。

【本文】　《千金翼》に云う、「脾気実し、其の人口中淡甘、臥せば憒憒^{かい}として痛み常の処無く、嘔吐し反胃するを主るの方。

　大黄（六両）

　右一味、水六升を以て、煮て一升を取り、分かち再服す。又食すれば即ち吐するを主る。並びに大便不通の者は、甘草二両を加え、煮て二升半を取り、分かち三服すと為す」と。

【語釈】　○憒憒：心や物事の乱れるさま。

－ 928 －

嘔吐噦下利病脈証治第十七

【通釈】　《千金翼》では、「脾気が実し、その人の口中は淡く甘く、臥せると心が乱れて痛みは一定の所がなく、嘔吐し胃反になる場合を主治する処方。

大黄（六両）

右の一味に水六升を用い、煮て一升を取り、二回に分けて服用する。また、食べると直ちに嘔吐する場合を主治する。並びに大便が不通の場合は、甘草二両を加え、煮て二升半を取り、三回に分けて服用する」と言う。

【解説】　本条文は、胃腸の実熱によって引き起こされる嘔吐の治療法について論述している。

《金匱要略輯義》では、大黄甘草湯の処方解説がない。

吐は、物が出るが、声を伴わないことを言う。食事が終わった後に直ちに吐出するのは、火が原因である。そこで、大黄甘草湯を与えて中を緩めて火を瀉す。

大黄甘草湯は、大黄と生甘草からなる。本方の処方解説は、聶恵民の《経方方論薈要》、《金匱要略大成》を参照のこと。

【原文】　胃反、吐而渇、欲飲水者、茯苓沢瀉湯主之。(18)
【本文】　胃反、吐して渇し、水を飲まんと欲する者は、茯苓沢瀉湯之を主る。
【語釈】　〇胃反、吐して渇し、水を飲まんと欲する者云々：陳紀藩の説「本条は、飲が阻み、気が逆し、嘔吐と口渇が並びに見われる証候と治療法を論述している。ここでの「胃反」は、嘔吐が反復して出現することを指す。嘔吐の出現する時間は規律がなく循り、「朝食暮吐、暮食朝吐」して宿穀が運化されなくなる胃反を指すのではない。嘔吐物は水飲と食物が混ざったものであり、かつ酸っぱくなく、苦くなく、臭わない。同時に飲が気化を阻み、津が上承しなくなるので、口が渇いて水を飲みたくなる症状が出現する。口が渇き水を多く飲むことによって更に飲邪を助ける場合は、愈々吐き、愈々渇き、愈々飲み、愈々吐き、嘔吐と口渇が交替で反復して出現する。病機はいずれも中陽が運らず、飲が胃に停まって引き起こす所であり、治療は茯苓沢瀉湯を用いて温胃止嘔、化飲利水する。処方から証を推測すると、本証は病が久しく、なお浮腫、大便溏薄、あるいは不暢、精神不振などが出現するはずであり、兼ねて頭暈、心悸などや舌質淡紅、舌苔薄潤、脈緩滑がある」陳紀藩主編《金匱要略》
【通釈】　胃反に罹患し、嘔吐が出現した後に口渇があり、水を飲みたくなる場合は、茯苓沢瀉湯がこれを主治する。

- 929 -

【本文】　　［尤］　　猪苓散、吐して後水を飲む者を治するは、土気を崇（たか）くし水気に勝つ所以なり。茯苓沢瀉湯は、吐未だ已（や）まずして渇し水を飲まんと欲する者を治す。吐未だ已まざるを以て、邪未だ去らざれば、則ち桂枝、甘、姜もて邪気を散じ、苓、朮、沢瀉もて水気を消すに宜しきを知るなり。

　　　［鑑］　　李彣曰く、「吐して渇する者は、津液亡われて胃虚し燥くなり。水を飲めば、則ち水心下に停まる。茯苓、沢瀉は気を降ろして飲を行らせ、白朮は脾を補い津を生ず。此れ、五苓散の原方の義なり。然れども胃反は、脾気虚して逆するに因る。故に生姜を加えて逆を散じ、甘草は脾を和す。又五苓散は、外に微熱有るを治するが故に桂枝を用う。此れ、胃反表熱無くして亦之を用うる者は、桂枝は表を攻むるを一にする薬に非ざるなり。乃ち、上に徹し下に徹し、表裏に達して津液を通行し陽を和し水を治すと為すの剤なり」と。

【通釈】　　［尤］　　猪苓散が吐いた後に水を飲む場合を治療するのは、土気を高くして水気に勝つ理由である。茯苓沢瀉湯は、嘔吐がいまだ停止しないが、口が渇いて水を飲みたくなる場合を治療する。嘔吐がいまだ停止せず、邪がいまだ去らない場合は、桂枝、甘草、生姜をもって邪気を散じ、茯苓、白朮、沢瀉をもって水気を消すのがよいことが解る。

　　　［鑑］　　李彣は、「嘔吐して口が渇く場合は、津液が亡われ、胃が虚して燥く。水を飲む場合は、水は心下に停まる。茯苓、沢瀉は気を降ろして飲を行らせ、白朮は脾を補い津を生じる。これは、五苓散の原方の義である。しかし、胃反は脾気が虚して逆上することによる。そこで、生姜を加えて逆を散じ、甘草は脾を和やかにする。また、五苓散は、外に微熱がある場合を治療するので、桂枝を用いる。ここで胃反で表熱がないが、またこれを用いる場合は、桂枝は専ら表を攻めるだけの薬でない。即ち、上に徹し、下に徹し、表裏に達して津液を通行し、陽を和やかにし水を治療する品である」と言う。

【本文】　　茯苓沢瀉湯方（原註は、「《外台》は、「消渇、脈絶し、胃反、食を吐すを治す方。小麦一升有り」と」と。〇案ずるに、《外台》は「脈」の上に「陰」の字有り。此れ、本《千金》に出づ。並びに小麦三升を用う。《外台》は《千金》を引き、消渇門に出づ）

　　茯苓（半斤）　　沢瀉（四両。〇《外台》は「茯苓」に作る）　　甘草（一両）

　　桂枝（二両。〇《千金》、《外台》は「三両」に作る）　　白朮（三両）　　生姜（四両。〇《千金》、《外台》は三両を用う）

　　右六味、水一斗を以て、煮て三升を取り、沢瀉を内れ、再煮して二升半を取

嘔吐噦下利病脈証治第十七

り、八合を温服し、日に三服す。

【語釈】　〇茯苓沢瀉湯：聶恵民の説「本方は、健脾利湿、和胃降逆の方剤である。水が胃脘部に停まり、上逆して吐出し、水が津に変化せず、津が上承しない場合は、口が渇くので、白朮、茯苓、沢瀉をもって健脾利湿して津液を運化すると、湿濁は下に滲み、水津は上承する。更に桂枝をもって升陽し、生姜は和胃降逆し、甘草は温中益気し、辛甘化陽し、水が行り津が生じる場合は、嘔逆は止み、水液は行り、小便は通利する」《経方方論薈要》

【通釈】　茯苓沢瀉湯方（原註では、「《外台》では、「消渇が出現し、脈が途絶え、胃反が出現し、食物を吐出する場合を治療する処方。小麦一升がある」と言う」とある。〇案じるに、《外台》では、「脈」の字の上に「陰」の字がある。これは、元々《千金》に出ている。並びに小麦三升を用いる。《外台》では《千金》を引用し、消渇門に出ている）

　茯苓（半斤）　沢瀉（四両。〇《外台》では、「茯苓」に作る）　甘草（一両）　桂枝（二両。〇《千金》、《外台》では、「三両」に作る）　白朮（三両）　生姜（四両。〇《千金》、《外台》では、三両を用いる）

　右の六味に水一斗を用い、煮て三升を取り、沢瀉を入れ、再煮して二升半を取り、八合を温めて服用し、日に三回服用する。

【本文】　［程］　此の方は、乃ち五苓散より猪苓を去り、甘草、生姜を加う。猪苓は利水に過ぐるを以ての故に之を去る。甘草、生姜は、和胃止嘔に長ずるが故に之を加う。茯苓、白朮、沢瀉、桂枝は、相い須いて補脾して水飲を利す。

　［魏］　服法は、後に沢瀉を煮て、其の陰性以て利水するを取る。之を煮て大いに過ぐるに宜しからざるなり。

【通釈】　［程］　この処方は、五苓散より猪苓を除き、甘草、生姜を加える。猪苓は利水に過ぎるので、これを除く。甘草、生姜は和胃止嘔に長じるので、これを加える。茯苓、白朮、沢瀉、桂枝は、相互に用い、補脾して水飲を通利する。

　［魏］　服用方法は、後で沢瀉を煮て、その陰性で利水する効能を取る。これを大いに煮過ぎるのは好ましくない。

【本文】　《蘭臺軌範》に云う、「此れ、旧飲の吐を治す。沢瀉を内れて再煎するは、先ず五味を煮て後沢瀉を煮るに似たり」と。

　《外台》の集験の茯苓小沢瀉湯は、胃反にて吐して渇する者を療す（《千金》は方名無し）。

- 931 -

本方に於いて白朮、生姜を去り、半夏を加う（《千金》に云う、「一方は、生姜四両を入る」と）。

【通釈】　《蘭臺軌範》は、「これは、旧飲の嘔吐を治療する。沢瀉を入れて再煎するのは、先ず五味を煮た後に沢瀉を煮るようである」と言う。

《外台》の集験の茯苓小沢瀉湯は、胃反で嘔吐して口が渇く場合を治療する（《千金》では、処方名がない）。

本方より白朮、生姜を除き、半夏を加える（《千金》では、「一方では、生姜四両を入れる」と言う）。

【解説】　本条文は、水飲が胃を阻み、気が上逆し、嘔吐と口渇が同時に出現する場合の治療法について論述している。

脾気が虚して嘔吐が出現すると、津液が亡われ、胃気が虚して燥く。口が渇いて水を飲むと、水が心下に停滞する。そこで、茯苓沢瀉湯を与えてこれを治療する。

茯苓沢瀉湯は、茯苓、沢瀉、甘草、桂枝、白朮、生姜からなる。茯苓、沢瀉は、気を降ろして飲を行らせる。白朮は、脾を補い津を生じる。生姜は、胃気の上逆を散じる。甘草は、脾を和やかにする。桂枝は、上下表裏に津液を通行させ、陽を和やかにして水を治療する。

【原文】　吐後、渇欲得水而貪飲者、文蛤湯主之。兼主微風脈緊、頭痛。(19)

【本文】　吐して後、渇して水を得んと欲して飲を貪る者は、文蛤湯之を主る。兼ねて微風、脈緊、頭痛を主る。

【語釈】　○吐して後、渇して水を得んと欲して飲を貪る者云々：李克光の説「病人が嘔吐した後に口が渇いて水を飲むのは、病人の胃中に飲と熱が互結することにより、嘔吐した後は水は去るが熱は存続し、余熱がいまだ清せられず、津液が虧損し、滋潤を失う。そこで、口は渇き、水を飲みたくなる。あるいは脈が緊で、頭が痛み、悪風寒があるのは、外邪を感受していまだ解されずに引き起こされる。そこで、文蛤湯を用いて清熱生津、解表散邪する。方中の文蛤、石膏は清熱生津、潤燥止渇し、麻黄、杏仁は宣肺発表し、生姜、大棗、甘草は安中して営衛を和し、表を解し、熱を清すると、口渇は自然に治癒する」《金匱要略譯釋》

【通釈】　嘔吐した後、口が渇いて水を飲みたくなり、貪るように水を飲み、また微かな風邪を感受し、脈が緊になり、頭痛が出現する場合は、文蛤湯がこ

れを主治する。

【本文】　［程］　此の証の飲を貪るは、上の証の水を飲まんと欲す（第18条）、猪苓散の水を思う（第13条）と同じならず。夫れ飲を貪る者は、水を飲むこと必ず多し。多ければ、則ち上焦に淫溢し、溢飲の患い有り。故に此の湯を用いて以て水飲を散ず。方中は、皆辛甘発散の薬なり。故に亦微風、脈緊、頭痛を主る。

　　［尤］　麻黄、杏仁等の発表の薬を用うる者は、必ず兼ねて客邪有り、熱を肺に欝し、解せざるが故なり。方の下に云う、「汗出づれば即ち愈ゆ」を観て以て知る可し。

【語釈】　○淫溢：淫と溢は、ともに「あふれる」。　○溢飲：脾の水湿を運化する機能と肺の宣発と粛降を主る機能が失調し、水飲が四肢の肌膚に汎濫する病証を指す。《金匱要略・痰飲咳嗽病脈象并治第十二》を参照のこと。

【通釈】　［程］　この証の「水を貪るように飲む」は、上の証の「水を飲みたくなる（第18条）」や猪苓散の「水を（飲みたく）思う（第13条）」と同じでない。そもそも水を貪るように飲む場合は、水を飲むことが必ず多くなる。多くなる場合は、水は上焦に溢れ、溢飲の患いがある。そこで、この湯を用いて水飲を散じる。方中は、いずれも辛甘で発散する薬である。そこで、また微風を感じ、脈が緊になり、頭が痛む場合を主治する。

　　［尤］　麻黄、杏仁などの発表薬を用いる場合は、必ず兼ねて客邪があり、熱を肺に欝滞させ、解されないからである。処方の下に「汗が出ると、直ちに治癒する」と言うのを観て知るべきである。

【本文】　文蛤湯方

　文蛤（五両）　麻黄　甘草　生姜（各三両）　石膏（五両）　杏仁（五十枚）　大棗（十二枚）

　右七味、水六升を以て、煮て二升を取り、一升を温服し、汗出づれば即ち愈ゆ。

【語釈】　○文蛤湯：聶恵民の説「本方は、清熱散結、表裏双解の方剤である。方中の文蛤の鹹寒は、清熱散結して君とする。麻黄、杏仁は、肺気を開いて利小便する。石膏は裏熱を清し、麻黄と相互に配して伏熱を透し、肌表に達し、肺熱を清する。生姜は、和胃止嘔する。甘草、大棗は、補中和胃する。そこで、本方は、裏熱を清し、表邪を散じ、発汗泄熱する方剤である」《経方方論薈要》

【通釈】　　文蛤湯方

　　文蛤（五両）　　麻黄　甘草　生姜（各々三両）　　石膏（五両）　　杏仁（五十枚）　　大棗（十二枚）

　　右の七味に水六升を用い、煮て二升を取り、一升を温めて服用し、汗が出ると直ちに治癒する。

【本文】　　［程］　　此れ、大青龍湯より桂枝を去り、文蛤を加う。水は裏に停まる。文蛤の鹹寒は、以て利水して飲を消す可し。水外に溢るれば、青龍の辛熱は、以て湿に勝ちて解表す可し。此の湯と茯苓沢瀉湯、猪苓散とは、皆水飲を予防するの剤なり。

【語釈】　　○大青龍湯より桂枝を去り、文蛤を加う：《金匱要略・痰飲咳嗽病脈証并治第十二》の第23条では、「溢飲を病む者は、当に其の汗を発すべし。大青龍湯之を主る。小青龍湯も亦之を主る」とある。

【通釈】　　［程］　　これは、大青龍湯より桂枝を除き、文蛤を加える。水は、裏に停まる。文蛤の鹹寒は、利水して飲を消すことができる。水が外に溢れる場合は、大青龍湯の辛熱の品は湿に勝って解表できる。この湯と茯苓沢瀉湯、猪苓散とは、いずれも水飲を予防する方剤である。

【本文】　　《張氏医通》に云う、「是の方は、即ち大青龍湯にして桂枝無く、文蛤有り。大青龍は風寒の両感を発散す。今是の証の初めは外邪を言わず。而るに用いて汗を取るは、何ぞや。蓋し、陽明経中に実熱有るに因るは、飲を貪る所以なり。故に麻黄、杏仁を用いて腠理を開発し、甘草、姜、棗は営衛を調和し、石膏は鬱熱を解利し、文蛤は直ちに少陰に入り、散水止渇し、太陽と少陰の二経の散邪滌飲の聖薬と為す。故に又微風、脈緊、頭痛の疾を主る」と。

【通釈】　　《張氏医通》では、「この処方は、大青龍湯であって桂枝がなく、文蛤がある。大青龍湯は、風邪と寒邪をともに感じたのを発散する。今この証の初めには、外邪を言っていない。ところが、これを用いて汗を取るのは、どうしてであろうか。思うに、陽明経の中に実熱があることによるのが、水を貪って飲む理由である。そこで、麻黄、杏仁を用いて腠理を開いて発し、甘草、生姜、大棗は営衛を調和し、石膏は鬱熱を解利し、文蛤は直ちに少陰に入り、散水止渇し、太陽と少陰の二経で散邪滌飲する聖薬となる。そこで、また微かな風邪を感受し、脈が緊になり、頭が痛む疾患を主治する」と言う。

【解説】　　本条文は、嘔吐した後に口渇と多飲が出現し同時に表証を伴う場合の治療法について論述している。

－ 934 －

嘔吐噦下利病脈証治第十七

　嘔吐した後は、水が除かれるので、口が渇く。口が渇くと、水を飲みたくな
り、必ず多量の水を貪るように飲む。多量の水を飲むと、飲んだ水は肺の位置
する上焦に溢れるので、溢飲を発生する患いがある。そこで、文蛤湯を与えて
水飲を散じる。方中には麻黄、杏仁などの発表薬が含まれるので、本証は必ず
邪熱が肺に欝滞した状態を兼ねている。そこで、本方は、「飲を貪る」と同時
に微風、脈緊、頭痛などの症状を兼ねる場合にこれを主治する。

　文蛤湯は、文蛤、麻黄、甘草、生姜、石膏、杏仁、大棗からなる。本方は、
大青龍湯より桂枝を除き、文蛤を加えた処方である。方中の麻黄、杏仁は膝理
を開発し、甘草、生姜、大棗は営衛を調和し、石膏は欝熱を解利し、文蛤は鹹
寒で散水止渇する。

【原文】　乾嘔吐逆、吐涎沫、半夏乾姜散主之。(20)
【本文】　乾嘔、吐逆し、涎沫を吐するは、半夏乾姜散之を主る。
【語釈】　○乾嘔、吐逆し、涎沫を吐す云々：王廷富の説「この条は、虚寒の
嘔吐の証候と治療法である。論じる所の乾嘔、吐逆、涎沫の吐出は、時に乾嘔
し、時に嘔吐し、時に涎沫を吐出することを言い、三つが同時に出現すること
もできる。その病理は中焦の陽虚で、運化が無力になり、胃気が和降を失い、
虚寒の気が上逆して引き起こす所である。これは、胃陽が虚弱になる嘔逆証で
ある。そこで、温胃降逆の方法を用いて主治する」《金匱要略指難》
【通釈】　乾嘔し、胃気が上逆し、涎沫を吐出する場合は、半夏乾姜散がこれ
を主治する。
【本文】　[魏]　乾嘔、吐逆し、涎沫を吐する者は、亦胃中虚寒し、津液変
じて涎沫を為し、逆気の上衝に随いて嘔を作すなり。乾嘔は物無く、止涎沫有
り、虚邪にして実邪に非ざること知る可し。之を主るに半夏乾姜散方を以てす。
猶之小半夏湯より惟だ生姜を易えて乾姜と為すがごとく、生姜の性は僭上して
発越し、乾姜の辛温にて度と為すに如かず、尚ら功は中を理むるなり。意を用
うることも亦甚だ微なり。
　[尤]　前の乾嘔し、涎沫を吐し、頭痛す（第9条）と同じならず。彼は厥
陰の陰気上逆すと為す。此れは是れ陽明の寒涎逆気下らざるのみ。故に半夏を
以て止逆消涎し、乾姜は温中和胃し、漿水は甘酸にて調中引気して嘔吐を止む
なり。
【語釈】　○僭上：上におごる。　　○度：わたる。こえる。

- 935 -

【通釈】　［魏］　乾嘔し、嘔吐で胃気が上逆し、涎沫を吐出する場合は、また胃中が虚して寒え、津液が変化して涎沫を生じ、逆気の上衝に随って嘔吐を発生する。乾嘔は物がなく、ただ涎沫があるだけであり、虚邪であって実邪でないことを知るべきである。これを主治するには、半夏乾姜散方を用いる。これは丁度小半夏湯よりただ生姜を易えて乾姜とするようなものであり、生姜の性は上におごって発越し、乾姜が辛温で度るには及ばず、専らの効能は中焦を理める。意を用いるのもまた甚だ微かである。

　　「尤」　前の「乾嘔し、涎沫を吐出し、頭が痛む（第9条）」のと同じでない。彼は、厥陰の陰気が上逆する。これは、陽明の寒涎が逆気で下らないだけである。そこで、半夏をもって止逆消涎し、乾姜は温中和胃し、漿水は甘酸で調中引気して嘔吐を止める。

【本文】　半夏乾姜散方（《千金》は方名無し）

　　半夏　乾姜（各等分）

　　右二味、杵きて散と為し、方寸匕を取り、漿水一升半もて、煎じて七合を取り、之を頓服す（《千金》は、「右の二味、咬咀し、漿水一升半を以て、煮て七合を取り、之を頓服すること日に三たびす」に作る）。

【語釈】　○半夏乾姜散：聶恵民の説「本方は、温中降逆の方剤である。中焦の虚寒で胃気が上逆するので、乾姜をもって温中散寒、暖胃通陽し、半夏は和胃降逆、止嘔祛痰する。胃を降ろし、津を生じると、嘔逆は自然に平らかになる」《経方方論薈要》

【通釈】　半夏乾姜散方（《千金》では、処方名はない）

　　半夏　乾姜（各々等分）

　　右の二味を搗いて散剤とし、方寸匕を取り、漿水一升半を用い、煎じて七合を取り、これを頓服で服用する（《千金》では、「右の二味を咬咀し、漿水一升半を用い、煮て七合を取り、これを頓服で日に三回服用する」に作る）。

【本文】　［程］　脾寒ゆれば則ち涎摂めず、胃寒ゆれば則ち気上逆す。故に乾嘔し、涎沫を吐するなり。半夏の辛は逆を散じ、乾姜の熱は以て脾を温む。煎ずるに漿水を以てする者は、其の酸温を藉りて以て関を通じ膈を利すればなり。此の証、茱萸湯とは迥かに別なるは、頭痛せざるを以てなり。

【通釈】　［程］　脾が寒える場合は涎は摂められず、胃が寒える場合は気は上逆する。そこで、乾嘔し、涎沫を吐出する。半夏の辛は逆を散じ、乾姜の熱は脾を温める。煎じるに漿水をもってするのは、その酸温を借りて関を通じ膈

を通利するからである。この証が呉茱萸湯と遙かに別であるのは、頭が痛くないからである。

【解説】　本条文は、脾胃陽虚によって寒飲が嘔逆する証候と治療法について論述している。

　胃中が虚して寒えると、津液が変化して涎沫を生じる。胃気が上逆すると、乾嘔し、涎沫を吐出する。乾嘔は、物がなく、ただ涎沫が出ることを言う。そこで、半夏乾姜散を与えてこれを治療する。

　半夏乾姜散は、半夏、乾姜、漿水からなる。方中の半夏は止逆消涎し、乾姜は温中和胃し、漿水は甘酸で調中引気して止嘔する。

【原文】　病人胸中似喘不喘、似嘔不嘔、似噦不噦、徹心中憒憒然無奈者、生姜半夏湯主之。(21)

【本文】　病人、胸中喘に似て喘ならず、嘔に似て嘔ならず、噦に似て噦ならず、心中に徹して憒憒然として奈んともする無き者は、生姜半夏湯之を主る（「奈んともすること無し」は、《外台》は「徹して聊か頼ること無し」の四字に作り、「噦」の下に「徹」の字無し）。

【語釈】　〇病人、胸中喘に似て喘ならず云々：呂志杰の説「本条は、寒飲が胃にあり、正気と邪気が打ち合う証候と治療法を論述している。病人は嘔吐に似るが嘔吐でなく、噦に似るが噦でないのは、寒飲が胃にあり、正気と邪気が打ち合う症状である。中焦の寒飲が上逆し、肺気の粛降に影響する。そこで、気喘に似るが気喘でない。心中に徹して憒憒然としてどうすることもできなくなるのは、心胸部の煩悶が極まり、どうすることもできない症状である。生姜半夏湯は、辛で寒飲を散じ、これによって肺胃の陽気を舒展する」《金匱雑病論治全書》

【通釈】　病人は胸中に気喘に似た感じがするが気喘はなく、嘔吐に似た感じがするが嘔吐はなく、吃逆に似た感じがするが吃逆はなく、心胸部に煩悶が出現してどうすることもできなくなる場合は、生姜半夏湯がこれを主治する（「どうすることもできなくなる」は、《外台》では「一貫していささか頼ることがない」の四字に作り、「噦」の字の下に「徹」の字がない）。

【本文】　[沈]　喘に似て喘ならず、嘔に似て嘔ならず、噦に似て噦ならざるは、誠に是れ喘ならず、是れ嘔ならず、是れ噦ならざるなり。徹なる者は、通るなり。僅かに是れ心中に通じ、憒憒然として奈んともすること無きは、即

- 937 -

ち泛泛として悪心するの義なり。

　　［尤］　　寒邪飲を搏ち、胸中に結びて出づるを得ざれば、則ち気の呼吸往来、出入升降する者は、阻まる。喘に似て喘ならず、嘔に似て嘔ならず、噦に似て噦ならざる者は、皆寒飲と気と相い搏ち互いに撃つの証なり。且つ飲は、水邪なり。心は、陽藏なり。水邪を以てして迫りて心藏に処し、却<small>（しりぞ）</small>かんと欲して能わず、受けんと欲して可ならざれば、則ち心中に徹して憒憒然として奈んともすること無きなり。生姜半夏湯は、即ち小半夏湯にして生姜は汁を用うれば、則ち降逆の力少なくして散結の力多し。乃ち、正しく飲気相い搏ち出でんと欲して出でざる者を治するの良法なり。

【語釈】　○憒憒然：心中が煩悶するさま。　　○泛泛：うかびただようさま。

【通釈】　　　［沈］　気喘に似るが気喘でなく、嘔吐に似るが嘔吐でなく、噦に似るが噦でないのは、誠に気喘ではなく、嘔吐ではなく、噦ではない。徹は、通ることである。僅かに心中に通じ、憒憒然としてどうしようもないのは、泛泛として悪心がする義である。

　　［尤］　　寒邪が飲を搏ち、胸中に結んで出ることができなくなると、気が呼吸で往来し、出入し、昇降するのが阻まれる。気喘に似るが気喘でなく、嘔吐に似るが嘔吐でなく、噦に似るが噦でないのは、皆寒飲と気が互いに打ち合う証である。かつ飲は、水邪である。心は、陽臓である。水邪をもって迫って心臓に位置し、退こうとしてもできず、受けようとしてもできなくなる場合は、心中に徹して憒憒然として心中が煩悶し、どうしようもなくなる。生姜半夏湯は小半夏湯であって生姜は汁を用い、降逆の力が少なく、散結の力が多い。即ち、正しく飲と気が打ち合い、出ようとして出ない場合を治療する良法である。

【本文】　　生姜半夏湯方（《外台・傷寒嘔噦門》は仲景《傷寒論》を引き、生姜汁半夏湯と為し、兼ねて天行を主る」と云う）

　　半夏（半升）　生姜汁（一升）

　　右二味、水三升を以て、半夏を煮て二升を取り、生姜汁を内れ、煮て一升を取り、小しく冷やして四服に分かち、日に三たび、夜に一たび服す。止めば、後服を停む（《外台》は、「水三升を以て、半夏を煎じて一升を取り、姜汁を内れ、一升半を取り、綿もて漉して小しく冷やしめ、二服に分かち、一は日に、一は夜に服し、尽くせしむ。嘔噦一服にて止を得る者は、後服を停む」に作る）

【語釈】　○生姜半夏湯：聶恵民の説「本方は、散飲和胃の方剤である。寒飲

- 938 -

が打ち合い、中焦に結び、胸陽が展びなくなるので、気喘に似るが気喘でなく、嘔吐に似るが嘔吐でなく、噦に似るが噦でなく、胸中は受け難い症状が極まる。そこで、生姜をもって和胃散飲、温胃和中し、半夏は蠲飲降逆し、これによって胸中の陽気を舒展すると、飲が除かれ寒が散じ、気機が通暢する。そこで、病は除かれる。本方と小半夏湯は、薬味の組成が同じであるが、薬味の剤量は同じでない。そこで、効能は異なる。更に小半夏湯、生姜半夏湯、半夏乾姜散は、一方の組成は均しく半夏と姜であるが、ただ一つは生姜を用いて降逆除飲し、もう一つは生姜を用い汁を取って幾らか煎じて散寒寒飲し、一つは乾姜を用い温中散寒して止嘔する。そこで、薬物の剤型が同じでなく、煎服も区別があれば、効能や主治もまた異なる」《経方方論薈要》

【通釈】　生姜半夏湯方（《外台・傷寒嘔噦門》では仲景の《傷寒論》を引用し、生姜汁半夏湯とし、兼ねて流行病を主治する」と言う）

　　半夏（半升）　　生姜汁（一升）

　右の二味に水三升を用い、半夏を煮て二升を取り、生姜汁を入れ、煮て一升を取り、小し冷やして四服に分け、日に三回、夜に一回服用する。症状が止めば、その後の服用を停止する（《外台》では、「水三升を用い、半夏を煎じて一升を取り、生姜汁を入れ、一升半を取り、綿で濾過して小し冷やし、二服に分け、一回は日中に、一回は夜に服用し、飲み尽くさせる。嘔吐と吃逆が一回の服用で停止する場合は、その後の服用を停止する」に作る）

【本文】　［鑑］　李彣曰く、「生姜、半夏は、辛温の気以て水飲を散じ陽気を舒ばすに足る。然して小しく冷ゆるを待ちて服する者は、恐らく寒飲中に固く結び、熱薬を拒みて納れず、反って嘔逆を致す。今熱薬にて冷飲すれば、噎を下りての後は冷の体は既に消え、熱性便ち発し、情は且つ違えずして大益を致す。此れ、《内経》の旨なり。此の方と前の半夏乾姜湯（著者注：正しくは半夏乾姜散）とは略同じ。但だ前は中気を温む。故に乾姜を用う。此れ停飲を散ず。故に生姜を用う。前は嘔吐し上逆するに因り、之を頓服すれば、則ち薬力猛峻にして以て逆を止め気を降ろし、嘔吐は立ちどころに除かるに足る。此れ、心中奈んともすること無きは、寒飲内に結び、以て猝_{にわ}かに消し難し。故に四服に分かち、胸中の邪気をして徐徐に散ぜしむるなり」と。

【通釈】　［鑑］　李彣は、「生姜と半夏は、辛温の気で水飲を散じて陽気を舒ばすには充分である。そして、小し冷えるのを待って服用するのは、恐らくは寒飲が中に固く結んでいるので、熱薬を拒んで納れず、反って嘔逆を引き起

こすからである。今熱薬であって冷飲する場合は、咽を下った後は冷えた薬は既に消え、熱性が直ちに発生し、性状はまた違うことがなく、大益を生じる。これは、《内経》の旨である。この処方と前の半夏乾姜散とは、組成がほぼ同じである。ただ、前の半夏乾姜散は、中気を温める。そこで、乾姜を用いる。これは、停飲を散じる。そこで、生姜を用いる。前は嘔吐して上逆するので、半夏乾姜散を頓服で服用すると、薬力は猛烈に作用し、上逆を止めて気を降ろし、嘔吐が立ちどころに除かれるには充分である。ここで心中がどうしようもなくなる場合は、寒飲が内に結び、遽かには消し難い。そこで、四回の服用に分け、胸中の邪気を徐々に散じるようにする」と言う。

【本文】　《外台》の《必効》に脚気を療するの方。

大半夏（三両、浄削し皮を去る）　生姜汁（三升）

右二味、水五升、煮て二升を取り、滓を去り、空腹にて一服し尽くし、毎日一剤、三剤すれば必ず好し。此の方、梁の公家の出方にて、始めに本有り、奇異にして神のごとく効く。

又《文仲》に、脚気、心に入り、悶絶して死せんと欲する者を療す。

半夏（三両、洗い切る）　生姜汁（一升半）

右二味、半夏を内れ、煮て一升八合を取り、四服に分かつ。極めて効く。

又《深師》に、傷寒、踠を病みて止まざるを療す半夏散。

半夏（洗い焙り乾かす）

右一味、之を末にし、生姜湯もて和し、一銭匕を服す。

【語釈】　○浄削：浄は、きよい。きよらか。削は、けずる。　○踠：噦に通じ、乾嘔を指す。

【通釈】　《外台》の《必効》で、脚気を治療する処方。

大半夏（三両、きれいに削り、皮を除く）　生姜汁（三升）

右の二味に水五升を用い、煮て二升を取り、滓を除き、空腹で一回全てを服用し、毎日一剤を服用し、三剤になると必ず好転する。この処方は梁の公家から出た処方であり、最初に出典の元があり、奇異であるが神のように有効である。

また、《文仲》では、脚気が心に入り、悶絶して死にそうになる場合を治療する。

半夏（三両、洗って切る）　生姜汁（一升半）

右の二味に半夏を入れ、煮て一升八合を取り、四回の服用に分ける。極めて

－ 940 －

嘔吐噦下利病脈証治第十七

有効である。

　また、《深師》では、傷寒に罹患し、乾嘔を病んで停止しないのを治療する半夏散。

　半夏（洗い焙り乾かす）

　右の一味を粉末にし、生姜湯に混和し、一銭匕を服用する。

【解説】　本条文は、寒飲が胸中に搏結する場合の証候と治療法について論述している。

　寒邪が飲を搏ち、胸中に結んで出ることができなくなると、気の昇降出入が阻まれるので、気喘に似るが気喘でなく、嘔吐に似るが嘔吐でなく、吃逆に似るが吃逆でない症状が出現する。飲は水邪であり、心は陽臓である。水邪が心に迫り、退くことができず、受けることもできなくなると、心中に徹して煩悶し、泛泛として悪心が出現する。そこで、生姜半夏湯を与えてこれを治療する。

　生姜半夏湯は、半夏と生姜汁からなる。本方は小半夏湯（半夏、生姜）と組成が似るが、生姜の代わりに生姜汁を使用する。生姜汁は、降逆の力は少ないが、散結の力が多い。そこで、生姜半夏湯を与えて胸中に搏結した寒飲を散じ、陽気を舒ばす。

【原文】　乾嘔、噦、若手足厥者、橘皮湯主之。(22)

【本文】　乾嘔、噦し、若し手足厥する者は、橘皮湯之を主る（《肘後》に云う、「卒かに嘔啘し、又厥逆するを治するの方」と）。

【語釈】　○乾嘔、噦し、若し手足厥する者云々：王廷富の説「この条は、嘔吐と吃逆の証候と治療法である。乾嘔と吃逆は、既に二個の症状であり、また二個の病証であり、均しく声があって物がないが、ただ区別がある。乾嘔は、気が上逆して嘔き、気を出して声がある。吃逆は、吸気が下に到達できず、気が膈間に触れて響きを生じる。病証は同じでないが、肝気が膈間に搏つのは、同じである。上焦の陽気が阻滞し、陽気が布達できなくなるので、手足は厥冷する。その病理は、寒気が膈間に滞り、胸陽が伸展できず、寒気が上逆する場合は嘔吐し、膈気が嘔逆する場合は吃逆する。これは、寒気が膈に滞る嘔吐と吃逆の証である。そこで、理気散寒の方法を用いて主治する」《金匱要略指難》

【通釈】　乾嘔し、吃逆し、もし手足が厥冷する場合は、橘皮湯がこれを主治する（《肘後》では、「遽かに嘔吐し、吃逆し、また四肢が厥逆するのを治療

- 941 -

する処方である」と言う）。

【本文】　［程］　乾嘔し、噦すれば、則ち気胸膈の間に逆して四末に行らず。故に手足之が為に厥す。橘皮は能く逆気を降ろし、生姜は嘔家の聖薬と為し、小剤以て之を和すなり。然して乾嘔は反胃に非ず、厥は無陽に非ず。故に咽を下れば気行り即ち愈ゆ。

　　［尤］　未だ便ち陽虚と認めて遽かに温補を投ず可からざるなり。

【通釈】　［程］　乾嘔し、吃逆する場合は、気が胸膈の間に逆上し、四肢の末端に行らなくなる。そこで、手足はこのために厥冷する。橘皮はよく逆気を降ろし、生姜は嘔家の聖薬であり、小剤でこれを調和する。そして乾嘔は胃反ではなく、厥冷は陽がないのではない。そこで、咽を下ると、気が行り、直ちに治癒する。

　　［尤］　いまだ直ちに陽虚と誤認して遽かに温補の品を投与すべきでない。

【本文】　橘皮湯方（《外台》は仲景《傷寒論》を引き、小橘皮湯と名づけ、兼ねて天行を主ると云う）

　　橘皮（四両）　生姜（半斤。○《外台》は、「皮を去る、八両」に作る）

　　右二味、水七升を以て、煮て三升を取り、一升を温服す。咽を下れば即ち愈ゆ（《外台》は、「二味」の下に「狭く長く切る」の三字有り）。

【語釈】　○橘皮湯：聶惠民の説「本方は、理気和胃の方剤である。脾胃が虚して寒え、胃が寒えて気が上逆すると嘔吐と噦が出現し、陽が虚して四肢に到達されなくなると厥逆する。そこで、橘皮をもって理気和胃し、生姜は温中止嘔し、これによって胃陽を宣通し、陽気を振奮すると、嘔吐は止み、四肢は温かくなる。そこで、病が軽く始めて発する場合に使用できる」《経方方論薈要》

【通釈】　橘皮湯方（《外台》では仲景の《傷寒論》を引用し、小橘皮湯と名づけ、兼ねて流行病を主治すると言う）

　　橘皮（四両）　生姜（半斤。○《外台》では、「皮を去る、八両」に作る）

　　右の二味に水七升を用い、煮て三升を取り、一升を温めて服用する。咽を下ると直ちに治癒する（《外台》では、「二味」の字の下に「狭く長く切る」の三字がある）。

【本文】　《外台》の《廣済》の橘皮湯は、嘔噦止まざるを療す。

　　本方に於いて枇杷葉、甘草を加う。

　　又《延年》の人参飲は、吐を主る。

- 942 -

本方中に於いて人参を加う。

　又《范汪》の半夏湯は、痰飲を病む者は、当に温薬を以て之を和すべく、心腹虚冷し、遊痰の気上り、胸脇満ちて食を下さず、嘔逆し、胸中冷ゆるを療す。

　本方に於いて半夏を加う。

【通釈】　《外台》の《廣済》の橘皮湯は、嘔吐と吃逆が停止しない場合を治療する。

　本方に枇杷葉、甘草を加える。

　また、《延年》の人参飲は、嘔吐を主治する。

　本方の中に人参を加える。

　また、《范汪》の半夏湯は、痰飲を病む場合は温薬を用いてこれを調和すべきであり、心腹部が虚して冷え、浮遊した痰気が上り、胸脇部が脹満して食物を下さず、嘔吐し、胸中が冷える場合を治療する。

　本方に半夏を加える。

【解説】　本条文は、胃が寒え気が上逆して乾嘔と噦が出現する場合の証候と治療法について論述している。

　《金匱要略輯義》が引用する程林の説では、なぜ気が逆上するのかについての解説がない。

　気が胸膈の間に逆上すると、乾嘔し吃逆が出現する。気が四肢の末端に行らなくなると、手足は厥冷する。そこで、橘皮湯を与えてこれを治療する。

　橘皮湯は、橘皮と生姜からなる。方中の橘皮は逆気を降ろし、生姜は嘔家の生薬で止嘔する。

【原文】　噦逆者、橘皮竹茹湯主之。(23)

【本文】　噦逆する者は、橘皮竹茹湯之を主る。

【語釈】　〇噦逆する者云々：呂志杰の説「本条は、虚熱性の噦逆の証候と治療法を論述している。虚熱が内を乱し、胃気が上逆して引き起こす所の噦逆である。治療は、補虚清熱、降逆止噦すべきである。そこで、橘皮竹茹湯は橘皮、生姜を用いて降逆止噦し、竹茹は甘寒で胃熱を清し、人参、甘草、大棗は味甘で建中補虚する。本方は、証は噦を主症とするが、更に食欲不振、口の乾燥、虚して疲れるなどの症状と舌紅、少苔、脈細無力、あるいは数に偏るなどが見われるはずである」《金匱雑病論治全書》

【通釈】　吃逆が出現する場合は、橘皮竹茹湯がこれを主治する。

【本文】　［魏］　噦逆なる者は、胃気虚し寒え固まる。亦少しく虚熱を挟みて噦を作す者有り、将た何を以て治を為さんや。仲景之を主るは、橘皮竹茹湯なり。橘皮、竹茹は、行気清胃して毫も攻伐寒涼の忌を犯さず。佐くるに補中益気温胃の品を以てすれば、而ち胃気足り、胃陽生ず。浮熱は、必ずしも留意せざるなり。右の諸方は、嘔吐噦家、浅深緩急の治に干いて至って詳らかに尽くすと謂う可し。

【通釈】　［魏］　噦逆は、胃気が虚して寒えて固まる。また、少し虚熱を挟んで噦を生じる場合があり、果たして何をもって治療しようか。仲景がこれを主治するのは、橘皮竹茹湯である。橘皮、竹茹は、行気清胃し、少しも寒涼の品で攻伐する禁忌を犯さない。佐けるに補中益気温胃の品を用いると、胃気は足り、胃陽は生じる。浮いた熱は、必ずしも留意しない。右の諸々の処方は、常に嘔吐や噦が出現する人で、病の浅深や緩急を治療する上で非常に詳らかに尽くされていると言うことができる。

【本文】　案ずるに、噦は《説文》に「気、㦬（さから）うなり」と。楊上善は《陰陽応象大論》に註して云う、「気折るるなり」と。王氏《準縄》に云う、「噦は於月の切、又乙劣の切なり。乙劣の訛りは、遂に吃逆と為す」と。亦猶俗に団を呼びて突欒（らん）と為し、角を葛洛と為すがごとし。其の故は明らかなり。而して《活人書》等は噦を以て咳逆と為し、《金鑑》の如きは仍お其の説を襲う。然れども樓氏《綱目》、王氏《準縄》、張氏《類経》は、其の非なるを弁じて訂するは尤も詳らかなり。今繁引せざるなり。

【通釈】　案じるに、噦は《説文》では「気が㦬（さから）うことである」とある。楊上善は《陰陽応象大論》に注釈し、「気が折れることである」と言う。王氏の《準縄》では、「噦は於月の切であり、また乙劣の切である。乙劣が誤り、遂に吃逆となる」と言う。また、丁度世俗では団を呼んで突欒とし、角を呼んで葛洛とするようなものである。その理由は、明らかである。そして《活人書》などでは、噦をもって咳逆とし、《医宗金鑑》のようなものはなおその説を踏襲する。しかし、樓氏の《綱目》、王氏の《準縄》、張氏の《類経》では、それが誤りであることを弁じて訂正し、最も詳細である。今繁雑に引用しない。

【本文】　橘皮竹茹湯方

　橘皮（二升）　竹茹（二升）　大棗（三十枚）　生姜（半斤）　甘草（五両）　人参（一両）

　右六味、水一斗を以て、煮て三升を取り、一升を温服し、日に三服す（《活

- 944 -

嘔吐噦下利病脈証治第十七

人》は、半夏有り）。

【語釈】　〇橘皮竹茹湯：聶惠民の説「本方は、清熱補虚、降逆止噦の方剤である。胃中の虚熱によって虚気が上逆し、噦逆を生じる。そこで、橘皮、生姜は降逆和胃して嘔逆を止め、竹茹は甘寒で清熱して陰を和し、人参は益気補脾し、大棗、甘草は甘で緩めて和中し、脾気が壮んになり、胃熱が清せられる場合は、噦逆は止む」《経方方論薈要》

【通釈】　橘皮竹茹湯方

橘皮（二升）　竹茹（二升）　大棗（三十枚）　生姜（半斤）　甘草（五両）　人参（一両）

右の六味に水一斗を用い、煮て三升を取り、一升を温めて服用し、日に三回服用する（《活人書》では、半夏がある）。

【本文】　［鑑］　李杲曰く、「噦は、胃寒に属する者有り、胃熱に属する者有り。此の噦逆は、胃中虚して熱し、気逆して致す所に因る。故に人参、甘草、大棗は補虚し、橘皮、生姜は散逆し、竹茹は甘寒にて逆気を疏して胃熱を清し、因りて以て君と為す」と。

【通釈】　［鑑］　李杲は、「噦は、胃寒に属する場合があり、胃熱に属する場合がある。この噦逆は、胃中が虚して熱し、気が上逆して引き起こす所による。そこで、人参、甘草、大棗は虚を補い、橘皮、生姜は逆を散じ、竹茹は甘寒で逆気を疏通して胃熱を清し、これによって君となる」と言う。

【本文】　《外台》の《深師》大橘皮湯は、傷寒、嘔噦、胸満、虚煩、安からざるを療す。

本方に於いて竹茹、大棗を去る。

又《廣済》の麦門冬湯は、煩熱、嘔逆、食下らず、食すれば則ち吐出するを療す。

本方に於いて橘皮を去り、麦門冬、茅根を加う。

《活人》の大橘皮湯は、動気下に在れば、汗を発す可からず。汗を発すれば則ち汗無く、心中大いに煩し、骨節疼痛し、目運り、悪寒し、食すれば則ち反って穀を吐して入るを得ず。先ず大橘皮湯を服し、吐止みて後、小建中湯を服す（即ち、本方）。

《三因》の橘皮竹茹湯は、咳逆、嘔噦、胃中虚冷し、一噦する毎に八九声相い連なるに至り、気を収めて回らず、人を驚かすに至るを治す（即ち、本方）。

【通釈】　《外台》の《深師》大橘皮湯は、傷寒に罹患し、嘔吐と吃逆が出現

－ 945 －

し、胸満し、虚煩が出現して不安になる場合を治療する。

本方より竹茹、大棗を除く。

また、《廣済》の麦門冬湯は、煩熱し、嘔逆し、食物が下らず、食事を摂取すると吐出する場合を治療する。

本方より橘皮を除き、麦門冬、茅根を加える。

《活人書》の大橘皮湯では、動気が下にある場合は、発汗すべきでない。発汗する場合は汗がなく、心中が大いに煩し、骨節に疼痛が出現し、眩暈がし、悪寒がし、食事を摂取する場合は反って穀物を吐出して入ることができなくなる。先ず大橘皮湯を服用し、嘔吐が停止した後に小建中湯を服用する（即ち、本方である）。

《三因方》の橘皮竹茹湯は、咳逆し、嘔吐と吃逆が出現し、胃中が虚冷し、一回吃逆する度に八九の声が連続するようになり、気を収めて回らなくなり、人を驚かすようになる場合を治療する（即ち、本方である）。

【解説】　本条文は、胃が虚して熱があり、気が逆して噦が出現する場合の治療法について論述している。

胃気が虚して寒え、少し虚熱を挟むと、気が上逆するので、吃逆が出現する。そこで、橘皮竹茹湯を与えてこれを治療する。

橘皮竹茹湯は、橘皮、竹茹、大棗、生姜、甘草、人参からなる。方中の橘皮、生姜は、逆を散じる。竹茹は、逆気を疏通して胃熱を清する。人参、甘草、大棗は、補虚する。

【原文】　夫六府気絶於外者、手足寒、上気脚縮。五藏気絶於内者、利不禁、下甚者、手足不仁。(24)

【本文】　夫れ六府の気外に絶する者は、手足寒え、上気して脚縮む。五藏の気内に絶する者は、利禁ぜず、下ること甚だしき者は、手足不仁す。

【語釈】　○夫れ六府の気外に絶する者云々：王廷富の説「この条は、五臓六腑の虚衰によって引き起こされる上逆と下痢の病変である。六腑は陽であり、「瀉して藏せず」を主る。陽気は、外を衛って固める。もし陽気が虚弱になる場合は、四肢の末端を温煦するには不足し、あるいは胸膈の気機は達せず、あるいは寒湿が痺れて塞ぎ、あるいは瘀血が阻滞し、均しく手足の寒えを引き起こすはずである。同時に寒は収引を主る。陽気が下に達することができなくなるので、脚は縮み踡臥する。論じる所の上気は、その気機が逆上することを言

－ 946 －

う。もし胃気が上逆する場合は、嘔を生じ、吐を生じる。膈気が横逆する場合
は、吃逆などの病証を生じる。これによって六腑の中では、また後天の胃気が
本である。胃気は降りるのが好ましく、逆するのは好ましくない。もし胃気が
降を失い上逆する場合は、嘔吐を生じる。中陽が不足し、寒気が膈を動かすと、
噦を生じる。五臓は陰であり、「藏して瀉さず」を主る。陰は、内を栄えさせ
て守りとなる。もし陰気が衰敗し、内を守ることができず、正気が不足して固
摂できない場合は、下痢は禁じられなくなる。下痢が甚だしい場合は、陰精と
陽気がともに傷られる。ここにおいて陰精が栄えず、陽気が至らなくなる。そ
こで、手足は不仁になる。これによって五臓の中では、また先天の腎気が本で
あり、元陰と元陽が身を寄せる所である。もし下痢が久しく治癒せず、甚だし
くなって手足が不仁になる場合は、腎気が虚してそれが固摂する職を失い、元
陽が温まらず、真精が濡さずに引き起こすのである」《金匱要略指難》
【通釈】　　そもそも六腑の精気が衰えて外に尽きる場合は、手足が寒え、気が
上衝し、下肢が痙攣して縮こまる。五臓の精気が衰えて内に尽きる場合は、下
痢が止まらなくなり、甚だしい下痢が出現する場合は、手足は痺れて感覚がな
くなる。
【本文】　　［程］　　手足寒ゆる者は、陽四末に行らざるなり。上気する者は、
宗気衰微するなり。平人の宗気は胸中に積み、喉嚨に出で、以て心脈を貫き、
呼吸を行らす。宗気衰うれば、則ち奔り促りて上気するなり。脚縮む者は、寒
は収引を主り、陽以て伸ぶること無きなり。此れ、六府の気外に絶する者は此
くの如し。下利禁ぜざる者は、下焦闔じざるなり。脾衰うれば、則ち四藏倶に
衰う。故に《経》に曰く、「脾気孤弱なれば、五液注下し、下焦闔じず」と。
清便下重するは、即ち禁ぜざるの謂いなり。下甚だしくして手足不仁に至る者
は、四体絶するなり。此れ、五藏の気内に絶する者は、此くの如し。
　　［徐］　　下甚だしく、手足は陰以て陽を維ぐこと無きに因りて藏気相い統摂
せざれば、則ち不仁を為す。不仁なる者は、伸縮皆能わざるなり。
【通釈】　　［程］　　手足が寒えるのは、陽気が四肢の末端に行らなくなるから
である。上気するのは、宗気が衰微するからである。正常人の宗気は、胸中に
積もり、喉嚨に出て、心脈を貫き、呼吸を行らせる。宗気が衰える場合は、気
が奔って促り上気する。脚が縮むのは、寒は収引を主り、陽が伸びることがな
いからである。六腑の気が外に途絶える場合は、このようである。下痢が禁じ
られないのは、下焦が闔じないからである。脾が衰える場合は、四臓がともに

衰える。そこで、《経》では、「脾気だけが弱まると、五液は注いで下り、下焦は闔じなくなる」と言う。清便が下重するのは、禁じられないことを言う。下痢が甚だしくなって手足の不仁に至るのは、四臓の本体が途絶えるからである。五臓の気が内に途絶えるのは、このようなものである。

　　[徐]　下痢が甚だしくなり、手足は陰が陽を繋ぐことがなく、臓気が相互に統摂しなくなると、不仁になる。不仁は、伸縮がいずれもできないことである。

【解説】　本条文は、嘔吐、噦、下痢が出現する病機と予後について論述している。

　陽気が四肢の末端に行らなくなると、手足は冷える。宗気が衰微すると、気が上逆する。寒は、収引を主る。寒が旺盛になって収引し、陽が伸びなくなると、脚は縮む。即ち、六腑の陽気が外に途絶える場合は、手足が冷え、気が上逆して嘔吐や噦が出現し、下肢が引き攣って縮む。

　下焦が闔じなくなると、下痢は禁じられなくなる。脾気が衰えると、四臓がともに衰え、本体が途絶えるので、下痢が甚だしくなり、手足が不仁になる。不仁は、伸縮できないことを言う。即ち、下痢が甚だしくなり、手足は陰が損傷されて陽を繋ぐことができず、臓気が相互に統摂しなくなると、手足は伸縮ができなくなる。即ち、五臓の精気が内に途絶える場合は、下痢は停止せず、手足は伸縮ができなくなる。

【原文】　下利脈沈弦者、下重。脈大者、為未止。脈微弱数者、為欲自止。雖発熱不死。(25)

【本文】　下利して脈沈弦の者は、下重す。脈大の者は、未だ止まずと為す。脈微弱数の者は、自ら止まんと欲すと為す。発熱すと雖も死せず。

【語釈】　〇下利して脈沈弦の者云々：呂志杰の説「本条は、脈象より下痢の病状とその予後を診断している。脈象が沈弦であり、下痢して裏急後重するのは、痢疾の特徴である。これによって脈が沈であるのは、病邪が裏にあり下にあることを表示する。弦脈は、寒を主り痛を主る。下痢し腹痛し、裏急後重するのは、寒邪が裏に入り、気機を阻滞し、腑気が通暢しなくなって引き起こす所による。例えば脈象が大に転じるのは、邪が盛んである徴候である。大である場合は、病は進む。そこで、下痢はいまだ止もうとしないことが解る。もし脈が微弱でかつ数に転じる場合は、邪気は衰微し、陽気が来復する象であり、

- 948 -

嘔吐噦下利病脈証治第十七

邪は衰え、正気は回復する。そこで、下痢は今にも自然に止まろうとすることが解る。この時に発熱の症状が出現するのは、陽気の来復である。そこで、「発熱すと雖も死せず」と言う」《金匱雑病論治全書》

【通釈】　下痢が出現して脈が沈弦になる場合は、裏急後重する。もし脈が大になる場合は、下痢はいまだ停止しない。もし脈が微弱で数になる場合は、下痢は自然に停止しようとする。この場合は、発熱が出現しても予後は良好である。

【本文】　［魏］　此れ滞下の病にして殄泄の病に非ざるなり。沈は、陽陥り陰分に入ると為す。沈の中に弦を見わすは、少陽の気宣達すること能わずと為す。故に気は陽に随い降りて下重するなり。脈沈弦にして大の者は、陽気陥入の深くして且つ多し。故に未だ止まずと為す。脈微弱の者は、陽気の陥入浅くして少なし。更に兼ねて数を見わすは、陽気勃勃として陰に動かんと欲し、斯に升達を為し易すきなり。故に自ら止まんと欲すと為す。是を以て滞下にして発熱すと雖も、亦死せざるなり。若し夫れ脈沈弦にして大、再に身に発熱を見わし、陽邪陰に入りて熾盛に、陰分傷を受けて煎耗すれば、以て死の道有る可きなり。

【語釈】　○滞下：痢疾の古称。　○殄泄：不消化便の下痢を指す。　○下重：裏急後重を指す。　○勃勃：勢いの盛んなさま。

【通釈】　［魏］　これは痢疾の病であり、泄瀉の病ではない。脈が沈であるのは、陽が陥って陰分に入るからである。沈脈の中に弦を見わすのは、少陽の気が宣達できないからである。そこで、気は陽に随って降り、裏急後重する。脈が沈弦で大である場合は、陽気の陥入が深く多い。そこで、痢疾はいまだ停止しない。脈が微弱である場合は、陽気の陥入が浅く少ない。更に兼ねて数を見わすのは、陽気が勢いよく陰で動こうとし、ここで昇達し易くなるからである。そこで、痢疾は自然に停止しようとする。ここをもって痢疾で発熱するが、また死亡しない。もしそもそも脈が沈弦で大になり、更に身体に発熱し、陽邪が陰に入って旺盛になり、陰分が損傷されて消耗される場合は、死に至る道があるはずである。

【本文】　汪氏の《傷寒弁註》に云う、「此れ熱利の脈を弁ずるなり。脈沈弦の者は、沈は裏を主り、弦は急を主る。故に裏急後重し、滞下の証の如きを為すなり。脈大の者は、邪熱甚だしきなり。《経》に云う、「大なれば、則ち病進む」と。故に利未だ止まずと為すなり。脈微弱数の者は、此れ陽邪の熱已に

- 949 -

退き、真陰の気将に復せんとす。故に利自ら止むと為すなり。下利の一候は、大いに発熱を忌む。茲なる者、脈微弱にして数を帯ぶるは、存する所の邪気に限り有り。故に発熱すと雖も、死に至らざるのみ」と。

【通釈】　汪氏の《傷寒弁註》では、「これは、熱利の脈を弁別している。脈が沈弦である場合は、沈は裏を主り、弦は急を主る。そこで、裏急後重し、痢疾の証のようになる。脈が大である場合は、邪熱が甚だしくなる。《経》では、「大である場合は、病が進む」と言う。そこで、下痢はいまだ停止しない。脈が微弱数の場合は、陽邪の熱が既に退き、真陰の気が今にも回復しようとしている。そこで、下痢は自然に停止する。下痢の証候は、大いに発熱を忌む。ここで脈が微弱であって数を帯びる場合は、存続する所の邪気に限りがある。そこで、発熱するが、死に至らないだけである」と言う。

【解説】　本条文は、脈象に従って三種類の痢疾の症状と予後について論述している。

　痢疾に罹患し、陽が陰分に陥ると、脈は沈になる。少陽の気が宣達できなくなると、沈脈の中に弦が見われる。そこで、邪気は陽に従って降り、裏急後重する。

　痢疾に罹患し、陽気の陥入が深く多くなると、脈は沈弦で大になる。そこで、痢疾はいまだ停止しないと予想される。

　痢疾に罹患し、陽気の陥入が浅く少なくなると、脈は微弱になる。陽気が勢いよく陰で動こうとし、昇達し易くなると、更に数を兼ねる。そこで、痢疾は自然に停止しようとすると予想される。本証では、発熱するが、死亡することはない。

【原文】　下利、手足厥冷、無脈者、灸之不温、若脈不還、反微喘者、死。少陰負趺陽者、為順也。(26)

【本文】　下利し、手足厥冷し、脈無き者は、之に灸して温まらず、若し脈還らず、反って微喘する者は、死す。少陰、趺陽より負の者は、順と為すなり（「少陰」以下は、《厥陰篇》、《玉函》、成本は分けて両条と為す）。

【語釈】　○下利し、手足厥冷し、脈無き者云々：陳紀藩の説「本条は、脾腎が虚衰して下痢になる場合の予後を論述している。下痢が停止することがなく、手足が厥冷し、脈が微で途絶えようとする場合は、脾腎がともに衰え、陽気が今にも脱しようとする象である。この時はよもぎの灸をもってこれを温めるが、

嘔吐噦下利病脈証治第十七

ただ陽気が衰微し、積は重くて返り難く、僅かによもぎの灸をもって急いで対
処する間では非常に陽気を回復させ難い。そこで、厥冷は去らなくなる。そこ
で、「之に灸して温まらず」と言う。この時の転機は、二つがある。もし陽気
が回復せず、脈気が還らず、また更に微喘が見われる場合は、腎陽が衰微し、
腎不納気が生じ、肺と腎の気が今にも脱しようとし、陰陽が離絶しようとする
危険な証であり、予後が不良である。もし「少陰、趺陽より負」の場合は、趺
陽の脈はなお胃気があるので、なお治癒を期待することがある」陳紀藩主編
《金匱要略》

【通釈】　下痢が出現し、手足が厥冷し、脈が触れなくなる場合は、灸法を用
いて治療するが、その後に手足が温かくならず、もし脈が回復せず、反って微
かな気喘が出現する場合は、死証である。少陰の太溪脈が脾胃の趺陽の脈より
小さい場合は、順証である（「少陰」より以下は、《厥陰篇》、《玉函》、成
本では、分けて二条とする）。

【本文】　［尤］　下利し、厥冷し、脈無きは、陰亡われて陽も亦絶す。之に
灸するは、既に絶するの陽を引く所以なり。乃ち、厥は回らず、脈は還らずし
て反って微喘するは、残陽上奔し、大気下脱す。故に死す。下利は、土負け水
勝つの病と為す。少陰、趺陽より負の者は、水負けて土勝つなり。故に順と曰
う（《傷寒論輯義》に詳らかにす。以下の三条は同じ）。

【通釈】　［尤］　下痢が出現し、手足が厥冷し、脈が触れなくなる場合は、
陰が亡われ、陽もまた途絶える。これに灸をするのは、既に途絶えた陽を引く
からである。そうするが、四肢の厥冷は回復せず、脈が戻らず、反って微かな
気喘が出現する場合は、残った陽が上に奔り、大気が下に脱する。そこで、死
亡する。下痢は、土が負け、水が勝つ病である。少陰が趺陽より負であるのは、
水が負けて土が勝つことである。そこで、「順」と言う（《傷寒論輯義》に詳
らかにしている。以下の三条は、同じである）。

【解説】　本条文は、脾腎陽虚によって引き起こされる虚寒性の下痢とその予
後について論述している。

　脾腎の陽気が虚すと、下痢が出現し、陰が亡われ、手足は厥冷し、脈を触れ
なくなる。そこで、これに灸をすえて既に途絶えている陽気を引く。灸をすえ
るが、残った陽気が上に走り、大気が下に脱すると、四肢は温かくならず、脈
は戻らず、反って微かな気喘が出現する。そこで、死亡する。少陰は腎水、趺
陽は陽明の土である。土が負け、水が勝つと、下痢が出現する。少陰が趺陽よ

- 951 -

り負になる場合は、水が負け、土が勝つ。そこで、本証に出現する下痢は、順
証である。

【原文】　下利、有微熱而渇、脈弱者、今自愈。(27)
【本文】　下利し、微熱有りて渇し、脈弱の者は、今自ら愈ゆ（「今」は、宋
板の《傷寒論》は「令」に作る。下に同じ）。
【語釈】　〇下利し、微熱有りて渇し、脈弱の者云々：王廷富の説「この条は、
脈証に従って下痢が自然に治癒する転機を推測している。それが自然に治癒す
る機序は、下痢にあっては、殞泄、あるいは滞下を論じることなく、均しく腎
陽が本であり、胃気が主であり、微熱があり、正気がなお温和であり、陽気が
いまだ衰えず、口渇を兼ねるのは胃気が有余であり、脈が弱であるのは正気は
虚しているが、ただ邪熱もまた盛んでないので、自然に治癒するはずである」
《金匱要略指難》
【通釈】　下痢が出現し、微熱があって口が渇き、脈が弱である場合は、病は
自然に治癒しようとしている（「今」の字は、宋板の《傷寒論》では「令」の
字に作る。下は、同じである）。
【本文】　［尤］　微熱にて渇する者は、胃陽復するなり。脈弱の者は、邪気
衰うるなり。正復し邪衰う。故に今自ら愈ゆ。
【通釈】　［尤］　微熱が出現して口が渇くのは、胃陽が回復するからである。
脈が弱であるのは、邪気が衰えるからである。正気が回復し、邪気が衰える。
そこで、今自然に治癒する。
【解説】　本条文は、虚寒性の下痢が治癒に向かう証候について論述している。
　胃陽が衰えると、下痢が出現する。胃陽が回復すると、微熱が出現し、口が
渇く。邪気が衰えると、脈は弱になる。正気が回復し、邪気が衰えると、下痢
は自然に治癒する。

【原文】　下利脈数、有微熱汗出、今自愈。設脈緊、為未解。(28)
【本文】　下利し、脈数、微熱有りて汗出づるは、今自ら愈ゆ。設し脈緊なれ
ば、未だ解せずと為す（趙本に「下利」の上に「若し」の字有るは、非なり）。
【語釈】　〇下利し、脈数、微熱有りて汗出づ云々：呂志杰の説「本条は、虚
寒性の下痢で、陽気が回復して自然に治癒する脈証と、寒が盛んでいまだ解さ
れていない脈証を論述している。虚寒性の下痢に今脈数を見わす場合は、「陰

- 952 -

嘔吐噦下利病脈証治第十七

病に陽脈を見わす場合は生きる」である。微熱がして汗が出るのは、陽気が通じ、自然に治癒する徴候である。もし脈の到来がまた緊になる場合は、緊は寒であり、寒邪が内を阻むので、いまだ解されていない」《金匱雑病論治全書》

【通釈】　下痢が出現し、脈が数になり、微熱があって汗が出る場合は、今自然に治癒する。もし脈が緊である場合は、病はいまだ解されていない（趙本に「下利」の字の上に「若し」の字があるのは、誤りである）。

【本文】　［程］　寒ゆれば、則ち下利す。脈数、微熱有れば、則ち裏寒去り、汗出づれば、則ち表気和し、表裏倶に和す。故に自ら愈ゆ。設し復た緊なる者は、寒邪尚在るを知る。是れ未だ解せずと為すなり。

【通釈】　［程］　寒える場合は、下痢が出現する。脈が数になり、微熱がある場合は、裏寒が去り、汗が出る場合は、表気が調和し、表裏がともに調和する。そこで、病は自然に治癒する。もし脈がまた緊になる場合は、寒邪がなおあることが解る。これは、病はいまだ解されていない。

【解説】　本条文は、虚寒性の下痢と病の転機について論述している。

　《金匱要略輯義》が引用する程林の説では、「脈が数になり、微熱がある場合は、裏寒が去る」とするが、「陽気が回復する」の説明がない。

　裏が寒えると、下痢が出現する。裏寒が去り、陽気が回復すると、脈は数になり、微熱が出現する。表気が調和すると、汗が出る。表裏がともに調和すると、病は自然に治癒する。寒邪がなお存続すると、脈はまた緊になる。そこで、病はまだ解される状態にはない。

【原文】　下利、脈数而渇者、今自愈。設不差、必清膿血。以有熱故也。(29)

【本文】　下利し、脈数にして渇する者は、今自ら愈ゆ。設し差えざれば、必ず膿血を清す。熱有るを以ての故なり。

【語釈】　〇下利し、脈数にして渇する者云々：呂志杰の説「本条は、虚寒性の下痢で、陽気が回復して自然に治癒する証候と、陽気の回復が太過になる証候を論述している。虚寒性の下痢で、脈は数になり、口が渇くのは、陽気が到来して回復するからである。「微熱にして渇す（第27条）」と義が同じである。そこで、病は自然に治癒しようとする。もし数脈が解されず、口渇が除かれなくなる場合は、陽気の回復が太過であり、熱気が有余になり、勢いは必ず陰絡を灼傷して膿血便になる」《金匱雑病論治全書》

【通釈】　下痢が出現し、脈が数で口渇が出現する場合は、病は自然に治癒す

- 953 -

る。もし病が治癒しない場合は、必ず膿血便になる。このようになるのは、熱があるからである。

【本文】　［程］　脈数にして渇すれば、則ち寒邪去りて利当に止むべし。《経》に曰く、「若し脈解せずして下止まざれば、必ず熱を挟みて膿血を便す」と。此れ、熱下焦に陥ること有り、血流をして腐りて膿を為さしむるなり。

【語釈】　○若し脈解せずして下止まざれば云々：《傷寒論》の第258条では、「若し脈数解せず、而も下止まざれば、必ず悏熱して膿血を便するなり」」に作る。

【通釈】　［程］　脈が数になり、口が渇く場合は、寒邪が去り、下痢は止むはずである。《経》では、「もし脈が解されず、下痢が停止しない場合は、必ず熱を挟んで膿血便になる」と言う。これは、熱が下焦に陥ることがあり、血流を腐敗させて膿を生じさせる。

【解説】　本条文は、虚寒性の下痢が自然に治癒に向かう場合と膿血便が出現する場合の病機について論述している。

　下痢が出現するが、寒邪が去ると、脈は数になり、口は渇き、下痢は止むはずである。邪熱が下焦に陥り、血流を腐敗させて膿を生じると、数脈は解されず、下痢は停止せず、膿血便になる。

【原文】　下利、脈反弦、発熱身汗者、自愈。(30)

【本文】　下利し、脈反って弦、発熱し身汗する者は、自ら愈ゆ。

【語釈】　○下利し、脈反って弦云々：王廷富の説「この条は、下痢に表邪を兼ね、自然に治癒する脈証である。一般的に言えば、下痢で熱が盛んである場合は脈は数になり、正気が虚し邪気が軽い場合は脈は弱になり、虚寒性の下痢は脈は沈細である。今弦脈が見われる。そこで、「反って」と言う。この所の弦脈は、並びに沈弦で下重する痢疾が比較できるものではなく、浮弦の脈のはずである。それは発熱するが新病に属し、弦は少陽の本脈であり、病邪は少陽の昇発により、周身に汗が出て、熱邪が汗に随って解される。これは、陽が昇り下痢が止む象である。そこで、「自ら愈ゆ」と言う」《金匱要略指難》

【通釈】　下痢が出現し、脈が反って弦になり、発熱して身体に汗が出る場合は、病は自然に治癒する。

【本文】　［程］　脈弦は、寒と為す。発熱すれば、則ち陽気復す。汗出づれば、則ち寒邪去る。故に自ら愈ゆるを知る。

- 954 -

嘔吐噦下利病脈証治第十七

　　［尤］　　弦脈は、陰陽両つながら属す。若し発熱、身汗と並びに見わるれば、則ち弦は亦陽なり。「脈数、微熱有り、汗出づ（第28条）」と正しく同じ。故に愈ゆ。按ずるに、上の数条は、皆是れ傷寒の邪気裏に入るの候なり。故に或は熱し、或は渇し、或は汗出で、或は脈数、陽気既に復し、邪気達するを得れば、則ち愈ゆ。雑病、湿熱下利の証の若きは、則ち発熱、口渇、脈数は均しく美証に非ず。《内経》に云う、「下利し、身熱する者は、死す」と。仲景云う、「下利し、手足逆冷せず、反って発熱する者は、死せず（《傷寒論》第292条）」と。蓋し、《内経》に言う所の者は、雑病湿熱下利の証なり。仲景の言う所の者は、傷寒の陰邪内に入るの証なり。二者は、分かたざる可からざるなり。

【通釈】　　［程］　　脈が弦であるのは、寒である。発熱する場合は、陽気が回復している。汗が出る場合は、寒邪が去る。そこで、自然に治癒することが解る。

　　［尤］　　弦脈は、陰陽の二つに所属する。もし発熱と身汗が並びに見われる場合は、弦はまた陽である。「脈が数になり、微熱があり、汗が出る（第28条）」の条文と正しく同じである。そこで、治癒する。按じるに、上の数条は、皆傷寒の邪気が裏に入る徴候である。そこで、あるいは発熱し、あるいは口渇し、あるいは汗が出て、あるいは脈が数になり、陽気が既に回復し、邪気が達する場合は、治癒する。雑病や湿熱下利の証のようなものでは、発熱、口渇、数脈は、均しく好ましい証ではない。《内経》では、「下痢が出現し、身体が発熱する場合は、死亡する」と言う。仲景は、「下痢が出現し、手足が逆冷せず、反って発熱する場合は、死亡しない（《傷寒論》第292条）」と言う。思うに、《内経》に言う所のものは、雑病や湿熱下利の証である。仲景の言う所のものは、傷寒の陰邪が内に入る証である。二つは、区別しないではおられない。

【解説】　　本条文は、虚寒性の下痢が治癒に向かう脈証について論述している。

　　弦は、陽に所属する。下痢が出現し、陽気が回復すると、発熱し、脈は弦になる。寒邪が去ると、汗が出る。そこで、下痢は自然に治癒する。

【原文】　　下利気者、当利其小便。(31)

【本文】　　下痢気なる者は、当に其の小便を利すべし（「気」は、《脈経》に「熱」に作る）。

－ 955 －

【語釈】　〇下利気なる者云々：呂志杰の説「本条は、下痢で失気が偏勝する場合の治療法を論述している。「下利気」は、大便が溏になり、下痢が爽やかでなく、同時に矢気が頻繁に起こる。多くは湿気が偏勝し、気が大腸に滞ることによって引き起こす所である。治療は、その小便を通利して腸中の湿邪を分利すべきである。利小便は、よく大便を実する。これは、喩嘉言のいわゆる「急いで支河を開く」方法である」《金匱雑病論治全書》

【通釈】　下痢が出現すると同時に頻繁に矢気する場合は、利小便の方法を用いて治療すべきである（「気」の字は、《脈経》では「熱」の字に作る）。

【本文】　［尤］　下利気なる者は、気は利に随いて失わる。所謂「気利」是れなり。小便利するを得れば、則ち気は陽を行り、陰を行らずして愈ゆ。故に曰く、「当に其の小便を利すべし」と。喩氏の所謂「急ぎて支河を開く」者是れなり。

【通釈】　［尤］　下利気は、気が下痢に随って失われることである。いわゆる「気利」がこれである。小便を通利することができると、気は陽を行り、陰を行らず、病は治癒する。そこで、「その小便を通利すべきである」と言う。喩氏のいわゆる「急いで支河を開く」のがこれである。

【解説】　本条文は、下利気の治療原則について論述している。

下利気は、下痢に従って矢気が失われることを言う。小便を通利できる場合は、気は陽を行るので、病は治癒する。

【原文】　下利、寸脈反浮数、尺中自濇者、必清膿血。(32)

【本文】　下利し、寸脈反って浮数、尺中自ら濇の者は、必ず膿血を清す。

【語釈】　〇下利し、寸脈反って浮数云々：李克光の説「下痢の病は、多くが裏証に属している。ただ、陰陽寒熱虚実の違いがある。もし下痢が陰寒証に属している場合は、その脈象は沈で遅になるはずである。もし虚寒証に属している場合は、その脈象はまた沈で弱になるはずである。今病人が下痢し、反って浮で数を表現する場合は、この下痢は陽熱が亢ぶって盛んになる証に属していることを説明する。寸脈は、陽を候い気を主る。そこで、寸脈が浮数であるのは、陽熱が亢ぶって盛んである。尺脈は、陰を候い血を主る。そこで、尺脈が渋であるのは、陰血の不足であり、並びに血脈が渋滞していることを主る。陽熱が亢ぶって盛んになり、陰血が不足し、邪毒が内に瘀滞し、熱が灼き営が腐る場合は、膿血の下痢になる。そこで、「下利し、寸脈反って浮数、尺中自ら

嘔吐噦下利病脈証治第十七

渋の者は、必ず膿血を圍す」と言う」《金匱要略譯釋》

【通釈】　下痢が出現し、寸部の脈が反って浮数になり、尺部の脈が濇になる場合は、必ず膿血便になる。

【本文】　［徐］　下利は、果たして寒に属すれば、脈は応に沈遅なるべし。反って浮数なるは、其の陽勝つこと知る可し。而るに尺中自ら濇なり。濇は、陽邪陰に入ると為す。此れも亦熱多し。故に曰く、「必ず膿血を圍す」と（《傷寒論輯義・厥陰篇》に詳らかにす。以下の四条は同じ）。

【通釈】　［徐］　下痢が果たして寒に属する場合は、脈は沈遅になるはずである。反って浮数になる場合は、その陽が勝つことを知るべきである。ところが、尺部の脈は自然に濇である。濇であるのは、陽邪が陰に入るからである。これもまた熱が多い。そこで、「必ず膿血便になる」と言う（《傷寒論輯義・厥陰篇》に詳らかにしている。以下の四条は同じである）。

【解説】　本条文は、膿血便を伴う熱利の脈象について論述している。

　虚寒性の下痢が出現する場合は、脈は沈遅になるはずである。下痢が出現し、陽が勝ると、寸部の脈は反って浮数になる。陽邪が陰に入り、熱が多くなり、膿血を形成すると、尺部の脈は自然に濇になる。そこで、必ず膿血便になる。

【原文】　下利清穀、不可攻其表。汗出必脹満。(33)

【本文】　下利清穀は、其の表を攻む可からず。汗出づれば、必ず脹満す。

【語釈】　〇下利清穀は、其の表を攻む可からず云々：呂志杰の説「本条は、虚寒性の下痢を治療する場合の禁忌について論述している。下利清穀は、大便が水のようになり、完全に未消化の穀物を挟んでいることを言う。これは、脾胃の虚寒で水穀を運化できずに引き起こす所である。道理からすると、中土を温養すべきである。もし急いでその裏を治療せず、反ってその表を攻め、汗が出る場合は、中陽は更に虚し、陽が虚して運らなくなる。そこで、脘腹部は脹満する。これは、《素問・異法方宜論》に言う所の「藏寒ゆれば、満病を生ず」である」《金匱雑病論治全書》

【通釈】　食物が消化されずに下痢になる場合は、発汗解表してはならない。もし誤汗して汗が出る場合は、必ず腹部が脹満する。

【本文】　［程］　寒は、穀を殺らさず。寒勝てば、則ち清穀を下利するなり。若し其の表を発して汗出づれば、則ち胃中の陽益々虚し、其の寒益々勝る。故に脹満を作す。

- 957 -

【通釈】　［程］　寒があると、穀物を消化しない。寒が勝つ場合は、未消化の食物を下痢する。もしその表を発汗し、汗が出る場合は、胃中の陽は益々虚し、その寒は益々勝つ。そこで、䐜満を発生する。

【解説】　本条文は、虚寒性の下痢と発汗禁忌について論述している。

　寒えが勝つと、脾が穀物を運化しなくなるので、未消化の食物を下痢する。本証では、その表を攻めるべきでない。もし誤汗して汗が出る場合は、胃中の陽気は益々虚し、寒は益々勝るので、腹部は䐜満する。

【原文】　下利、脈沈而遅、其人面少赤、身有微熱、下利清穀者、必欝冒汗出而解。病人必微厥。所以然者、其面戴陽、下虚故也。(34)

【本文】　下利し、脈沈にして遅、其の人面少しく赤く、身に微熱有り、下利清穀する者は、必ず欝冒し汗出でて解す。病人必ず微厥す。然る所以の者は、其の面戴陽して、下虚するが故なり（案ずるに、「厥」は趙本に「熱」に作るは、非なり）。

【語釈】　○下利し、脈沈にして遅云々：呂志杰の説「本条は、上条に述べた所の虚寒性の下痢で病勢が加重した病理の転機である。下痢清穀し、脈象が沈遅であるのは、陽虚陰盛であるのは疑いがない。例えば「其の人の面少しく赤く、身に微熱有り」は、陰が内に盛んになり、陽を外に拒み、虚陽が上に浮いた危険で重篤な証候であり、道理からすると急いで通脈四逆湯の類を用いて回陽救逆すべきである。よく陽気が振奮すると、「欝冒し汗出でて解す」という良好な転機が見られるはずである。条文の最後の一句は自注の文字であり、その意は「其の面戴陽」が発生する根本の原因は下元が虚衰することにあることを説明する」《金匱雑病論治全書》

【通釈】　下痢が出現し、脈が沈で遅になり、病人の顔面が少し紅潮し、身体に微熱があり、食物が消化されず下痢になる場合は、必ず頭や目が昏んで煩わしい感じがし、汗が出た後に病が解される。病人は、必ず手足が微かに冷える。このようになるのは、病人の顔面に虚陽が浮き上がり、下部に虚寒があるからである（案じるに、「厥」の字を趙本で「熱」の字に作るのは、誤りである）。

【本文】　汪氏の《傷寒論辨註》に云う、「下利し、脈沈にして遅なるは、裏寒ゆるなり。下す所の者、清穀なるは、裏寒甚だしきなり。面少しく赤く、身微熱するは、下焦虚寒し、無根守を失するの火、上に浮き、表に越ゆればなり。少しく赤く微熱するの故を以て、其の人の陽気虚すと雖も、猶能く陰寒と相争

- 958 -

嘔吐噦下利病脈証治第十七

し、必ず欝冒し汗出づを作して解す。欝冒なる者は、頭目の際、欝然として昏冒す。乃ち、真陽の気は能く寒邪に勝ち、裏陽回りて表和順す。故に能く解するなり。病人必ず微厥する者は、此れ未だ汗出でず欝冒の時を指して言う。面戴陽するは、下虚に係る。此れ、面少しく赤しの故を申言す。下虚は、即ち下焦の元気虚す。按ずるに、仲景「汗出でて解す」と云うと雖も、然れども未だ解せざるの時に於いて当に何れの薬を用うべきや。郭白雲云う、「解せざれば、通脈四逆湯に宜し」と」と。

【語釈】　○欝然：気のふさがるさま。　○昏冒：昏は、くらむ。冒は、おおう。　○和順：おだやかですなお。

【通釈】　汪氏の《傷寒論辨註》では、「下痢し、脈が沈で遅であるのは、裏が寒えるからである。下す所のものが清穀であるのは、裏寒が甚だしいからである。顔面が僅かに紅潮し、身体に微熱が出現するのは、下焦が虚して寒え、無根で守りを失った火が上に浮き、表に越えるからである。僅かに紅潮し微熱が出現するので、その人の陽気は虚しているが、なおよく陰寒と相争し、必ず欝冒し汗が出て病が解される。欝冒は、頭や目の際が塞がって昏み冒われることである。即ち、真陽の気がよく寒邪に勝ち、裏陽が回復し、表は穏やかですなおになる。そこで、よく解される。病人が必ず微かに厥冷するのは、いまだ汗が出ず欝冒する時を指して言う。顔面に戴陽が出現するのは、下が虚することに係わる。これは、顔面が僅かに紅潮する理由を述べる。下虚は、下焦の元気が虚すことである。按じるに、仲景は「汗が出て解される」と言うが、しかしいまだ解されない時では、どの薬を用いるべきであろうか。郭白雲は、「解されない場合は、通脈四逆湯を用いるのがよい」と言う」と言う。

【解説】　本条文は、虚寒性の下痢が出現し、虚陽が上に浮く場合の脈証と病機について論述している。

　裏が寒えると、下痢が出現し、脈は沈で遅になる。下焦に虚寒が生じ、無根で守りを失った火が上に浮き、表に越えると、顔面が僅かに紅潮し、身体に微熱が出現する。裏寒が甚だしくなると、清穀を下痢する。欝冒は、頭や目の際が塞がって昏み冒われることを言う。病人の陽気は虚しているが、なお陰寒と相争すると、欝冒が出現する。正気が寒邪に勝ち、裏陽が回復すると、汗が出て病が解される。いまだ汗が出ず、欝冒する時は、寒邪がなお旺盛であるので、病人は必ず微かに四肢が厥冷する。このようになる理由は、下焦の元気が虚し、虚陽が顔面に浮いて顔面に戴陽を生じるからである。

- 959 -

【原文】　下利後、脈絶、手足厥冷、晬時脈還、手足温者生。脈不還者死。(3 5)

【本文】　下利後、脈絶し、手足厥冷するも、晬時にして脈還り、手足温かなる者は生く。脈還らざる者は死す。

【語釈】　○下利後、脈絶し、手足厥冷す云々：王廷富の説「この条は、下痢した後に脈が途絶え、四肢が厥冷する危険な証候である。その脈が途絶え、四肢が厥冷する病機は、下痢した後に真陰が先ず傷られ、元陽が大いに損じ、脾胃の陽気が大いに虚して引き起こす所である。人の脈は、資源は腎に始まり、資源は中焦に生じ、脈は資源と生成の源を失うので、寸口の脈は途絶える。四肢は諸陽の本であり、脾腎の主る所である。脾陽が運らず、腎陽が温まらないので、手足が厥冷する。晬時に脈が還り、手足が温かくなるのは、脾腎の陽気が回復するからである。そこで、「生く」と言う。もし晬時に脈がなお還らず、手足がなお温かくならない場合は、真陰は今にも竭きようとし、元陽は今にも脱しようとする。そこで、「死を主る」と言う」《金匱要略指難》

【通釈】　下痢が出現した後、脈が途絶え、手足は厥冷したが、一昼夜の後に再び脈が回復し、手足が温かくなる場合は、病は治癒する。脈が回復しない場合は、死証である。

【本文】　［尤］　下利して後、脈絶し、手足厥冷する者は、陰先に竭きて陽後に脱するなり。是れ必ず其の晬時に経気一周するを俟ちて、其の脈当に還るべく、其の手足当に温かなるべし。設し脈還らず、其の手足も亦必ず温かならざれば、則ち死の事なり。

【語釈】　○一周：《金匱要略輯義》では「一週」に作るが、《金匱要略心典》に従って「一周」に改める。

【通釈】　［尤］　下痢した後、脈が途絶え、手足が厥冷するのは、陰が先に竭き、陽が後に脱するからである。これは、必ず一昼夜に経気が一周するのを待って、その脈は還るはずであり、その手足は温かくなるはずである。もし脈が還らず、その手足もまた必ず温かくならない場合は、死の事である。

【解説】　本条文は、下痢が出現した後の証候と予後について論述している。《金匱要略輯義》が引用する尤在涇の説では、本証の病機の説明が充分でない。詳細は、《金匱要略大成》を参照のこと。

　　下痢が出現し、先ず陰が竭き、後に陽が脱すると、下痢は停止するが、脈は

－ 960 －

途絶え、手足は厥冷する。一昼夜を待ち、経気が一周すると、脈は回復し手足
は温かくなるはずである。もし脈が回復せず、手足も必ず温かくならない場合
は、死亡する。

【原文】　下利、腹脹満、身体疼痛者、先温其裏、乃攻其表。温裏宜四逆湯、
攻表宜桂枝湯。(36)
【本文】　下利し、腹脹満し、身体疼痛する者は、先ず其の裏を温め、乃ち其
の表を攻む。裏を温むるは四逆湯に宜しく、表を攻むるは桂枝湯に宜し。
【語釈】　〇下利し、腹脹満し、身体疼痛する者云々：王廷富の説「この条は、
表裏同病の先と後の治療法である。それが下痢する病理は、脾腎の虚寒にある。
正気が不足し、陽が虚して運化が失調し、寒が滞ると、腹満する。身体疼痛の
表証はあるが、この時は裏証が既に急迫しているので、先ず裏を温め、その後
に表を治療すべきである。裏を温めるには四逆湯を用い、胃（脾）腎の陽を振
奮して回復させ、裏の陽が回復すると、下痢は止むはずであり、陰寒が散じる
と、腹満は消えるはずであり、これによって陽気の虚脱を予防する。この時裏
陽が回復すると下痢は停止するが、表邪がなおある場合は、更に桂枝湯を用い
て中陽を温運し、営衛を調和して外邪を除く」《金匱要略指難》
【通釈】　下痢が出現して腹部は脹満し、身体に疼痛がある場合は、先ず裏寒
を温め、その後に解表する。裏を温めるには四逆湯を用いるのがよく、解表す
るには桂枝湯を用いるのがよい。
【本文】　［尤］　下利し、腹脹満するは、裏に寒有るなり。身体疼痛するは、
表に邪有るなり。然らば必ず先ず其の裏を温め、而る後に其の表を攻む。然る
所以の者は、裏気充たざれば、則ち外攻は力無く、陽気外泄すれば、則ち裏寒
転じて増すは、自然の勢いなり。而して四逆に生附を用うれば、則ち温補の中
に発散を寓し、桂枝に甘芍有れば、則ち散邪の内に固表を兼ぬ。仲景の用法の
精しきは、此くの如し。
【通釈】　［尤］　下痢が出現し、腹部が脹満するのは、裏に寒があるからで
ある。身体に疼痛があるのは、表に邪があるからである。そうであれば、必ず
先ずその裏を温め、その後にその表を攻める。そのようにする理由は、裏気が
充たない場合は外を攻めても力がなく、陽気が外泄する場合は裏寒が転じて増
すのは、自然の勢いであるからである。そして四逆湯に生附子を用いるので、
温補の中に発散の意を寓し、桂枝湯の中に甘草と芍薬があるので、散邪の中に

固表を兼ねる。仲景の用法の精密さは、このようなものである。

【本文】　四逆湯方（方は上に見わる）

【通釈】　四逆湯方（処方は、上の第14条に記載されている）

【本文】　桂枝湯方

桂枝（三両、皮を去る）　芍薬（三両）　甘草（三両、炙る。〇趙本は、「二両」に作る。案ずるに、《太陽篇》に據れば、当に「二両」に作るべし）

生姜（三両。〇案ずるに、《太陽篇》に據れば、「切る」の字を脱す）　大棗（十二枚。〇案ずるに、《太陽篇》に據れば、「擘く」の字を脱す）

右五味、㕮咀し、水七升を以て、微火にて煮て三升を取り、滓を去り、寒温に適えて一升を服す。服し已わり、須臾にして稀粥一升を啜り、以て薬力を助け、温覆すること一時許りならしめ、遍身漐漐として微しく汗有るに似たる者は益々佳し。水の淋漓するが如くならしむ可からず。若し一服して汗出でて病差ゆれば、後服を停む（「淋漓」は、《太陽篇》は「流離」に作る）。

【語釈】　〇桂枝湯：聶恵民の説「この証は、表裏がともに病み、内に脾胃の虚寒があり、外に風寒の困束がある。そこで、先にその裏を温め、後にその表を攻め、風寒が人を犯し、それが亡陽する患いを苦慮することを防ぐ。そこで、裏を温めるのは四逆湯を用いるのがよく、表を攻めるのは桂枝湯を用いるのがよく、辛温で解表し、営衛を調和させるのを先決とする」《経方方論薈要》

【通釈】　桂枝湯方

桂枝（三両、皮を除く）　芍薬（三両）　甘草（三両、あぶる。〇趙本では、「二両」に作る。案じるに、《太陽篇》によれば、「二両」に作るべきである）　生姜（三両。〇案じるに、《太陽篇》によれば、「切る」の字を脱している）　大棗（十二枚。〇案じるに、《太陽篇》によれば、「つんざく」の字を脱している）

右の五味をきざみ、水七升を用い、とろ火で煮て三升を取り、滓を除き、飲みよい熱さに冷やして一升を服用する。服用後、暫くして薄い粥一升を啜って薬力を助け、二時間程度布団を被って身体を温め、汗が全身にじわっと滲む程度に発汗させるのがよい。水が流れるように発汗させてはいけない。もし一回の服用で汗が出て病が治癒する場合は、その後の服用を停止する（「淋漓」の字は、《太陽篇》では「流離」の字に作る）。

【解説】　本条文は、表証を伴う虚寒性の下痢と治療法について論述している。

裏に寒があると、下痢が出現し、腹部が脹満する。表に邪があると、身体に

- 962 -

嘔吐噦下利病脈証治第十七

疼痛が出現する。本証の治療は、先ず四逆湯を用いて裏を温め、その後に桂枝湯を用いて表を攻める。このようにする理由は、裏気が充実していない場合は、外を攻めても力がないからであり、また、先に外を攻めて陽気が外泄する場合は裏寒が増強するからである。

【原文】　下利三部脈皆平、按之心下堅者、急下之。宜大承気湯。(37)

【本文】　下利、三部の脈皆平、之を按じて心下堅き者は、急ぎて之を下す。大承気湯に宜し（「利」の下に《脈経》は「後」の字有るは、是に似たり）。

【語釈】　○下利、三部の脈皆平云々：李克光の説「下痢の病は、その証には虚実寒熱の違いがあり、脈象の上にあってもまた虚実の異なりがある。今下痢し、寸関尺の三部がいずれも平和で正常脈のようになり、既に浮大弦数の象がなく、また沈遅細弱の脈がないのは、熱が胃腸に結び、なおいまだ血脈の調和に影響していない。そこで、「三部の脈皆平」である。いわゆる「心下」は、胃脘部と腹部を指して言う。これを按じて心下と腹部は痞堅して脹満するのは、実邪の内結である。ただ、正気は虚しておらず、並びに正気が駆邪して外出する機転がある。そこで、下痢を出現させる。因勢利導、通因通用して速やかにその実邪を下すべきである。務めて実邪を除く場合は、痞堅は散じ、泄利は止む。そこで、仲景は、「急ぎて之を下す。大承気湯に宜し」と言う」《金匱要略譯釋》

【通釈】　下痢が出現し、寸関尺の三部の脈がいずれも平常脈であるが、按じると心下部と腹部が堅く脹満する場合は、急いで下法を用いて攻下すべきである。この場合は、大承気湯を用いるのがよい（「利」の字の下に《脈経》では「後」の字があるのは、正しいようである）。

【本文】　［沈］　三部の脈皆平、下利して之を按じて心下堅き者は、脈証符せず。是れ風寒の属する所に非ず。当に食胃中に塡むるを責むべし。未だ血気を傷らずして脈に形われざるなり。故に大承気湯を用いて有形の滞を峻攻すれば、則ち下利自ら止む。《経》に謂う、「土鬱すれば之を奪う」と。通因通用の法なり。

【語釈】　○通因通用：反治法の一つ。通利の病証には通常は固渋の治法を用いるが、ある種の通利証では、通利の方剤を用いて治療することを言う。

【通釈】　［沈］　三部の脈がいずれも正常であり、下痢し、これを按じて心下が堅い場合は、脈と証が符合しない。これは、風寒の邪に所属する所ではな

い。食物が胃中に埋まっているのを責めるべきである。いまだ血気を傷っていなければ、脈に現われなくなる。そこで、大承気湯を用いて有形の停滞を速やかに攻下する場合は、下痢は自然に停止する。《経》では、「土が欝滞する場合は、これを奪う」と言う。これは、通因通用の方法である。

【解説】　本条文は、実熱性の下痢の証候と治療法について論述している。

　食物が胃中に埋まっているが、いまだ気血を傷っていない場合は、三部の脈はいずれも正常である。胃中に有形の停滞があると、心下は堅くなる。更に実熱性の下痢が出現する場合は、大承気湯を与えて胃中の積滞を除くと、下痢は自然に治癒する。

【原文】　下利脈遅而滑者、実也。利未欲止、急下之。宜大承気湯。(38)

【本文】　下利し、脈遅にして滑の者は、実なり。利未だ止むを欲せざるは、急ぎて之を下す。大承気湯に宜し。

【語釈】　〇下利し、脈遅にして滑の者云々：呂志杰の説「脈が遅であるのは、本来は寒を主る。もし滑脈と並びに見われている場合は、寒を主らず、実を主る。下痢は既に邪が実することによるのであり、実が去らない場合は下痢は止まらない。そこで、急下するのがよい」《金匱雑病論治全書》

【通釈】　下痢が出現し、脈が遅で滑である場合は、裏に実邪がある。下痢がいまだ停止しない場合は、急いで下法を用いて治療すべきである。この場合は、大承気湯を用いるのがよい。

【本文】　［沈］　此れも亦食滞の利なり。食胃に壅がり、気道利せず。故に脈の来ること遅なり。然れども脈は遅と雖も、虚寒の比に非ず。但だ遅は気壅がると為し、滑は血実すと為し、血実し気壅がり、水穀病を為す。故に実と為すなり。内滞り中気和せざれば、利未だ止むを欲せず。但だ恐らくは停め擱くの患いを成す。故に大承気湯に宜しく、急ぎて其の邪を奪うなり。

【通釈】　［沈］　これもまた食滞の下痢である。食物が胃に塞がり、気の道が通利しなくなる。そこで、脈の到来は遅になる。しかし、脈は遅であるが、虚寒の比ではない。ただ、遅は気が塞がるからであり、滑は血が実するからであり、血が実し気が塞がり、水穀が病を生じる。そこで、実となる。内が滞り中気が調和しなければ、下痢はいまだ止もうとしない。ただ、恐らくは停めておく患いを生じる。そこで、大承気湯を用いるのがよく、急いでその邪を奪う。

【解説】　本条文は、遅滑脈を呈する実熱性の下痢と治療法について論述して

嘔吐噦下利病脈証治第十七

いる。

食物が胃に塞がり、気が通利しなくなると、脈は遅になる。血が実すると、脈は滑になる。食物が停滞すると、下痢が出現し、内に滞り中気が調和しなくなると、下痢はいまだ停止しそうにない。そこで、大承気湯を与えて急いで食滞の邪を除く。

【原文】　下利、脈反滑者、当有所去。下乃愈。宜大承気湯。(39)

【本文】　下利し、脈反って滑の者は、当に去る所有るべし。下せば乃ち愈ゆ。大承気湯に宜し。

【語釈】　〇下利し、脈反って滑の者云々：呂志杰の説「《脈経》では、「脈が滑である場合は、食を病む」と言う。既に宿食があれば、攻めて除くべきである。そこで、「当に去る所有るべし」と言う」《金匱雑病論治全書》

【通釈】　下痢が出現し、脈が反って滑になる場合は、裏の実邪を除去すべきである。下法を用いて治療すると、病は治癒する。この場合は、大承気湯を用いるのがよい。

【本文】　［程］　《経》に曰く、「滑は、宿食有りと為す」と。故に当に下して之を去るべし。而ち利自ら愈ゆ。

　　［鑑］　趙良曰く、「下利は、虚証なり。脈滑は、実脈なり。下利の虚証を以てして反って滑実の脈を見わす。故に当に去る所有るべきなり」と。

【通釈】　［程］　《経》では、「滑は、宿食がある」と言う。そこで、下してこれを除くべきである。そうすれば、下痢は自然に治癒する。

　　［鑑］　趙良は、「下痢は、虚証である。脈が滑であるのは、実脈である。下痢の虚証をもって反って滑実の脈が見われる。そこで、除く所があるはずである」と言う。

【解説】　本条文は、滑脈を呈する実熱性の下痢と治療法について論述している。

下痢は虚証であるが、滑脈は実脈である。《経》では、「脈が滑である場合は、宿食がある」と言う。そこで、大承気湯を用いてこれを下すと、下痢は自然に治癒する。

【原文】　下利已差、至其年月日時復発者、以病不尽故也。当下之。宜大承気湯。(40)

- 965 -

【本文】　下利已に差え、其の年月日時に至りて復た発する者は、病尽きざるを以ての故なり。当に之を下すべし。大承気湯に宜し。

【語釈】　〇下利已に差え、其の年月日時に至りて云々：王廷富の説「この条は、痢疾がまた発生した下すべき証である。一般の下痢では、時期が来てまた発生する道理は少ない。ただ、痢疾で治療がいまだ徹底せず、余邪がいまだ尽きておらず、来年にまた湿熱の新たな邪を感じ、新たな邪が隠れた旧い邪を引動する。そこで、また発生し易くなる。もし体質が陽熱で旺盛であり、また発生した時に正気がいまだ虚していない場合は、確かに下すべき証のものがある。まさに下法を斟酌して用い、その実邪を攻めるべきである」《金匱要略指難》

【通釈】　下痢は既に治癒したが、翌年の同じ日時になって再び発病する場合は、邪気が完全に除去されていないからである。この場合は、下法を用いて治療すべきである。大承気湯を用いるのがよい。

【本文】　［沈］　此れ、旧積の邪復た病むなり。下利し、差えて後、期年の月日時に至り復た発する者は、是れ前次下利するの邪、腸間に隠れ僻け、今藏府令を司るの期に値い、旧邪に触動して復た発す。然して隠れ僻くるの根は未だ除かれず、終に愈ゆること能わず。故に大承気もて迅く之を除くのみ。

【語釈】　〇期年：満一年。　〇次：回に同じ。

【通釈】　［沈］　これは、以前に蓄積した邪がまた病む。下痢し、治癒した後、満一年が経過した同じ月日、日時になってまた発症する場合は、前回下痢した邪が腸間に隠れて避け、今臓腑が令を司る時期に会い、以前の邪に触れて動かし、また発症する。そして隠れて避けていた病根はいまだ除かれておらず、終に治癒することができない。そこで、大承気湯を用いて迅速にこれを除くだけである。

【本文】　案ずるに、程、尤並びに「脾は、信を主る。故に期を按じて復た発す」と云うは、鑿つこと甚だし。許氏《本事方》に云う、「人有り、憂愁中に食に傷らるるに因り、積を結びて腸胃に在り。故に吐利を発す。冬の後自り夏月に至り、稍傷らるれば、則ち暴下を発し、数日已えず」と。《玉函》に云う、「下利し、隔年の月日に至り、期せずして発する者は、此れ積有りと為す。宜しく之を下すべし。止温脾湯（厚朴、乾姜、甘草、桂心、附子、大黄）を用うるは尤も佳し。如し取り難ければ、佐くるに乾姜圓（即ち、備急圓加人参）を以てす可く、後に白朮散（即ち、附子理中湯去甘草、乾姜加木香、生姜、大棗）を服す」と。載氏の《証治要訣》に云う、「瀉已に愈え、隔年、及び期に

－ 966 －

嘔吐噦下利病脈証治第十七

後して復た瀉す。古論に云う、「病期年にして発する者有り。積有るが故なり。感応圓に宜し」と」と。並びに本条の義なり。

【語釈】 〇隔年：一年おき。

【通釈】 案じるに、程氏、尤氏は、並びに「脾は、信を主る。そこで、時期を按じてまた発症する」と言うのは、鑿つことが甚だしい。許氏の《本事方》では、「人があり、憂愁の中で食事で傷られることにより、積を結んで腸胃にある。そこで、嘔吐と下痢を発生する。冬の後より夏月に至り、幾らか傷られる場合は、暴かに下痢を発生し、数日治癒しなくなる」と言う。《玉函》では、「下痢が出現し、一年おきの同じ月日に至り、期せずして発生する場合は、積がある。これを下すべきである。ただ、温脾湯（厚朴、乾姜、甘草、桂心、附子、大黄）を用いるのが最もよい。もし取り難い場合は、佐けるに乾姜圓（即ち、備急圓加人参）を用いるべきであり、後で白朮散（即ち、附子理中湯去甘草、乾姜加木香、生姜、大棗）を服用する」と言う。載氏の《証治要訣》では、「下痢が既に治癒し、一年おき、および同じ時期に後れてまた下痢が出現する。古論では、「病が満一年で発生する場合がある。積があるからである。感応圓を用いるのがよい」と言う」と言う。並びに本条の義である。

【本文】 大承気湯方（《痙病》中に見わる）

【通釈】 大承気湯方（《痙湿暍病篇》の第13条に記載されている）

【解説】 本条文は、休息痢の証候と治療法について論述している。

　下痢が出現し、一旦治癒した後、下痢の邪が腸間に隠れるが、臓腑が令を司る時期の会うと、同じ月日で同じ日時になってまた下痢が発症する。これは、隠れていた病根がいまだ除かれていないからである。そこで、大承気湯を与えて速やかに除去すべきである。

【原文】 下利讝語者、有燥屎也。小承気湯主之。(41)

【本文】 下利し、讝語する者は、燥屎有るなり。小承気湯之を主る。

【語釈】 〇下利し、讝語する者云々：王廷富の説「この条は、下痢し讝語する証候と治療法である。疾患に罹患して言葉を乱すのを讝語と言い、讝語は裏実証である。ただ、陽明の実熱では、大便は燥結することが多く、下痢する場合は腑気は既に通じている。「燥屎有り」と言うのは、その下痢は必ず不暢であり、脘痞、腹満、舌紅、苔黄燥、脈数有力などの脈証があって始めて証が符合する。この病理は実熱が陽明に内蘊するのであり、下痢すると腑気は通じる

- 967 -

が、胃の実熱はなお盛んである。これは、熱結旁流の証である。そこで、泄熱導滞の方法を用いて主治する」《金匱要略指難》

【通釈】　下痢と譫語が出現する場合は、腹中に燥屎がある。この場合は、小承気湯がこれを主治する。

【本文】　［鑑］　下利は、裏虚証なり。譫語は、裏実証なり。何を以て其れ燥屎有りと決するや。若し脈滑数なれば、宿食有るを知るなり。其の利穢粘なれば、積熱有るを知るなり。然らば必ず脈証此くの如くにして始めて其れ燥屎有るを知る可きなり。宜しく之を下すに小承気湯を以てすべし。此れに於いて之を推せば、而ち燥屎は又大便の鞕しと鞕からずとに在らざるなり。

　　［尤］　譫語なる者は、胃実の徴なり。燥屎有りと為すなり。心下堅く、脈滑の者（第37条〜第39条）と大いに同じ。然れども前に大承気を用うる者は、実に因りて利を致すを以て之を去り、惟だ速やかならざるを恐るればなり。此れ小承気を用うる者は、病成りて適ま実するを以て之を攻め、傷其の正に及ぶを恐るればなり（《厥陰篇》に見わる。当に参考にすべし）。

【通釈】　［鑑］　下痢は、裏虚証である。譫語は、裏実証である。何をもってそれに燥屎があると決定するのであろうか。もし脈が滑数である場合は、宿食があることが解る。その下痢が穢濁で粘稠である場合は、積った熱があることが解る。そうであれば、必ず脈と証がこのようであって始めてそれに燥屎があることを知るべきである。これを下すには、小承気湯を用いるべきである。これによってこれを推すと、燥屎はまた大便が硬いのか、硬くないのかにはない。

　　［尤］　譫語は、胃実の徴候である。燥屎がある。心下が堅く、脈が滑になる場合（第37条〜第39条）と大いに同じである。しかし、前に大承気湯を用いるのは、実証によって下痢を引き起こすのでこれを除き、ただ速やかでないことを恐れるからである。ここで小承気湯を用いるのは、病が完成して偶々実するのでこれを攻め、損傷がその正気に及ぶことを恐れるからである（《傷寒論・厥陰篇》に見われている。参考にすべきである）。

【本文】　小承気湯方

　大黄（四両）　厚朴（三両、炙る。○趙本は、「二両」に作る）　枳実（大なる者三枚、炙る）

　右三味、水四升を以て、煮て一升二合を取り、滓を去り、分かち温め二服す。利を得れば則ち止む。

- 968 -

嘔吐噦下利病脈証治第十七

【語釈】 ○小承気湯：聶恵民の説「本証は、実熱が結んで滞り、腸中に燥屎があり、熱結旁流する。そこで、小承気湯を用いて実熱を除き、燥屎を下し、行気導滞するのがよい」《経方方論薈要》

【通釈】 小承気湯方

大黄（四両） 厚朴（三両、あぶる。○趙本では、「二両」に作る） 枳実（大きなもの三枚、あぶる）

右の三味に水四升を用い、煮て一升二合を取り、滓を除き、二回に分けて温めて服用する。下痢が出現する場合は、その後の服用を停止する。

【解説】 本条文は、下痢と譫語が出現する場合の治療法について論述している。

下痢は裏虚証であるが、譫語は裏実証である。もし脈が滑数である場合は、宿食がある。もし下痢が穢濁で粘稠である場合は、積熱がある。そこで、本証には燥屎がある。燥屎が腸中に形成され、偶々実する場合は、小承気湯を与えてこれを下し、損傷が正気に波及するのを予防する。

【原文】 下利便膿血者、桃花湯主之。(42)

【本文】 下利し、膿血を便する者は、桃花湯之を主る。

【語釈】 ○下利し、膿血を便する者云々：呂志杰の説「本条は、虚寒の久痢で滑脱が禁じられない証候と治療法を論述している。下痢し、もし腹痛する時が甚だしく、裏急後重し、便は膿血を下す場合は、痢疾の特徴である。ただ、本条の下痢、膿血便は、虚寒の久痢であり、下す所は膿血であり、色は暗くて鮮明でなく、並びに脈微細、舌淡白、舌苔白、精神疲弊、乏力、四肢は温まらない、腹部は喜温喜按などの虚寒の象を表現する。そこで、桃花湯を用いて温中渋腸して固脱する」《金匱雑病論治全書》

【通釈】 下痢が出現し、膿血便になる場合は、桃花湯がこれを主治する。

【本文】 ［尤］ 此れ、湿寒内に淫れ、藏気固まらず、膿血止まざる者を治するの法なり。赤石脂は血を理め脱を固め、乾姜は胃を温め寒を駆り、粳米は中を安らかにし気を益す。崔氏は粳米を去り、黄連、当帰を加え、用いて熱利を治するは、乃ち桃花湯の変法なり（案ずるに、崔氏方は黄連丸と名づけ、《外台・傷寒門》に出づ）。

［鑑］ 初めに下利を病み、膿血を便する者は、大承気湯、或は芍薬湯もて之を下す。熱盛んなる者は、白頭翁湯もて之を清す。若し日久しく滑脱すれば、

- 969 -

則ち当に桃花湯を以て腸を養い脱を固むるは可なるべきなり。

【通釈】　［尤］　これは、寒湿が内に淫れ、藏気が固まらず、膿血が止まらない場合を治療する方法である。赤石脂は血を理め脱を固め、乾姜は胃を温め寒を駆り、粳米は中を安らかにして気を益す。崔氏が粳米を除き、黄連、当帰を加え、用いて熱利を治療するのは、桃花湯の変法である（案じるに、崔氏方は黄連丸と名づけ、《外台・傷寒門》に出ている）。

　　［鑑］　最初に下痢を病み、膿血便になる場合は、大承気湯、あるいは芍薬湯でこれを下す。熱が盛んになる場合は、白頭翁湯でこれを清する。もし日が久しくなって滑脱する場合は、桃花湯を用いて腸を養い脱を固めるのがよいはずである。

【本文】　桃花湯方
　赤石脂（一斤、一半は剉み、一半は篩いて末とす）　乾姜（一両）　粳米（一升）

　右三味、水七升を以て、米を煮て熟せしめ、滓を去り、七合を温め、赤石脂末方寸匕を内れ、日に三服す。若し一服にて愈ゆれば、余は服すること勿かれ。

【語釈】　〇桃花湯：聶恵民の説「本方は、温中渋腸固脱の方剤である。下焦が虚して寒え、久痢で膿血便になる。そこで、赤石脂で固脱止泄し、血分に入って膿血を止めるべきである。乾姜は温中散寒し、気分を暖めて補虚する。更に粳米をもって脾胃を養い、赤石脂、乾姜を佐けて腸胃を厚くし、下元を暖める。そこで、虚寒で久痢の良剤となる」《経方方論薈要》

【通釈】　桃花湯方
　赤石脂（一斤、半分はきざみ、半分は篩って粉末にする）　乾姜（一両）粳米（一升）

　右の三味に水七升を用い、粳米を煮て熟し、滓を除き、七合を温め、赤石脂末方寸匕を入れ、日に三回服用する。もし一服を服用した後に治癒する場合は、残りは服用してはならない。

【本文】　張氏の《傷寒宗印》に云う、「石脂の色は、桃花の如し。故に桃花湯と名づく」と。或るひと曰く、「桃花石」と。徐氏の《傷寒類方》に云う、「末を兼ねて服し、其の留滞収濇を取る」と。

　　《外台》の《崔氏》に、傷寒の後、赤白滞下無数を療す阮氏桃華湯方。
　赤石脂（八両、冷え多く白滞の者は、四両を加う）　粳米（一升）　乾姜（四両、冷え多く白滞なるは、四両を加う、切る）

- 970 -

嘔吐噦下利病脈証治第十七

　右三味、水一斗を以て、米を煮て熟し、湯成り、滓を去り、一升を服す。差えざれば復た作る。熱多ければ則ち赤を帯び、冷え多ければ則ち白を帯ぶ（《傷寒論》、《千金》の《范汪》は同じ。張仲景の《傷寒論》は、湯を煮て赤石脂末一方寸ヒを和して服す）。

　《千金》の桃花圓は、下冷え臍下の撹痛を治す。

　乾姜　赤石脂（各十両）

　右二味、蜜もて丸ずること豌豆の如く、十丸を服し、日に三服し、加えて二十丸に至る。

　《和剤局方》の桃花圓は、腸胃虚弱、冷気之に乗じ、臍腹撹痛し、下痢純白、或は冷熱相い搏ち、赤白相い雑ざり、腸滑して禁ぜず、日夜度無きを治す（方は、上に同じ。只麩もて和して丸と為すを異と為す）。

　《肘後方》の赤石脂湯は、傷寒、若し膿血を下す者を療す。

　本方中に於いて粳米を去り、附子を加う。

　《外台》の《文仲》の下痢膿血方。

　本方に於いて烏梅を加う。

　《千金》の大桃花湯は、冷白滞痢腹痛を治す。

　本方に於いて粳米を去り、当帰、龍骨、牡蛎、附子、白朮、人参、甘草、芍薬を加う。

【通釈】　張氏の《傷寒宗印》では、「赤石脂の色は、桃の花のようである。そこで、桃花湯と名づける」と言う。ある人は、「桃花石」と言う。徐氏の《傷寒類方》では、「粉末を兼ねて服用し、それが留り滞って収渋するのを取る」と言う。

　《外台》の《崔氏》では、傷寒の後、赤白の滞下が無数になるのを治療する阮氏桃華湯方。

　赤石脂（八両、冷えが多く白滞の場合は、四両を加える）　粳米（一升）乾姜（四両、冷えが多く白滞の場合は、四両を加える、切る）

　右の三味に水一斗を用い、粳米を煮て熟し、湯ができてから滓を除き、一升を服用する。治癒しない場合は、また作る。熱が多い場合は赤色を帯び、冷えが多い場合は白色を帯びる（《傷寒論》、《千金》の《范汪》では、同じである。張仲景の《傷寒論》では、湯を煮て赤石脂末一方寸ヒを混和して服用する）。

　《千金》の桃花圓は、下が冷え臍の下が撹拌されるように痛む場合を治療す

る。

　　乾姜　赤石脂（各々十両）

　右の二味を蜜で豌豆大の丸剤にし、十丸を服用し、日に三回服用し、増量して二十丸に至る。

　《和剤局方》の桃花圓は、腸胃が虚弱であり、冷めたい気がこれに乗じ、臍や腹が撹拌されて痛み、下痢は純白であり、あるいは冷熱が打ち合い、赤と白が相互に雑ざり、腸が滑脱して禁じられず、日夜停止する時がない場合を治療する（処方は、上に同じである。ただ、麺で混和して丸剤とするのが異なる）。

　《肘後方》の赤石脂湯は、傷寒に罹患し、もし膿血を下す場合を治療する。

　本方の中より粳米を除き、附子を加える。

　《外台》の《文仲》の下痢膿血方。

　本方に烏梅を加える。

　《千金》の大桃花湯は、冷めたい白滞、下痢、腹痛を治療する。

　本方より粳米を除き、当帰、龍骨、牡蛎、附子、白朮、人参、甘草、芍薬を加える。

【解説】　本条文は、虚寒性の下痢が出現し膿血便を発生する場合の治療法について論述している。

　寒湿が内に溢れ、臓気が固まらなくなると、下痢が出現し、膿血便になる。そこで、桃花湯を与えて腸を養い脱を固める。

　桃花湯は、赤石脂、乾姜、粳米からなる。方中の赤石脂は理血固脱し、乾姜は温胃駆寒し、粳米は安中益気する。

【原文】　熱利下重者、白頭翁湯主之。（43）

【本文】　熱利下重する者は、白頭翁湯之を主る（趙本は、「重下」に作る）。

【語釈】　〇熱利下重する者云々：呂志杰の説「本条は、熱利で下重する証候と治療法を論述している。熱利は、湿熱を指し、疫毒が引き起こす所の痢疾で邪熱が深く重いのを言う。下重は、裏急後重である。本方の証は、必ず膿血便で鮮紅、腹痛は時に甚だしい、脈は弦数、舌鮮紅、苔黄膩、あるいは黄燥である。白頭翁湯は白頭翁をもって清熱涼血を主とし、黄連、黄柏、秦皮は清熱燥湿解毒し、秦皮はかつ渋腸の作用がある。全方は苦寒で堅陰して熱痢を治療し、上条の虚寒の久痢に桃花湯の温渋法を用いるのとは適切に対比している」《金匱雑病論治全書》

- 972 -

嘔吐噦下利病脈証治第十七

【通釈】　熱性の下痢が出現して裏急後重する場合は、白頭翁湯がこれを主治する（趙本では、「重下」に作る）。

【本文】　［程］　熱利下重は、則ち熱腸胃に客し、寒に非ざれば以て熱を除くに足らず、苦に非ざれば以て下焦を堅くするに足らず。故に一の「熱」の字を加え、已上の寒利を別かつ。

　　［魏］　滞下の病は熱多く、泄瀉下利の証の寒多きと同じならず。故に之を名づけて熱利と曰いて下重を以て之を別かつ。

【通釈】　［程］　熱利下重は、熱が腸胃に客しているのであり、寒でなければ熱を除くには充分でなく、苦でなければ下焦を堅くするには充分でない。そこで、一つの「熱」の字を加え、以上の寒利を区別する。

　　［魏］　滞下の病は熱が多く、泄瀉で下痢する証が寒が多いのと同じでない。そこで、これを名づけて熱利と言い、下重をもってこれを区別する。

【本文】　白頭翁湯方（《外台》は《千金》を引きて云う、「此れ仲景《傷寒論》方」と）

　　白頭翁（三両。〇趙本、及び《傷寒論》は「二両」に作る）　黄連　黄柏　秦皮（各三両）

　　右四味、水七升を以て、煮て二升を取り、滓を去り、一升を温服す。愈えざれば更に服す。

【語釈】　〇白頭翁湯：聶恵民の説「本方は、清熱解毒、涼血止痢の方剤である。熱邪が大腸を侵犯し、熱毒が血分に陥り、下痢し、膿血する熱痢証を引き起こす。そこで、白頭翁の苦寒をもって清熱解毒、涼血止痢する。黄連、黄柏は、清熱解毒、堅陰止痢する。秦皮は、清肝瀉熱、収渋止痢する。そこで、熱痢、あるいは毒痢に対して均しく有効な作用がある」《経方方論薈要》

【通釈】　白頭翁湯方（《外台》は《千金》を引用し、「これは、仲景の《傷寒論》の処方である」と言う）

　　白頭翁（三両。〇趙本、および《傷寒論》では、「二両」に作る）　黄連　黄柏　秦皮（各々三両）

　　右の四味に水七升を用い、煮て二升を取り、滓を除き、一升を温めて服用する。治癒しない場合は、更に服用する。

【本文】　銭氏の《溯源集》に云う、「白頭翁は、《神農本経》に、「其れ能く血を逐い、腹痛を止む」と言う。陶弘景謂う、「其れ能く毒痢を止む」と。故を以て厥陰熱痢を治す。黄連は苦寒、能く湿熱を清し、腸胃を厚くす。黄柏

－ 973 －

は、下焦の火を瀉す。秦皮は、亦苦寒に属し、下痢崩帯を治し、其の収濇を取るなり」と。

《外台》の《古今録験》の白頭翁湯は、寒えて急下し、及び滞下を療するの方。

本方より黄柏を去り、乾姜、甘草、当帰、石榴皮を加う。

《証類本草》の阿膠の条に続伝信方を引き、張仲景の調気方は赤白痢を治し、遠近を問うこと無く、小腹疠痛し忍ぶ可からず、出入常無く、下重疼悶し、発する毎に面青く、手足倶に変ずる者は、黄連一両、毛を去る、好き膠、手許の大きさに砕く、臘は弾子大の如く、三味は水一大升を以て先ず膠を煎じて散ぜしめ、次ぎに臘を下して又煎じて散ぜしめ、即ち黄連末を下し、撹ぜて相い和し分かちて三服を為す。惟だ須く熱喫すべし。冷ゆれば即ち喫し難し。神のごとく効くと。案ずるに、此の方は亦《玉函経附遺》に見われ、調気飲と名づく。三味、各々三銭を用いれば、却って是れ後人の改定に係るを知る。並びに附して攷を備う。

【通釈】　銭氏の《溯源集》では、「白頭翁は、《神農本経》では、「それはよく血を逐い、腹痛を止める」と言う。陶弘景は、「それは、よく毒痢を止める」と言う。そこで、厥陰の熱痢を治療する。黄連は苦寒で、よく湿熱を清し、腸胃を厚くする。黄柏は、下焦の火を瀉す。秦皮はまた苦寒に属し、下痢、崩帯を治療し、それが収渋するのを取る」と言う。

《外台》の《古今録験》の白頭翁湯は、寒えて急に下痢し、および滞下を治療する処方である。

本方より黄柏を除き、乾姜、甘草、当帰、石榴皮を加える。

《証類本草》の阿膠の条では、続伝信方を引用し、張仲景の調気方は赤白痢を治療し、遠近を問うことがなく、小腹部が引き攣って痛み忍ぶことができず、下痢の出入は常がなく、下重し疼んで悶え、発する度に顔面は青くなり、手足がともに変化する場合は、黄連一両（毛を除く）、良質の膠（手の大きさに砕く）、臘（弾丸大のようなもの）の三味に水一升余りを用い、先ず膠を煎じて溶解し、次ぎに臘を入れてまた煎じて溶解し、次ぎに黄連末を入れ、撹拌して混和し、分けて三回の服用にする。ただ、熱いままで飲むべきである。冷えると、飲み難くなる。神のように効果があるとある。案じるに、この処方はまた《玉函経附遺》に見われ、調気飲と名づける。三味は各々三銭を用いるので、反ってこれは後人が改定したことに係わることが解る。並びに附して再考に備

嘔吐噦下利病脈証治第十七

える。

【解説】　本条文は、湿熱による下痢の証候と治療法について論述している。

　熱利下重では、熱が胃腸に客している。即ち、痢疾の病であり、熱が多い。本証の治療は、白頭翁湯を与えてこれを治療する。

　白頭翁湯は、白頭翁、黄連、黄柏、秦皮からなる。方中の白頭翁は、血を逐い、腹痛を止め、毒痢を止める。黄連は、苦寒で湿熱を清し、胃腸を厚くする。黄柏は、下焦の火を瀉す。秦皮は、苦寒で下痢崩帯を治療する。

【原文】　下利後、更煩、按之心下濡者、為虚煩也。梔子豉湯主之。(44)

【本文】　下利後、更に煩し、之を按じて心下濡の者は、虚煩と為すなり。梔子豉湯之を主る。

【語釈】　〇下利後、更に煩し云々：王廷富の説「この条は、虚煩の証候と治療法である。いわゆる「更に煩す」は、それが下痢する時、あるいは下痢する前に既に煩悶して不安になる症状があり、下痢した後に腸間の熱邪は去るが、胃脘部に余熱があるので、煩が更に甚だしくなることを言う。いわゆる「虚煩」は、並びに虚弱の虚ではなく、承気湯証の心下硬満の実煩に相対して論じる。そこで、「之を按じて心下濡」は、余熱が上は心と胃を乱し、心と胃が欝せられて引き起こす所である。これは、欝熱が上を乱す虚煩証である。そこで、清熱除煩の方法を用いて主治する」《金匱要略指難》

【通釈】　下痢した後に更に心煩が激しさを増し、心下を按じると柔らかい場合は、虚煩に属している。この場合は、梔子豉湯がこれを主治する。

【本文】　［程］　更に煩すは、本煩有り、利の為に除かれずして転じて甚だしきを言うなり。

　［尤］　熱邪、下に従いて減らずして復た上に動くなり。之を按じて心下濡なれば、則ち中に阻滞無きこと知る可し。故に虚煩と曰う。

　［鑑］　此れ、利して後、熱胸中に遺るなり。之を按じて心下濡なるは、熱すと雖も、実熱に非ず。故に此れを用いて以て其の虚煩を清す。

【通釈】　［程］　「更に心煩する」は、元々心煩があり、下痢のために除かれず、転じて甚だしくなることを言う。

　［尤］　熱邪は下痢に従って減らず、また上に動く。これを按じて心下が柔らかくなる場合は、中に阻滞がないことを知るべきである。そこで、虚煩と言う。

－ 975 －

[鑑]　これは、下痢した後、熱が胸中に残る。これを按じて心下が柔らかくなるのは、熱するが、実熱ではない。そこで、これを用いてその虚煩を清する。

【本文】　梔子豉湯方

梔子（十四枚）　香豉（四合、綿もて裹む。○趙本に「綿」を「絹」に作るは、非なり）

右二味、水四升を以て、先ず梔子を煮て、二升半を得、豉を内れ、煮て一升半を取り、滓を去り、二服に分かち、一服を温進す。吐を得れば則ち止む（《傷寒論輯義・厥陰篇》に詳らかにす。下に同じ）。

【語釈】　○梔子豉湯：聶恵民の説「本方は、清熱除煩の方剤である。下痢した後、余熱がいまだ清せられず、熱が心下に蘊滞するので、心胸部の煩悶、これを按じると軟らかくて堅くないなどの症状が見われる。そこで、梔子の苦寒をもって心と胃の蘊熱を清して除煩し、豆豉は蘊熱を升散し、心胸部の煩を宣泄する。両薬を合わせると、清熱除煩の効能を具有する」《経方方論薈要》

【通釈】　梔子豉湯方

梔子（十四枚）　香豉（四合、綿で包む。○趙本に「綿」の字を「絹」の字に作るのは、誤りである）

右の二味に水四升を用い、先ず梔子を煮て二升半を取り、香豉を入れ、煮て一升半を取り、滓を除き、二回に分け、一服を温めて服用する。最初の服用で嘔吐が出現する場合は、その後の服用を停止する（《傷寒論輯義・厥陰篇》に詳らかにしている。下に同じである）。

【解説】　本条文は、下痢後に増強する虚煩の証候と治療法について論述している。

《金匱要略輯義》には、梔子豉湯の処方解説の引用がない。詳細は、聶恵民の説、あるいは《金匱要略大成》を参照のこと。

下痢した後、熱が胸中に残ると、元々あった心煩が下痢のために除かれず、転じて甚だしくなる。心下部を按じて柔らかくなる場合は、中に阻滞がない。そこで、これを「虚煩」と言う。本証の治療は、梔子豉湯を与えて虚煩を清する。

【原文】　下利清穀、裏寒外熱、汗出而厥者、通脈四逆湯主之。(45)

【本文】　下利清穀、裏寒外熱、汗出でて厥する者は、通脈四逆湯之を主る。

－ 976 －

嘔吐噦下利病脈証治第十七

【語釈】　○下利清穀、裏寒外熱云々：陳紀藩の説「本条は、虚寒性の下痢で陰盛格陽になる証候と治療法を論述している。下利清穀は、下痢が清らかで冷たく、完穀が運化されないことを指す。多くは中陽が不足し、あるいは脾腎陽虚で陰寒が内に盛んになり、腐熟できなくなって引き起こされる。そこで、「裏寒」と言う。裏寒では、どうして外に熱象を現わすのであろうか。ここでの「外熱」は一種の仮熱であり、陰寒が内に盛んになり、陽気を外に拒むことによって引き起こされる。そこで、「外熱」と汗が出て厥冷する症状が並びに見られるのは、正しくその熱は陽が外に脱しようとするからであり、病状が危険で重篤であり、暫くして生命を失う危険性があることを説明する。そこで、急いで回陽救逆を与える」陳紀藩主編《金匱要略》

【通釈】　食物が消化されずに下痢になり、裏に寒があり外に熱があり、汗が出て四肢が厥冷する場合は、通脈四逆湯がこれを主治する。

【本文】　［尤］　熱を挟みて下利する者は、久しければ則ち必ず脾陰を傷る。寒に中りて清穀する者は、甚だしければ則ち并びに腎陽を傷る。裏寒え外熱し、汗出でて厥するは、陰内に盛んにして陽外に亡わるの象有り。通脈四逆湯は、即ち四逆に乾姜一倍を加え、所謂「進みて陽を求め、以て散亡するの気を収む」るなり（《傷寒論輯義・厥陰篇》に詳らかにす）。

【通釈】　［尤］　熱を挟んで下痢する場合は、久しくなると必ず脾陰を傷る。寒に中って清穀する場合は、甚だしくなると并びに腎陽を傷る。裏が寒え外が熱し、汗が出て厥冷するのは、陰が内に盛んになり、陽が外に亡われる象がある。通脈四逆湯は、四逆湯に乾姜を倍加えた処方であり、いわゆる「進んで陽を求め、これによって散亡する気を収める」のである（《傷寒論輯義・厥陰篇》に詳らかにしている）。

【本文】　通脈四逆湯方

　附子（大なる者一枚、生を用う）　乾姜（三両、強人は四両とす可し）　甘草（二両、炙る）

　右三味、水三升を以て、煮て一升二合を取り、滓を去り、分かち温め再服す。

【語釈】　○通脈四逆湯：聶恵民の説「本法は、四逆湯で附子を増し、乾姜を倍用いたものからなり、回陽救逆の方剤である。下痢し、脾腎の陽を傷り、陰寒が内に盛んになり、陽気を外に拒む。そこで、身体に微熱がし、四肢が厥逆する場合は、通脈四逆湯をもって温経回陽する。脈が通じる場合は気血が和やかになり、陰陽が調う。そこで、四逆湯の基礎上にあって温中散寒の乾姜を増

- 977 -

量し、あるいは葱白を加えて通陽する」《経方方論薈要》

【通釈】　通脈四逆湯方

　附子（大きいもの一枚、生で用いる）　乾姜（三両、身体の頑丈な人は四両を用いてよい）　甘草（二両、あぶる）

　右の三味に水三升を用い、煮て一升二合を取り、滓を除き、二回に分けて温めて服用する。

【本文】　［程］　厥甚だしき者は、脈は必ず絶す。附子は辛熱、用いて以て脈を復し陽を回らす。清穀を下す者は、胃は必ず寒ゆ。乾姜は辛温、用いて以て胃を温め利を止む。甘草は甘平、用いて以て姜、附の熱を佐けて厥逆を回らす。

【通釈】　［程］　厥冷が甚だしい場合は、脈は必ず途絶える。附子は辛熱で、用いて脈を回復させ陽気を回らせる。清穀を下痢する場合は、胃は必ず寒えている。乾姜は辛温で、用いて胃を温め下痢を止める。甘草は甘平で、用いて乾姜と附子の熱を佐けて厥逆を回復させる。

【解説】　本条文は、陰盛格陽証に出現する下痢と治療法について論述している。

　寒に中り清穀を下痢する場合は、腎陽が傷られる。腎陽が傷られ、陰寒が内に盛んになり、虚陽が外に亡われると、裏が寒え、外が熱し、汗が出て、四肢が厥冷する。そこで、通脈四逆湯を与えて進んで陽を求め、これによって散亡する陽気を収める。

　通脈四逆湯は附子、乾姜、炙甘草からなり、四逆湯の中の附子を大きいもの一枚にし、乾姜を倍用いた処方である。方中の附子は、辛熱で復脈回陽する。乾姜は、辛温で温胃止痢する。甘草は、甘平で乾姜と附子の熱を佐けて厥逆を回復させる。

【原文】　下利肺痛、紫参湯主之。（46）

【本文】　下利し、肺痛するは、紫参湯之を主る（《本草図経》は、「肺痛」の二字を「者」の一字に作る）。

【語釈】　〇下利し、肺痛す云々：王廷富の説「これは、下痢し腹痛する証候と治療法である。下痢は腸胃の病であり、肺と関係がある。肺と大腸は相互に合し、肺の熱が大腸に移ると、下痢になり、熱が大腸に塞がる場合は、腹が痛む。これは、熱利の腹痛である。そこで、清熱止痛の方法を用いてこれを主治

嘔吐噦下利病脈証治第十七

する」《金匱要略指難》。　○肺痛：李克光の説「歴代医家の認識は、同じでない。徐忠可、趙以徳は、肺と大腸は表裏の関係にあり、大腸が病むので、肺気の不利を引き起こし、そこで、肺痛を発生すると認識する。曹頴甫は、肺は胸中に居り、肺痛は胸痛であると認識する。陳修園は、文義が不明であり、敢えて強いて解釈せず、疑いを存しておくべきであると認識する。程雲来は、肺痛は恐らくは腹痛であると認識する。疾病の一般の情況について言えば、下痢し腹痛するのはその常であり、肺痛は腹痛の誤りであるはずである。そこで、程雲来の説は比較的合理的である」《金匱要略譯釋》

【通釈】　下痢が出現し、腹が痛む場合は、紫参湯がこれを主治する（《本草図経》では、「肺痛」の二字を「者」の一字に作る）。

【本文】　［程］　肺痛は、未だ詳らかならず。或るひと云う、「肺痛は、当に是れ腹痛なるべし」と。《本草》に云う、「紫参は、心腹の積聚、寒熱の邪気を主る」と。

　［鑑］　按ずるに、此の文脱簡なれば、釈せず。

【通釈】　［程］　肺痛は、いまだ詳らかでない。ある人は、「肺痛は、腹痛のはずである」と言う。《本草》では、「紫参は、心腹の積聚や寒熱の邪気を主治する」と言う。

　［鑑］　按じるに、この文は脱簡があるので、解釈しない。

【本文】　紫参湯方

　紫参（半斤）　甘草（三両）

　右二味、水五升を以て、先ず紫参を煮て二升を取り、甘草を内れ、煮て一升半を取り、分かち温め三服す（原註は、「疑うらくは仲景の方に非ず」と）。

【語釈】　○紫参湯：聶恵民の説「紫参は《神農本草経》に記載され、「味苦辛寒、心腹の積聚、寒熱の邪気を主り、九竅を通じ、大小便を利す」とある。そこで、本証の下痢は、熱利に属している。肺と大腸は、表裏の関係にある。実熱の下痢では、肺気が壅滞して降りなくなる。そこで、肺痛を生じる。肺が痛めば、胸中に疼痛があることを知るべきである。そこで、紫参の苦寒で清熱し、肺気を降ろして大腸を通じ、甘草をもって和中、補中益気し、紫参の苦降が太過になるのを防止すべきである。そこで、下痢し、肺気の壅滞を引き起こす者に対して用いるべきである。ただ、注釈家は、本条の注釈に対しては一つでない。恐らくは「肺」は「脾」、「腹」であり、あるいは恐らくは「紫参」は「桔梗」、あるいは「紫菀」（呉隠亭）であるなどがある。そこで、更に一

歩深く検討すべきである」《経方方論薈要》

【通釈】　紫参湯方

　紫参（半斤）　甘草（三両）

　右の二味に水五升を用い、先ず紫参を煮て二升を取り、甘草を入れ、煮て一升半を取り、三回に分けて温めて服用する（原註では、「恐らくは仲景の処方ではない」とある）。

【解説】　本条文は、熱性の下痢と腹痛が出現する場合の治療法について論述している。

　《金匱要略輯義》が引用する程林の説と《医宗金鑑》の説では、本条文を充分に理解することができない。詳細は、《金匱要略大成》を参照のこと。

　条文に言う「肺痛」は、「腹痛」のはずである。下痢が出現し、腹が痛む場合は、紫参湯を与えてこれを治療する。

　紫参湯は、紫参、生甘草からなる。方中の紫参は、心腹部の積聚を主治する。生甘草は、清熱する。

【原文】　気利、訶梨勒散主之。(47)

【本文】　気利は、訶梨勒散之を主る。

【語釈】　〇気利云々：陳紀藩の説「本条は、虚寒の滑脱で、大便が失禁する証候と治療法を論述している。久病で下痢する場合に見われ、滑脱が禁じられず、大便が矢気に随って出て、甚だしい場合はあるいは大便が肛門より外に流れ、制約できなくなる。下痢する物は滞り渋ることがなく、汚い臭いがなく、腹は痛まず脹満せず、裏急後重はない。その病機は邪があるのではなく、中気が虚寒し、気機が下陥し、固摂ができなくなって引き起こされる。そこで、訶梨勒散を与えて温渋固脱、渋腸止痢する」陳紀藩主編《金匱要略》

【通釈】　下痢と同時に矢気が出現する場合は、訶梨勒散がこれを主治する。

【本文】　［尤］　気利は、気と屎と倶に失わるるなり。訶梨勒は、渋腸して利気す。粥飲して安中して腸胃を益す。頓服なる者は、下を補い下を治するは制するに急を以てなり。

　［鑑］　気利は、下す所の気穢れ臭い、利する所の物稠く粘れば、則ち気滞りて宣びずと為す。或は之を下し、或は之を利するは皆可なり。若し利する所の気臭わず、下す所の物粘らざれば、則ち気陥り腸滑するを謂う。故に訶梨勒散を用いて以て腸を固め、或は補中益気を用いて以て陥るを挙ぐるも亦可なり。

- 980 -

嘔吐噦下利病脈証治第十七

【語釈】　○稠：濃い。

【通釈】　［尤］　気利は、気と屎がともに失われることである。訶梨勒は、渋腸して気を通利する。粥で飲んで中を安らかにし腸胃を益す。頓服は、下を補い、下を治療する場合は、急いで制するからである。

　　［鑑］　気利は、下す所の気が汚れて臭い、下痢する所の物が濃く粘る場合は、気が滞って宣びなくなる。あるいはこれを下し、あるいはこれを通利するのは、いずれも可能である。もし下痢する所の気が臭わず、下す所の物が粘らない場合は、気が陥り腸が滑することを言う。そこで、訶梨勒散を用いて腸を固め、あるいは補中益気湯を用いて下陥を挙げるのもまた可能である。

【本文】　訶梨勒散方

　訶梨勒（十枚、煨す）

　右一味、散と為し、粥飲もて和し、頓服す（原註は、「疑うらくは仲景の方に非ず」と）。

【語釈】　○訶梨勒散：聶恵民の説「訶子は、肺、胃、大腸に入る。性は苦酸渋で温であり、斂肺、渋腸、下気の効能がある。下痢が久しくなって滑脱し、大腸は矢気に随って頻繁に排出し、気が虚して固まらずに引き起こされるので、訶梨勒（訶子）をもって温渋固脱する。久利で滑脱する泄瀉に対して用いることができる」《経方方論薈要》。　○煨：灰の中に埋めて焼く。

【通釈】　訶梨勒散方

　訶梨勒（十枚、熱い灰の上で焦がす）

　右の一味を散剤とし、重湯に混和し、頓服で服用する（原註では、「恐らくは仲景の処方でない」とある）。

【本文】　［程］　冠宗奭曰く、「訶梨勒は、能く便を濇らせて又腸を寛くす。濇なれば能く利を治し、腸を寛くすれば能く気を治す。故に気利は之に宜し」と。調うるに粥飲を以てする者は、穀気を藉りて以て腸胃を助くるなり。論に曰く、仲景気利を治するに、訶梨勒散を用い、其の主治を詳らかにするも、其の義を知らず。後、《杜壬方》を読むに「気利は裏急後重なり」と言えば、始めて訶梨勒は用いて以て気を調うるを知る。蓋し、有形の傷は則ち垢を便して後重し、無形の傷は則ち気墜ちて後重す。腸垢を便する者は諸々の実を得、気下に墜つる者は諸々の虚を得。故に訶梨勒の温濇の剤を用うるなり。唐の貞観中に太宗、気利を苦しみ、衆医も効かず、金吾長の張寳藏は、牛乳を以て蓽撥を煎じ、進めて之を服し、立ちどころに差ゆ（案ずるに、此れ劉禹錫の《隋唐

－ 981 －

嘉話》に見わる）。蓽撥は、脾を温むるの薬なり。劉禹錫の《伝信方》は、気利を治するに礬石を用う。礬石も亦気を濇らすの薬なり。大都気利は、之を虚寒に得。気下陥する者は、其れ温濇の薬を用うること多きは、見る可し。

【語釈】　○大都：おおむね。

【通釈】　［程］　冠宗奭は、「訶梨勒は、よく便を渋らせ、また腸を寛くする。渋らせるとよく下痢を治療し、腸を寛くするとよく気を治療する。そこで、気利はこれを用いるのがよい」と言う。調えるのに粥で飲むのは、穀気を借りて胃腸を助けるからである。論述して言う。仲景は気利を治療するのに訶梨勒散を用い、その主治を詳らかにしているが、その意義は解らない。その後、《杜壬方》を読むと、「気利は、裏急後重である」と言うので、始めて訶梨勒は用いて気を調えることが解った。思うに、有形の損傷では垢を排便して後重し、無形の損傷では気が墜ちて後重する。腸垢を排便する場合は諸々の実証を得、気が下に墜ちる場合は諸々の虚証を得ている。そこで、訶梨勒の温渋の品を用いる。唐の貞観中に太宗が気利を苦しみ、多くの医者の治療も効果なかったが、金吾長の張寶蔵は牛乳で蓽撥を煎じ、進めてこれを服用させ、立ちどころに治癒した（案じるに、これは、劉禹錫の《隋唐嘉話》に見われている）。蓽撥は、脾を温める薬である。劉禹錫の《伝信方》では、気利を治療するのに礬石を用いる。礬石もまた気を渋らせる薬である。概ね気利は、これを虚寒に得る。気が下陥する場合はれ温渋の薬を用いることが多いのは見るべきである。

【本文】　案ずるに、楊氏の《直指方》の牛乳湯は、気痢泄れ蟹の渤の如きを治す。蓽撥末二銭、牛乳半升、同じく煎じて半ばを減じ、空腹にて服す。今之を験するに、気墜ちて後重し、気と屎と倶に失う者は、其の泄する所は多く蟹の渤の如し。程註は《直指》を得れば、而ち義は尤も明顕なり。

　《外台》の《廣済》に、嘔逆し多食すること能わざるを療するの方。

　訶梨勒（三両、核を去り、煨す）

　右一味、搗きて散と為し、蜜もて和して丸にし、空腹にて二十丸を服し、日に二服し、知るを以て度と為す。利多ければ服を減じ、忌む所無し。

【語釈】　○渤：水の沸き立つさま。

【通釈】　案じるに、楊氏の《直指方》の牛乳湯は、気痢が泄れ蟹が口から吐く泡のようになるのを治療する。蓽撥末二銭、牛乳半升を同時に煎じて半分に減らし、空腹で服用する。今これを試すと、気が墜ちて後重し、気と屎がともに失われる場合は、それが泄れる所は多くが蟹の泡のようである。程氏の注釈

- 982 -

は《直指方》を得ているので、義は最も明らかである。

　《外台》の《廣済》では、嘔逆し多食できなくなるのを治療する処方。

　訶梨勒（三両、核を除き、灰の中であぶる）

　右の一味を搗きて散剤とし、蜜で混和して丸剤にし、空腹時に二十丸を服用し、日に二回服用し、効果がある場合を適度とする。下痢が多ければ服用を減らし、忌む所がない。

【解説】　本条文は、虚寒性の気利が出現する場合の治療法について論述している。

　気利は、気と屎がともに失われることを言う。訶梨勒散は、訶梨勒一味からなる。訶梨勒は渋腸して気を通利し、粥で飲んで中焦を安らかにし胃腸を益す。本方は頓服で服用し、気利が生じる下を急いで制する。

　附方：

【原文】　千金翼小承気湯：治大便不通、噦、数讝語。

【本文】　《千金翼》小承気湯：大便通ぜず、噦し、数しば讝語するを治す（方は上に見わる。○案ずるに、《千金翼》は「枳実五枚」を用う）。

【語釈】　○《千金翼》小承気湯云々：陳紀藩の説「本条は、腸腑の実熱で大便が秘結する証候と治療法を論述している。陽明の実熱で、腑気が不通になるので、大便は秘結し、腹は脹り、腹が痛む。熱が神明を乱す場合は、讝語し潮熱する。腑気が通じなくなり、濁気が上を衝く場合は、吃逆が頻りに出る。そこで、小承気湯をもって泄熱導滞して陽明を攻下する。腑気が通じ、実熱が下に泄れるのを待つと、諸症は除かれるはずである」陳紀藩主編《金匱要略》

【通釈】　《千金翼》小承気湯：大便が通じなくなり、吃逆が出現し、頻りに讝語する場合を治療する（処方は、上の第41条に記載されている。○案じるに、《千金翼》では「枳実五枚」を用いる）。

【本文】　案ずるに、尤氏云う、「即ち、前の下利し、讝語する者は、燥屎有り（第41条）の法なり。贅せずと雖も、可なり」は、誤りなり。本文は下利を主り、而して此の条は噦に小承気の法を用うるを示す。即ち、上文の「噦して腹満し、後部利せざる者（第7条）」なり。《丹渓医案》に載せし超越陳氏二十余載、飽きて後、数里を奔走するに因り、遂に噦病を患う。但だ物を食すれば、則ち噦を連ぬること百余声、半日止まず、酒と湯を飲めば、則ち作らず、晩に至りて発熱す。此くの如き者、二月、脈濇数、血は気の中に入るを以て、

- 983 -

之を治するに桃仁承気湯を用い、紅花を加えて煎じて服し、汚血を下すこと数次にして即ち減じ、再に木香和中丸を用い、丁香を加えて之を服し、十日にして愈ゆ。此れも亦攻下を以て噦を治するの一格なり。

【語釈】　○格：標準。

【通釈】　案じるに、尤氏が「即ち、前の下痢し、譫語する場合は、燥屎がある（第41条）の方法である。更に述べないが、これを使用できる」と言うのは、誤りである。本文は下痢を主治し、この条は吃逆に小承気湯の方法を用いることを提示する。即ち、上文の「吃逆が出現して腹満し、後部が通利しない場合（第7条）」である。《丹溪医案》に記載された超越陳氏は二十数歳であり、飽食した後に数里を走ったことにより、遂に吃逆の病に罹患した。ただ、物を食べる場合は、吃逆を百余り連ね、半日の間停止しなかったが、酒と湯を飲む場合は発生せず、晩になって発熱が出現した。このようになって二か月が経過し、脈は濇数になり、血が気の中に入ったので、これを治療するのに桃仁承気湯を用い、紅花を加えて煎じて服用し、汚血を数回下して症状は軽減し、更に木香和中丸を用い、丁香を加えてこれを服用し、十日で治癒した。これもまた攻下をもって吃逆を治療する一つの例である。

【解説】　本条文は、陽明に実熱がある場合の証候と治療法について論述している。

　本条文は、第7条に「噦して腹満するは、其の前後を視て、何れの部の利せざるかを知り、之を利すれば即ち愈ゆ」とあるように、大便が通利しない場合に出現する吃逆に対し、小承気湯を用いて治療する方法を提示している。

【原文】　外台黄芩湯：治乾嘔下利。

【本文】　《外台》黄芩湯：乾嘔、下利を治す（《外台》は、仲景の《傷寒論》を引き、「第十六巻に出づ」と云う）。

【語釈】　○《外台》黄芩湯云々：王廷富の説「薬より証を推測すると、この所の下痢は既に裏急後重の主証がなく、また粘稠で肛門を灼く熱象もなく、下痢する物は清らかで稀薄なことが多く、乾嘔し、舌脈もまた熱邪の徴候はない。その病理は中焦の陽虚で、脾胃が温化するには不足し、転輸と運化の効能が乱れることにある。ここにおいて胃気が上逆し、脾気は収摂を失う。これは、脾胃の虚寒による嘔利証である。そこで、益気温中、降逆止嘔の方法を用いて主治する」《金匱要略指難》

- 984 -

嘔吐噦下利病脈証治第十七

【通釈】　《外台》黄芩湯：乾嘔と下痢が出現する場合を治療する（《外台》では、仲景の《傷寒論》を引用し、「第十六巻に出ている」と言う）。

【本文】　黄芩　人参　乾姜（各三両）　桂枝（二両）　大棗（十二枚）　半夏（半升）

　右六味、水七升を以て、煮て三升を取り、温め分かち三服す。

【語釈】　○《外台》黄芩湯：聶恵民の説「《外台》の黄芩湯と《傷寒論》の黄芩湯とは同じでない。《傷寒論》の黄芩湯は、清熱止痢、和中止痛の処方である。本法は、温中補虚、降逆止痢の方剤である。そこで、人参は補中益気し、乾姜は温中散寒し、桂枝は通陽散結し、大棗は補脾益気し、半夏は降逆止嘔し、脾胃の気を壮んにすると、中焦が通暢し、胃気が下行し、脾陽が昇る。更に黄芩をもって清熱止痢する場合は、嘔吐は止み、下痢は治癒する。そこで、本方は、中焦の虚寒の下痢に適応するのがよい」《経方方論薈要》

【通釈】　黄芩　人参　乾姜（各々三両）　桂枝（二両）　大棗（十二枚）半夏（半升）

　右の六味に水七升を用い、煮て三升を取り、温めて三回に分けて服用する。

【本文】　［尤］　此れは、前の黄芩加半夏生姜湯（第11条）と治は同じ。而れども芍薬、甘草、生姜無く、人参、桂枝、乾姜有れば、則ち温裏益気の意多きに居る。凡そ中寒え気少なき者は、此に於いて法を取る可し。

【通釈】　［尤］　これは、前の黄芩加半夏生姜湯（第11条）と治療が同じである。しかし、芍薬、甘草、生姜がなく、人参、桂枝、乾姜がある場合は、温裏益気の意が多い。およそ中が寒え気が少ない場合は、ここにおいて法を取るべきである。

【解説】　本条文は、乾嘔と下痢が同時に出現する場合の治療法について論述している。

　第11条の黄芩加半夏生姜湯は乾嘔と下痢を治療し、本方もまた乾嘔と下痢を治療する。黄芩加半夏生姜湯の組成は黄芩、甘草、芍薬、半夏、生姜、大棗であり、本方は黄芩、人参、乾姜、桂枝、大棗、半夏であり、本方では芍薬、甘草、生姜がない。以上より、本方は、中焦が寒え、中気が少ない場合に温裏益気して乾嘔と下痢を治療する方剤である。

瘡癰腸癰浸淫病脈証并治第十八

瘡癰腸癰浸淫病脈証并治第十八
論一首　脈証三条　方五首
【原文】　諸浮数脈、応当発熱。而反洒淅悪寒、若有痛処、当発其癰。(1)
【本文】　諸々の浮数脈は、応当に発熱すべし。而るに反って洒淅として悪寒し、若し痛む処有れば、当に其の癰を発すべし(《弁脈法》は「反って」の字無く、「処」の下に「飲食常の如き者」の五字有り、「当に其の癰を発すべし」は「畜積して膿有るなり」に作る)。
【語釈】　〇諸々の浮数脈云々：呂志杰の説「本条は、癰腫の初期の脈症を論述している。およそ浮数の脈象は、一般に発熱などの表証があるはずである。ところが、患者が反って洒淅として悪寒がし、身体のどこかの局部に疼痛を感じる場合は、邪熱が内に欝滞し、邪正相争する象である。即ち、今にも癰腫を発生しようとしていると判断できる」《金匱雑病論治全書》
【通釈】　およそ脈が浮数である場合は、道理からすると発熱するはずである。ところが、予想に反して身体に冷水を浴びせられたように悪寒が出現し、もし局所に疼痛がある場合は、癰腫が発生しようとする状態にある(《弁脈法》では「反って」の字がなく、「処」の字の下に「飲食が正常のようになる者」の五字があり、「その癰腫が発生するはずである」は「蓄積して膿がある」に作る)。
【本文】　［尤］　浮数脈は、皆陽なり。陽は、当に発熱すべし。而るに反って洒淅として悪寒する者は、衛気の遏むる所有りて出でざるなり。夫れ衛は営気を行らすを主る者なり。而れども営の実に過ぐる者は、反って能く其の衛を阻遏す。若し痛む処有れば、則ち営の実する者は既に兆す。故に「当に其の癰を発すべし」と曰う。
【通釈】　［尤］　浮数の脈は、いずれも陽である。陽は、発熱するはずである。ところが、反って洒淅として悪寒がするのは、衛気が遏められて出なくなるからである。そもそも衛は、営気を行らすことを主るものである。しかし、営が実に過ぎる場合は、反ってよくその衛を阻んで遏める。もし痛む所がある場合は、営の実するものは既に兆している。そこで、「その癰を発生するはずである」と言う。
【解説】　本条文は、癰腫が出現する初期の証候と病機について論述している。
　諸々の浮数脈は、いずれも陽脈であるので、発熱が出現するはずである。衛気は、営気を行らせることを主る。しかし、営が著しく実する場合は、営は反

- 987 -

って衛を阻んで遏める。即ち、衛気が遏められて出なくなると、反って洒淅と
して悪寒がする。もし痛む所がある場合は、営は既に実しているので、癰腫を
発生すると予想される。

【原文】　師曰、諸癰腫欲知有膿無膿、以手掩腫上、熱者為有膿、不熱者為無
膿。(2)
【本文】　師曰く、諸々の癰腫、膿有ると膿無きとを知らんと欲せば、手を以
て腫上を掩（おお）い、熱する者は膿有りと為し、熱せざる者は膿無しと為す（「膿」
と「無」との間に、《脈経》は「与」の字有り）。
【語釈】　○師曰く、諸々の癰腫云々：王廷富の説「この条は、手のひらを当
てて診断し、これによって外癰に膿があるのか、ないのかを予測している。癰
腫が始めて形成され、軽い場合は熱は営にあり、衛気は滞り、重い場合は局部
の気血は熱毒の瘀阻を被り、衛気は運行できず、毒が既に集って散じなくなる。
癰腫が既に形成されている場合は、膿があるのか、ないのかの弁別には、手を
もって腫れた所を按じる。熱感がある場合は、熱毒が集り、肉が腐り、腐る場
合は、膿を生じる。熱感がない場合は、熱毒はいまだ集らず、肉はいまだ腐ら
ない。そこで、膿はない」《金匱要略指難》
【通釈】　師が言われた。種々の癰腫が化膿しているのかどうかを知るには、
手で癰腫の上を軽く按じ、熱感がある場合は膿があり、熱感がない場合は膿が
ないと判断する（「膿」と「無」の字の間に、《脈経》では「与」の字があ
る）。
【本文】　［程］　《霊枢経》に曰く、「営衛、経脈の中に稽留すれば、則ち
血濇りて行らず。行らざれば、則ち衛気之に従いて通ぜず、壅遏して行るを得
ず。故に熱す。大熱止まず、熱勝てば、則ち肉腐り、腐れば、則ち膿を為す」
と。故に熱聚まる者は、則ち膿を作し、熱未だ聚まらざる者は、但だ腫れて未
だ膿を作さざるを知るなり。皆手を以て掩いて之を知る。
【語釈】　○営衛、経脈の中に稽留すれば云々：出典は、《霊枢・癰疽》。
【通釈】　［程］　《霊枢》では、「営衛が経脈の中に稽留する場合は、血が
渋って行らなくなる。行らなくなる場合は、衛気はこれに従って通じなくなり、
阻まれ遏められて行くことができなくなる。そこで、熱する。大熱が止まず、
熱が勝つ場合は肉が腐り、腐る場合は膿を生じる」と言う。そこで、熱が集る
場合は、膿を生じ、熱がいまだ集らない場合は、ただ腫れるだけで、いまだ膿

- 988 -

瘡癰腸癰浸淫病脈証并治第十八

を生じないことが解る。いずれも手をもって覆ってこれが解る。

【本文】　《巣源》に云う、「凡そ癰は久しきを経れば、復た消す可からざる者なり。若し之を按じて都て牢靭の者は、未だ膿有らざるなり。之を按じて半ば靭く半ば軟かき者は、膿有るなり。又手を以て腫上を掩い、熱せざる者は、膿無しと為す。若し熱甚だしき者は、膿有りと為す」と。

陳氏の《三因方》に原文を引きて云う、「此れも亦大略の説なり。若し脈数ならず熱ならずして疼む者は、蓋し陰に発するなり。疼まざるは尤も是れ悪しき証なり。知らざる可からず」と。

陳氏の《外科精要》に云う、「伍氏方論に曰く、「凡そ瘡腫は、手指を以て瘡旁に従いて按ず。四畔に至りて上赤黒き者は、之を按じて色変らざれば、膿已に結成す。又之を按じて手に随いて赤色なるは、此れも亦膿有り。之を按じて白なるは、良久しくして方に赤く、遊毒已に息む」と」と。

陳氏の《外科正宗》に云う、「軽按にて熱甚だしく便ち痛む者は、膿有り、且つ浅く且つ稠し。重按にて微熱方に痛む者は、膿有り、且つ深く且つ稀し。之を按じて陥りて起きざる者は、膿未だ成らず。之を按じて軟らかくして復た起くる者は、膿已に成る。之を按じて都て硬くして痛まざる者は、膿無し。是れ膿に非ず、即ち瘀血なり。之を按じて都て軟らかくして痛まざる者は、膿有り。是れ膿に非ず、即ち湿水なり」と。

【語釈】　○靭：鞕、硬に同じ。　　○畔：ほとり。かたわら。

【通釈】　《諸病源候論》では、「およそ癰は久しくなると、また消すことができないものである。もしこれを按じて全てが硬い場合は、いまだ膿がない。これを按じて半ばが硬く、半ばが軟かい場合は、膿がある。また、手をもって癰腫の上を覆い、熱しない場合は、膿がない。もし熱が甚だしい場合は、膿がある」と言う。

陳氏の《三因方》では、原文を引用し、「これもまら大略の説である。もし脈が数でなく、熱くなく、疼む場合は、思うに陰に発生する。疼まないのは、最も悪い証である。知らないでいてはならない」と言う。

陳氏の《外科精要》では、「伍氏方論では、「およそ瘡腫は、手指をもって瘡の傍らに従って按じる。四方の縁に至って上が赤黒い場合で、これを按じて色が変らなければ、膿は既に結成している。また、これを按じて手に随って赤色になる場合は、また膿がある。これを按じて白色になる場合は、幾らか久しくなると始めて赤くなり、遊走性の毒が既に息んでいる」と言う」と言う。

- 989 -

陳氏の《外科正宗》では、「軽按で熱が甚だしく、直ちに痛む場合は、膿が
あり、かつ浅く、かつ濃い。重按で微熱し、まさに痛む場合は、膿があり、か
つ深く、かつ薄い。これを按じて陥り、起きなくなる場合は、膿はいまだ形成
されていない。これを按じて軟らかく、また起きる場合は、膿は既に形成され
ている。これを按じて全てが硬く、痛まない場合は、膿がない。これは膿では
なく、瘀血である。これを按じて全てが軟らかく、痛まない場合は、膿がある。
これは膿ではなく、湿った水である」と言う。

【解説】　本条文は、触診法に従って癰腫の膿の有無について論述している。

営衛が経脈の中で稽留すると、血が行らなくなり、衛気はこれによって阻ま
れて行くことができなくなるので、発熱する。大熱が停止せず、熱が勝つと、
肉が腐敗して膿を形成する。癰腫に膿があるかどうかを知ろうとする場合は、
手で癰腫の上を覆う。もし癰腫が熱する場合は、熱が集っているので、膿が形
成されている。一方、もし癰腫が熱くない場合は、いまだ熱が集っていないの
で、膿は形成されていない。

【原文】　腸癰之為病、其身甲錯、腹皮急、按之濡如腫状、腹無積聚、身無熱、
脈数、此為腸内有癰膿。薏苡附子敗醬散主之。(3)

【本文】　腸癰の病為る、其の身甲錯し、腹皮急、之を按じて濡なること腫状
の如く、腹に積聚無く、身に熱無く、脈数なるは、此れを腸内に癰膿有りと為
す。薏苡附子敗醬散之を主る。

【語釈】　○腸癰の病為る云々：王廷富の説「この条は、腸癰の膿が既に形成
された証候と治療法である。腸癰の病と言うものは、その局部の交錯が形成さ
れる場合は、腸癰は既に形成され、局部の気血が瘀滞して阻まれ、外は肌膚を
栄養できなくなって引き起こされる。腸癰は、有形の癰腫に属している。そこ
で、腹皮は緊しく拘急し、これを按じると濡軟で腫状のようであるのは、癰腫
が既に化膿している。そこで、腹には積聚の硬塊はない。膿は形成されている
がいまだ潰えておらず、熱毒が既に変化して膿になっているので、身体に熱は
ないが、膿が形成されている場合は血が燥くので、脈は数になる。脈は数にな
り、膿はなお潰えていない。そこで、「此れ腸内に癰膿有りと為す」と言う。
その病理は、熱毒が腸に瘀結し、伝導が不利になり、これによって局部の気血
が凝滞し、蘊蒸して肉が腐ると、癰を形成して膿に変化することにある。これ
は、膿が形成されているが、いまだ潰えていない腸癰証である。そこで、排膿

－ 990 －

瘡癰腸癰浸淫病脈証并治第十八

解毒、通陽散結の方法を用いてこれを主治する」《金匱要略指難》

【通釈】　腸癰の病と言うものは、病人の皮膚は魚鱗のように粗造になり、腹部の皮膚は緊張するが、手でこれを按じると軟弱で腫脹があるように感じられ、ただ実際は腹部に積聚はなく、全身は発熱せず、脈が数になる場合は、腸（腹）の中に癰膿が発生している。この場合は、薏苡附子敗醤散がこれを主治する。

【本文】　［尤］　交錯は、肌皮乾き起き、鱗甲の交錯するが如く、営中に滞るが故に血は外に燥くに由るなり。腹皮急に、之を按じて濡なるは、気は外に鼓すと雖も、病は皮間に在らざればなり。積聚は、腫脹の根と為す。脈数は、身熱の候と為す。今腹腫状の如くして中に積聚無く、身に発熱せずして脈反って数を見わすは、腸内に癰有り、営欝して熱を成すに非ざれば而ち何ぞや。薏仁は、毒腫を破り、腸胃を利して君と為す。敗醤は、一に苦菜と名づけ、暴熱火瘡を治し、排膿破血して臣と為す。附子は、則ち其の辛熱を仮りて以て欝滞するの気を行らすのみ。

【語釈】　〇鱗甲：うろこと甲羅。

【通釈】　［尤］　交錯は、肌膚の皮が乾いて起き上がり、鱗や甲羅が交錯するようになることであり、営が中に滞るので、血が外に燥くことによる。腹部の皮が拘急し、これを按じて軟らかくなるのは、気は外に鼓動するが、病は皮の間にないからである。積聚は、腫脹の根である。脈が数であるのは、身熱の証候である。今腹部は腫脹があるようであるが、中に積聚がなく、身に発熱が出現せず、脈が反って数を見わす場合は、腸の内に癰があり、営が欝滞して熱を形成しているのでなければ、何であろうか。薏苡仁は、毒腫を破り、腸胃を通利して君となる。敗醤は、一つには苦菜と名づけ、暴かな熱や火の瘡を治療し、排膿破血して臣となる。附子は、その辛熱を借りて欝滞した気を行らせるだけである。

【本文】　《巣源》に云う、「腸癰なる者は、寒温適わず、喜怒に度無く、邪気と営衛をして相い干さしめ、腸内に在り、熱の之に加うるに遇い、血気蘊積し、結聚して癰を成し、熱積みて散ぜず、血肉腐り壊りて膿を為すに由る。其の病の状は、小腹重くして微しく強ばり、之を抑えれば即ち痛み、小便数にして淋に似、時時汗出でて復た悪寒し、其の身皮膚交錯し、腹皮急、腫状の如く、其の脈を診るに洪数の者は、已に膿有るなり。其の脈遅緊の者は、未だ膿有らざるなり。甚だしき者は、腹脹大す。転側すれば、水の声を聞き、或は臍を繞

- 991 -

りて瘡を生じ、穿ちて膿出で、或は膿臍の中自り出で、或は大便は膿血を去る。惟だ宜しく急ぎて之を治すべし」と。又云う、「大便膿血なるは、赤白下に似るも、寔に非なる者は、是れ腸癰なり」と。

【通釈】　《諸病源候論》では、「腸癰は、寒温が適切でなく、喜怒に度がなく、邪気と営衛が相互に犯して腸の中にあり、熱がこれに加わるのに遇うと、血と気が蓄積し、結集して癰を形成し、熱が積んで散じなくなり、血肉が腐敗して膿を形成することによる。その病の症状は、小腹部が重くなって微かに拘急し、これを抑えると直ちに痛み、小便が数になって淋病に類似し、時々汗が出てまた悪寒がし、その身体の皮膚は交錯し、腹部の皮は拘急し、腫脹のようになり、その脈を診ると、洪数である場合は、既に膿がある。その脈が遅緊である場合は、いまだ膿がない。甚だしい場合は、腹部は脹大する。転側すると、水の音を聞き、あるいは臍を繞って瘡を生じ、穿孔して膿が出て、あるいは膿が臍の中より出て、あるいは大便は膿血を下す。ただ、急いでこれを治療すべきである」と言う。また、「大便が膿血になるのは、赤白下痢に類似するが、誠にそうでない場合は、腸癰である」と言う。

【本文】　薏苡附子敗醤散方

　薏苡仁（十分）　附子（二分）　敗醤（五分）

　右三味、杵きて末と為し、方寸匕を取り、水二升を以て、煎じて半ばに減じ、頓服す。小便当に下るべし。

【語釈】　〇薏苡附子敗醤散：聶恵民の説「本方は、排膿消腫の方剤である。方中は薏苡仁の甘淡微寒をもって益脾滲湿、清熱排膿し、腫毒を消すので、君となる。敗醤は苦平で、清熱解毒、排膿破瘀するので、臣となる。少しく佐けるに附子の辛熱は、欝滞する気を行らせ、導熱行結、破瘀排膿する。そこで、腸癰で既に膿を形成している者に対して消瘀排膿消腫の効能がある」《経方方論薈要》

【通釈】　薏苡附子敗醤散方

　薏苡仁（十分）　附子（二分）　敗醤（五分）

　右の三味を杵で搗いて粉末とし、方寸匕を取り、水二升をもって煎じて半分に減らし、頓服で服用する。小便は、通利するはずである。

【本文】　［魏］　薏仁は気を下し、則ち能く膿を泄す。附子は微かに用い、意は直ちに腸中の屈曲するの処に走り、達す可きに在り。加うるに敗醤の鹹寒を以て、以て積熱を清す。服して後、小便下るを以て度と為す者は、小便なる

- 992 -

瘡癰腸癰浸淫病脈証并治第十八

者は気化するなり。気通ずれば、則ち腸癰の結ぶ者は開く可く、滞る者は行る可し。而して大便は必ず汚穢の膿血を泄し、腸癰は已ゆ可し。頓服なる者は、其の快捷の力を取るなり。

【語釈】　○快捷：すばやい。

【通釈】　［魏］　薏苡仁は気を下し、よく膿を泄らす。附子は微量を用い、その意は直ちに腸中の屈曲する所に走り、到達すべきであることにある。加えるに敗醬の鹹寒を用い、積熱を清する。服用した後に小便が下るのを適度とするのは、小便は気化する。気が通じる場合は、腸癰の結ぶものは開くはずであり、滞るものは行るはずである。そして大便は必ず汚い膿血を泄らし、腸癰は治癒するはずである。頓服は、それが素速い力を取ることである。

【本文】　《千金》腸癰湯。

薏苡仁（一升）　牡丹皮　桃仁（各三両）　瓜瓣仁（二升）

右四味、咬咀し、水六升を以て、煮て二升を取り、分かち再服す。

張氏の《衍義》に云う、「即ち、《金匱》薏苡附子敗醬散の変方なり」と。

《聖恵方》は、腸癰、皮肉の状は蛇皮の如く、及び錯の如く、小腹堅く、心腹急なるを治するの方。

即ち、本方。敗醬二両、附子半両、薏苡人二両半を用う。

右搗きて粗き羅もて散と為し、毎服三銭、水中盞を以て生姜半分を入れ、煎じて六分に至り、滓を去りて服す。案ずるに、本方、僅かに方寸匕を用うるは、甚だ少なきに似たり。《聖恵》を是と為す。

【通釈】　《千金》の腸癰湯。

薏苡仁（一升）　牡丹皮　桃仁（各々三両）　瓜瓣仁（二升）

右の四味を咬咀し、水六升をもって煮て二升を取り、二回に分けて服用する。

張氏の《衍義》では、「即ち、《金匱》の薏苡附子敗醬散の変方である」と言う。

《聖恵方》では、腸癰に罹患し、皮肉の性状は蛇の皮のようになり、およびヤスリのようになり、小腹部が堅くなり、心腹部が拘急するのを治療する処方。

即ち、本方である。敗醬二両、附子半両、薏苡仁二両半を用いる。

右を搗いて目の粗い網で散剤にし、毎回三銭を服用し、水中盞を用いて生姜半分を入れ、煎じて六分に至り、滓を除いて服用する。案じるに、本方で僅かに方寸匕を用いるのは、甚だ少ないようである。《聖恵方》が正しい。

【解説】　本条文は、腸癰の膿が既に形成された場合に出現する慢性の証候と

－ 993 －

治療法について論述している。

　腸癰に罹患し、営が中に滞り、血が外に燥くと、肌膚の皮が乾いて起き上がり、鱗や甲羅が交錯するようになる。気が外に鼓動すると、腹部の皮は拘急する。本証では、病が皮の中にないので、これを按じると軟らかい。積聚は、腫脹の根である。本証では、中に積聚がないので、腹部では積聚を触知しない。営が欝滞して熱を形成すると、身体は発熱しないが、脈は数になる。本証は、腸の中に癰膿がある。そこで、薏苡附子敗醤散を与えてこれを治療する。

　薏苡附子敗醤散は、薏苡仁、附子、敗醤からなる。方中の薏苡仁は、毒腫を破り、腸胃を通利する。敗醤は、暴熱火瘡を治療し、排膿破血する。附子は、辛熱で欝滞した気を行らせる。

【原文】　腸癰者、少腹腫痞、按之即痛、如淋、小便自調、時時発熱、自汗出、復悪寒。其脈遅緊者、膿未成。可下之。当有血。脈洪数者、膿已成。不可下也。大黄牡丹湯主之。(4)

【本文】　腸癰なる者は、少腹腫痞し、之を按ずれば即ち痛むこと淋の如く、小便自調し、時時発熱し、自汗出で、復た悪寒す。其の脈遅緊の者は、膿未だ成らず。之を下す可し。当に血有るべし。脈洪数の者は、膿已に成る。下す可からざるなり。大黄牡丹湯之を主る（「腸」は、原本は「腫」に作る。今趙、程、沈、《金鑑》、及び《脈経》に據りて之を改む。《脈経》は、「痞」の字無し。《巣源》は、「小便数なること淋の如し」に作り、「小便自調す」の四字無し）。

【語釈】　○腸癰なる者は、少腹腫痞し云々：呂志杰の説「本条は、上条を承けて腸癰で膿がいまだ形成されていない証候と治療法を論述している。腸癰の病人は、営血が腸中に瘀結しているので、小腹は腫れて痞える。経脈が不通になり、通じない場合は痛む。そこで、少腹は拘急し、拒按になり、これを按じる場合は小便は淋のように痛み、痛みは少腹に牽引する性状になる。病が腸中にあり、膀胱はいまだ影響を受けていない。そこで、小便は正常であり、淋証と区別がある。正気と邪気が裏で相争し、営衛が表で失調する。そこで、時々発熱し、悪寒がし、自汗が出る。「其脈遅緊」は、欝熱が腸中に塞がって結び、腑気が通じなくなる象である。そこで、「膿未だ成らざれば、之を下す可し」と言う。治療は、大黄牡丹湯を用いて通腑瀉熱、涼血解毒する。遅である場合に変化を生じ、一旦熱が盛んで肉が腐り、癰膿が既に形成され、脈が洪数にな

- 994 -

瘡癰腸癰浸淫病脈証并治第十八

る場合は、下すべきでない」《金匱雑病論治全書》

【通釈】　腸癰を患う病人では、少腹が腫脹して痞満し、これを按じると直ち
に疼痛を覚え、淋病に罹患した時のように刺痛が前陰に放散するが、小便は正
常であり、常に発熱し、自汗が出て、また悪寒がする。病人の脈が遅緊である
場合は、膿はいまだ形成されていない。この場合は、下法を用いて治療すべき
であり、大黄牡丹湯がこれを主治する。服薬後は、大便の中に血が混じるはず
である。脈が洪数である場合は、膿が既に形成されている。この場合は、下法
を用いて治療すべきでない（「腸」の字は、原本では「腫」の字に作る。今趙
本、程本、沈本、《医宗金鑑》、および《脈経》によってこれを改める。《脈
経》では、「痞」の字がない。《諸病源候論》では、「小便が数になり、淋病
のようになる」に作り、「小便が自ら調う」の四字がない）。

【本文】　　［程］　腫は外に形われ、痞は内に著わる。少腹既已に痞腫すれば、
則ち癰腫已に成る。故に之を按じて即ち痛むなり。淋の如き者は、小腹は厥陰
の経脈の過ぐる所と為し、厥陰の脈は陰器を循るを以ての故に小腹を按じて痛
み陰茎に引き、淋状の如きこと有り。而して小便は、則ち自ら調うなり。
《霊枢経》に曰く、「結ぶ所有り、気之に帰し、内に既に膿有れば、則ち営衛
内に稽留して外に衛らず」と。故に発熱、汗出、悪寒有らしむるなり。脈遅緊
の者は、則ち熱未だ聚まらずして肉未だ腐らず。故に宜しく大黄牡丹湯にて之
を下し、以て其の腫瘍を消すべし。若し脈洪数なれば、則ち膿已に成る。将に
潰瘍を成さんとすれば、下す可からざるなり。大黄牡丹湯は、「当に血有るべ
し」の句の下に在り。古人は文法の拘わる所を以ての故に条末に綴る。《傷寒
論》の中に多く之有り。按ずるに、上の証の癰は小腸に在り、小腸は上に在り、
癰は腹に近ければ、則ち位は深く、但だ腹皮急にして之を按じて腫形の如き有
るを以ての故に前湯を用いて其の毒を導き、小便従りして出づ。此の証の癰は
大腸に在り、大腸は下に在り、癰は少腹に隠れ、其の位は浅ければ、則ち痞腫
の形有り、其の跡は見易く、其れ按ずれば即ち痛むを以ての故に大黄牡丹湯を
用いて其の膿血を排し、大便従りして下すなり。

　　［尤］　下す可からずと云う者は、之を下すと雖も、亦之を消すこと能わざ
るを謂うなり。大黄牡丹湯は、腸癰已に成り、未だ成らざるも皆之を主るを得。
故に曰く、「膿有れば当に下すべし。膿無ければ当に血を下すべし」と。

【語釈】　〇結ぶ所有り云々：出典は、《霊枢・刺節真邪》。

【通釈】　　［程］　腫は外に現われ、痞は内に現われる。少腹部に既に痞腫が

- 995 -

ある場合は、癰腫は既に形成されている。そこで、これを按じると、直ちに痛む。淋のようなものは、小腹部は厥陰の経脈が過ぎる所であり、厥陰の脈は陰器を循るので、小腹部を按じると痛みが陰茎に牽引し、淋病の性状のようになることがある。そして小便は、自然に調う。《霊枢》では、「結ぶ所があり、気がこれに帰り、内に既に膿がある場合は、営衛が内に稽留し外に衛らなくなる」と言う。そこで、発熱し、汗が出て、悪寒があるようにする。脈が遅緊になる場合は、熱がいまだ集らず、肉はいまだ腐らない。そこで、大黄牡丹湯でこれを下し、その腫瘍を消すべきである。もし脈が洪数である場合は、膿は既に形成されている。今にも潰瘍を形成しようとしている場合は、下すべきでない。大黄牡丹湯は、「当に血が有るはずである」の句の下にある。古人は、文法の拘わる所であるので、条の末に綴っている。《傷寒論》の中に多くこれがある。按じるに、上の証の癰は小腸にあり、小腸は上にあり、癰は腹に近いので、位は深く、ただ腹皮が拘急し、これを按じて腫れた形のようになるので、前の湯液を用いてその毒を導き、小便より出る。この証の癰は大腸にあり、大腸は下にあり、癰は少腹部に隠れ、その位は浅いので、痞腫の形があり、その跡は見やすく、それを按じると直ちに痛むので、大黄牡丹湯を用いてその膿血を排し、大便より下す。

[尤]　「下すべきでない」と言うのは、これを下すが、またこれを消すことができないことを言う。大黄牡丹湯は、腸癰が既に形成されている場合と、いまだ形成されていない場合にいずれもこれを主治することができる。そこで、「膿があれば、下すべきである。膿がなければ、当に血を下すはずである」と言う。

【本文】　大黄牡丹湯方（《千金》に云う、「《肘後》は、瓜子湯と名づく」と。案ずるに、今本の《肘後》は攷うること無し）

　　大黄（四両）　牡丹（一両。○《千金》は三両を用う）　桃仁（五十個）
瓜子（半升。○《千金》は一升を用う）　芒消（三合）

　　右五味、水六升を以て、煮て一升を取り、滓を去り、芒消を内れ、再び煎じて沸かし、之を頓服す。膿有れば当に下すべし。如し膿無ければ、当に血を下すべし。

【語釈】　○大黄牡丹湯：聶恵民の説「本方は、瀉熱破瘀、散結消腫の方剤である。大黄、芒消は、苦寒で清熱瀉下し、腸中の湿熱、瘀結の毒を蕩滌し、消壅散結、推陳致新する。桃仁は、活血行滞、破瘀生新する。丹皮は、清熱涼血、

瘡癰腸癰浸淫病脈証并治第十八

活血行瘀する。冬瓜子は、清熱滲湿、消瘀排膿する。四味は、ともに熱毒を瀉し瘀滞を散じる効能を発揮する。そこで、本方は、腸癰でいまだ膿を形成していない者に対し、先ずこれを下すと、治療効果が明らかになる。既に膿を形成している場合は、使用は禁忌である」《経方方論薈要》

【通釈】　大黄牡丹湯方（《千金》では、「《肘後》では、瓜子湯と名づける」と言う。案じるに、今本の《肘後》では、考える所がない）

　大黄（四両）　牡丹（一両。○《千金》では、三両を用いる）　桃仁（五十個）　瓜子（半升。○《千金》では、一升を用いる）　芒消（三合）

　右の五味に水六升を用い、煮て一升を取り、滓を除き、芒消を入れ、再び煎じて沸騰させ、これを頓服で服用する。膿がある場合は、下るはずである。もし膿がない場合は、下血になるはずである。

【本文】　［程］　諸瘡瘍痛は、皆心火に属す。大黄、芒消は、用いて以て実熱を下す。血敗れ肉腐れば、則ち膿を為す。牡丹、桃仁は、用いて以て膿血を下す。瓜子（当に是れ甜瓜子なるべし）は味甘寒、《神農経》は主治を載せず。之を考えるに、雷公曰く、「血泛れ経過ぐれば、飲みて瓜子を調う」と。則ち瓜子も亦腸中の血分の薬なり。故に《別録》は、潰膿血を主り、脾胃腸中の内壅の薬と為す。想うに諸を此の方に本づく（案ずるに、瓜子は沈は以て冬瓜子と為す。蓋し、時珍の腸癰を治するの説に依る。然れども古本、《本草》に攷うる所無くんば、程註を是と為す）。

【通釈】　［程］　諸々の瘡瘍や痛みは、いずれも心火に属している。大黄、芒消は、用いて実熱を下す。血が敗れ肉が腐る場合は、膿を生じる。牡丹皮、桃仁は、用いて膿血を下す。瓜子（これは甜瓜子のはずである）は味が甘寒であり、《神農本草経》では主治を記載していない。これを考えるに、雷公は、「血が溢れ、月経が過ぎる場合は、瓜子を飲んで調える」と言う。即ち、瓜子もまた腸中の血分の薬である。そこで、《別録》では、潰瘍や膿血を主り、脾胃や腸中の内が塞がる場合の薬であるとする。思うに、これがこの処方に本づくところである（案じるに、瓜子は、沈氏は冬瓜子とする。思うに、李時珍が腸癰を治療するとする説による。しかし、古本や《本草》で考える所がなければ、程氏の注釈が正しい）。

【本文】　張氏の《千金方衍義》に云う、「大黄は、瘀血、血閉を下す。牡丹は、瘀血留まり舎るを治す。芒消は、五蔵の積熱を治し、蓄結を滌去し、推陳致新の功は大黄に較べて尤も鋭し。桃仁は、疝瘕邪気を治し、瘀血、血閉を下

すの功は亦大黄と異ならず。甜瓜瓣は、《別録》は腹内の結聚を治し、膿血を破り潰えさせ、痰を開き気を利するに専らし、内癰、脈遅緊、膿未だ成らざるの専薬と為す」と。

《張氏医通》に云う、「腸癰、下血し、腹中疠痛し、其の始めは発熱悪寒し、其の証を験せんと欲するに、必ず小腹満痛し、小便淋瀝し、反側便ならず。即ち、腸癰の確候と為す。已に成り未だ成らざるを論ずること無く、倶に大黄牡丹湯を用い、犀角を加え、急ぎて之を服す」と。

劉涓子の《鬼遺方》に云う、「腸癰を治するの大黄湯。癰の病為る、診るに小腹堅く腫れ痞え堅く、之を按ずれば則ち痛み、或は膀胱の左右に在り、其の色は或は赤、或は白色にて堅く、大きさ掌の如く熱し、小便調わんと欲し、時に白汗出で、時に復た悪寒し、其の脈遅にて堅き者は、未だ膿を成さざるなり。之を下す可し。当に血有るべし。脈数なるは、膿成る。此の方を服す可からず」と。

即ち、本方。唯だ瓜子を用いず、芥子を用う（案ずるに、《千金》は劉涓子を引き、芥子を用いず。必ず後世の伝写の訛りなり。而るに《聖済総録》、及び《外科正宗》等も亦芥子を用う。《得効方》に則ち瓜蔞子を用うるは、並びに誤りなり）。

《聖恵》の牡丹散は、産後に血運り、腹満し、狼狽せんと欲するを治す（《婦人・産後門》に出づ）。

即ち、本方。瓜子を用いず、冬瓜子を用い、生姜を加う。《産育宝慶集》に同じ。云う、若し口噤すれば則ち拗り開きて之に灌げば、必ず効く。産まんと欲すれば、先ず煎じて下し、以て緩急に備う。但だ生姜を用いずと。

又牡丹散は、腸癰、未だ膿を成さず、腹中痛みて忍ぶ可からざるを治す（《腸癰門》に出づ。下に同じ）。

即ち、本方。木香、芍薬、敗醤を加え、甜瓜子を用う。

又甜瓜子散は、腸癰、腫痛、悶ゆるが如く、気絶せんと欲するを治す。

本方中に於いて、薏苡、敗醤、当帰、檳榔を加う。

又赤茯苓散は、腸癰、小腹牢く強ばり、之を按じて痛み、小便利せず、時に汗出で、悪寒すること有り、脈遅、未だ膿を成さざるを治す。

本方の中に於いて赤茯苓を加う。

《奇効良方》の梅仁散は、腸癰、裏急隠痛、大便閉渋を治す。

本方に於いて桃仁を梅仁に代え、犀角を加う。

－ 998 －

瘡癰腸癰浸淫病脈証并治第十八

【語釈】　○験：試みる。検する。　　○狼狽：うろたえてあわてる。

【通釈】　　張氏の《千金方衍義》では、「大黄は、瘀血や閉経を下す。牡丹皮は、瘀血が留まって舎るのを治療する。芒消は、五臓に積った熱を治療し、蓄結を除き、推陳致新する効能は大黄に較べて最も鋭い。桃仁は、疝瘕や邪気を治療し、瘀血や閉経を下す効能はまた大黄と異ならない。甜瓜瓣は、《別録》では腹中の集結を治療し、膿血を破って潰えさせ、痰を開き、気を通利するのに専らし、内癰で脈が遅緊になり、膿がいまだ形成されていない場合の専門の薬である」と言う。

《張氏医通》では、「腸癰で下血し、腹中が絞るように痛み、その始めは発熱し悪寒がし、その証を調べようとすると、必ず小腹が脹満して痛み、小便は淋病のように渋り、寝返りが不便になる。即ち、腸癰の確かな証候である。既に膿が形成され、あるいはいまだ形成されていない場合を論じることなく、ともに大黄牡丹湯を用い、犀角を加え、急いでこれを服用する」と言う。

劉涓子の《鬼遺方》では、「腸癰を治療する大黄湯。癰の病と言うものは、診ると小腹部は堅く腫れ、痞えて堅く、これを按じると痛み、あるいは膀胱の左右にあり、その色はあるいは赤く、あるいは白色で堅く、大きさは掌のように熱し、小便は調うようであり、時に冷や汗が出て、時にまた悪寒がし、その脈が遅で堅い場合は、いまだ膿を形成していない。これを下すべきである。血があるはずである。脈が数である場合は、膿が形成されている。この処方を服用すべきでない」と言う。

即ち、本方である。ただ、瓜子を用いず、芥子を用いる（案じるに、《千金》では劉涓子を引用し、芥子を用いない。必ず後世の伝写の誤りである。ところが、《聖済総録》、および《外科正宗》などもまた芥子を用いる。《得効方》に瓜蔞子を用いるのは、並びに誤りである）。

《聖恵方》の牡丹散は、産後に血が運り、腹満し、狼狽しようとするのを治療する（《婦人・産後門》に出ている）。

即ち、本方である。瓜子を用いず、冬瓜子を用い、生姜を加える。《産育宝慶集》に同じである。もし口噤が出現する場合は、拗って開き、これに灌ぐと、必ず有効である。産もうとする場合は、先ず煎じて火から下し、緩急に備える。ただ、生姜を用いないと言う。

また、牡丹散は、腸癰で、いまだ膿を形成せず、腹中が痛んで忍ぶことができないのを治療する（《腸癰門》に出ている。下に同じである）。

- 999 -

即ち、本方である。木香、芍薬、敗醤を加え、甜瓜子を用いる。

また、甜瓜子散は、腸癰で腫れて痛み、悶えるようになり、気が途絶えようとするのを治療する。

本方の中に薏苡仁、敗醤、当帰、檳榔子を加える。

また、赤茯苓散は、腸癰で小腹部が堅く強張り、これを按じて痛み、小便が通利せず、時に汗が出て、悪寒がすることがあり、脈は遅になり、いまだ膿を形成していないのを治療する。

本方の中に赤茯苓を加える。

《奇効良方》の梅仁散は、腸癰で裏が拘急し、しくしく痛み、大便が閉じて渋るのを治療する。

本方の中の桃仁を梅仁に代え、犀角を加える。

【解説】　本条文は、腸癰に罹患し、膿がまだ形成されず、あるいは膿が既に形成された初期に出現する証候と治療法について論述している。

腸癰に罹患し、癰腫が既に形成されていると、少腹部は腫れ、これを按じると痠える。少腹は厥陰経が過ぎる部位であり、厥陰経は陰器を循る。癰腫が少腹に形成されると、少腹部を按じると痛みは陰茎に牽引し、淋病の性状のようになるが、小便は自然に調う。気血が結び、内に既に膿がある場合は、営衛が内に稽留し、外を衛らなくなるので、発熱し、汗が出て、悪寒がする。その脈が遅緊になる場合は、熱がいまだ集らず、肉はいまだ腐らないので、大黄牡丹湯でこれを下し、その腫脹を消すべきである。

大黄牡丹湯は、大黄、牡丹皮、桃仁、瓜子、芒消からなる。方中の大黄、芒消は、実熱を下す。牡丹皮、桃仁は、膿血を下す。瓜子は、潰瘍と膿血を主治する。

もし脈が洪数である場合は、膿は既に形成され、今にも潰瘍を形成しようとしているので、大黄牡丹湯を与えてこれを下すべきでない。

【原文】　問曰、寸口脈浮微而渋、法当亡血、若汗出。設不汗者云何。答曰、若身有瘡、被刀斧所傷、亡血故也。(5)

【本文】　問いて曰く、寸口の脈浮微にして渋なるは、法当に亡血、若しくは汗出づべし。設し汗せざる者は、云何にと。答えて曰く、若し身に瘡有るは、刀斧を被りて傷られ、亡血するが故なりと（《脈経》は、「浮」の字無く、「斧」を「器」に作る。趙本は、「法」を「然」に作る）。

- 1000 -

瘡癰腸癰浸淫病脈証并治第十八

【語釈】　○問いて曰く、寸口の脈浮微にして渋云々：王廷富の説「この条は、金瘡の脈証である。寸口の脈が浮微であり、表証を兼ねない場合は、気が虚して固まらないことを主り、渋は血が少ないことを主る。浮微で渋の脈が並びに見われる場合は、血が虚して気が固まらない。そこで、自汗が出るはずである。もし自汗が出ない場合は、また刀斧で傷られ、既に金瘡を病んでいる。血と汗は同源であり、陰血が既に虚し、気もまた補う所がなく、血を奪う場合は汗がない。これが脈が浮で自汗が出ない道理である」《金匱要略指難》

【通釈】　ある人が質問し、「寸口の脈が浮微で渋である場合は、道理からすると出血あるいは発汗などの現象があるはずである。もし汗が出ない場合は、どのような原因からであろうか」と言った。師はこれに答え、「もし身体に金瘡がある場合は、刀や斧などで傷つけられて出血したからである」と言った（《脈経》では、「浮」の字がなく、「斧」の字を「器」の字に作る。趙本では、「法」の字を「然」の字に作る）。

【本文】　［尤］　血と汗は、皆陰なり。陰亡われば、則ち血流行らずして気も亦輔くること無し。故に脈浮微にして濇なり。《経》に云う、「血を奪う者は、汗無し。汗を奪う者は、血無し」と。茲に汗出でずして身に瘡有れば、則ち其れ刀斧に傷らるを被りて其の血を亡うを知る。汗出でて止まざる者と迹異なると雖も、理は則ち同じなり。

【語釈】　○血を奪う者云々：出典は、《霊枢・営衛生会》。

【通釈】　［尤］　血と汗は、皆陰である。陰が亡われる場合は、血流は行らず、気もまた助けることがない。そこで、脈は浮微で濇になる。《経》では、「血を奪う場合は、汗がない。汗を奪う場合は、血がない」と言う。ここで汗は出ず、身体に瘡がある場合は、刀や斧で傷られてその血を亡っていることが解る。汗が出て止まらない場合と跡は異なるが、道理は同じである。

【解説】　本条文は、金瘡による出血の脈象について論述している。

血と汗は、いずれも陰である。血が亡われると、血流が行らず、気が助けることがないので、寸口の脈は気の不足を主る浮微になり、血の不足を主る渋になる。もし汗は出ず、身体に刀や斧の切り傷があり、脈が浮微で渋になる場合は、出血によって陰に属する血が亡われたことが解る。

【原文】　病金瘡、王不留行散主之。(6)
【本文】　金瘡を病むは、王不留行散之を主る。

- 1001 -

【語釈】 ○金瘡を病む云々：陳紀藩の説「本条は、金瘡を治療する処方を提出している。金瘡に傷られると、傷口は腫れて痛み、血を流し、皮、肉、筋、経脈はいずれも断絶し、気血の環流は阻まれる。この時は、一つは流血し出血する。二つは、必ず瘀血の滞留がある。三つは、傷口は甚だしくなると感染して化膿する。そこで、治療は必ず活血祛瘀、止血止痛すべきであり、気血や営衛を通行させ、肌膚が営で養われる場合は、傷口は次第に回復する。そこで、王不留行散をもって祛瘀活血、止血遂痛し、外は敷布し内は内服し、同時にうまくいく」陳紀藩主編《金匱要略》

【通釈】 刀剣類による創傷を患う場合は、王不留行散がこれを主治する。

【本文】 ［沈］ 此れ、金刃の皮肉骨髄を傷る所なり。故に金瘡と為す。乃ち、不内外因に属す。

［尤］ 金瘡は、金刃の傷る所にして瘡を成す者なり。経脈斬絶し、営衛沮弛す。之を治する者は、必ず経脈をして復た行らしめ、営衛をして相い実せしめ、而る後に已む。王不留行散は、則ち気血を行らせ、陰陽を和するの良剤なり。

【語釈】 ○斬：切る。 ○沮弛：沮は、阻む。弛は、緩む。

【通釈】 ［沈］ これは、金刃が皮肉や骨髄を傷る所である。そこで、金瘡とする。即ち、不内外因に属している。

［尤］ 金瘡は、金刃が傷って瘡を形成する場合である。経脈が切られて途絶え、営衛が阻まれて緩む。これを治療する場合は、必ず経脈をまた行らせ、営衛を相互に実し、その後に終わる。王不留行散は、気血を行らせ、陰陽を和やかにする良剤である。

【本文】 王不留行散方

王不留行（十分、八月八日に採る）　蒴藋細葉（十分、七月七日に採る）桑東南根（白皮、十分、三月三日に採る）　甘草（十八分。○趙本は、「八」の字無し）　川椒（三分、目及び口を閉づる者を除く、汗を去る）　黄芩（二分）　乾姜（二分）　芍薬（二分）　厚朴（二分）

右九味、桑根皮以上の三味を灰に焼きて性を存す。灰に過ぎせしむること勿かれ。各々別に杵きて篩い、合わせて之を治めて散と為し、方寸匕を服す。小瘡は即ち之を粉き、大瘡は但だ之を服す。産後も亦服す可し。如し風寒なれば、桑東根之を取ること勿かれ。前の三物は、皆陰乾すること百日。

【語釈】 ○王不留行散：聶恵民の説「本方は、消腫斂瘡し、陰陽を和やかに

－ 1002 －

瘡癰腸癰浸淫病脈証并治第十八

し、気血を行らせる方剤である。王不留行は、苦平で消腫斂瘡、活血止痛する。蒴藋は、また接骨草と名づけ、性は甘酸温で、祛風除湿、活血散瘀する。桑白皮は、甘寒で益気消腫して金瘡を治療する。三味は君であり、金瘡を治療する要薬である。川椒、乾姜は、寒邪を温散して助陽行血祛瘀する。芍薬は養血斂陰し、川椒、乾姜と相互に合わさり、陰陽を調え、気血を和やかにする。厚朴は化湿導滞、理気破瘀し、これによって主薬が瘀腫を消すのを助ける。黄芩は清熱解毒し、肌膚の熱を退かせる。甘草は、調中し諸薬を和やかにする。諸薬は共同して活血散瘀し、陰陽を和やかにし、気血を行らせて邪気を除き、肌肉を長じ、金瘡を治療する主要な方剤となる」《経方方論薈要》

【通釈】　王不留行散方

王不留行（十分、八月八日に採集する）　蒴藋細葉（十分、七月七日に採集する）　桑東南根（白皮、十分、三月三日に採集する）　甘草（十八分。〇趙本では、「八」の字がない）　川椒（三分、種子、および成熟せずに口の開いていないものを除く、炒めて水分を除く）　黄芩（二分）　乾姜（二分）　芍薬（二分）　厚朴（二分）

右の九味は、桑根皮より上の三味を灰に焼いて炭にし効能を温存する。焼きすぎて灰にしてはならない。各々を別に杵で搗いて篩いにかけ、混和して散剤とし、方寸匕を服用する。小さな創は粉末を振りかけ、大きな創はただこれを服用する。産後もまた服用することができる。もし風寒を感受した場合は、桑白皮を用いてはならない。桑白皮より上の三品は、いずれも百日間陰干しにする。

【本文】　［魏］　王不留行は、君と為す。崩ら血分に走り止血収痛して除風散痺す。是れ収めて兼ねて行らすの薬にして血分に干いて最も宜しきなり。佐くるに　蒴藋葉を以て王不留行と性は共に甘平、血分に入り、火毒を分清し、悪気を祛る。甘草を倍用いて以て益胃解毒す。芍薬、黄芩は、助けて血熱を清す。川椒、乾姜は、助けて血瘀を行らす。厚朴は、行中に破を帯ぶ。惟だ悪血は、乃ち凝滞の物なり。故に周らせ詳くするを憚らざるなり。桑根白皮は性寒、王不留行、蒴藋細葉と同じく、灰に焼きて性を存する者は、灰は能く血分に入り止血すればなり。金瘡、血流止まざる者の為に設くるなり。小瘡は則ち諸薬を合して粉と為し、以て之を敷く。大瘡は則ち之を服し、内を治して以て外を安んずるなり。産後も亦服す可き者は、瘀血を行らせばなり。風寒の日は桑根を取ること勿かれなる者は、恐らくは寒に過ぐればなり。前の三物は皆陰

- 1003 -

乾すること百日なるは、其の陰性を存し、日に曝し、及び火にて炙る可からざるなり。此れ、金瘡家の聖方にして奏効すること神の如き者なり。

　　［沈］　金瘡は、当に生気を取るを本と為すべし。故に桑東南根を用うるは、乃ち生気を得てして気血を生ず。灰に焼きて性を存し、黒色を取れば、而ち能く止血す。

【通釈】　　［魏］　王不留行は、君である。専ら血分に走り、止血して痛みを収め、風を除き、痺を散じる。これは、収め兼ねて行らせる薬であり、血分において最も好ましい。佐けるに蒴藋薬を用い、王不留行と性はともに甘平であり、血分に入り、火毒を分けて清し、悪気を除く。甘草を二倍用い、胃を益して毒を解する。芍薬、黄芩は、助けて血熱を清する。川椒、乾姜は、助けて血瘀を行らせる。厚朴は、行らせる効能の中に破る効能を帯びる。ただ、悪血は凝滞する物である。そこで、あまねく周らせるのを憚らない。桑根白皮は性は寒であり、王不留行、蒴藋細葉と同じく、灰に焼いて性を温存するのは、灰はよく血分に入って止血するからである。金瘡で血流が止まらない者のために設ける。小瘡は諸薬を合わせて粉とし、これを敷布する。大瘡はこれを服用し、内を治療して外を安らかにする。産後もまた服用すべきであるのは、瘀血を行らせるからである。風寒の日は桑根白皮を採取してならないのは、恐らくは寒に過ぎるからである。前の三品を皆百日陰干しするのは、その陰性を温存するからであり、日に曝したり、および火であぶるべきでない。これは、金瘡の人の聖方であり、神のように奏効するものである。

　　［沈］　金瘡は、生気を取ることを本とすべきである。そこで、桑東南根を用いる場合は、生気を得て気血を生じる。灰に焼いて性を温存し、黒色になったものを取ると、よく止血する。

【本文】　　案ずるに、徐云う、「「若し風寒なれば」は、此れ経絡の邪に属す。桑皮は止肺気を利し、外邪を逐うこと能わず。故に取ること勿れ」と。沈、及び《金鑑》は、義同じ。此の解、允当ならざるに似たり。王不留行は、《本経》に云う、「金瘡を治し、血を止め痛みを逐う」と。蒴藋は、《本草》に金瘡を治すと載せず。而れども接骨木は一に木蒴藋と名づく。《唐本草》に云う、「折傷を治し、筋骨を続く」と。蓋し、其の効も亦同じ。桑根白皮は《本経》に「絶脈を治す」と云い、《別録》に「以て金瘡を縫う可し」と云えば、是れ三物は金瘡の要薬と為すを知る。

【語釈】　　〇允当：正しく道理にかなう。

－ 1004 －

瘡癰腸癰浸淫病脈証并治第十八

【通釈】　案じるに、徐氏は、「「もし風寒である場合は」は、経絡の邪に属している。桑白皮は、ただ肺気を通利するだけで、外邪を逐うことができない。そこで、取ってはならない」と言う。沈氏、および《医宗金鑑》では、義が同じである。この解釈は、道理に正しくないようである。王不留行は、《本経》では、「金瘡を治療し、血を止め、痛みを逐う」と言う。蒴藋は、《本草》では、金瘡を治療すると記載されていない。しかし、接骨木は、一つには木蒴藋と名づける。《唐本草》では、「折傷を治療し、筋骨を続ける」と言う。思うに、その効能もまた同じである。桑根白皮は《本経》では「途絶えた脈を治療する」と言い、《別録》に「これをもって金瘡を縫うべきである」と言えば、これらの三品は金瘡の要薬であることが解る。

【解説】　本条文は、金瘡の治療法について論述している。

　金瘡は、金刃が皮肉や骨髄を傷って瘡を形成することを言う。金瘡を病む場合は、経脈が切られて途絶え、営衛が阻まれて緩む。そこで、王不留行散を与えて気血を行らせ、陰陽を和やかにする。

　王不留行散は、王不留行、蒴藋細葉、桑白皮、甘草、蜀椒、黄芩、乾姜、芍薬、厚朴からなる。方中の王不留行は、専ら血分に走り、止血し、痛みを収め、風を除き、痺を散じる。蒴藋細葉は、血分に入り、火毒を分けて清し、悪気を除く。甘草は、胃を益して解毒する。芍薬、黄芩は、血熱を清する。蜀椒、乾姜は、血瘀を行らせる。厚朴は、瘀血を行らせて破る。桑根白皮は、寒で血分に入り止血する。小さな瘡では、諸薬を合わせて粉にして敷布する。大きな瘡では、諸薬を服用し、内を治療して外を安らかにする。

【原文】　排膿散方:

【本文】　排膿散方:

　枳実（十六枚）　芍薬（六分）　桔梗（二分）

　右三味、杵きて散と為し、鶏子黄一枚を取り、薬散を以て鶏黄と相い等しくし、揉み和して相い得せしめ、飲もて和して之を服し、日に一服す。

【語釈】　〇排膿散方:李克光の説「排膿散は、王不留行散の後に附し、意は金瘡の治法と方薬を補充することにある。もし金瘡がいまだ膿を形成していない時は、王不留行散を用いて主治する。もし金瘡が既に感染し膿を形成する場合は、排膿散を用いて主治する。本方は枳実を重用して芍薬に配し、破気行滞、止痛活血し、更に桔梗を配伍し、排膿解毒する。鶏子黄は扶正安中し、諸薬と

協調し、ともに消腫止痛、扶正安胃、排膿解毒の効能を発揮し、最も適宜瘡瘍、癰腫において排膿解毒に作用する」《金匱要略譯釋》。　　○排膿散：聶恵民の説「本方は、破積排膿の方剤である。枳実は破気行痰、散積消痞、除熱行滞し、その用量は最も多いので、君となる。桔梗は苦辛平であり、辛散苦泄し、肺気を開提し、袪痰排膿し、ただ肺癰だけに用いることができるのではなく、一切の内癰に対して皆これを用いて排膿利気できる。芍薬は、養陰和血する。鶏子黄は、陰中の精であり、大いに血分を補い、正気を扶けて邪気を除く。そこで、本方はいまだ主治を記載していないが、ただ一切の内癰、金瘡の化膿に対していずれも適当に選んで用い、駆邪排膿に兼ねて扶正する方剤となるはずである」《経方方論薈要》

【通釈】　排膿散方：

　枳実（十六枚）　芍薬（六分）　　桔梗（二分）

　右の三味を杵で搗いて散剤とし、鶏の卵黄一個を取り、散剤と卵黄を用いてよく混和し、湯に混和して服用し、日に一回服用する。

【本文】　［尤］　枳実は、苦寒にて熱を除き滞を破り君と為す。芍薬を得れば則ち血を通じ、桔梗を得れば則ち気を利す。而して尤も鶏子黄の甘潤に頼り、以て排膿化毒するの本と為すなり。

【通釈】　［尤］　枳実は、苦寒で熱を除き、滞りを破り、君である。芍薬を得る場合は血を通じ、桔梗を得る場合は気を通利する。そして最も鶏子黄の甘潤に頼り、これによって排膿して毒を除く本とする。

【解説】　本条文は、瘡癰の膿が形成されて陰分が損傷される場合の治療法について論述している。

　排膿散は、枳実、芍薬、桔梗、鶏子黄からなる。方中の枳実は、苦寒で熱を除き滞りを破る。芍薬は、血を通じる。桔梗は、気を通利する。鶏子黄は、甘で潤し、排膿して毒を除く。

【原文】　排膿湯方：

【本文】　排膿湯方：

　甘草（二両）　　桔梗（三両）　　生姜（一両）　　大棗（十枚）

　右四味、水三升を以て、煮て一升を取り、五合を温服し、日に再服す。

【語釈】　○排膿湯方：李克光の説「排膿湯は、《肺痿肺癰篇》の中の桔梗湯に生姜、大棗を加えてなる。桔梗は主薬であり、用量は三両である。方中の甘

瘡癰腸癰浸淫病脈証并治第十八

草、桔梗は排膿解毒し、生姜、大棗は健脾和営する。本方は、辛甘で建中和営して燥熱でないので、解毒排膿、安中和営する有数の方剤である」《金匱要略譯釋》。　○排膿湯：聶恵民の説「本方は桔梗湯加生姜、大棗であり、ともに調和営衛、排膿解毒の効能がある。桔梗は、肺気を開提し、排膿祛瘀する。甘草は、解毒し、脾胃を助け、肌肉を長じる。生姜は、辛温で通陽する。大棗は、甘温で益気し、営衛を調え、陰陽を和やかにし、膿毒を陽に従って変化させてこれを排出する。本方もまたいまだ主治を記載していない。ただ、慢性の癰腫、金瘡の化膿に対してまた祛邪扶正、排膿生肌の効能がある」《経方方論薈要》

【通釈】　排膿湯方：

　甘草（二両）　桔梗（三両）　生姜（一両）　大棗（十枚）

　右の四味に水三升を用い、煮て一升を取り、五合を温めて服用し、日に二回服用する。

【本文】　　［尤］　此れも亦気血を行らせ営衛を和するの剤なり。

【通釈】　　［尤］　これもまた亦気血を行らせて営衛を調和する方剤である。

【本文】　案ずるに、以上の二方は、徐註は瘡瘍概治の方と為す。沈云う、「此の両方は、峕ら軀殻の内、腸胃の癰を治して設く」と。魏云う、「排膿散は、瘡癰将に成らんとし未だ成らざるの治理と為すの法なり。排膿湯の甘草、桔梗は、即ち桔梗湯なり。蓋し、上部の胸喉の間に瘡癰の機を成さんと欲すること有り。即ち、常に急に服すべきなり」と。数説未だ孰れが是なるかを知らず。程本、《金鑑》は、並びに此の両方を載せず。見る所有るに似たり。

【通釈】　案じるに、以上の二つの処方は、徐氏の注釈では、瘡瘍を概ね治療する処方であるとする。沈氏は、「この二つの処方は、専ら軀殻の内や腸胃の癰を治療するために設けられる」と言う。魏氏は、「排膿散は、瘡癰が今にも形成されようとするが、いまだ形成されていないのを治療して理める方法である。排膿湯の中の甘草、桔梗は、桔梗湯である。思うに、上部の胸部や喉部の間に瘡癰の機転を生じようとすることがある。即ち、常に急いで服用すべきである」と言う。数説は、いまだどれが正しいのかは解らない。程本や《医宗金鑑》では、並びにこの二つの処方を記載していない。見る所があるようである。

【解説】　本条文は、癰膿の膿が形成されて気分が損傷される場合の治療法について論述している。

　排膿湯は、気血を行らせ営衛を調和する方剤である。排膿湯は、甘草、桔梗、生姜、大棗からなる。方中の甘草、桔梗は、桔梗湯である。生姜、大棗は、営

－ 1007 －

衛を調和する。本方は、上部の胸部や喉部の瘡癰を治療する。

【原文】　浸淫瘡、従口流向四肢者、可治。従四肢流来入口者、不可治。(7)
【本文】　浸淫瘡、口従り流れて四肢に向かう者は、治す可し。四肢従り流れ来りて口に入る者は、治す可からず。
【語釈】　○浸淫瘡、口従り流れて四肢に向かう者云々：李克光の説「本条は、浸淫瘡の予後を論じているが、いまだ論述は具体的な症状と病因病機に及んでいない。そこで、後世の医家は、浸淫瘡の認識に対して違いがある。ある人はこれは脱疽、遊丹、癩瘡、棉花瘡、楊梅瘡、湿疹、神経性皮炎などと認識するが、これらの病は原文の論じる所とはいずれも符合しない。余無言は、これは「膿疱瘡」と認識する。あるいは「浸淫瘡は、即ち黄水瘡である」と称され《金匱要略譯釋》、曹家達に至っては、その病因は「湿熱に毒を兼ねる」などと認識するのは、比較的適切である。また、現代の皮膚病学が称する所の膿疱瘡は、化膿性球菌の感染で引き起こされる皮膚病である。巣元方が「浸淫瘡は、心に風熱がある」（《諸病源候論》）と言うのは、浸淫瘡は湿熱の火毒が生じる所であり、次第に全身に蔓延し、その後に破壊して潰え、膿を形成する皮膚病であることを説明する。浸淫瘡の発病部位の先後と発病の趨勢とその予後の弁別は、その道理は《臓腑経絡病篇》の第12条と同じであるので、ここでは更にくどくどと述べない」《金匱要略譯釋》
【通釈】　浸淫瘡に罹患し、瘡が口より始まり、その後に四肢に向かって流れる場合は、治療は可能である。瘡が四肢より始まり、その後に口に向かって蔓延する場合は、治療は困難である。
【本文】　［鑑］　浸淫瘡なる者は、浸は浸浸なるを謂い、淫は已えざるを謂う。此の瘡は浸淫し、留連して已まざるを謂うなり。口従り流れて四肢に向かう者は軽く、内従り外に走るを以てなり。故に曰く、「治す可し」と。四肢従り流れ走り口に入る者は重く、外従り内に走るを以てなり。故に曰く、「治す可からず」と。

　　　［魏］　治す可からざる者は、治し難きの義なり。当に之を不治に委ねるべきに非ざるなり。
【語釈】　○浸浸：浸は、しみる。ひたす。次第に。　　○浸淫：段々にしみこむ。
【通釈】　［鑑］　浸淫瘡は、浸は次第にしみ込むことを言い、淫は治癒しな

－ 1008 －

いことを言う。この瘡は次第にしみ込み、長く留まり連なって治癒しないことを言う。瘡が口より流れて四肢に向かう場合は軽く、内より外に走るからである。そこで、「治療が可能である」と言う。瘡が四肢より流れて走り、口に入る場合は重く、外より内に走るからである。そこで、「治療ができない」と言う。

　　［魏］　治療ができないのは、治療が困難である義である。これを不治に委ねるべきではない。

【本文】　案ずるに、《玉機真藏論》に、「身熱し、膚痛みて浸淫を為す」と。《漢書・五王伝》の師古の註に、「浸淫は、猶漸く染めるがごときなり」と。《巣源・浸淫瘡候》に云う、「浸淫瘡は、是れ心家に風熱有り、肌膚に発し、初めて生ずるは甚だ小なり。先ず痒く後痛みて瘡汁出づるを成し、肌肉を侵し潰え、浸淫し漸く濶し。乃ち、体を偏くす。其の瘡、若し口従り出で、流れて四肢に散ずる者は、軽し。若し四肢従り生じ、然る後に口に入る者は、則ち重し。其れ漸漸として増長するを以て、因りて浸淫と名づくるなり」と。《千金》に云う、「浸淫瘡なる者は、浅きに之を掻けば、蔓延して長く止まず。掻痒なる者は、初めは疥の如く、之を掻けば転じて汁を生じ相い連なる者是れなり」と。又云う、「瘡は、表裏相当す。浸淫瘡と名づくるは、乃ち此れ瘑、疥、湿瘡の属なるを知る」と。沈云う、「脱疽、遊丹の類」と。《金鑑》に云う、「猶今の癩癪の類の如し」と。皆非なり（《外台》は、七方を載す。参攷にす可し）。

【語釈】　○漸漸：次第に。　○疥：ひぜん。皮膚にできる湿疹の一種で、ひどくかゆい。　○瘑：はれもの。瘡に同じ。　○遊丹：赤遊丹の略。遊風に同じ。一種の急性に皮膚にあらわれる風証。

【通釈】　案じるに、《素問・玉機真藏論》では、「身体が熱し、膚が痛んで浸淫を生じる」とある。《漢書・五王伝》の顔師古の注釈では、「浸淫は、丁度次第に染めるようなものである」と言う。《諸病源候論・浸淫瘡候》では、「浸淫瘡は、心に風熱があり、肌膚に発生し、初めて生じる場合は甚だ小さい。先ず痒く、後痛んで瘡汁が出るようになり、肌肉を侵して潰瘍を生じ、浸淫して次第に広範囲になる。即ち、全身に及ぶ。その瘡がもし口より出て、流れて四肢に散じる場合は、軽症である。もし四肢より生じ、その後に口に入る場合は、重症である。それは次第に増長するので、これによって浸淫と名づける」と言う。《千金》では、「浸淫瘡は、浅い時にこれを掻くと、蔓延して長く止

まらなくなる。掻癢は、初めは疥のようであり、これを掻くと転じて汁を生じ、相互に連なるものがこれである」と言い、また「瘡は、表裏が相互に当たる。浸淫瘡と名づける場合は、これは瘡、疥、湿瘡の属であることが解る」と言う。沈氏は、「脱疽、遊丹の類である」と言う。《医宗金鑑》では、「丁度今の癩病の類のようなものである」と言う。いずれも誤りである（《外台》では、七種類の処方を記載している。参考にすべきである）。

【解説】　本条文は、浸淫瘡の予後について論述している。

　浸淫瘡は、瘡が次第にしみ込み、長く留まり連なって治癒しない病証を言う。瘡が口より流れて四肢に向かう場合は、瘡が内より外に走るので、軽症である。そこで、「治す可し」と言う。瘡が四肢より流れて口に入る場合は、瘡が外より内に走るので、重症である。そこで、「治す可からず」と言う。「治す可からず」は、治療が困難であることを言う。

【原文】　浸淫瘡、黄連粉主之。(8)
【本文】　浸淫瘡は、黄連粉之を主る（原註は、「方は、未だ見ず」と）。
【語釈】　○浸淫瘡は云々：王廷富の説「この条は、浸淫瘡の外治法である。上条の論述や注釈で見るべき証を引用しているのによれば、浸淫瘡はある種の黄水が滴る比較的頑固な皮膚病である。その病理は、熱毒と湿邪の患いであり、二つの邪が混ざり、熱は湿が滞るので結び、湿は熱が広がるので蔓延し、肌膚に浸漬し、溢れて止まなくなる。これは、湿熱が毒に変化した証である。そこで、清熱解毒の黄連粉をもってこれをはたく」《金匱要略指難》
【通釈】　浸淫瘡に罹患した場合は、黄連粉を用いてこれを主治する（原註では、「処方は、見当たらない」とある）。
【本文】　［尤］　「方は未だ見ず」は、大意は此れ湿熱の浸淫の病と為すを以ての故に黄連一味を取りて粉と為し、之を粉き、苦以て燥湿し、寒以て除熱するなり。
　　　［魏］　按ずるに、《外科精義》に一味の黄柏散を以て調え塗るは、此に本づく（徐、沈は、並びに黄連一味を粉に為すの方と為す）。
【通釈】　［尤］　「処方はいまだ見当たらない」の大意は、これは湿熱の浸淫の病であるので、黄連一味を取って粉にし、これを粉き、苦で燥湿し、寒で熱を除くことである。
　　　［魏］　按じるに、《外科精義》で一味の黄柏散を用いて調えて塗るのは、

- 1010 -

瘡癰腸癰浸淫病脈証并治第十八

ここに基づいている（徐本、沈本では、並びに黄連一味を粉にした処方とする）。

【本文】　《千金》の黄連胡粉散。

黄連（二両）　胡粉（十分）　水銀（一両）

右三味、黄連を末と為して相い和し、耎かき皮もて裹み熟に之を挼めば、自ら能く和合するも、縦てば成るを得ず。一家は亦水銀を得、細かき散にて粉中に入るなり。以て乳瘡、諸々の湿瘡、黄に爛れし肥えたる瘡等に傅す。若し乾きて甲を著けば、煎じて膏と為すと。案ずるに、《外台》の《刪繁》は、癘瘡汁多きを療するの方は同じ。黄連粉は、蓋し此の類なり。

【語釈】　○一家：独自の見識ある意見。

【通釈】　《千金》の黄連胡粉散。

黄連（二両）　胡粉（十分）　水銀（一両）

右の三味は、黄連を粉末にして相互に混和し、軟らかい皮で包んでねんごろにこれを揉むと自然に混ざるが、そうしなければ混和しない。ある流派の意見では、また水銀を得て、細かい散剤にして粉の中に入れる。これによって乳の瘡、諸々の湿の瘡、黄色に爛れた大きな瘡などに塗布する。もし乾いてかさぶたを着ける場合は、煎じて膏とするとある。案じるに、《外台》の《刪繁》では、瘡で汁が多い場合を治療する処方は、同じである。黄連粉は、思うに、この類である。

【解説】　本条文は、浸淫瘡の外治法について論述している。

浸淫瘡は、湿熱の病である。そこで、黄連一味を粉にしてこれを皮膚にはたき、黄連の苦で燥湿し、寒で熱を除く。

趺蹶手指臂腫転筋陰狐疝蛔虫病脈証治第十九

趺蹶手指臂腫転筋陰狐疝蛔虫病脈証治第十九
論一首　脈証一条　方五首
【原文】　師曰、病趺蹶、其人但能前、不能却、刺腨入二寸、此太陽経傷也。
(1)
【本文】　師曰く、趺蹶を病み、其の人但だ能く前み、却くこと能わず、腨を刺して入ること二寸、此れ太陽経傷るるなりと（徐、沈、《金鑑》に「趺」を「跌」に作り、篇目と同じなるは、是なり）。
【語釈】　○師曰く、趺蹶を病み云々：呂志杰の説「本条は、趺蹶の証候と治療法を論述している。病人は脚の背が硬直し、後ろのかがとが地面に落ちず、ただ前に進むことはできるが、後退することはできなくなる。これは、足太陽の経と筋が損傷を受け、牽引して不利になるからである。足太陽経の承山穴を刺して筋脈を舒ばして緩めるべきである」《金匱雑病論治全書》。　○趺：足。足の甲。趺蹶は、足背部が強直し、走行が不便になる病を指す。　○跌：つまずく。跌と蹶は、ともに「つまずく」。
【通釈】　師が言われた。趺蹶を患い、病人はただ前に進むことは可能であるが、後退することはできない。これは、太陽経が損傷されたからである。ふくらはぎにある経穴を針刺し、深さは二寸にする（徐本、沈本、《医宗金鑑》に「趺」の字を「跌」の字に作り、篇目と同じであるのは、正しい）。
【本文】　[沈]　此の跌蹶は、当に経絡を弁じて治すべきなり。人身の足陽明の脈は腿外の前を絡い、太陽の脈は腿外側の後ろを絡い、少陽の脈は腿外側の中を絡うなり。夫れ跌いて蹶を致す者は、足行くこと能わざるなり。然して行くこと能わざるは、当に其の前後を弁じて之を治すべし。但だ能く前む者は、陽明傷無きなり。却くこと能わざる者は、乃ち後ろに抵ること能わず、太陽の経脈傷を受くるなり。当に腨を刺して二寸に入るべし。腨は、即ち小腿肚なり。本陽明に属す。乃ち、太陽の経絡の過ぐる所の処にして陽明の経気と飛陽、承筋の間に会す。故に之を刺して太陽と陽明の気血をして和して滞ること無からしめば、則ち前後は常の如し。
【語釈】　○小腿肚：ふくらはぎ。
【通釈】　[沈]　ここでの跌蹶は、経絡を弁別して治療すべきである。人身の足陽明の脈は下腿の外側の前を絡い、太陽の脈は下腿の外側の後ろを絡い、少陽の脈は下腿の外側の中を絡う。そもそも跌いて蹶を来す場合は、足は行くことができなくなる。そして行くことができない場合は、その前後を弁別し

－ 1013 －

てこれを治療すべきである。ただ、よく前に進む場合は、陽明は損傷がない。退くことができない場合は、後ろに向かうことができず、太陽の経脈が損傷を受けている。腨を針刺して深さ二寸に入れるべきである。腨は、ふくらはぎである。元々は陽明に属している。即ち、太陽の経絡が過ぎる所であり、陽明の経気と飛陽、承筋の経穴の間に会する。そこで、これを針刺して太陽と陽明の気血を調和して滞ることがないようにする場合は、前後は正常のようになる。

【本文】　案ずるに、楊氏の《方言》に、「跌は、蹶なり」と。《説文》に「蹶は、僵るるなり」と。程の「跌は、足背なり。跌蹶は、即ち痺れて蹶るるの属なり」と云うは、恐らくは非なり。《金鑑》に云う、「証と刺は、倶に未だ詳らかならず。必ず缺文有り、釈せず」と。此の説是に近し。

【通釈】　案じるに、楊氏の《方言》には、「跌は、蹶（つまずくこと）である」とある。《説文》では、「蹶は、僵れることである」とある。程氏が「跌は、足の背である。跌蹶は、痺れて蹶れるの属である」と言うのは、恐らくは誤りである。《医宗金鑑》では、「証と針刺の方法は、ともにいまだ詳らかでない。必ず欠文があるので、解釈しない」と言う。この説は、正しいようである。

【解説】　本条文は、跌蹶の病因、症状、および治療法について論述している。
　足陽明の経脈は下腿の外側の前を絡い、足太陽の経脈は下腿の外側の後ろを絡う。跌蹶に罹患し、つまずくが、前に行くことができる場合は、陽明の脈は損傷されていない。つまずいて後ろに退くことができない場合は、太陽の経脈が損傷されている。腨は、ふくらはぎであり、陽明に属し、太陽の経脈が過ぎ、陽明の経気と飛陽と承筋の経穴の間で会する部位である。そこで、ふくらはぎへ針刺し、深さは二寸にし、太陽と陽明の気血を調和して滞らなくすると、前後への走行は正常になる。

【原文】　病人常以手指臂腫動、此人身体瞤瞤者、藜蘆甘草湯主之。(2)
【本文】　病人常に手指臂腫れ動くを以て、此の人の身体瞤瞤たる者は、藜蘆甘草湯之を主る。
【語釈】　〇病人常に手指臂腫れ動く云々：王廷富の説「この条は、風痰の証候と治療法である。《素問・陰陽応象大論》に「風勝てば則ち動き、湿勝てば則ち腫る」と言うのによれば、本証は湿が集って痰となり、風痰が手三陽と手三陰の経脈（手の三陽は手より頭に走り、手の三陰は胸より手に走る）に滞る

- 1014 -

跌蹶手指臂腫転筋陰狐疝蚘虫病脈証治第十九

場合は、手指や臂が腫れて動き、痰涎が胸膈に滞る場合は、身体は制限がなく激しく震える。これは、風痰が膈にある証である。そこで、涌吐導痰の方法を用いて主治する」《金匱要略指難》

【通釈】　病人は常に手指と臂が腫れて震え、同時に身体がぴくぴくと引き攣る場合は、藜蘆甘草湯がこれを主治する。

【本文】　［尤］　湿痰は関節に凝滞すれば則ち腫れ、風邪は経絡を襲いて傷れば則ち動く。手指臂腫れて動き、身体瞤瞤たる者は、風痰膈に在り、肢体を攻め走ればなり。陳無擇の所謂「痰涎留まりて胸膈の上下に在り、変じて諸病を生じ、手足項背、牽引して釣りて痛み、走ること易く定まらざる者」是れなり。藜蘆は、上膈の風痰を吐す。甘草は、亦能く吐を取る。方は、未だ見ずと雖も、然れども大略は是れ湧剤のみ（李氏）。

【通釈】　［尤］　湿痰が関節に凝滞する場合は腫れ、風邪が経絡を襲って傷れる場合は動く。手指や臂が腫れて動き、身体がぴくぴくと引き攣る場合は、風痰が膈にあり、四肢や身体を攻めて走るからである。陳無擇のいわゆる「痰涎が留まって胸膈の上下にあり、変化して諸病を生じ、手足、項、背が牽引して突っ張って痛み、容易に走り一定しない場合」がこれである。藜蘆は、膈上の風痰を吐出させる。甘草は、またよく涌吐を取る。処方はいまだ見われていないが、しかし大略は涌吐剤である（李氏）。

【本文】　案ずるに、程云う、「証は未だ詳らかならず、方も亦欠く。釈せず」と。《金鑑》は同じ。此れ固より然り。然れども尤は李彣を引けば、其の義は略通ず。故に姑く之に仍る。

【通釈】　案じるに、程氏は、「証はいまだ詳らかでなく、処方もまた欠けている。解釈しない」と言う。《医宗金鑑》では、同じである。これは、固よりその通りである。しかし、尤在涇は李彣の説を引用し、その義はほぼ通じる。そこで、暫くはこれによって理解する。

【本文】　藜蘆甘草湯方（原註は、「未だ見ず」と）

【語釈】　〇藜蘆甘草湯：聶恵民の説「本方は、風痰を涌吐する方剤である。藜蘆は、苦寒で消瘀通痺し、風痰を涌吐する。甘草は、和中して脾胃を調え、藜蘆の大毒を制約する。いまだ全方を見ないが、この二味はまた風痰を涌吐する方剤とすることができ、手や臂が風痰が経絡を阻滞することによって手指や臂が腫れて動くものに対し、また有効である。証に臨む時にあっては、斟酌して通経活絡、導痰勝湿の品を加えるべきである」《経方方論薈要》

－ 1015 －

【通釈】　藜蘆甘草湯方（原註では、「処方は、見当たらない」とある）
【解説】　本条文は、手指臂腫の症状と治療法について論述している。

　湿痰が関節に凝滞すると、手指や臂が腫れる。風邪が経絡を襲って傷ると、病人の身体がぴくぴくと引き攣る。即ち、本証は、風痰が膈にあり、四肢や身体を攻めて走る状態にある。そこで、藜蘆甘草湯を与えてこれを治療する。

　藜蘆甘草湯の処方は、いまだ見当たらない。ただ、本方は、藜蘆と甘草の二味を含むはずである。方中の藜蘆は、膈上の風痰を吐出させる。甘草は、涌吐させる。

【原文】　転筋之為病、其人臂脚直、脈上下行、微弦。転筋入腹者、鶏屎白散主之。(3)
【本文】　転筋の病為る、其の人臂、脚直にして、脈上下に行き、微弦す。転筋腹に入る者は、鶏屎白散之を主る（此の条、《脈経》は霍乱篇の末に載す）。
【語釈】　〇転筋の病為る云々：呂志杰の説「本条は、転筋の証候と治療法を論述している。転筋は、ある種の四肢が痙攣して痛む病証である。そこで、脈象は強く拘急して強直し、全く柔和な象がない。痙病の脈が「直上下行す」と同じである。転筋の部位は一般に下肢に多く見られ、厳重な時はその痙攣は少腹部に牽引して痛むので、「転筋入腹」と称される。鶏屎白散を用いて治療すべきである。鶏屎白は、性寒で気を下し、二便を通利する。本条が述べる所の転筋は、湿熱が化熱傷陰して引き起こすことを知るべきである。その病を引き起こす原因を瀉すと、転筋もまたこれに随って治癒する」《金匱雑病論治全書》。　〇脈上下に行く：陳紀藩の説「即ち、寸関尺の三部の脈が弦直で有力であり、柔和の象がないことである」陳紀藩主編《金匱要略》
【通釈】　転筋の病と言うものは、病人の肘や下腿が強直して引き攣り、脈は寸部から尺部にかけて真直で有力になり、微かに弦脈を帯びる。転筋の疼痛が腹部に及ぶ場合は、鶏屎白散がこれを主治する（この条は、《脈経》では霍乱篇の末に記載されている）。
【本文】　［沈］　此れ、木土和せず、風邪にして転筋するなり。風邪は脾胃に乗じ、風湿相い搏つ。故を以て表裏皆病む。若し風湿経表に盛んなれば、則ち臂脚直に、脈上下に行きて微弦す。《経》に謂う「諸暴強直は、皆風に属す」も亦風淫れ末疾むの義なり。或は中気虚して木邪内逆し、直ちに藏を攻むれば、則ち転筋腹に入る。当に鶏屎白を以て気を下して積を消し、風を去り脾

－ 1016 －

を安んずるの治とすべし。臂脚直を治するの方に非ざるなり。

　　〔魏〕　直上下行は、全く和柔の象無し。亦痙病中の「直上下行す」の意と同じなり。

【語釈】　○和柔：柔和に同じ。やさしい。おだやか。　　○直上下行：《金匱要略・痙湿暍病脈証治第二》の第9条を参照。

【通釈】　〔沈〕　これは、木と土が調和せず、風邪で転筋する。風邪は脾胃に乗じ、風と湿が相互に打つ。そこで、表裏がいずれも病む。もし風湿が経の表に盛んである場合は、臂や脚が強直し、脈は上下に行って微かに弦になる。《経》に言う「諸々の暴かに強直する病は、いずれも風に属している」もまた風が淫れ末端が病むの義である。あるいは中気が虚して木邪が内に逆し、直ちに臓を攻める場合は、転筋が腹に入る。鶏屎白をもって気を下して積を消し、風を除き、脾を安らかにする治療とすべきである。臂や脚が硬直するのを治療する処方でない。

　　〔魏〕　直ちに上下に行くのは、全く柔和な象がない。また、痙病の中の「直ちに上下に行く」の意と同じである。

【本文】　案ずるに、《金鑑》に「臂は背と同じ。古は通用す。臂脚直は、足背強直し、屈伸すること能わざると謂う。是れ転筋の証なり」と云うは、誤りなり。転筋は、必ずしも足背のみならず。故に《肘後》に両臂脚、及び胸脇の転筋を療するの方有り。《巣源》に云う、「冷、足の三陰三陽に入れば、則ち脚転筋し、手の三陰三陽に入れば、則ち手転筋す。冷の入る所の筋に随い、筋は則ち転ず。転なる者は、邪冷の気其の筋を撃ち動かして移り転じるに由るなり」と。

【通釈】　案じるに、《医宗金鑑》に「臂は、背と同じである。古は、通用する。臂と脚が直であるのは、足の背が強直し、屈伸できなくなることを言う。これが転筋の証である」と言うのは、誤りである。転筋は、必ずしも足背だけではない。そこで、《肘後》では、臂と脚の両方、および胸脇部の転筋を治療する処方がある。《諸病源候論》では、「冷えが足の三陰三陽経に入る場合は、脚が転筋し、手の三陰三陽経に入る場合は、手が転筋する。冷えが入る所の筋に随い、筋は転じる。転は、邪である冷えの気がその筋を撃って動かし、移って転じることによる」と言う。

【本文】　鶏屎白散方（《外台》は《肘後》を引きて云う、「若し転筋腹中に入りて転ずる者の方なり。仲景、《経心録》、《備急》、《集験》、《必効》

に同じ」と。霍乱転筋門に出づ）

　鶏屎白

　右一味、散と為し、方寸匕を取り、水六合を以て、和して、温服す（《肘後》に云う、「水六合を以て、煮て三沸し、之を頓服す。病者をして之を知らしむること勿れ」と。《外台》は、同じ）。

【語釈】　○鶏屎白散：聶恵民の説「鶏屎白は、性寒で下気消積し、二便を通じ、脾を安らかにし、風を除き、熱を泄する。そこで、湿濁が化熱して傷陰し転筋を引き起こす証に対し、これを用いることができる。後世に転筋病を治療することに対し、治療の基礎を提出した。王孟英が蚕矢を用いて熱性の霍乱による転筋を治療したのは、本方の啓発を受けている」《経方方論薈要》

【通釈】　鶏屎白散方（《外台》では《肘後》を引用し、「もし転筋が腹中に入って引き攣る場合の処方である。仲景、《経心録》、《備急》、《集験》、《必効》に同じである」と言う。霍乱転筋門に出ている）

　鶏屎白

　右の一味を散剤とし、方寸匕を取り、水六合を用い、混和して温めて服用する（《肘後》では、「水六合を用い、煮て三回沸湯させ、これを頓服で服用する。病人に知らせてはならない」と言う。《外台》では、同じである）。

【本文】　案ずるに、鶏屎白は、《別録》に云う、「転筋を治し、小便を利す」と。故に取りて之を用う。《素問》は鶏屎醴を用い、臌脹を治し、大小便を通利す。之を験するに、《本草》は「微寒、無毒」と云うも、然れども瀉下の力は頗る峻なり。用うる者は、宜しく之を知るべし。況や霍乱の転筋は、津液虚燥する者多きをや。恐らくは宜しき所に非ず。

【通釈】　案じるに、鶏屎白は、《別録》では「転筋を治療し、小便を通利する」と言う。そこで、取ってこれを用いる。《素問》では、鶏屎醴を用い、臌脹を治療し、大小便を通利する。これを試すと、《本草》では「微寒、無毒」と言うが、しかし瀉下の力は頗る峻烈である。用いる場合は、これを知るべきである。ましてや霍乱の転筋は、津液が虚して燥く場合が多いのはなおさらである。恐らくは好ましい所でない。

【解説】　本条文は、転筋の証候と治療法について論述している。

　転筋に罹患し、風邪が脾胃に乗じ、風湿が打ち合い、経の表に盛んになると、臂や脚が強直し、脈は上下に渡って微かに弦になる。また、中気が虚し、木邪が内逆し、直ちに臓を攻めると、転筋が腹部に入り、少腹部に疼痛が出現する。

－ 1018 －

跌蹶手指臂腫転筋陰狐疝蚘虫病脈証治第十九

　本証は、鶏屎白散を与えて転筋入腹を治療する。鶏屎白散は、鶏屎白一味からなる。方中の鶏屎白は、気を下し、積を消し、風を除き、脾を安らかにする。

【原文】　陰狐疝気者、偏有小大、時時上下。蜘蛛散主之。(4)
【本文】　陰狐疝気なる者は、偏（かたよ）りて小大有り、時時上下す。蜘蛛散之を主る。
【語釈】　○陰狐疝気なる者云々：呂志杰の説「本条は、狐疝の証候と治療法を論述している。陰狐疝気は、簡略化して狐疝と称される。これは、ある種の陰嚢が偏って大きく、偏って小さく、時に上り、時に下る病証であり、寒疝で腹痛を主症とする場合とは同じでない。この種の疝気は、平臥する時は縮んで腹の内に入り、立ち上がり走って動く時は墜落して陰嚢に入り、ある場合は痛みや脹満を感じ、ある場合は僅かに重くて墜落するのを感じる。治療は、蜘蛛散を用いる。方中の蜘蛛は破結通利の作用があり、配するに桂枝をもって通陽化気する。ただ、蜘蛛には毒性があるので、応用する時は慎重にすべきである。後世では、本証に対して常に疏汗理気の薬、例えば川楝子、延胡索、木香、茴香、香附子、烏薬の類を用い、また一定の効果がある」《金匱雑病論治全書》
【通釈】　陰狐疝気の病は、病人の陰嚢は一側が小さく、反対側が大きくなり、睾丸が時に上下に移動する。この場合は、蜘蛛散がこれを主治する。
【本文】　［尤］　陰狐疝気なる者は、寒湿陰を襲いて睾丸病を受け、或は左、或は右、大小同じならず、或は上、或は下に没して時無し。故に狐疝と名づく。蜘蛛は有毒、之を服すれば、能く人をして利せしむ。桂枝の辛温を合して陰に入りて其の寒湿の気を逐うなり。
【通釈】　［尤］　陰狐疝気は、寒湿が陰を襲い、睾丸が病を受け、あるいは左、あるいは右で大小が同じでなく、あるいは上、あるいは下に没して一定の時がない。そこで、狐疝と名づける。蜘蛛は有毒であり、これを服用すると、よく人を下痢させる。桂枝の辛温を合わせ、陰に入ってその寒湿の気を逐う。
【本文】　《霊・経脈篇》に云う、「肝足厥陰の生ずる所の病なる者は、狐疝」と。葛氏の《傷寒直格》に云う、「狐疝の狐と言う者は、疝気の変化、隠れ見わるること往来し、測る可からざること狐の如きなり」と。陳氏の《三因》に云う、「寒疝の気注ぎて㿗（たい）中に入る。名づけて狐疝と曰う。亦癩病に属す」と。
【語釈】　○癩：陰部の病。主として男子の病を言う。

－ 1019 －

【通釈】　《霊枢・経脈篇》では、「足厥陰肝経の生じる所の病は、狐疝である」と言う。葛氏の《傷寒直格》では、「狐疝の狐と言うのは、疝気が変化し、隠れたり見われたりして往来し、推測できないのが狐のようなものである」と言う。陳氏の《三因方》では、「寒疝の気が注いで陰部に入る。名づけて狐疝と言う。また、陰部の病に属している」と言う。

【本文】　蜘蛛散方

蜘蛛（十四枚、熬りて焦がす）　桂枝（半両）

右二味、散と為し、八分の一七を取り、飲もて和して服し、日に再服す。蜜もて丸ずるも亦可なり。

【語釈】　○蜘蛛散：聶恵民の説「蜘蛛は苦寒で有毒であり、これを熬って焦がし、寒性を変化させて温性にし、寒邪を温散し、気滞を開いて散じ、祛風消腫し、狐疝で偏って墜落するのを治療する。《別録》では、「大人と小児の陰嚢の腫大を主る」と言う。桂枝は、辛温で通陽散邪し、厥陰肝経の寒湿を除き、疝気を治療する。王子接は肉桂を用い、肝経を温散する力を更に強めているのは、参考にすべきである」《経方方論薈要》

【通釈】　蜘蛛散方

蜘蛛（十四枚、熬って焦がす）　桂枝（半両）

右の二味を散剤とし、一寸七の八分の一の用量を取り、水に混和して服用し、日に二回服用する。蜜で丸剤にして服用するのもまた可能である。

【本文】　［程］　《別録》に云う、「蜘蛛は、大人小児の㿉を治す」と。㿉は、疝なり。其の性は有毒、之を服すれば能く人をして利せしむ。桂枝を得て引きて厥陰肝経に入りて狐疝を治す。

【語釈】　○㿉：陰部の病。陰嚢の腫大を言う。㿗に同じ。

【通釈】　［程］　《別録》では、「蜘蛛は、大人や小児の陰嚢の腫大を治療する」と言う。㿉は、疝である。その性は有毒であり、これを服用すると、よく人に下痢をさせる。桂枝を得て、引いて厥陰肝経に入り、狐疝を治療する。

【本文】　《雷斅炮炙論》に云う、「蜘蛛は、凡そ使うに、五色の者を用うること勿れ。兼ねて大にて身上に刺毛生ずる者、并びに薄き小さき者有り。已上は、皆用うるに堪えず。須く屋の西南に網有り、身小にして尻大、腹の内に蒼黄の膿有る者を用うるべきは真なり。凡そ頭と足を去り了わり、研りて膏の如くし、薬の中に投じて之を用う。今の方法は、仲景の若く炒り焦がして用い、全く功無し」と。

- 1020 -

趺蹶手指臂腫転筋陰狐疝蛔虫病脈証治第十九

　　王氏の《古方選註》に云う、「蜘蛛は、性陰にして属、其の功は殻に在り。
能く下焦の結気を泄す。桂枝は、芳香にて肝に入り、専ら沈陰結疝を散ず。陰
狐疝、偏りて大小有り、時時上下し、狐の出入定まること無きが如し。《四時
刺逆従論》に云う、「厥陰滑なるは、狐疝風と為す」と。仲景の意を推せば、
亦陰狐疝気と謂う。是れ陰邪肝風を挟みて上下に時無きなり。治は、蜘蛛を以
て郄を批して竅を導く。蜘蛛は、《本草》は有毒、人咸之を畏る。長邑の宰林
公、諱は瑛は、山海の衛人なり。壮年に調理し、方に之を用うること多年、
炙り熟し、其の味鮮かに美し。常に其の功を得。《本草》に有毒と言う者は、
南北の産ずる所は同じならざるのみ」と。

【語釈】　〇属：はげしい。するどい。〇郄：すきま。

【通釈】　　《雷斆炮炙論》では、「蜘蛛は、およそ使う場合は、五色のものを
用いてはならない。兼ねて大きく身体の上に棘の毛が生じるものや、並びに薄
くて小さなものがある。以上のものは、皆使用に堪えられない。家の西南に網
をかけ、身体は小であるが尻は大きく、腹の内に蒼黄色の膿があるものを用い
るべきであるのは、真である。およそ頭と足を除き終わり、研って膏のように
し、薬の中に投じてこれを用いる。今の方法は、仲景のように炒って焦がして
用いるので、全く効果がない」と言う。

　　王氏の《古方選註》では、「蜘蛛は、性は陰で激しく、その効能は殻にある。
よく下焦に結んだ気を泄らす。桂枝は、芳香で肝に入り、専ら陰に沈んで結ん
だ疝を散じる。陰狐疝は、偏って大小があり、時々上下し、狐の出入が一定し
ないようなものである。《素問・四時刺逆従論》では、「厥陰の脈が滑である
場合は、狐疝風である」と言う。仲景の意を推すと、また陰狐疝気であると思
う。これは、陰邪が肝風を挟んで上下に時がない。治療は、蜘蛛をもって隙間
を押して穴を導く。蜘蛛は、《本草》では有毒であり、人は皆これを畏れる。
長邑の宰林公、諱は瑛は、山海の衛の人である。壮年で治療し、まさにこれ
を長年用い、あぶって熟すると、その味は鮮やかで美味しい。常にその効果を
得た。《本草》で有毒と言うのは、南北で産する所が同じでないだけである」
と言う。

【解説】　　本条文は、陰狐疝気の症状と治療法について論述している。

　　陰狐疝は、睾丸が寒湿の邪を受け、あるいは左、あるいは右で大小が同じで
なく、あるいは上、あるいは下に没して一定の時がない病証を言う。本証は、
狐疝とも称される。本証の治療は、蜘蛛散を与えてこれを治療する。

蜘蛛散は、蜘蛛と桂枝からなる。方中の蜘蛛は、有毒でド痢をさせて寒湿の気を逐う。桂枝は、辛温で通陽し、蜘蛛を厥陰肝経に引く。

【原文】　問曰、病腹痛有虫、其脈何以別之。師曰、腹中痛、其脈当沈、若弦、反洪大、故有蛔虫。(5)

【本文】　問いて曰く、病、腹痛、虫有るは、其の脈何を以て之を別かつと。師曰く、腹中痛むは、其の脈当に沈、若しくは弦なるべきに、反って洪大なるが故に蛔虫有りと。

【語釈】　○問いて曰く、病、腹痛、虫有るは云々：王廷富の説「この条は、蛔虫の腹痛を弁別している。腹が痛み、もし陽虚で寒が凝る場合は、その脈は多くが沈であり、肝鬱で気が滞る場合は、その脈は多くが弦である。この脈は既に沈ではなく、また弦ではなく、洪大の脈を現わし、また身熱の見証がない。そこで、これを称して「反って」と言う。これは、蛔虫が妄動する徴候である。そこで、これは蛔虫の腹痛であると認識する」《金匱要略指難》

【通釈】　ある人が質問し、「病人に腹痛がある場合と蛔虫がある場合とは、その脈はどのように鑑別するのであろうか」と言った。師はこれに答え、「一般に裏が寒えて腹痛が出現する場合は脈は沈、あるいは弦になるはずであるが、予想に反して洪大になる場合は、蛔虫がある」と言った。

【本文】　[尤]　腹痛めば、脈多く伏なるは、陽気内に閉づればなり。或は弦の者は、邪気中に入ればなり。若し反って洪大なれば、則ち正気と邪気と病を為すに非ず、乃ち蛔動きて気厥するなり。然らば必ず兼ねて吐涎、心痛等の証有り、下条の云う所の如きは疑い無きのみ。

【語釈】　○厥：ここでは、「上逆する」の意。

【通釈】　[尤]　腹が痛む場合に脈が多く伏になるのは、陽気が内に閉じるからである。あるいは弦になるのは、邪気が中に入るからである。もし反って洪大になる場合は、正気と邪気が病を生じるのではなく、蛔虫が動いて気が上逆する。そうであれば、必ず兼ねて涎を吐出し、心が痛むなどの証があり、下の条文が言う所のようなものは疑いがない。

【解説】　本条文は、蛔虫の脈象について論述している。

　陽気が内に閉ざされ、腹痛が出現する場合は、脈は伏になる。あるいは邪気が中に入り、腹痛が出現する場合は、脈は弦になる。一方、蛔虫が動き、気が上逆し、腹痛が出現する場合は、脈は反って洪大になり、兼ねて涎を吐出し、

- 1022 -

跌蹶手指臂腫転筋陰狐疝蛔虫病脈証治第十九

心が痛む。即ち、腹痛が出現し、脈が反って洪大になる場合は、蛔虫がある。

【原文】　蛔虫之為病、令人吐涎、心痛発作有時、毒薬不止、甘草粉蜜湯主之。
(6)

【本文】　蛔虫の病為る、人をして涎を吐せしめ、心痛み発作時有り、毒薬もて止まざるは、甘草粉蜜湯之を主る。

【語釈】　〇蛔虫の病為る云々：陳紀藩の説「本条は、蛔虫病の証候と治療法を論述している。涎を吐出するのは、口が清水を吐出することである。《霊枢・口問篇》では、「虫動けば則ち胃緩み、胃緩めば則ち廉泉開く。故に涎下る」と言う。心痛は、上腹部の疼痛である。虫が腸を乱す場合は腹が痛み、上は胆を乱す場合は上腹部が激しく痛み、虫が胃に入る場合は蛔虫を吐出する。蛔虫が動く時は疼痛は発作性に出現し、蛔虫が静かな時は疼痛は停止する。そこで、発作は時がある。ここでは、蛔虫病で心腹部が痛むのが特徴である。蛔虫病に既に一般の殺虫薬を用い、治療効果がない場合は、蛔虫を安らかにして胃を調和させるべきである。そこで、甘草粉蜜湯の治療を用いる。その粉は、米粉である」陳紀藩主編《金匱要略》

【通釈】　蛔虫の病と言うものは、病人は口から涎沫を吐出し、上腹部に発作性の疼痛が出現し、殺虫薬を服用しても効果が見られない場合は、甘草粉蜜湯がこれを主治する。

【本文】　［程］　巣元方曰く、「蛔虫は、長さ五寸より一尺に至る。発すれば則ち心腹痛みを為し、口は喜んで涎、及び清水を唾し、貫いて心を傷れば則ち死す」と。《霊枢経》に曰く、「虫動けば則ち胃緩み、胃緩めば則ち廉泉開く。故に涎下る」と。是を以て人をして涎を吐せしむるなり。心痛なる者は、蛔虫心を貫くに非ざれば、乃ち蛔虫上は胃脘に入り、即ち痛み、下は胃中に入れば即ち止む。是を以て発作に時有るなり。若し毒薬も止むこと能わざれば、甘草粉蜜湯を用いて其の性に従いて以て之を治す。

　　［尤］　涎を吐すは、清水を吐出するなり。心痛は、痛み咬み嚙るが如く、時時上下する是れなり。発作時有る者は、蛔飽きて静かなれば則ち痛み立ちどころに止み、蛔飢えて食を求むれば則ち痛み復た発するなり。毒薬は、即ち錫粉、雷丸等の殺虫の薬なり。毒薬なる者は、之を折るに、其の悪むを以てするなり。甘草粉蜜湯は之を誘うに、其の喜む所を以てするなり。

【語釈】　〇虫動けば則ち胃緩み云々：出典は、《霊枢・口問》。

- 1023 -

【通釈】　［程］　巣元方は、「蛔虫は、長さは五寸より一尺に至る。発症する場合は、心腹部は痛み、口は喜んで涎、および清水を吐き、貫いて心を傷る場合は、死亡する」と言う。《霊枢》では、「虫が動く場合は胃が緩み、胃が緩む場合は廉泉が開く。そこで、涎が下る」と言う。ここをもって人に涎を吐出させる。心痛は、蛔虫が心を貫くのでなければ、蛔虫は上は胃脘部に入り、直ちに痛み、下は胃の中に入ると痛みは直ちに止む。ここをもって発作に時がある。もし毒薬も停止させることができない場合は、甘草粉蜜湯を用いてその性に従ってこれを治療する。

　　　［尤］　涎を吐出するのは、清水を吐出することである。心痛は、痛みは咬んで齧るようなものであり、時々上下するのがこれである。発作に時があるのは、蛔虫が飽きて静かになる場合は痛みは立ちどころに止み、蛔虫が飢えて食物を求める場合は痛みがまた発生することである。毒薬は、錫粉、雷丸などの殺虫の薬である。毒薬は、これを折るのに、蛔虫が悪む所をもってする。甘草粉蜜湯は、これを誘うのに、蛔虫が喜む所をもってする。

【本文】　甘草粉蜜湯方

　　甘草（二両）　粉（一両の重さ。○趙、及び諸本は、「重」の字無し）　蜜（四両）

　　右三味、水三升を以て、先ず甘草を煮て、二升を取り、滓を去り粉を内れ、蜜もて撹ぜて和せしめ、煎じて薄粥の如くし、一升を温服す。差ゆれば即ち止む。

【語釈】　○甘草粉蜜湯：聶恵民の説「本方に対しては、違った見方がある。一説は、方中の粉は鉛粉であるとする。鉛粉は、甘辛寒で有毒であり、よく三虫を殺し、消積散毒し、生肌し、蛔虫、および瘡瘍などの症を治療する。甘草、白蜜と同じく服用し、虫が呑みこむのを誘い、甘味が既に尽き、毒性がめぐって発すると、既に殺虫し、また扶正の効能がある。ただ、鉛粉は激しい毒があるので、少なく服用すべきであり、病が軽減した後は直ちに中止して中毒を防止する。別の一説は、白粉は白米粉であるとする。即ち、補脾益胃の効能があり、白蜜と甘草と合用すると、安蛔し、解毒し、和胃緩急止痛する。既に「毒薬」を用いているので、緩痛安蛔して病勢が緩解するのを待ち、再び殺虫の計画を図る。後の説が比較的合理的であるようである」《経方方論薈要》

【本文】　甘草粉蜜湯方

　　甘草（二両）　粉（一両の重さを用いる。○趙本、および諸本では、「重」

- 1024 -

跌蹶手指臂腫転筋陰狐疝蚘虫病脈証治第十九

の字がない）　蜜（四両）

　右の三味に水三升を用い、先ず甘草を煮て二升を取り、滓を除き、粉を入れ、蜜を用いて撹拌して混和し煎じて薄い粥のようにし、一升を温めて服用する。症状が軽快する場合は、その後の服用を中止する。

【本文】　案ずるに、粉は、諸註は以て鉛粉と為す。尤云う、「誘うに、蚘をして甘味を食して既に尽くせしむ。毒性旋り発すれば、而ち蚘の患い乃ち除かる。此れ、医薬の詐りに変ずるなり」と。此の解、甚だ巧みなり。然れども古単に粉と称する者は、米粉なり。《釈名》に云う、「粉は、分なり。米を研りて分散せしむるなり」と。《説文》に、「粉は、面に傅す者なり」と。徐曰く、「古面に傅すも亦米粉を用う」と。《傷寒論》の猪膚湯に用うる所の白粉も亦米粉のみ。故に萬氏の《保命歌括》に本方を載して云う、「虫嚙りて心痛み、毒薬もて止まざる者は、粉、乃ち粳米粉を用う」と。而して《千金》の諸書は、藉りて以て薬毒を治し、並びに鉛粉を用いず。蓋し、此の方は、殺虫の剤に非ず。乃ち、甘平にて安胃するの品を用いて蚘をして安からしむるに過ぎず。応に之を患者に験せば、始めて其の妙を知るべきのみ。甘味は、蚘の喜む所なり。《東方朔神異経》に云う、「南方は、甘蔗の林有り。其の高さ百丈、囲い三尺八寸、促節に汁多く、甜きこと蜜の如く、其の汁を咋み嚙れば、人をして潤沢ならしめ、以て蚘虫を節せしむ可し。人の腹中の蚘虫は、其の状蚓の如し。此れ、穀を消すの虫なり。多ければ則ち人を傷り、少なければ則ち穀消えず。是れ甘蔗は能く多きを減らし少なきを益す。凡そ蔗も亦然り。此れ、甘味を得てして平らぐる所以なり」と。

　《千金》の方、鴆毒、及び一切の毒薬止まず、煩懣するを解するの方。

　即ち、本方。粉は、梁米粉を用う（《千金翼》は、同じ。《外台》は、《翼》を引きて「白梁粉」に作る。《聖済総録》は、葛粉を用う。《揚氏家藏方》は、菉豆粉を用う。《聖済》は、甘草飲と名づく）。

【語釈】　○分：わける。　○傅：附に同じ。　○促節：節が密であること。促は、接近する。　○蔗：さとうきび。　○鴆：毒鳥の名。　○懣：もだえる。　○梁：あわ。

【通釈】　案じるに、粉は、諸々の注釈では鉛粉とする。尤氏は、「誘って蚘虫に甘味の品を食べさせて既に尽くさせる。毒性が旋って発すると、蚘虫の患いは除かれる。これは、医薬を偽って使用する」と言う。この解釈は、甚だ巧妙である。しかし、古に単に粉と称する場合は、米粉である。《釈名》では、

－ 1025 －

「粉は、分けることである。米を研って分散させることである」と言う。《説文》では、「粉は、顔面に塗るものである」と言う。徐氏は、「古に顔面に塗るのは、また米粉を用いる」と言う。《傷寒論》の猪膚湯に用いる所の白粉もまた米粉である。そこで、萬氏の《保命歌括》では、本方を記載し、「虫がかじって心が痛み、毒薬で止まらない場合は、粉、即ち粳米粉を用いる」と言う。そして《千金》などの書物は、これを借りて薬毒を治療し、並びに鉛粉を用いない。思うに、この処方は殺虫の方剤ではない。即ち、甘平で胃を安らかにする品を用いて蛔虫を安らかにするに過ぎない。これを患者に験すと、始めてその妙味を知るはずである。甘味は、蛔虫が喜む所である。《東方朔神異経》では、「南方では、甘蔗の林がある。その高さは百丈、囲いは三尺八寸であり、節が密なものに汁が多く、蜜のように甜く、その汁を咬むと、人を潤し、これによって蛔虫を抑制するはずである。人の腹中の蛔虫は、その性状は蚓のようである。これは、穀物を消す虫である。多い場合は人を傷り、少ない場合は穀物は消えない。このように甘蔗は、よく多いものを減らし、少ないものを益す。およそ蔗もまたそのようである。これが甘味の品を得て平らかになる理由である」と言う。

　《千金》の処方で鴆毒、および一切の毒薬が停止せず、煩悶するのを解する処方。

　即ち、本方である。粉は、梁米粉を用いる（《千金翼》では、同じである。《外台》では、《千金翼》を引用し、「白梁粉」に作る。《聖済総録》では、葛粉を用いる。《揚氏家藏方》では、菉豆粉を用いる。《聖済総録》では、甘草飲と名づける）。

【解説】　本条文は、蛔虫病の証候と治療法について論述している。

　蛔虫が動くと、胃が緩み、廉泉が開くので、涎が出る。涎を吐出するのは、清水を吐出することを言う。心痛は、咬んでかじるような痛みを言う。蛔虫が心を貫くと、心痛が出現する。あるいは蛔虫が上は胃脘部に入ると、心痛が出現する。蛔虫が下は胃の中に入ると、心痛は直ちに停止する。そこで、発作は時がある。毒薬は、錫粉、雷丸などの殺虫薬を言う。もし殺虫薬を与えて痛みを停止させることができない場合は、甘草粉蜜湯を与えて蛔虫を誘う。

　甘草粉蜜湯は、甘草、粉、蜂蜜からなる。方中の粉は、米粉である。方中の甘草、米粉、蜂蜜は、甘平で胃を安らかにし、蛔虫を抑制する。

－ 1026 －

趺蹶手指臂腫転筋陰狐疝蚘虫病脈証治第十九

【原文】　蚘厥者、当吐蚘。令病者静而復時煩、此為藏寒、蚘上入膈。故煩、須臾復止。得食而嘔、又煩者、蚘聞食臭出。其人当自吐蚘。(7)

【本文】　蚘厥なる者は、当に蚘を吐すべし。病者をして静かにして復た時に煩せしむるは、此れを藏寒え、蚘上りて膈に入ると為す。故に煩し、須臾にして復た止む。食を得てして嘔し、又煩する者は、蚘食臭を聞きて出づ。其の人当に自ら蚘を吐すべし（案ずるに、柯氏《来蘇集》に「此れ藏寒に非ず。蚘上りて膈に入る」に作るは、非なり）。

【語釈】　〇蚘厥なる者は、当に蚘を吐すべし云々：王廷富の説「これは、蚘厥の証候と治療法である。称する所の蚘厥は、蚘虫が動いて厥冷し、腹が痛み、涎を吐出し、手足が冷える。蚘虫が妄動して上は胃に移る場合は、蚘虫を吐出する。蚘虫が暫く安らかになると病人はまた安静になり、蚘虫がまた動くと病人は時に心煩する。蚘虫が時に安らかになり時に上る理由は、蚘虫の特性が温を喜み、寒を悪むことにある。腸中が寒えると、蚘虫は不安になり、上は胃に乱れる。そこで、心中は煩悶して不快になる。蚘虫が安らかになる場合は、静かになる。そこで、心煩し、暫くしてまた止む。蚘虫は、喜んで食物を得る。胃腸が空虚になる場合は、蚘虫は上って食物を求め、蚘虫が食事の臭いを嗅ぐと、胃気の上逆に随ってただ嘔吐してまた心煩するだけではなく、蚘虫もまたこれに随って吐出する。その病理は、膈上に熱があり、腸中に寒があり、中気が不足し、蚘虫が妄動して引き起こす所である。これは、中焦が虚弱で寒熱が錯雑する蚘厥証である。そこで、温中補虚、苦酸安蚘の方法を用いて主治する」《金匱要略指難》

【通釈】　蚘厥証の病人は、蚘虫を吐出するはずである。今病人は静かであるが、また時に心煩するのは、臓が寒えて蚘虫が上り膈に入るからである。そこで、心煩するが、暫くしてまた停止する。食事を摂取すると嘔吐し、また心煩するのは、蚘虫が食事の臭いを嗅ぎ、出てきて暴れるからである。そこで、病人は常に蚘虫を吐出する（案じるに、柯氏の《傷寒来蘇集》に「これは臓が寒えるのではなく、蚘虫が上って膈に入るのである」に作るのは、誤りである）。

【本文】　［尤］　蚘厥は、蚘動きて厥し、心痛み、涎を吐し、手足冷ゆるなり。蚘動きて上逆すれば、則ち当に蚘を吐すべし。蚘暫（しばら）く安らかにして復た動けば、則ち病は亦静かにして復た時に煩するなり。然して蚘の時に安らかにして時に上る所以の者は、何ぞや。蚘の性は、温を喜む。藏寒ゆれば、則ち蚘安らかならずして膈を上る。蚘は、喜みて食を得。藏虚すれば、則ち蚘は復た

- 1027 -

上りて食を求む。故に人参、姜、附の属を以て、虚を益し胃を温むるを主と為す。而して烏梅、椒、連の属、苦酸辛の気味を以て其の上に入るの勢いを折るなり。

【通釈】　［尤］　蛔厥は、蛔虫が動いて四肢が厥冷し、心が痛み、涎を吐出し、手足が冷える。蛔虫が動いて上逆する場合は、蛔虫を吐出するはずである。蛔虫が暫く安らかになり、また動く場合は、病はまた静かになり、また時に心煩する。そして蛔虫が時に安らかになり、時に上る理由は、何であろうか。蛔虫の性質は、温を喜む。臓が寒える場合は、蛔虫は安らかにならずに膈を上る。蛔虫は、喜んで食物を摂取する。臓が虚す場合は、蛔虫はまた上って食物を求める。そこで、人参、乾姜、附子の属をもって虚を益し胃を温めるのを主とする。そして烏梅、蜀椒、黄連の属の苦酸辛の気味をもってそれが上に入る勢いを折る。

【解説】　本条文は、蛔厥証の症状と病機について論述している。

　蛔厥証は、蛔虫が動くと四肢が厥冷し、心が痛み、涎を吐出する病証を言う。蛔厥証に罹患し、蛔虫が動いて上逆すると、蛔虫を吐出する。蛔虫が暫く安らかになると、病は静かになり、蛔虫がまた動くと、時に心煩する。蛔虫は、温を喜む。臓が寒えると、蛔虫は安らかにならず、膈を上る。蛔虫は、喜んで食物を摂取する。臓が虚すと、蛔虫は上って食物を求め、蛔虫を吐出する。本証の治療は、烏梅丸を与え、人参、乾姜、附子で虚を益して胃を温め、烏梅、蜀椒、黄連で蛔虫が上に入る勢いを折る。

【原文】　蛔厥者、烏梅圓主之。(8)

【本文】　蛔厥なる者は、烏梅圓之を主る。

【語釈】　○蛔厥なる者云々：李克光の説「前の条は蛔厥病の症状と病機を論述し、本条は蛔厥病の治療を論述している。前条は蛔厥は臓寒であると言ったが、臨床上は熱に偏る場合があり、寒熱が錯雑する場合があるので、弁証して治療を施し、臨機応変に治療すべきである。本条が提出する所の烏梅丸は、寒熱を併用する方剤である。方中の烏梅、川椒は、殺虫止嘔する。附子、細辛、桂枝、乾姜は、温経散寒して止痛する。黄連、黄柏は、苦寒で清熱除煩する。人参、当帰は、益気養血する。方をもって証を予測すると、本証は胃が虚し寒熱が錯雑する蛔厥病に属している。そこで、方中は寒熱と辛温を共に用い、これによって辛温散寒、苦寒清熱、殺虫安胃の効能を収める」《金匱要略譯釋》

－ 1028 －

趺蹶手指臂腫転筋陰狐疝蛔虫病脈証治第十九

【通釈】　蛔厥証は、烏梅丸がこれを主治する。

【本文】　烏梅圓方

　　烏梅（三百個）　細辛（六両）　　乾姜（十両）　　黄連（一斤）　　当帰（四両）　附子（六両、炮ず）　川椒（四両、汗を去る）　　桂枝（六両）　　人参　黄柏（各六両）

　　右十味、異にして搗きて篩い、合して之を治む。苦酒を以て烏梅を漬くること一宿、核を去り、之を五升米の下に蒸し、飯熟すれば搗きて泥と成し、薬に和して相い得せしめ、臼中に内れ、蜜と杵くこと二千下、圓ずること梧子大の如くし、食に先だちて十圓を飲服し、日に三服。稍加えて二十丸に至る。生、冷、滑、臭等の食を禁ず。

【語釈】　○烏梅丸：聶恵民の説「本方は、温臓安蛔の方剤である。烏梅は味酸であり、酸はよく蛔虫を潜伏させるので主となる。蜀椒、乾姜、細辛は味辛温であり、温臓安蛔する。黄連、黄柏は苦寒であり、蛔虫が苦を得る場合は降りて下る。桂枝、附子は、温臓祛寒する。人参、当帰は、益気養血、扶正祛邪する。そこで、本方は寒熱を併用し、攻邪扶正を兼顧し、寒熱が錯雑し、正気が虚して蛔虫があるものに対し、最も適応する。後世では、胆道の蛔虫証に広く応用されている」《経方方論薈要》

【通釈】　烏梅丸方

　　烏梅（三百個）　細辛（六両）　　乾姜（十両）　　黄連（一斤）　　当帰（四両）　附子（六両、炮じる）　川椒（四両、水分を除く）　　桂枝（六両）　　人参　黄柏（各々六両）

　　右の十味を別々に搗いて篩い、合わせてよく混和する。米酢を用いて烏梅を一晩漬け、種を除き、これを五升の米の下で蒸し、米が熟した後に搗いて泥状にし、上記の薬と混和し、臼の中に入れ、蜂蜜とともに二千回搗き、あおぎりの実の大きさの丸剤とし、食前に十丸を湯で服用し、日に三回服用する。暫時増量して二十丸まで服用する。生まもの、冷めたいもの、ぬるぬるとした食物、香りの強い食物等の摂取を禁止する。

【本文】　　［鑑］　李彣曰く、「烏梅は味酸、黄連、黄柏は味苦、桂枝、蜀椒、乾姜、細辛は味辛なり。蛔を以て酸を得れば則ち止み、苦を得れば則ち安んじ、甘を得れば則ち上に動き、辛を得れば則ち下に伏するなり。然して胃気虚して寒ゆれば、人参、附子は以て之を温補す。吐は、津液を亡う。当帰は辛以て之を潤せば、則ち蛔厥愈ゆ可し」と（《傷寒論輯義・厥陰篇》に詳らかにす）。

- 1029 -

【通釈】 ［鑑］ 李彣は、「烏梅は味酸であり、黄連、黄柏は味苦であり、桂枝、蜀椒、乾姜、細辛は味辛である。蛔虫が酸を得る場合は止み、苦を得る場合は安らかになり、甘を得る場合は上に動き、辛を得る場合は下に潜伏する。そして胃気が虚して寒える場合は、人参、附子はこれを温補する。嘔吐は、津液を亡う。当帰は辛でこれを潤す場合は、蛔厥は治癒するはずである」と言う（《傷寒論輯義・厥陰篇》に詳らかにしている）。

【本文】 案ずるに、此の方は、胃虚して寒熱錯雑し、以て蛔厥を致す者を主る。故に薬も亦寒熱錯雑の品を用いて之を治す。而して胃虚し以て寒に偏りて蛔を動かす者有り。陶華は、因りて安蛔理中湯を立てて之を主る（即ち、理中湯に烏梅、花椒を加う。《全生集》に出づ）。而して胃虚せず以て熱に偏りて蛔を動かす者有り。汪琥は、因りて清中安蛔湯を製して之を主る（黄連、黄柏、枳実、烏梅、川椒なり。《傷寒弁証》に出づ）。此れ、各々本方の半ばを取りて其の偏る所を治するなり。証に対して之を施せば、皆奇効有り。

【語釈】 ○奇効：優れた功績。

【通釈】 案じるに、この処方は、胃が虚して寒熱が錯雑し、これによって蛔厥を引き起こす場合を主治する。そこで、薬もまた寒熱が錯雑する品を用いてこれを治療する。そして胃が虚して寒に偏って蛔虫を動かす場合がある。陶華は、これによって安蛔理中湯を立ててこれを主治する（即ち、理中湯に烏梅、花椒を加える。《全生集》に出ている）。そして胃が虚しておらず熱に偏って蛔虫を動かす場合がある。汪琥は、これによって清中安蛔湯を製してこれを主治する（黄連、黄柏、枳実、烏梅、蜀椒からなる。《傷寒弁証》に出ている）。これらは、各々が本方の半ばを取って、それが偏る所を治療する。証に対してこれを施すと、皆優れた功績がある。

【解説】 本条文は、蛔厥証の治療法について論述している。

烏梅丸は、烏梅、細辛、乾姜、黄連、当帰、附子、蜀椒、桂枝、人参、黄柏からなる。蛔虫が烏梅の酸味を得ると止まり、黄連、黄柏の苦味を得ると安らかになり、桂枝、蜀椒、乾姜、細辛の辛味を得ると下に潜伏する。人参、附子は、胃気の虚寒を温補する。嘔吐すると、津液が亡われる。当帰は、辛味でこれを潤す。

婦人妊娠病脈証并治第二十

金匱玉函要略方論輯義第五

東都　丹波元簡廉夫　著

婦人妊娠病脈証并治第二十

証三条　方九首

【原文】　師曰、婦人得平脈、陰脈小弱、其人渇、不能食、無寒熱、名妊娠。桂枝湯主之。於法六十日当有此証。設有医治逆者、却一月、加吐下者、則絶之。(1)

【本文】　師曰く、婦人平脈を得、陰脈小弱、其の人渇し、食すること能わず、寒熱無きは、妊娠と名づく。桂枝湯之を主る（原註は、「方は、《利》中に見わる」と）。法に於いて六十日、当に此の証有るべし。設し医治逆う者有りて、却って一月、吐下を加うる者は、則ち之を絶つと（「妊娠」は、《脈経》に「躯」に作り、「此の証」は「妊」に作り、「絶」の下に「方は、《傷寒》の中に在り」の五字有り）。

【語釈】　〇師曰く、婦人平脈を得云々：王廷富の説「この条は、早期の妊娠の脈証、悪阻の証候と治療法、誤治後の処理に及んでいる。婦人が平脈を得るのは、身体に病があるが、邪熱はなく、その脈は正常の人のようになることを言う。陰脈は、小弱になる。関の前は陽であり、関の後ろは陰である。これは、尺脈は小弱であることを言う。その機序は、妊娠が始めて成立する場合は、陰精に頼って胎児を養うが、陰精は次第に不足を感じるので、尺脈は寸脈に比較して弱くなる。尺脈が小弱になるのは、一般に妊娠後の二〜四か月以内に見われる。五か月以後に至っては、胎児が既に形を完成し、胎気が漸く盛んになる場合は、尺脈もまた盛んになる。その人が嘔吐し、食事を摂取できず、寒熱がないのは、妊娠早期に常にある反応である。そこで、妊娠と名づける。その病理は、両つの精が相互に合わさり、衝脈の気が上逆して胃を犯し、胃気が虚弱になって引き起こされる。これは、脾胃の虚寒による悪阻証である。そこで、脾胃を温運する方法を用いて主治する。妊娠の早期では、一般に月経が停止して六十日前後になると、その人は嘔吐し、食事を摂取できず、陰脈は小弱になるなどの脈証の反応があるが、これは通常の規律である。もし悪阻の病変を知らず、一月が経過し、吐法や下法を誤用すると、更にその胃気を傷る。妊娠反

－ 1031 －

応がなお解されない場合は、その服薬を止めるべきであり、飲食を用いて調えて養うと治癒するはずである」《金匱要略指難》。　　○桂枝湯之を主る：李克光の説「本条は、桂枝湯をもって妊娠悪阻を治療することを提示するが、僅かに例を挙げるに過ぎない。桂枝湯は、脾胃の虚寒の悪阻証に適応され、嘔吐、食事を摂取できないなどの他に、常に形が寒える、四肢が冷える、力が出ない、清らかな涎を嘔吐する、舌質淡白、舌苔白潤、脈緩滑無力などの症を兼ねる。もし胃熱、あるいは胃陰虚の妊娠悪阻に属する場合は、本方の好ましい所でない」《金匱要略譯釋》

【通釈】　　師が言われた。婦人の脈を診ると、寸部と関部の脈は穏やかで正常人のようであるが、尺部の脈が幾らか細く軟らかで無力であり、口渇があり、食事を摂取することができなくなっているが、身体に悪寒や発熱がない場合は、妊娠である。この場合は、桂枝湯がこれを主治する（原註では、「処方は、《嘔吐噦下利病篇》の第36条に記載されている」とある）。一般的な妊娠時の規律からすると、六十日以内にこれらの証候が出現する。もし治療が不適切であり、病状が遷延して更に一月の間解されず、反って嘔吐が増強し、下痢が出現する場合は、弁証論治によってその病根を途絶する（「妊娠」は、《脈経》では「躯」の字に作り、「この証」は「妊」の字に作り、「絶」の字の下に「処方は、《傷寒》の中にある」の五字がある）。

【本文】　　［尤］　平脈は、脈に病無きなり。即ち、《内経》の「身に病有りて邪脈無し」の意なり。陰脈小弱の者は、初めの時は胎気未だ盛んならずして陰方に触を受く。故に陰脈は陽脈に比して小弱なり。三四か月に至り、経血久しく畜すれば、陰脈始めて強し。《内経》の所謂「手少陰の脈動ずる者は、子を妊む」なり。《千金》の所謂「三月尺脈数」是れなり。其の人渇し、子を妊む者は、内に熱多ければなり。一に「嘔」に作るも亦通ず。今妊婦二三月に往往にして悪阻にて食すること能わざる是れのみ。寒熱無き者は、邪気無ければなり。夫れ脈は故無くして身に病有りて又寒熱の邪気に非ざれば、則ち施し治すること無し。惟だ宜しく桂枝湯もて陰陽を和やかに調うべきのみ。徐氏云う、「桂枝湯は、外証之を得れば、解肌し営衛を和すと為し、内証之を得れば、化気して陰陽を調うと為すなり」と。六十日、当に此の証有るべき者は、妊娠両月は正しく悪阻の時に当たるを謂う。設し知らずして妄りに治せば、則ち病気反って増し、正気反って損じて嘔瀉加うること有り。之を絶すは、其の医薬を禁じ絶するを謂うなり。婁全善云う、「嘗て一二の婦の悪阻、吐を病むを治

す。前医は愈々治して愈々吐す。因りて仲景之を絶すの旨を思う。炒りたる糯
米湯を以て茶に代え、薬を止め、月余にして漸く安し」と。

　　　［程］　　此の証、欠文有り。

　　　［鑑］　　脈平、寒熱無きは、桂枝湯を用う。妊娠、渇して食すること能わざ
る者と合わず。且つ文義断続して純らせず。其の中は、必ず脱簡有り。

【語釈】　○身に病有りて邪脈無し：出典は、《素問・腹中論》。　　○手少陰
の脈動ずる者は、子を妊む：《霊枢・論疾診尺》では、「女子の手少陰の脈動
ずること甚だしき者は、子を妊む」に作る。　　○糯米：もちごめ。

【通釈】　　［尤］　　平脈は、脈に病がないことである。即ち、《内経》の「身
体に病があるが、邪な脈がない」の意である。陰脈が小弱である場合は、初
めの時は胎気がいまだ盛んでなく、陰がまさに触を受ける。そこで、陰脈は陽
脈に比較して小弱になる。三四か月になり、経血が久しく蓄積すると、陰脈は
始めて強くなる。《内経》のいわゆる「手少陰の脈が甚だしく動く場合は、子
を妊んでいる」である。《千金》のいわゆる「三月になると尺脈は数になる」
がこれである。その人は口が渇き、子を妊むのは、内に熱が多いからである。
一つに「㠛」に作るのもまた通じる。今妊婦が二三か月で往々にして悪阻で食
事を摂取できなくなるのがこれである。寒熱がないのは、邪気がないからであ
る。そもそも脈は災いがなく、身体に病があり、また寒熱の邪気でない場合は、
治療を施すことはない。ただ、桂枝湯を用いて陰陽を調和すべきであるだけで
ある。徐氏は、「桂枝湯は、外証がこれを得る場合は解肌して営衛を調和し、
内証がこれを得る場合は化気して陰陽を調える」と言う。六十日になると、こ
の証があるはずであるのは、妊娠して二月は正しく悪阻の時に当たることを言
う。もし悪阻を知らずに妄りに治療する場合は、病気は反って増し、正気は反
って損じ、嘔吐や下痢の加わることがある。これを絶するのは、その医薬を禁
じて絶することを言う。婁全善は、「かつて一二の婦人の悪阻で、嘔吐を病ん
だのを治療した。前の医者は愈々治療し、愈々嘔吐した。これによって仲景が
「これを絶する」の旨を思った。炒った餅米の湯をもって茶に代え、薬を止め、
一月余りにして次第に安らかになった」と言う。

　　　［程］　　この証は、欠文がある。

　　　［鑑］　　脈が平であり、寒熱がない場合は、桂枝湯を用いる。妊娠し、口が
渇いて食事を摂取できなくなる場合と合致しない。かつ文義は断続して一つの
ことに専らしない。その中には、必ず脱簡がある。

【本文】　案ずるに、《樓氏綱目》に云う、「之を絶する者は、医治を絶し止めて其の自ら安きを候うを云うなり。余常に一二の婦阻の吐を病むを治するに、愈々治して愈々逆う。因りて此の仲景之を絶すの旨を思い、遂に薬を停めて日余にして安し。真に大なるかな聖賢の言なるは」と。樓氏の載す所は此くの如し。炒りたる糯米を以て茶湯に代うは、魏註に見わる。必ず據る所有り。桂枝湯は疑う可し。程註、《金鑑》は、是に似たり。

【通釈】　案じるに、《樓氏綱目》では、「これを絶するのは、医薬の治療を止め、それが自然に安らかになるのを候うことを言う。私は常に一二の婦人の悪阻で嘔吐を病むのを治療し、愈々治療して治療に愈々逆った。これによってこの仲景のこれを絶するの旨を思い、遂に薬を停止して数日で安らかになった。真に聖賢の言葉は偉大なことである」と言う。樓氏が記載する所は、このようなものである。炒った糯米をもって茶の湯に代えるのは、魏氏の注釈に見われる。必ず根拠がある。桂枝湯は、疑わしい。程氏の注釈や《医宗金鑑》の説は、正しいようである。

【解説】　本条文は、妊娠の早期診断、妊娠悪阻の治療法、および誤治後の対応について論述している。

《金匱要略輯義》が引用する程林、および《医宗金鑑》の説では、本条文では脱簡があるので、妊娠悪阻に桂枝湯を使用するのは符合しないとする。ただ、現在の中医学の解説書では、妊娠悪阻に対しては桂枝湯が有効であると指摘されている。詳細は、《金匱要略大成》を参照のこと。

婦人が妊娠し、平脈になるのは、脈に病がないことを言う。妊娠した初期は胎気が盛んでなく、母体の陰が侵蝕されると、陽脈に属する寸部と関部の脈に比較して陰脈に属する尺部の脈は小弱になる。内に熱が多くなると、口が渇く。あるいは妊娠し、二三月に悪阻が出現すると、嘔吐して食事を摂取できなくなる。本証では、邪気がないので、悪寒発熱は出現しない。本証の治療は、桂枝湯を与えて化気して陰陽を調和する。妊娠して六十日になると、上述した悪阻の証候が出現する。もし悪阻を知らずに妄りに治療する場合は、病が益し正気が損傷されるので、一月後に嘔吐や下痢が出現する。そこで、医薬の投与を禁止する。

【原文】　婦人宿有癥病、経断未及三月、而得漏下不止、胎動在臍上者、為癥痼害。妊娠六月動者、前三月経水利時、胎也。下血者、後断三月衃也。所以血

婦人妊娠病脈証并治第二十

不止者、其の癥不去故也。当に其の癥を下すべし。桂枝茯苓圓之を主る。(2)

【本文】　婦人宿癥病有り、経断ちて未だ三月に及ばず、而も漏下を得て止まず、胎動きて臍上に在る者は、癥痼の害と為す。妊娠六月にして動く者は、前の三月経水利する時は、胎なり。下血する者は、後断ちて三月は衃^{はい}なり。血止まざる所以の者は、其の癥去らざるが故なり。当に其の癥を下すべし。桂枝茯苓圓之を主る（《脈経》は、「宿癥病有り」の四字無く、「妊娠」の二字有り。趙本は、「害」の下に一つの「圈い」有り。衃を「不血」の二字に作るは、非なり。《三因方》は、「婦人宿癥病有り。妊娠し経断ちて未だ三月に及ばず、即ち動くは此れ癥なり。経断ちて三月にして漏下を得て止まず、胎動きて臍上に在る者は、癥痼の害と為す。当に其の癥を去るべし」と。案ずるに、是れ意を以て改むる者にして、必ずしも本づく所有らざるなり。諸註は「害」の下を句と為すも、魏は妊娠を害するを以て一句と為すは是に似たり）。

【語釈】　○婦人宿癥病有り云々：王廷富の説「この条は、癥病と胎児の鑑別と、癥を除き止血する証候と治療法である。癥は、徴候である。有形で証拠だてることができ、多くは瘀血が凝結してなる。婦人に元々癥病があり、月経が停止していまだ三月になっていないが、漏下を得て滴って尽きず、また胎動が臍上にある場合は、癥病の痼疾が害となっているのであり、並びに胎動ではない。それが動く機序は、衃血が下行し、血が動くと気もまた動くことにある。そこで、胎動に類似する。妊娠して既に満六か月になると、胎児が既に形を完成しているので、胎動があるはずである。かつ月経が停止する前の三月は月経が通暢して行り、時を按じて来潮し、経期が正常であり、経血が調和していれば、受胎の可能性がある。これは妊娠の胎動であり、並びに癥痼の害ではない。「後断ちて」に至っては、月経が停止した後、月経が途絶えて満三月になっているが下血することを言い、月経が停止する前の三月は月経の行りが既に不暢であり、また時を按じて来潮しない。これは下血の類であり、胎漏（著者注：妊娠期に少量下血する）と盛胎（著者注：妊娠期に周期的に下血する）の下血ではない。これは、衃血の患いである。そこで、「下血止まざる所以の者は、其の癥去らざるが故なり」と言う。その病理は、衃血が去らず、新血が経に帰ることができず、瘀血が去らず、変化するに随って行る。これは、癥病で下血する徴候である。そこで、化瘀消癥の方法を用いて主治する」《金匱要略指難》。　○衃：李克光の説「《説文》では、「凝血である」とある。即ち、色は紫黒で暗い瘀血である。また、癥痼の互辞とすることもできる」《金匱要略

- 1035 -

譯釋》。　○魏は妊娠を害するを以て一句と為すは：《金匱要略輯義》では、「胎動在臍上者為癥痼害妊娠六月動者」を「胎動きて臍上に在る者は、癥痼と為す。妊娠を害し六月に動く者」と訓読する。ただ、人民衛生出版社の《金匱要略方論本義》では、句読点を「胎動在臍上者、為癥痼害。妊娠六月動者」と付けている。

【通釈】　婦人に元々癥病があり、月経が停止してまだ三か月に達していないが、前陰より忽ち出血して停止せず、同時に臍の上に胎動を感じる場合は、癥病が害になっている。妊娠して六か月目になると胎動があり、妊娠前の三か月間に月経が正常である場合は、胎児である。時に下血があり、月経が停止して三か月になるが、黒紫色の瘀血を下す場合は、癥病であり、妊娠ではない。下血が停止しなくなるのは、癥病が除去されていないからである。その癥病を除去すべきである。この場合は、桂枝茯苓丸がこれを主治する（《脈経》では、「元々癥病がある」の四字がなく、「妊娠」の二字がある。趙本では、「害」の下に一つの「圏い」がある。衃を「不」と「血」の二字に作るのは、誤りである。《三因方》では、「婦人に元々癥病がある。妊娠し、月経が停止していまだ三月に及んでいないが、動くのは癥である。月経が停止して三月になり、漏下を得て停止せず、胎動が臍の上にある場合は、癥痼の害である。その癥を除くべきである」とある。案じるに、これは意をもって改める場合であり、必ずしも基づく所はない。諸々の注釈では「害」の字の下を句とするが、魏氏が「妊娠を害する」をもって一句とするのは正しいようである）。

【本文】　［魏］　婦人に宿癥病有るは、旧血積聚するの邪なり。忽ちにして経断ち、未だ三月に及ばざるは、即ち上条の六十日以上に渇して食すること能わずの証を見わすの候なり。又忽ち爾の経血至り、且つ漏下止まずの証を得れば、以て胎堕を為すや。胎は固より腹中に在り。但だ動きて安らかならざるは、堕ちんと欲するの機有り。是れ癥の病為るにして累の胎に及ぶ者なり。如し癥臍下に在り、邪下に居すれば、以て血漏るに随いて散ず可し。漏を止め胎を安らかにし、病去れば、胎全し。如し癥臍上に在り、邪上に居すれば、血漏れて止まずと雖も、癥は自ら沈痼にして、名づけて癥痼と為し、勢い必ず胎中の気血をして先ず血漏るに随いて墜せしむ。其の害を決す可き所以は、将に妊娠に及ばんとすればなり。此れ、宿血積聚し、胎の上下に居すに就きて以て血漏れて止まず、妊娠を碍するの有無を卜うの義なり。再に或は妊娠六月、胎忽ち動く者は、此れも亦宿血瘤癥の致す所なり。又当に其の執れか正胎と為すか、

婦人妊娠病脈証并治第二十

孰れか癥邪と為すかを弁じて之を治すべし。前の三月の間、経水順利し、其の正道を得、胎無ければ、行に応じて則ち行る。胎有れば、応に止むべく、即ち止む。此れ、胎の正なり。三月以後に至り、邪の癥の患いを為す、忽ちにして血を漏して止まず。此れ、血は胎血と関わるに非ず。乃ち、経を断ちての後、三月の血閉じて未だ行らず、邪の癥の在る所を干せば、必ず積聚を加え添え、成りて血衃と為す。所以に漏下止まずして自ら胎と相い渉らざるなり。惟だ久久にして止まざれば、方に害は胎に及ぶのみ。血止まずして痼癥去らざれば、必ず害を胎に累ぬ。当に其の癥を下すべし。癥自ら下れば、而ち胎自ら存す。所謂「物有れば、殞すること無き者」も亦此の義なり（胎と衃との弁は、当に血未だ断たざるの前の三月に干て之を求むべし。前の三月に経水順利すれば、則ち経断てば必ず是れ胎なり。前の三月に曾て下血を経る者は、則ち経断ちて必ず衃を成す。此の説、前註の説に較べて明暢にして暁り易ければ、此に附して載し、以て高明を質す）。

　　［鑑］　此れ、人妊娠し病有れば、当に病を攻むべしの義を示すなり。此の条の文義純らせず、其の中に必ず闕文有り、姑く其の理を存するは可なり。方氏曰く、「胎動、胎漏は、皆下血す。而して胎動は腹痛有り、胎漏は腹痛無し。故に胎動は宜しく気を行らすべく、胎漏は宜しく清熱すべし」と。

【語釈】　○堕：墜ちる。　○累：関わり合い。　○沈痼：長患い。　○決す：裂く。　○明暢：論旨がよく通じている。　○高明：人の品性や学識が優れていること。

【通釈】　［魏］　婦人に元々癥病があるのは、旧い血が積って集る邪である。忽ち月経が停止し、いまだ三月に及んでいないのは、上の条の六十日以上に口が渇き、食事を摂取できなくなる証を見わす証候である。また、忽ちその経血が到来し、かつ漏下が停止しなくなる証を得る場合は、胎児は堕ちるのであろうか。胎児は、固より腹の中にある。ただ、動いて安らかでないのは、堕ちようとする機転がある。これは癥の病と言うものであり、影響が胎児に及ぶ場合である。もし癥が臍の下にあり、邪が下に位置する場合は、血が漏れるに随って散じるはずである。漏下を止め、胎児を安らかにし、病が去ると、胎児は健全である。もし癥が臍の上にあり、邪が上に位置する場合は、血は漏れて停止しないが、癥は自ら頑固な病であり、癥痼と名づけ、勢いは必ず胎児の中の気血をして先ず血が漏れるに随って墜落させる。その害を裂くべき理由は、今にも妊娠に及ぼうとするからである。これは、宿血が積って集まり、胎児の上下

- 1037 -

に位置するのにつき、血が漏れて停止せず、妊娠を害するのかどうかの有無を卜う義である。更にあるいは妊娠して六か月で胎児が忽ち動く場合は、これもまた宿血の瘀瘤が引き起こす所である。また、そのいずれがまさしく胎児であるのか、いずれが瘀病の邪であるのかを弁別してこれを治療すべきである。前の三月の間に月経が正常の周期で通利し、それが正しい道を得ているが、胎児がない場合は、月経の到来に応じて血は行る。胎児がある場合は、月経は停止するはずであり、直ちに停止する。これは、まさしく胎児がある場合である。三か月以後になり、邪の瘀が患いを生じ、忽ち血を漏らして停止しなくなる。この場合は、血は胎児の血と関わるのではない。即ち、月経が停止した後に三か月の血が閉じていまだ行らず、邪である瘀のある所を犯すと、必ず積もって集まり、血胝を形成する。そこで、漏下は停止しないが、自ら胎児とは関係がない。ただ、久しく停止しなければ、まさに害は胎児に及ぶだけである。血が停止せず、瘀瘤が去らなければ、必ず害を胎児に重ねる。その瘀を下すべきである。瘀が自ら下ると、胎児は自ら存続する。いわゆる「理由があれば、死ぬことはない」もまたこの義である（胎と胝との弁別は、月経がいまだ停止していない前の三月においてこれを求めるべきである。前の三月に月経が正常の周期で通利する場合は、月経が停止すれば必ず胎児である。前の三月にかつて下血を経験した場合は、月経が停止すれば必ず胝を形成する。この説は、前の注釈の説に比較して論旨がよく通じて悟り易いので、ここに附して記載し、これによって学識の優れた人を質す）。

　　［鑑］　これは、人が妊娠し、病がある場合は、病を攻めるべきである義を示している。この条の文義は専らせず、その中には必ず闕文があるので、暫くはその道理を温存するのがよい。方氏は、「胎動と胎漏は、いずれも下血する。そして胎動は腹痛があり、胎漏は腹痛がない。そこで、胎動は気を行らすべきであり、胎漏は清熱すべきである」と言う。

【本文】　《樓氏綱目》に云う、「凡そ胎動は、多くは臍に当たるに在り。今動は、臍上に在り。故に是れ瘀なるを知るなり」と。

【通釈】　《樓氏綱目》では、「およそ胎動は、多くは臍に当たる部位にある。今胎動は、臍の上の部位にある。そこで、これが瘀病であることが解る」と言う。

【本文】　桂枝茯苓丸方
　桂枝　茯苓　牡丹（心を去る）　桃仁（皮尖を去る、熬る）　芍薬（各等

分）

右五味、之を末とし、煉蜜もて和して丸ずること兎屎大の如くし、毎日食前に一丸を服す。知らざれば、加えて三丸に至る。

【語釈】　○桂枝茯苓丸：聶恵民の説「本方は、活血化瘀、消積化癥の方剤である。婦人に元々癥病があり、また妊娠して胎児を形成し、月経が停止して三月になり、また漏下が停止しないのは、癥病が胞胎の栄養を妨げるからである。そこで、癥積が除かれない場合は、漏下が停止せず、新血が胎児を養うことがないので、桂枝茯苓丸をもって緩やかに癥塊を消す。桂枝は経脈を温通し、茯苓は健脾滲湿、扶正養胎し、芍薬は養血和営し、丹皮、桃仁は瘀血を消し、癥積を破り、祛瘀生新し、癥塊が漸く消散すると、新血は胎児を養う。本方は、破血行滞の桃仁、牡丹皮があるが、ただ緩やかに癥塊を消す品であるので、胎児には妨げがない。いわゆる「故有れば殞すること無し」である。並びに丸剤をもって緩やかに図り、細心に観察し、慎んで従事すべきである。本方は、癥病で下血する他に、並びに瘀血が内に阻まれる痛経、瘀血の崩漏、産後の悪露の停滞、胞衣が下らない、あるいは死胎などに適応される」《経方方論薈要》

【通釈】　桂枝茯苓丸方

桂枝　茯苓　牡丹（芯を除く）　　桃仁（渋皮と胚芽を除き、熬る）　　芍薬
（各々等分）

右の五味を粉末とし、煉蜜を用いて混和して兎の糞の大きさの丸剤にし、毎日食前に一丸を服用する。治癒しない場合は、三丸まで増量する。

【本文】　　［程］　　牡丹、桃仁は以て癥瘤を攻め、桂枝は以て衛を和し、芍薬は以て営を和し、茯苓は以て中を和し、五物相い需むれば、妊娠し癥瘤有るを治するの小剤と為す。

　　［徐］　　此の方は、瘀を去るの力は独り桃仁のみならず。癥なる者は、陰気なり。陽に遇えば、則ち消ゆ。故に桂枝を以て陽を扶ければ、而ち桃仁は愈々力有り。其の余は、皆養血の薬なり。

【通釈】　　［程］　　牡丹皮、桃仁は癥瘤を攻め、桂枝は衛を和やかにし、芍薬は営を和やかにし、茯苓は中を和やかにし、五つの品を相互に求めると、妊娠し癥瘤がある場合を治療する小剤となる。

　　［徐］　　この処方は、瘀を除く力は独り桃仁だけではない。癥は、陰気である。陽に遇う場合は、消える。そこで、桂枝をもって陽を扶けると、桃仁は愈々力がある。その他は、皆養血の薬である。

【本文】　案ずるに、桂枝は之を血脈を通じて瘀血を消すに取る。猶桃核承気の用うる所のごとし。《張氏医通》に改めて桂心に作るは、非なり。《千金・悪阻篇》の茯苓圓の註に、《肘後》に云う、「妊娠は、桂を忌む。故に熬る」と。龐安時云う、「桂炒り過ぐれば、則ち胎を損なわざるなり」と。此れ等の説は、必ずしも執われ拘わらず。陳氏の《傷寒五法》に云う、「桂枝は、胎を傷らず。蓋し、桂枝は軽くして薄し。但だ能く邪気を解し発して血を傷らず。故に胎を堕さず」と。○案ずるに、《炮炙論序》に「大豆許り、重さ十両の鯉の目を取り、之を比するに、兎屎の如きは十二両の鯉の目なり。梧桐子は、十四両の鯉の目なり」と曰えば、兎屎は梧桐子より小なるを知る。

　《婦人良方》の奪命圓は、専ら婦人の小産、下血多きに至り、子腹中に死し、其の人増寒し、手指唇口、爪甲青白、面色黄黒、或は胎上りて心を搶げば、則ち悶絶して死せんと欲し、冷汗自ら出で、喘満して食せず、或は毒物を食し、或は誤りて草薬を服し、胎気を傷り動かし、下血止まざるを治す。胎尚未だ損ぜず、之を服すれば、安んず可し。已に死して之を服すれば、下す可し。此の方、的らかに異人の伝授に係り、至って妙なり（《準縄》に云う、「此れ、即ち仲景の桂枝茯苓圓なり」と）。

　即ち、本方。蜜を以て圓くすること弾子大の如くし、毎服一圓、細かに嚼み、淡き醋湯もて送下し、速やかに両圓を進む。胎腹中に腐り爛れ、危うきこと甚だしき者に至りては、立ちどころに取り出だす可し。

　《済陰綱目》の催生湯は、産母の腹痛、腰痛を候い、胞漿下るを見て方に服す。

　即ち、本方。水もて煎じ、熱服す。

【語釈】　○小産：流産。

【通釈】　案じるに、桂枝は、これを血脈を通じて瘀血を消す効能に取る。丁度桃核承気湯の用いる所のようなものである。《張氏医通》で改めて桂心に作るのは、誤りである。《千金・悪阻篇》の茯苓圓の注釈では、「《肘後》では、「妊娠では、桂を忌む。そこで、熬る」と言う」とある。龐安時は、「桂を炒って過ぎる場合は、胎児を損傷しない」と言う。これらの説は、必ずしも執われたり、拘わったりしない。陳氏の《傷寒五法》では、「桂枝は、胎児を傷らない。思うに、桂枝は軽くて薄い。ただ、よく邪気を解して発し、血を傷らない。そこで、胎児を堕さない」と言う。○案じるに、《炮炙論序》に「大豆程で、重さ十両の鯉の目を取り、これを比較すると、兎屎のようなものは十二両

－ 1040 －

の鯉の目である。梧桐子は、十四両の鯉の目である」と言えば、兎屎は梧桐子より小さいことが解る。

《婦人良方》の奪命圓は、専ら婦人の流産で下血が多くなり、子が腹中で死亡し、その人は寒えが増し、手指や唇口、爪甲が青白になり、顔面の色調は黄黒になり、あるいは胎児が上って心を搶く場合は、悶絶して死にそうになり、冷や汗が自然に出て、気喘が出現し、脹満し、食事を摂取せず、あるいは毒物を食べ、あるいは誤って草の薬を服用し、胎気を傷って動かし、下血が停止しない場合を治療する。胎児がなおいまだ損傷されず、これを服用すると、安らかにすることができる。既に死亡している場合にこれを服用すると、下すことができる。この処方は明らかに異人の伝授に係り、至って巧妙である（《準縄》では、「これは、即ち仲景の桂枝茯苓圓である」と言う）。

即ち、本方である。蜜をもって弾子大のような丸剤にし、毎回一丸を服用し、細かく嚼み、淡い醋の湯で飲み下し、速やかに二丸を進める。胎児が腹中で腐って爛れ、甚だ危険な場合に至っては、立ちどころに取り出すはずである。

《済陰綱目》の催生湯は、産婦の腹痛や腰痛を候い、胞水が下るを見てまさに服用する。

即ち、本方である。水で煎じ、熱い内に服用する。

【解説】　本条文は、癥病と妊娠との鑑別点、および癥病で下血が出現する場合の治療法について論述している。

《金匱要略輯義》が引用する魏荔彤の説では、本条文は婦人が妊娠し、同時に癥病があって下血する場合は、桂枝茯苓丸を用いて癥病を治療することを提示するとする。一方、李克光主編の《金匱要略譯釈》では、本条文は婦人が癥病に罹患する場合は桂枝茯苓丸を用いて癥病を治療すべきであり、癥病と妊娠では幾つかの鑑別点があることを提示するとする。後者の詳細は、《金匱要略大成》を参照のこと。ここでは、魏荔彤の説に基づいて以下に解説する。

婦人に元々癥病があるのは、旧い血が積もって集った邪があることを言う。婦人の月経が忽ち停止し、いまだ三月に及んでいない場合は、口が渇き、食事を摂取できなくなるなどの妊娠の証候が出現するはずである。ただ、忽ち経血が出現し、漏下が停止せず、胎動がある場合は、胎児が堕ちる機転がある。もし癥病が臍の上にあり、邪が上に位置する場合は、血は漏れても停止することがなく、癥瘕の病を生じ、胎児に影響し、胎児の気血を漏下に従って墜落させる。妊娠六か月で胎動がある場合は、癥瘕が引き起こす可能性がある。もし月

経が停止する前の二月に月経が正常の周期で通利する場合は、胎児があれば、月経は停止する。もし月経が停止する前の三月に下血があり、かつ妊娠して月経が停止し、三月以後になって癥病の患いを生じる場合は、忽ち血を漏らして停止しなくなる。この場合は、月経が停止した後の三月の血が癥病のある所を犯し、積もって血肧を形成する。もし漏下が久しく停止せず、癥痼が去らない場合は、障害が必ず胎児に及ぶ。そこで、桂枝茯苓丸を与えて癥病を下すべきである。

　桂枝茯苓丸は、桂枝、茯苓、牡丹皮、桃仁、芍薬からなる。方中の牡丹皮、桃仁は、癥痼を攻める。桂枝は、陽を扶けて衛を和やかにする。芍薬は、養血して営を和やかにする。茯苓は、中焦を和やかにする。

【原文】　婦人懐妊六七月、脈弦発熱、其胎愈脹、腹痛悪寒者、少腹如扇。所以然者、子藏開故也。当以附子湯温其藏。(3)

【本文】　婦人懐妊して六七月、脈弦にして発熱し、其の胎愈々脹り、腹痛悪寒する者は、少腹扇の如し。然る所以の者は、子藏開くが故なり。当に附子湯を以て其の藏を温むべし（原註は、「方は、未だ見ず」と。○「愈々脹る」は、《脈経》は「腹を踰ゆ」に作り、「扇」の下に「之状」の二字有り）。

【語釈】　○婦人懐妊して六七月云々：呂志杰の説「本条は、妊娠で陽が虚し寒が盛んになる腹痛の証候と治療法を論述している。妊娠し六七月になると、その脈は滑になるはずである。今脈は弦になり、発熱し、腹痛し、悪寒がし、並びに胎児が脹るのを自覚し、少腹は冷え、扇を被るような性状になるのは、陽が虚し、寒が盛んになり、陰寒が胞胎を侵犯するからである。治療は、温陽祛寒、暖宮安胎すべきであり、附子湯を用いるのがよい」《金匱雑病論治全書》。　○附子湯：聶恵民の説「婦人が妊娠して六七月になり、忽ち弦脈、発熱、腹痛、悪寒が見われる場合は、陽が虚し、寒が盛んになり、寒が胞胎を犯している。そこで、温陽祛寒、暖宮安胎すべきであり、附子湯を用いるのがよい。いまだ全方を見ないが、諸注はいずれも《傷寒論》の附子湯とするのがこれである。ただ、附子湯は、破堅堕胎の憂いがある。そこで、弁証を正確にすべきであり、慎重に使用するのがよい」《経方方論薈要》

【通釈】　婦人が妊娠して六七月が経過し、脈は弦になって発熱し、その腹部は益々腫大し、腹が痛み、悪寒がする場合は、少腹は扇で冷風を送られたように冷えが甚だしくなる。このようになるのは、子宮が開くからである。この場

合は、附子湯を用いて子宮を温めるべきである（原註では、「処方は、見当たらない」とある。○「愈々脹る」は、《脈経》では「腹を踰える」に作り、「扇」の字の下に「之状」の二字がある）。

【本文】　［尤］　脈弦、発熱するは、表邪に似るも、乃ち身痛まずして腹反って痛み、背悪寒せずして腹反って悪寒し、甚だしきは少腹陣陣として冷えを作すこと有り、或は之を扇ぐ者の若きは然り。然る所以の者は、子藏開きて合うこと能わずして風冷の気之に乗ず。夫れ藏開き風入り、其の陰の内勝てば、則ち其の脈弦は陰気と為し、而して発熱するは且つ格陽と為す。胎脹る者は、内熱すれば則ち消え、寒ゆれば則ち脹るなり。

　　［徐］　子藏なる者は、子宮なり。開く者は、斂まらざるなり。宜しく附子湯を以て其の藏を温むべし。原方は、註を失す。想うに、《傷寒論》の中の附子に参、苓、朮、芍を合するの附子湯に過ぎざるのみ。

【語釈】　○陣陣：切れ切れに続くさま。

【通釈】　［尤］　脈が弦になり、発熱するのは、表邪に似るが、身体は痛まず、腹が反って痛み、背が悪寒せず、腹が反って悪寒がし、甚だしい場合は少腹部が切れ切れに冷えを生じることがあり、あるいはこれを扇ぐもののようになるのがそれである。そのようになる理由は、子藏が開いて合うことができず、風冷の気がこれに乗じるからである。そもそも子藏が開き、風が入り、その陰の内が勝つ場合は、その脈が弦であるのは陰気であり、発熱するのはかつ格陽である。胎が脹るのは、内が熱する場合は消え、寒える場合は脹ることである。

　　［徐］　子藏は、子宮である。開く場合は、斂まらなくなる。附子湯を用いてその藏を温めるべきである。元々の処方は、注釈を失っている。思うに、《傷寒論》の中の附子に人参、茯苓、白朮、芍薬を合わせた附子湯に過ぎないだけである。

【本文】　案ずるに、《金鑑》に云う、「方は欠き、文も亦純ならず。必ず残欠有り」と。然れども尤の註は、義通ず。今之に従う。《張氏医通》に云う、「妊娠、脈弦なるは、虚寒と為す。虚陽、外に散ず。故に発熱す。陰寒、内に逆す。故に胎脹る。腹痛み悪寒する者は、其の内に陽無く、子藏閉藏の令を司ること能わず。故に陰中寒気を覚え、習習として扇の如きなり。附子湯を用いて以て其の藏を温むれば、則ち胎自ら安し。世人は皆附子を以て堕胎百薬の長と為す。仲景独り用いて以て安胎の聖薬と為す。神にして之を明らかにするに非ざれば、敢えて軽々しく試みること莫かれ」と。

【語釈】　〇習習：風がそよぐさま。

【通釈】　案じるに、《医宗金鑑》では、「処方は欠け、文もまた専らしない。必ず残欠がある」と言う。しかし、尤氏の注釈では、義が通じる。今これに従う。《張氏医通》では、「妊娠し、脈が弦になるのは、虚寒である。虚陽が外に散じる。そこで、発熱する。陰寒が内に逆する。そこで、胎児が腹る。腹が痛み、悪寒がするのは、その内に陽がなく、子宮が閉藏の令を司ることができないからである。そこで、陰中は寒気を覚え、扇で風をそよぐようになる。附子湯を用いてその藏を温める場合は、胎児は自ら安らかである。世人は皆附子を堕胎させる百薬の長とする。仲景だけが用い、安胎の聖薬とする。神のようにこれを明らかにするのでなければ、あえて軽々しく試みてはならない」と言う。

【解説】　本条文は、妊娠後に陽気が虚し陰寒が旺盛になるために引き起こされる腹痛の症状と治療法について論述している。

　婦人が妊娠して六七月になり、子宮が開き、風冷の気がこれに乗じると、脈は弦になり、陰寒が旺盛になると、腹部は反って痛み、胎児のある部位は脹満し、悪寒がし、甚だしい場合は腹部が時々冷え、扇であおいだようになる。陰寒が旺盛になり、虚陽を拒み、陰盛格陽証が発生すると、発熱が出現する。本証の治療は、附子湯を与えて子宮を温める。

　附子湯は注釈を失っているが、《傷寒論》の中の附子湯であり、附子、人参、茯苓、白朮、芍薬からなる処方である。

【原文】　師曰、婦人有漏下者、有半産後因続下血都不絶者、有妊娠下血者。仮令妊娠腹中痛、為胞阻。膠艾湯主之。（4）

【本文】　師曰く、婦人漏下する者有り、半産の後、因りて続いて下血、都て絶えざる者有り、妊娠下血する者有り。仮令えば妊娠し腹中痛むは、胞阻と為す。膠艾湯之を主ると（「阻」は、《脈経》は「漏」に作る。「半産」は、《脈経》は「中生」に作る）。

【語釈】　〇師曰く、婦人漏下する者有り云々：王廷富の説「この条は、三種類の出血と胞阻の証候と治療法である。その出血の病状は同じでないが、病理は衝任が虚損し、固摂を失うので、経血が時ならずして下る。病変は血海にあり、血海が乱れない場合は血は自ら内に守られる。血海は、衝任が主る所である。任脈の効能は養を任うことであり、また必ず肝脾腎の効能に頼ってこれに

－ 1044 －

維がり係わる。そこで、衝任の病変を処理する時は、また肝脾腎より着手することを求める。胞阻は、既に病名であり、また病理である。正常の時にあっては、妊娠した後は、衝任の気はよく経血を制約して養胎する。もし衝任の気が虚す場合は、胞中の気血が調和せず、胞脈が阻滞する。そこで、妊娠して腹が痛む。胞脈が阻滞する理由は、衝任の気の虚寒にある。虚す場合は摂血できずに漏下し、寒える場合は気機が欝滞して腹が痛む。三種類の病証の病理は、衝任の気が虚して寒え、経血が内を守ることができずに引き起こされる。これは、血が虚し寒る滞る証である。そこで、補血止血し血脈を温めて調える方法を用いて主治すべきである」《金匱要略指難》。 〇漏下：陳紀藩の説「経期ではないが陰道に血が流れ、量は少なく、滴って止まないことを指す」陳紀藩主編《金匱要略》

【通釈】 師が言われた。婦人の中には経期でないが少量の下血を来す者があり、妊娠三か月以後に流産し、これによってその後に下血が継続して停止しない場合があり、妊娠中に下血する場合がある。例えば妊娠して下血し腹部に疼痛が出現する場合は、胞阻と称される。この場合は、膠艾湯がこれを主治する（「阻」の字は、《脈経》では「漏」の字に作る。「半産」の字は、《脈経》では「中生」の字に作る）。

【本文】 ［鑑］ 五六月堕胎する者は、之を半産と謂う。婦人に漏下下血の疾有り、五六月に至りて堕胎して下血絶えざる者は、此れ癥痼の害なり。若し癥痼無く、下血し、惟だ腹中痛む者は、胞阻と為す。胞阻なる者は、胎中の気血和せずして其の化育を阻むなり。故に芎帰膠艾湯を用いて其の血を温和にし、血和すれば而ち胎 育むなり。

　［程］ 漏下なる者は、妊娠し経来る。《脈経》に、陽不足するを以て之を激経と謂うなり。半産なる者は、四五月を以て堕胎す。堕胎すれば必ず其の血海を傷り、血は因りて続いて下り絶えざるなり。若し妊娠し、下血し、腹中痛むは、胞阻と為し、則ち膠艾湯を用いて以て治す。

【語釈】 〇漏下：程林が定義する漏下は妊娠中の下血であり、通常はこれを「胎漏」と呼ぶ。漏下は、月経周期に一致しない下血を指す。 〇激経：盛胎に同じ。妊娠した後、月経周期に一致して下血する現象を言う。

【通釈】 ［鑑］ 五六か月で堕胎するのは、これを半産と言う。婦人に漏下し下血する疾患があり、五六か月に至って堕胎し、下血が絶えない場合は、癥痼の害である。もし癥痼がなく、下血し、ただ腹中が痛む場合は、胞阻である。

胞阻は、胎中の気血が調和せず、その化育を阻む。そこで、芎帰膠艾湯を用いてその血を温めて調和し、血が調和すると胎児は生育する。

　　[程]　　漏下は、妊娠し、月経が到来することである。《脈経》では、陽が不足するので、これを激経と言う。半産は、四五か月をもって堕胎することである。堕胎すると、必ずその血海を傷り、血はこれによって続いて下り停止しなくなる。もし妊娠し、下血し、腹中が痛む場合は、胞阻であり、膠艾湯を用いてこれを治療する。

【本文】　　《巣源》に云う、「漏胞なる者は、妊娠数月にして経水時に下るを謂う。此れ、衝脈、任脈虚すに由り、太陽、少陰の経血を制約すること能わざるが故なり。衝任の脈は、経脈の海と為す。皆胞内に起こり、手太陽小腸の脈なり。手少陰心の脈なり。是れ二経は表裏を為し、上は乳汁を為し、下は月水を為す。娠むこと有るの人、経水断絶する所以の者は、之を壅ぎて以て胎を養い、而して之を蓄して乳汁を為す。衝任の気虚すれば、則ち胞内泄漏し、其の経血を制すること能わず。故に月水時に下るは、亦胞阻と名づく。漏血尽くれば、則ち人斃るるなり」と。

【語釈】　○泄漏：もらす。　○斃る：倒れる。倒れて死ぬ。

【通釈】　　《諸病源候論》では、「漏胞（胎漏）は、妊娠して数か月が経過し、月経が時に下ることを言う。これは、衝脈と任脈が虚すことにより、太陽と少陰の経血を制約できなくなるからである。衝任の脈は、経脈の海である。いずれも胞の内に起こり、手太陽小腸経の脈であり、手少陰心経の脈である。これらの二経は表裏の関係があり、上は乳汁を生じ、下は月経を生じる。妊娠した人で月経が断絶する理由は、経血を塞いで胎児を養い、経血を蓄積して乳汁を生じるからである。衝任の気が虚す場合は、胞の内が泄れ、その経血を制することができなくなる。そこで、経血が時に下るのは、また胞阻と名づける。漏れた血が尽きる場合は、人は斃れる」と言う。

【本文】　　芎帰膠艾湯方（原註は、「一方に乾姜一両を加う。胡氏、婦人の胞動を治するに、乾姜無し」と）

　　芎藭　阿膠　甘草（各二両）　　艾葉　当帰（各三両）　　芍薬（四両）　　乾地黄（案ずるに、原本は両数を欠く。唯だ徐、沈、尤は六両を用う。《千金》は、乾地黄四両、艾葉三両、余は各二両。《外台》は《集験》を引き、同じ）

　　右七味、水五升、清酒三升を以て、合して煮て三升を取り、滓を去り、膠を内れ、消尽せしめ、一升を温服し、日に三服す。差えざれば更に作る。

婦人妊娠病脈証并治第二十

【語釈】　〇芎帰膠艾湯：聶恵民の説「本方は、補血調経、安胎止漏の方剤である。婦人が半産の後、漏下が停止せず、あるいは妊娠し胞阻で下血することにより、瘀塊がない場合は、この方を用いて補血安胎すべきである。方中は、川芎、当帰、芍薬、地黄をもって補血和血、調経して養血する。阿膠は養血補陰安胎の主薬であり、艾葉は温経暖胎し、甘草は和中緩急し、酒を取って薬力を助ける。そこで、本方は、養血補陰、通陽温経、安胎止漏の効能を発揮し、固経補血の主要な方剤となる」《経方方論薈要》

【通釈】　芎帰膠艾湯方（原註では、「ある処方では、乾姜一両を加える。胡氏が婦人の胎動を治療する場合は、乾姜がない」とある）

　芎藭　阿膠　甘草（各々二両）　艾葉　当帰（各々三両）　　芍薬（四両）乾地黄（案じるに、原本では、両数を欠いている。ただ、徐本、沈本、尤本では、六両を用いる。《千金》では、乾地黄四両、艾葉三両、その他は各々二両である。《外台》では《集験》を引用し、同じである）

　右の七味に水五升、清酒三升を用い、合わせて煮て三升を取り、滓を除き、阿膠を入れて溶解させ、一升を温めて服用し、日に三回服用する。治癒しない場合は、更に作製する。

【本文】　［程］　膠、艾は、安胎を主る。四物は、養血を主る。和するに甘草を以てし、行らすに酒の勢いを以てし、血能く経を循り胎を養えば、則ち漏下の患い無し。

　［魏］　芎藭を用いて血中の凝りを行らせ、阿膠、甘草、当帰、地黄、芍薬の五味は全て胞血の虚を補い、艾葉は子藏の血を温む。寒証見わるれば、乾姜を加う。熱証見わる者は、乾姜灰に焼きて性を存し、経を温め寒を散じ、凝を開き、阻を通ずれば、而ち血反って止む。乾姜を加うるは、乃ち註の中の増す所にして実に不易の薬なり。余は婦人の経血を治するに、屢々試み屢々効く者なり。故に竟に僭かにして方中に添えて入る。高明は焉れを鑑みよ。

【語釈】　〇高明：人の品性や学識が優れていること。

【通釈】　［程］　阿膠、艾葉は、安胎を主る。四物湯は、養血を主る。調和するのに甘草を用い、行らせるのに酒の勢いを用い、血がよく経を循り胎を養う場合は、漏下の患いはない。

　［魏］　川芎を用いて血中の凝滞を行らせ、阿膠、甘草、当帰、地黄、芍薬の五味は全て胞血の虚を補い、艾葉は子宮の血を温める。寒証が見われる場合は、乾姜を加える。熱証が見われる場合は、乾姜を灰に焼いて性を温存し、経

- 1047 -

を温め、寒を散じ、凝結を開き、阻滞を通じると、血は反って停止する。乾姜を加えるのは、注の中で増す所であり、実に不易の薬である。私は婦人の経血の病を治療する場合は、屡々試み、屡々効く品である。そこで、遂に僭かに方中に添えて入れた。学識が優れた人は、これを鑑みるべきである。

【本文】　《千金》の膠艾湯は、妊娠二三月より上は七八月に至り、其の人頓かに仆れ、據るところを失い、胎動安からず、腰腹を傷り損じて痛み、死せんと欲し、若し見わる所有り、及び胎奔りて上は心を搶き短気するを治するの方（《外台》は《集験》を引き、同じ。即ち、本方）。

又損傷門の大膠艾湯は、男子傷れ絶し、或は高き従り墮ち、五藏を傷り、微かなる者は唾血し、及び金瘡にて経を傷るを治するの方。即ち、本方。乾姜を加え、法後に云う、「此の湯、婦人産後、崩傷の下血過多、虚喘し死せんと欲し、腹中激痛し、下血止まざる者を治して神のごとく良し」と。

又妊娠二三月より上は八九月に至り、胎動安からず、腰痛已に見わる所有るを治するの方。

即ち、本方より芍薬、地黄を去り、清酒を用いず。

又産後に赤白を下し、腹中絞痛するを治するの方。

即ち、本方にして芎藭無し。

《和剤局方》の膠艾湯は、血気を労傷し、衝任虚損し、月水過多、淋瀝漏下し、連日断たず、臍腹疼痛し、及び妊娠し将に摂は宜しきを失せんとし、胎動安からず、腹痛み下に墜ち、或は胞絡を労傷し、胞は漏血を阻み、腰痛みて悶乱し、或は損じ動ずるに因りて胎は上は心を搶き、奔り衝きて短気し、及び産乳に因りて衝任の気虚し、経血を約制すること能わず淋瀝断たず、日月を延引して漸く羸痩を成すを治す（即ち、本方）。

《婦人良方》の陳氏六物湯は、血痢止まず、腹痛みて忍び難きを治す。

即ち、本方より甘草を去る。

又四物湯は、婦人の経病、或は先、或は後、或は多く、或は少なく、疼痛一ならず、腰足腹中痛み、或は崩中漏下し、或は半産し悪露多く、或は停留して出でず、妊娠し腹痛み、下血し胎安らかならず、産後に塊散ぜず、或は亡血過多、或は悪露下るを治す。之を服して神の如し。

即ち、本方より阿膠、艾葉、甘草を去る。

此の薬は何れの代より起こるかを知らず。或るひと云う、「魏の華佗自り始まる」と。《今産寶方》は、乃ち朱梁の時、節度巡官の昝殷の撰する所なり。

婦人妊娠病脈証并治第二十

其の中に四物散有り。国朝の太平興国の中に《聖恵方》を修め入る者数方なり。自りて後の医者は散を易えて湯と為す。皇朝自り以来、名医は此の四物の中に於いて、品味を増損すること意に随い、虚実寒熱は其の効く者を得ざること無し。然れども止婦人の疾のみ用う可きに非ざるのみ。《施氏医方祖剤》に云う、「仲景の芎帰膠艾湯は、乃ち四物湯の祖剤なり。中間は已に四物を具え、後人裁ちて之を用う」と。

【語釈】　○約制：制約に同じ。　○崩中：子宮出血。　○節度：節度使の略。唐宋代の官名。地方の軍政、行政をつかさどる地方長官。　○朱梁：朱は、朱全忠。五代の後梁の太祖。梁は、五代の一つ。朱全忠が唐を滅ぼして建てた国。
　　○巡：めぐる。巡視する。　○撰：述作する。　○国朝：当時の朝廷。　○太平興国：清の末に洪秀全が反乱を起こして南京に建てた国。　○皇朝：その時の朝廷。

【通釈】　《千金》の膠艾湯は、妊娠して二三か月より上は七八か月に至り、その人が遽かに倒れ、依る所を失い、胎動が不安になり、腰や腹を傷り損傷して痛み、死にそうになり、もし見われる所があり、および胎が奔って上は心を搶き、息切れがする場合を治療する処方である（《外台》では、《集験》を引用し、同じである。即ち、本方である）。

　また、損傷門の大膠艾湯は、男子が傷れられて途絶え、あるいは高い所より落ちて五臓を傷り、微かな場合は血を吐き、および金瘡で経絡を傷る場合を治療する処方である。即ち、本方である。乾姜を加え、煎じる方法の後に、「この湯は、婦人の産後や崩傷で下血が過多になり、虚喘が出現して死にそうになり、腹中が激しく痛み、下血が止まらない場合を治療し、神のように良く効く」と言う。

　また、妊娠して二三か月より上は八九か月に至り、胎動が不安になり、腰が痛み、既に見われる所がある場合を治療する処方。

　即ち、本方より芍薬、地黄を除き、清酒を用いない。

　また、産後に赤白帯下を下し、腹中が絞痛する場合を治療する処方。

　即ち、本方であるが、川芎はない。

《和剤局方》の膠艾湯は、気血を疲労で傷り、衝任の脈が虚損し、月水が過多になり、滴って漏下し、連日停止せず、臍や腹に疼痛が出現し、および妊娠し今にも収摂が好ましい状態を失うようになり、胎動が不安になり、腹が痛み下に墜ち、あるいは胞絡を疲労で傷り、胞は漏れた血を阻み、腰が痛んで悶乱

- 1049 -

し、あるいは損傷して動かすので、胎は上は心を搶き、奔って衝き、息切れがし、および出産や授乳によって衝任の気が虚し、経血を制約できず、滴って停止せず、日月を遷延し、次第に羸痩を形成する場合を治療する（即ち、本方である）。

《婦人良方》の陳氏六物湯は、血痢が停止せず、腹が痛んで忍び難い場合を治療する。

即ち、本方より甘草を除く。

また、四物湯は、婦人の経血の病で、あるいは先、あるいは後で、あるいは多く、あるいは少なく、疼痛が一つでなく、腰、足、腹の中が痛み、あるいは崩漏や漏下が出現し、あるいは流産し悪露が多く、あるいは停留して出ず、妊娠し、腹が痛み、下血し、胎動して不安になり、産後に塊が散じなくなり、あるいは亡血が過多になり、あるいは悪露が下るのを治療する。これを服用すると、神のように有効である。

即ち、本方より阿膠、艾葉、甘草を除く。

この薬は、どの代より起こったのかは解らない。ある人は、「魏の時代の華佗より始まった」と言う。《今産寶方》は、朱全忠の梁の時代に節度使の巡視官の昝殷が撰したものである。その中には、四物散がある。清代末の太平興国の中に《聖恵方》を修めて入れた処方が数方ある。これによって後の医者は、散剤を易えて湯液とした。当時の朝廷より以後は、名医はこの四物の中に品味を思うように増損し、虚実や寒熱はそれが効かないことがなかった。しかし、ただ婦人の疾患のみに用いるべきものではない。《施氏医方祖剤》では、「仲景の芎帰膠艾湯は、四物湯の祖剤である。中は既に四物湯を具えているので、後人は加減してこれを用いる」と言う。

【解説】　本条文は、婦人に出現する三種類の下血証と治療法について論述している。

半産は、五六か月で堕胎することを言う。婦人には、月経周期ではないが、下血する場合がある。あるいは妊娠し、五六か月で堕胎し、血海を傷り、これによって下血が停止しなくなる場合がある。あるいは妊娠し、下血し、腹部に疼痛が出現する場合は、胞阻と称される。胞阻では、胎中の気血が調和せず、胎児の化育が阻まれる。そこで、芎帰膠艾湯を与えて血を温めて調和する。

芎帰膠艾湯は、川芎、阿膠、甘草、艾葉、当帰、芍薬、乾地黄からなる。方中の川芎は、血中の凝滞を行らせる。阿膠、甘草、当帰、地黄、芍薬は、胞血

－ 1050 －

の虚を補う。艾葉は、子宮の血を温める。酒は、諸薬を行らせる。

【原文】　婦人懐娠腹中疞痛、当帰芍薬散主之。(5)

【本文】　婦人懐娠、腹中疞痛するは、当帰芍薬散之を主る（「娠」は、趙本は「妊」に作る。徐、沈、尤は同じ）。

【語釈】　〇婦人懐娠、腹中疞痛す云々：呂志杰の説「本条は、妊娠後の肝脾不和の腹痛の治療法を論述している。婦人が妊娠した後、身体の機能が変化すると、容易に脾気が虚弱になり、肝気が不調になり、肝脾不和の証候を形成し、肝気が不調になると、欝結や横逆の病変が多く、脾気が虚弱になると、常に容易に湿が勝ち浮腫を生じる。これにより、常に腹中の拘急、綿々として痛む、小便不利、下肢の浮腫などの症が見われる。治療は、当帰芍薬散を用いる。方中は芍薬を重用して肝木を瀉して脾土を安らかにし、当帰、川芎を合わせて調肝養血する。白朮は補脾燥湿し、茯苓、沢瀉と合わせて滲湿泄濁する。最も妙味は、散に作り酒に混和して服用することにあり、よく気血を通じ、肝と脾を調える。そこで、腹痛などの症は自然に治癒する」《金匱雑病論治全書》。
〇懐娠：懐妊に同じ。

【通釈】　婦人が妊娠し、腹中が拘急して長々と痛む場合は、当帰芍薬散がこれを主治する（「娠」の字は、趙本では「妊」の字に作る。徐本、沈本、尤本では、同じである）。

【本文】　［尤］　按ずるに、《説文》に「疞」の音は絞、腹中急するなりと。乃ち、血足らずして水反って之を侵すなり。血足らずして水侵せば、則ち胎は其の養う所を失して反って其の害する所を得。腹中は能く疞痛無からんや。芎、帰、芍薬は血の虚を益し、苓、朮、沢瀉は水の気を除く。趙氏の「此れ、脾土は木邪の客する所と為し、穀気挙がらず、湿気下に流れ、陰血を搏つに因りて痛む。故に芍薬を用い、他薬より多きこと数倍、以て肝木を瀉す」と曰うも亦通ず。

【通釈】　［尤］　按じるに、《説文》では、「疞」の音は絞であり、腹中が拘急することであるとある。即ち、血が不足し、水が反ってこれを侵す。血が不足し、水が侵す場合は、胎児は血が養う所を失い、反って水が害する所を得る。腹中は、よく疞痛がなくておられようか。川芎、当帰、芍薬は血の虚を益し、茯苓、白朮、沢瀉は水気を除く。趙氏が「これは、脾土は木邪の客する所であり、穀気が挙がらず、湿気が下に流れ、陰血を搏つので、痛む。そこで、

芍薬を用い、他の薬より数倍多く用いて肝木を瀉す」と言うのもまた通じる。

【本文】　当帰芍薬散方

　当帰（三両）　芍薬（一斤）　茯苓（四両）　白朮（四両）　沢瀉（半斤）

　芎藭（半斤、乙に三両に作る）

　右六味、杵きて散と為し、方寸匕を取り、酒もて和し、日に三服す。

【語釈】　〇当帰芍薬散：聶恵民の説「本方は、養血疏汗、健脾利湿の方剤である。婦人が妊娠し、脾が虚し肝が盛んになり、血が虚し湿が阻むことにより、腹中疼痛が引き起こされる。そこで、芍薬をもって養血して瀉肝疏土し、当帰、川芎が調肝養血し、白朮が健脾燥湿し、茯苓、沢瀉が滲湿利竅すると、肝気は調い、脾土は運り、湿濁が下に行くと、腹痛は自然に治癒する」《経方方論薈要》。　〇乙：一に同じ。

【通釈】　当帰芍薬散方

　当帰（三両）　芍薬（一斤）　茯苓（四両）　白朮（四両）　沢瀉（半斤）

　芎藭（半斤、ある本では、三両に作る）

　右の六味を杵で搗いて散剤にし、方寸匕を取り、酒に混和し、日に三回服用する。

【本文】　［程］　腹中は因無くして痛みを作し、或は邪熱に干され、或は胎気壅がり盛んなれば、茯苓の淡を用いて以て之を滲し、沢瀉の鹹以て之を泄し、白朮の甘以て之を補う。和するに酒を以て服する者は、其の勢いを藉りて以て薬力を行らせ、日に三服すれば、則ち薬力相い続きて腹痛自ら止む。

【通釈】　［程］　腹中は原因がなく痛みを生じ、あるいは邪熱に犯され、あるいは胎気が塞がって盛んになる場合は、茯苓の淡を用いてこれを滲ませ、沢瀉の鹹をもってこれを泄らし、白朮の甘をもってこれを補う。混和するのに酒を用いて服用するのは、その勢いを借りて薬力を行らせるからであり、日に三回服用する場合は、薬力は相互に続き、腹痛は自然に停止する。

【本文】　案ずるに、《金鑑》に云う、「妊娠し、腹中急痛するは、此の方を用う。未だ其の義を詳らかにせず。必ず是れ脱簡ならん。釈せず」と。此の説、却って疑う可し。

　《三因方》に、本方の煎法の後に云う、「《元和紀用経》に曰く、「本六気経緯圓は、能く風を祛し労を補い、真陽を養い、邪熱を退かせ、中を緩め、神志を安和にし、容色を潤沢し、寒温、瘴^{しょう}、時疫を散ず」と。安期先生は、李少君に賜る。久餌の薬は、後仲景増減し、婦人懐任腹痛の方と為す。本方は、

婦人妊娠病脈証并治第二十

芍薬四両、沢瀉、茯苓、川芎各一両、当帰、白朮各二両を用う。亦蜜を以て元服す可し（案ずるに、此の説、荒誕に渉り、信じ據る可からず）」と。

《和剤局方》の当帰芍薬散は、妊娠、腹中絞痛し、心下急満し、及び産後の血暈、内虚し気乏しく、崩中久痢に常に服して血脈を通暢すれば、癰瘍を生ぜず、痰を消し胃を養い、目を明らかにし津を益す（即ち、本方。《婦人良方》は同じ）。

【語釈】　○瘴：中国南方の湖沼地帯の山川に生じる湿熱の気によって起こる熱病。　○時疫：流行性の熱病。　○元服：不明。元は、始めの意か。　○荒誕：でたらめ。おおげさでとりとめがない。　○血暈：血分に病変がある昏厥の症状。脳貧血、産後のめまいの類。　○崩中：子宮出血。

【通釈】　案じるに、《医宗金鑑》では、「妊娠し、腹中が急に痛む場合は、この処方を用いる。いまだその義を詳らかにしていない。必ずこれは脱簡であろう。解釈しない」と言う。この説は、反って疑うべきである。

《三因方》では、本方を煎じる方法の後に、「《元和紀用経》では、「本六気経緯圓は、よく風を除き、疲労を補い、真陽を養い、邪熱を退かせ、中を緩め、神志を安らかで和やかにし、容貌や血色を潤し、寒熱、湿熱の病に属する瘴、流行病を散じる」と言う。安期先生は、この処方を李少君に賜った。久しく服用する薬は、その後に仲景が増減し、婦人が妊娠し腹が痛む処方とした。本方は、芍薬四両、沢瀉、茯苓、川芎を各々一両、当帰、白朮を各々二両用いる。また、蜜をもって始めに服用することができる（案じるに、この説はでたらめであり、信じて頼るべきでない）」と言う。

《和剤局方》の当帰芍薬散は、妊娠し、腹中が絞るように痛み、心下が急に脹満し、および産後の眩暈が生じ、内が虚し、気が乏しくなり、子宮出血や慢性の下痢などに常に服用して血脈を通暢すると、膿瘍を生じなくなり、痰を消し、胃を養い、目を見やすくし、津を益す（即ち、本方である。《婦人良方》では、同じである）。

【解説】　本条文は、妊娠後の肝脾不和によって引き起こされる腹痛の治療法について論述している。

「疞」の音は、《説文》では絞であり、腹中が絞るように拘急することを言う。婦人が妊娠するが、血が不足すると、胎児は血の養う所を失い、水がこれを侵すと、胎児は水が害する所を得る。そこで、腹中は拘急して痛む。あるいは肝木の邪が脾土に客すると、穀気が上がらず、湿気が下に流れ、陰血を搏つ

- 1053 -

ので、腹中は拘急して痛む。本証の治療は、当帰芍薬散を与えて養血利水する。

　当帰芍薬散は、当帰、芍薬、茯苓、白朮、沢瀉、川芎からなる。方中の川芎、当帰、芍薬は血虚を益し、茯苓、白朮、沢瀉は水気を除く。

【原文】　妊娠嘔吐不止、乾姜人参半夏丸主之。(6)

【本文】　妊娠、嘔吐止まざるは、乾姜人参半夏丸之を主る。

【語釈】　○妊娠、嘔吐止まず云々：王廷富の説「この条は、虚寒の悪阻の証候と治療法である。妊娠嘔吐は、後世では悪阻と称されている。悪阻は、多くは胃気が虚している。それが産生される機序は、胃気の不足にある。既に降濁することができず、更に上逆する気を抑える力がなく、気が逆上し、嘔吐を形成する。いわゆる「止まず」は、並びに勢いが湧き上がる泉のようではなく、嘔吐や悪心の声は高いことであり、病程が比較的長い。その病理は、中焦の陽が虚し、寒が内より生じ、寒気が上逆して引き起こされる。これは、胃気が虚して寒えた悪阻証である。そこで、温胃益気、降逆止嘔の方法を用いて主治する」《金匱要略指難》

【通釈】　妊娠し、嘔吐が止まらなくなる場合は、乾姜人参半夏丸がこれを主治する。

【本文】　［魏］　妊娠し、嘔吐止まざる者は、下実し上必ず虚す。上虚すれば、胸と胃は必ず痰飲停滞して嘔吐を作す。且つ下実すれば、気必ず逆して上を衝き、亦能く痰飲を動かして嘔吐を為す。方は乾姜を用いて脾胃を温めて益し、半夏は逆気を開きて降ろし、人参は中を補い気を益す。丸と為して緩やかに以て補益の功を収め、用いて虚寒の妊娠家を治するは、至善の法なり。

【語釈】　○至善：最高の善。

【通釈】　［魏］　妊娠し、嘔吐が停止しない場合は、下が実し、上は必ず虚している。上が虚していると、胸と胃は必ず痰飲が停滞して嘔吐を生じる。かつ下が実していると、気は必ず上逆して上を衝き、またよく痰飲を動かして嘔吐を生じる。処方は乾姜を用いて脾胃を温めて益し、半夏は逆気を開いて降ろし、人参は中を補い気を益す。丸剤にして緩やかに補益の効果を収め、用いて虚寒がある妊婦を治療するのは最善の方法である。

【本文】　《張氏医通》に云う、「此れ、即ち所謂「悪阻病」なり。先に脾胃の虚弱、津液の停留に因りて、畜して痰飲を為す。妊二月の後に至りて濁陰上を衝き、中焦は其の逆に勝てず、痰飲遂に湧き、中寒乃ち起く。故に乾姜を用

婦人妊娠病脈証并治第二十

いて寒を止め、人参は虚を補い、半夏、生姜は痰を治し逆を散ずるなり」と。

【通釈】　《張氏医通》では、「これは、いわゆる「悪阻病」である。先に脾胃が虚弱になり、津液が停留することにより、蓄積して痰飲を生じる。妊娠して二月の後に至り、濁陰が上を衝き、中焦はその上逆に勝てず、痰飲が遂に涌き上がり、中焦の寒えが起こる。そこで、乾姜を用いて寒えを止め、人参は虚を補い、半夏と生姜は痰を治療し上逆を散じる」と言う。

【本文】　乾姜人参半夏丸方

　　乾姜　人参（各一両）　　半夏（二両）

　　右三味、之を末にし、生姜汁の糊を以て丸と為すこと梧子大の如くし、十丸を飲服し、日に三服す。

【語釈】　○乾姜人参半夏丸：聶恵民の説「本方は、温胃降逆止嘔の方剤である。婦人が妊娠し、胃が虚し兼ねて寒飲があり、濁気が上逆する妊娠悪阻証である。そこで、乾姜を用いて温胃散寒し、人参は益気扶正し、半夏は降逆止嘔し、生姜汁は温胃通陽、降逆濁飲する。そこで、寒飲を温化し、胃陽を振奮し、降逆止嘔し、妊娠の悪阻を治療する常用の方剤である。乾姜人参半夏丸の方中の乾姜と半夏は、ともに妊娠では禁忌の薬物である。しかし、この処方は、胃が虚す寒飲と悪阻を治療する良い処方である。そこで、人参を加入して益気固胎する。陳修園は、「半夏が人参を得ると、ただ胎児を害しないだけではなく、かつよく胎児を固める」と言う。仲景の薬物の配伍の妙味を見るべきである。そしてまた「故有れば殞すること無し」の義である。ただ、身体が弱く、半産や漏下の病歴がある人に対しては、慎重に使用すべきである」《経方方論薈要》

【通釈】　乾姜人参半夏丸方

　　乾姜　人参（各々一両）　　半夏（二両）

　　右の三味を粉末にし、生姜汁の糊であおぎりの実の大きさの丸剤にし、十丸を水で服用し、日に三回服用する。

【本文】　［程］　寒胃脘に在れば、則ち嘔吐をして止まざらしむ。故に乾姜を用いて散寒し、半夏、生姜は止嘔し、人参は和胃す。半夏、乾姜は、能く胎を下す。婁全善曰く、「余妊阻病を治するに、累ねて半夏を用い、未だ嘗て胎を動ぜず。亦故有れば殞すること無しの義なり。病に臨むの工、何ぞ必ず拘泥するや」と。

　　［尤］　此れ虚を益し胃を温むるの法なり。妊娠中虚して寒飲有る者の為に

- 1055 -

設くるなり。夫れ陽明の脈は、順いて下行する者なり。寒有れば、則ち逆らう。熱有るも亦逆らう。逆らえば、則ち飲必ず之に従う。而して妊娠の体は精凝り血聚まり、毎に蘊みて熱を成す者多し。按ずるに、《外台方》に青竹筎、橘皮、半夏各五両、生姜、茯苓各四両、麦冬、人参各三両、胃熱し気逆し嘔吐するを治するの法と為すは、仲景の未だ備わらざるを補う可きなり。

【語釈】　〇殞：死ぬ。命を落とす。

【通釈】　［程］　寒が胃脘部にある場合は、嘔吐させて停止させなくする。そこで、乾姜を用いて散寒し、半夏、生姜は止嘔し、人参は和胃する。半夏と乾姜は、よく胎児を下す。婁全善は、「私は妊娠悪阻の病を治療する場合に何度も半夏を用いたが、いまだかつて胎児を動かしたことはなかった。また、原因があれば、命を落とすことはないの義である。病に臨む医者は、どうして必ず拘泥するのであろうか」と言う。

　［尤］　これは、虚を益して胃を温める方法である。妊娠し中が虚して寒飲があるもののために設けられる。そもそも陽明の脈は、順って下行するものである。寒がある場合は、逆らう。熱がある場合もまた逆らう。逆らう場合は、飲は必ずこれに従う。しかも妊娠の身体は、精が凝り、血が集まり、常に積もって熱を形成する場合が多い。按じるに、《外台秘要方》に青竹筎、橘皮、半夏を各々五両、生姜、茯苓を各々四両、麦門冬、人参を各々三両用い、胃が熱し、気が上逆して嘔吐するのを治療する方法とするのは、仲景にいまだ備わっていないのを補うことができる。

【本文】　《聖恵》の半夏丸は、妊娠悪阻病、醋（さく）心し、胸中冷え、腹痛み、飲食すること能わず、輒ち青黄汁を吐すを治するの方。

　即ち、本方。三味等分し、搗きて羅（あみ）もて末と為し、地黄汁を以て餅を蒸して和して丸ずること梧桐子大の如くし、毎服時候を計らず、粥飲を以て十丸を飲む。

【語釈】　〇醋：すっぱくする。

【通釈】　《聖恵》の半夏丸は、妊娠悪阻病で、心をすっぱくし、胸中が冷え、腹が痛み、飲食することができず、忽ち青黄汁を吐出する場合を治療する処方。

　即ち、本方である。三味を等分し、杵で搗いて網で粉末にし、地黄汁をもって餅を蒸して混和し、あおぎりの大きさの丸剤とし、毎回季節の状態を計らず、粥をもって十丸を飲む。

【解説】　本条文は、胃が虚して寒飲が上逆する妊娠悪阻の重症型の治療法に

－ 1056 －

ついて論述している。

妊娠し、上の胸と胃が虚すと、痰飲が停滞し、嘔吐が出現する。妊娠し、下が実すると、気は上逆し、痰飲を動かし、嘔吐を生じる。本証は上が虚し下が実した状態にあり、嘔吐は停止しなくなる。本証の治療は、乾姜人参半夏丸を与えて緩やかに補益して嘔吐を止める。

乾姜人参半夏丸は、乾姜、人参、半夏、生姜汁からなる。方中の乾姜は脾胃を温めて益し、半夏は逆気を開いて降ろし、人参は補中益気し、生姜汁は半夏とともに痰を治療し逆を散じる。

【原文】　妊娠小便難、飲食如故、帰母苦参丸主之。(7)
【本文】　妊娠、小便難く、飲食故の如きは、帰母苦参丸之を主る。
【語釈】　〇妊娠、小便難く、飲食故の如き云々：陳紀藩の説「本条は、妊娠し血が虚し熱が欝滞する小便不利の証候と治療法を論述している。妊娠し、小便が困難になるのは、妊娠の期間に小便が不利になり、あるいは滴って不暢になり、常に灼熱を伴い、あるいは疼痛があり、後世ではこれを子淋と称している。張景岳は、「もし小便が渋って少なくなり、あるいは滴る場合は、子淋と名づける」とする。本条は処方より予測すると、妊娠によって血が虚して熱があり、気が欝滞して化燥し、湿熱が膀胱に内蘊し、気化を不利にさせて引き起こすことによる。治療は、養血潤燥して湿熱を清利することを図る。処方は、当帰貝母苦参丸を選んでこれを治療する。本方は、養血清利の効能を備える。方中の当帰は補血し、貝母は利気解欝し、これによって清水の上源を達し、下焦の湿熱を利し、苦参は下焦の湿熱を清利する。血を養い、熱が清せられ、湿が通利する場合は、病は治癒する」陳紀藩主編《金匱要略》
【通釈】　妊娠し、小便が困難になり、飲食が正常である場合は、帰母苦参丸がこれを主治する。
【本文】　[尤]　小便難くして飲食故の如ければ、則ち病は中焦由り出でずして又腹満、身重し等の証無ければ、則ち更に水気行らざるに非ず、其れ血虚し熱欝して津液濁り少なきを知るなり。《本草》に当帰は女子の諸々の不足を補い、苦参は陰に入り竅を利して伏熱を除き、貝母は能く欝結を療し、兼ねて水液の源を清するなり。
【通釈】　[尤]　小便が困難になり、飲食が正常のようである場合は、病は中焦より出ておらず、また腹満や身体が重だるいなどの証がない場合は、更に

水気が行らないのではなく、血が虚し熱が欝滞して津液が渋り少なくなっていることが解る。《本草》では、当帰は女子の諸々の不足を補い、苦参は陰に入って竅を通利して伏熱を除き、貝母はよく欝結を治療し、兼ねて水液の源を清するとある。

【本文】　当帰貝母苦参丸方（原註は、「男子は滑石半両を加う」と。○諸註の本は、此の七字を刪る。唯だ魏本のみ有り）

　当帰　貝母　苦参（各四両）

　右三味、之を末とし、煉蜜もて丸ずること小豆大の如く、三丸を飲服し、加えて十丸に至る。

【語釈】　○当帰貝母苦参丸：聶恵民の説「本方は、和養潤燥、開肺利水の方剤である。妊娠し、血が虚して欝熱が生じ、燥熱が津を傷り、津液が不足し、小便が不利になるので、当帰をもって和血潤燥する。貝母は、清熱散結、利気開欝し、兼ねて熱淋を治療する。苦参は、清熱利湿し、貝母と合わさると、よく肺の欝を清し、膀胱の熱を散じ、上下が相互に通じると、小便は通じるようになる」《経方方論薈要》

【通釈】　当帰貝母苦参丸方（原註では、「男子では、滑石半両を加える」とある。○諸々の注釈本では、この七字を削る。ただ、魏本だけがある）

　当帰　貝母　苦参（各々四両）

　右の三味を粉末とし、煉蜜で小豆大の丸剤にし、三丸を水で服用し、治癒しない場合は十丸まで増量する。

【本文】　《張氏医通》に云う、「此れ、小便難き者は、膀胱に熱欝し、気結びて燥を成す。病下焦に在るは、飲食故の如き所以なり。当帰を用いて以て和血潤燥し、貝母は以て清肺開欝し、苦参は以て利竅逐水し、並びに膀胱に入りて以て熱結を除くなり」と。

　案ずるに、貝母は《本経》に甄權並びに云う、「産難を治す」と。而して《外台・子癇門》の《小品》葛根湯の方後に云う、「貝母は、人をして産を易からしむ。若し未だ臨月ならざる者は、升麻もて之に代う」と。此の説、信ずる可からずと雖も、然れども其れ亦利竅の功有るを見わすに足る。本方の用うる所は、蓋し之を利竅に取るのみ。《金鑑》に「方証合わず、必ず脱簡有り。釈せず」と云うは、殆ど薬性を考えざるなり。

　時氏の《産経》の苦参圓の主療は、原文と同じ。

　当帰　貝母　苦参（各三両）　滑石（半両）

- 1058 -

右末と為し、蜜もて圓ずること小豆大の如くし、米飲を以て二十圓を下す。

【通釈】　《張氏医通》では、「ここで小便が困難になるのは、膀胱に熱が欝滞し、気が結んで燥を形成するからである。病が下焦にあるのは、飲食が正常のようになる理由である。当帰を用いて和血潤燥し、貝母は清肺開欝し、苦参は利竅逐水し、並びに膀胱に入って熱結を除く」と言う。

案じるに、貝母は《本経》では、甄權が並びに「難産を治療する」と言う。そして《外台・子癇門》の《小品》葛根湯の方後では、「貝母は、人の出産を容易にする。もしいまだ臨月でない場合は、升麻を用いてこれに代える」と言う。この説は信じるべきでないが、しかしそれにまた利竅の効能があるのを見わすには充分である。本方の用いる所は、思うにこれを利竅に取るだけである。《医宗金鑑》に「方と証が合わないので、必ず脱簡がある。解釈しない」と言うのは、殆ど薬性を考えないからである。

時氏の《産経》の苦参圓の主治は、原文と同じである。

当帰　貝母　苦参（各々三両）　滑石（半両）

右を粉末にし、蜜で小豆大の丸剤にし、重湯で二十丸を呑み下す。

【解説】　本条文は、子淋の症状と治療法について論述している。

妊娠し、小便が困難になるが、飲食が正常である場合は、病は中焦にはない。また、腹満、身体が重だるいなどの症状がない場合は、水気の病ではない。即ち、血が虚し、熱が欝滞し、津液が渋って少なくなると、小便は不利になる。本証の治療は、当帰貝母苦参丸を与えてこれを治療する。

当帰貝母苦参丸は、当帰、貝母、苦参からなる。方中の当帰は和血潤燥し、苦参は利竅逐水して膀胱の熱結を除き、貝母は清肺開欝する。

【原文】　妊娠有水気、身重、小便不利、洒淅悪寒、起即頭眩、葵子茯苓散主之。(8)

【本文】　妊娠、水気有り、身重く、小便利せず、洒淅として悪寒し、起てば即ち頭眩するは、葵子茯苓散之を主る。

【語釈】　○妊娠、水気有り云々：呂志杰の説「本条は、妊娠し、水気が内に停まる証候と治療法を論述している。条文が述べる所の症状は、胎児が月の割に大きく、膀胱の気化が阻まれ、小便が不利になって水腫を形成する。上条の虚熱で津が少ない場合とは明らかに同じでない。治療は、陽気を通じ、利小便すべきである。そこで、葵子茯苓散を用いて通竅行水し、小便を通利させ、水

に去る路があるようにし、陽気が伸展すると、諸症は自然に除かれる。そこで、「小便利すれば、則ち愈ゆ」と言う。《心典》では、「水気が既に行り、肌や身体に淫れなければ、身体は重くない。衛陽を侵さなければ、悪寒しない。清道を犯さなければ、頭眩しない」と言う。葉天士のいわゆる「通陽は温むるに在らずして利小便に在り」は、即ちこの処方の旨である」《金匱雑病論治全書》

【通釈】　妊娠し、水気があり、水腫が出現して身体が重だるくなり、小便が通利せず、冷水を浴びせられたようにぞくぞくと悪寒がし、起き上がると眩暈が出現する場合は、葵子茯苓散がこれを主治する。

【本文】　［沈］　此れ、胎圧え、衛気利せずして水を致すなり。

　［鑑］　妊娠し、外に水気有れば、則ち浮腫し、洒淅として悪寒し、水盛んにして肌膚に貯(たくわ)う。故に身重し。内に水気有れば、則ち小便利せず、水盛んにして陽気の上昇を阻遏す。故に起てば即ち頭眩するなり。葵子、茯苓を用うる者は、是れ専ら通竅利水を以て主と為せばなり。

【通釈】　［沈］　これは、胎児が圧迫し、衛気が通利しなくなって水を生じる。

　［鑑］　妊娠し、外に水気がある場合は、浮腫が出現し、水を浴びせられたようにぞくぞくと悪寒がし、水が盛んになって肌膚に貯留する。そこで、身体は重だるくなる。内に水気がある場合は、小便が通利せず、水が盛んになって陽気の上昇を阻んで遏める。そこで、起立すると、直ちに眩暈がする。葵子、と茯苓を用いるのは、専ら通竅利水をもって主とするからである。

【本文】　《婦人良方》に云う、「産実論に曰く、「夫れ妊娠し、腫満するは、藏気本弱く、産に因りて重ねて虚し、土は水を剋せず、血散じて四肢に入り、遂に腹脹を致し、手足面目皆浮腫し、小便秘して渋るに由る」と」と。陳無擇云う、「凡そ婦人に宿風寒冷湿有り、妊娠し喜んで脚腫るるは、俗に皺(しゅう)脚と為す。亦通身腫満し、心腹急に脹ること有り。名づけて胎水と曰う」と（《巣源》は、子満体腫と名づく）。

【通釈】　《婦人良方》では、「産実論では、「そもそも妊娠し、腫れて脹満するのは、臓気が元々弱く、出産によって重ねて虚し、土が水を剋せず、血が散じて四肢に入り、遂に腹部の脹満を生じ、手足、顔面、目に皆浮腫が出現し、小便は秘して渋ることによる」と言う」と言う。陳無擇は、「およそ婦人に元々風寒や冷湿があり、妊娠し屡々脚が腫れるのは、世俗では皺(しゅう)脚とする。ま

た、全身が腫れて脹満し、心腹部が急に脹満することがある。名づけて胎水と言う」と言う（《諸病源候論》では、「子満体腫」と名づける）。

【本文】　葵子茯苓散方

　葵子（一斤）　茯苓（三両）

　右二味、杵きて散と為し、方寸匕を飲服し、日に三服す。小便利すれば即ち愈ゆ。

【語釈】　○葵子茯苓散：聶恵民の説「本方は、通竅利水の方剤である。妊娠し湿が阻むことにより、気化が不利になり、水腫を生じ、小便は不利になる。そこで、葵子の滑潤利竅の品をもって利水通淋し、茯苓が滲湿利水すると、気化して水は行き、小便が通利すると、水腫は去る。ただ、葵子はまた滑胎の弊害があるので、慎んで用いるべきである」《経方方論薈要》

【通釈】　葵子茯苓散方

　葵子（一斤）　茯苓（三両）

　右の二味を杵で搗いて散剤にし、一寸四方の用量を水で服用し、日に三回服用する。小便が通利すると、病は治癒する。

【本文】　《張氏医通》に云う、「膀胱なる者は、津液を蔵するを主り、気化すれば溺を出だし、外は経脈を利し、上行して頭に至り、諸陽の表と為す。今膀胱の気化せず、水溺出づるを得ず、外は経脈を利せざるは、身重く洒洒として悪寒し、起てば即ち頭眩す。但だ小便を利すれば、則ち水去りて経気行り、表病自ら愈ゆ。葵子を用い、直ちに膀胱に入り、以て癃閉を利し、佐くるに茯苓以て水道を滲するなり」と。

　《千金》は、妊娠し、小便利せざるを治するの方（即ち、本方。《外台》は《千金翼》を引き、主療は亦同じ。《千金》の註に本経を引きて文は同じ）。

　《婦人良方》の葵子散は、妊娠し、小便利せず、身重く、悪寒し、起てば則ち頭暈し、及び水腫の者を治す。王子亨云う、「妊娠し、小便通ぜざれば、特に寒薬を避く」と（又茯苓湯と名づく）。

　葵子（五両）　茯苓（三両）

　右二味、末と為し、毎服二銭、米飲もて調下し、小便利すれば、則ち愈ゆ。

　時氏の《産経》に云う、「如し通ぜざれば、恐らくは是れ転胞ならん。髪灰少し許りを加えて調服するは、極めて妙なり」と（葵子は、黄葵子を用う）。

　《聖恵方》の葵子散は、妊娠し、身体浮腫し、小便利せず、洒淅として悪寒するを治す。

即ち、本方。漢防己を加え、凡そ三味、各二両なり。

【語釈】　○洒洒：寒さにふるえるさま。　　○滲：したす。にじませる。

【通釈】　《張氏医通》では、「膀胱は、津液を藏することを主り、気化すると尿を出し、外は経脈を通利し、上行して頭に至り、諸陽の表となる。今膀胱が気化せず、尿が出なくなり、外は経脈を通利しなくなる場合は、身体は重だるくなり、ぞくぞくと悪寒がし、起立すると頭眩が出現する。ただ小便を通利する場合は、水が去って経気が行り、表の病は自然に治癒する。葵子を用い、直ちに膀胱に入って癃閉を通利し、佐けるに茯苓は水道を滲ませる」と言う。

　《千金》は、妊娠し、小便が通利しないのを治療する処方（即ち、本方である。《外台》では《千金翼》を引用し、主治はまた同じである。《千金》の注釈では、本経を引用し、文は同じである）。

　《婦人良方》の葵子散は、妊娠し、小便が通利せず、身体は重だるく、悪寒がし、起立すると頭暈がし、および水腫の場合を治療する。王子亨は、「妊娠し、小便が通利しない場合は、特に寒薬を避ける」と言う（また、茯苓湯と名づける）。

　葵子（五両）　　茯苓（三両）

　右の二味を粉末にし、毎回二銭を服用し、重湯で調えて呑み下し、小便が通利する場合は、治癒する。

　時氏の《産経》では、「もし通利しない場合は、恐らくは転胞であろう。髪灰を少量加えて調えて服用すると、極めて妙味がある」と言う（葵子は、黄葵子を用いる）。

　《聖恵方》の葵子散は、妊娠し、身体に浮腫が出現し、小便が通利せず、ぞくぞくと悪寒がするのを治療する。

　即ち、本方である。漢防己を加え、およそ三味は各々が二両である。

【解説】　本条文は、妊娠水腫の症状と治療法について論述している。

　妊娠し、胎児が成長して圧迫すると、衛気が通利せず、水腫を生じる。即ち、水気が外にあると、浮腫が出現し、身体はぞくぞくと悪寒がし、水が肌膚に貯留するので、重だるくなる。水気が内にあると、小便は通利せず、陽気の上昇を阻むので、起立すると眩暈がする。そこで、葵子茯苓散を与えて通竅利水する。

　葵子茯苓散は、葵子と茯苓からなる。方中の葵子は膀胱に入って癃閉を通利し、茯苓は水道を滲ませる。

婦人妊娠病脈証并治第二十

【原文】　婦人妊娠、宜常服。当帰散主之。(9)

【本文】　婦人妊娠するは、宜しく常に服すべし。当帰散之を主る（《脈経》は、此の下に「即ち産じ易し。疾にて苦しむこと無し」の六字有り）。

【語釈】　〇婦人妊娠するは、宜しく常に服すべし云々：王廷富の説「この条は、血が虚し湿熱を挟む証候と治療法である。婦人が妊娠した後に胎児が正常に発育するかどうかは、全てが母体の気血が充盈してこれを潤しこれを養い、脾腎の効能が健全で旺盛であり、これを摂めこれを固めることに頼っている。同時にまた母体に寒熱の偏盛がなければ、まさに胎元は正常であり、病を来さない。方薬より見ると、四物湯より熟地黄を除き、黄芩、白朮を加えた組成である。その効能は、養血行滞、調肝益脾、清熱除湿である。腹痛、食欲減少、口が苦い、舌は淡、苔は黄膩、脈弦滑などの脈証を兼ねる場合にこれを用いるのがよい。その病理は、血が虚し気が滞り、肝が欝し脾が湿り、気が欝して化熱し、湿熱が阻滞して引き起こされる。これは、肝と脾が失調し、血が虚し湿熱を挟む証である。そこで、調肝補脾、養血清熱の方法を用いてこれを主る」《金匱要略指難》

【通釈】　婦人が妊娠した場合は、常に服用すべきである。当帰散がこれを主治する（《脈経》では、この下に「即ち、出産し易い。疾患で苦しむことがない」の六字がある）。

【本文】　［尤］　妊娠の後は、最も湿熱の胎気を傷り動かすを慮る。故に芎、帰、芍薬の養血の中に於いて、白朮を用いて除湿し、黄芩は除熱す。丹渓は、黄芩、白朮は安胎の聖薬と為すと称す。夫れ芩、朮は、能く安胎する者に非ず。其の湿熱を去れば、而ち胎自ら安らかなるのみ。

　　［鑑］　妊娠し病無ければ、薬を服するを須いず。若し其の人痩せて熱有れば、恐らくは血を耗らし胎を傷る。宜しく此れを服して以て之を安らかにすべし。

【通釈】　［尤］　妊娠した後は、最も湿熱が胎児の気を傷って動かすことをを苦慮する。そこで、川芎、当帰、芍薬の養血の品の中に白朮を用いて除湿し、黄芩は除熱する。丹渓は、「黄芩と白朮は、安胎の聖薬である」と称している。そもそも黄芩と白朮は、よく安胎するものではない。その湿熱を去ると、胎児は自然に安らかになるだけである。

　　［鑑］　妊娠し、病がない場合は、薬を服用する必要はない。もしその人が

- 1063 -

痩せて熱がある場合は、恐らくは血を消耗して胎児を傷る。これを服用して胎児を安らかにすべきである。

【本文】　当帰散方

　当帰　黄芩　芍薬　芎藭（各一斤）　　白朮（半斤）

　右五味、杵きて散と為し、酒もて方寸匕を飲服し、日に再服す。妊娠常に服すれば、即ち産を易くし、胎に苦疾無し。産後の百病悉く之を主る（汪氏の《医学原理》に人参有り）。

【語釈】　○当帰散：聶恵民の説「本方は、養血清熱して安胎する方剤である。当帰をもって養血和血し、芍薬は養血柔肝斂陰し、川芎は血中の気薬であり、川芎を合わせて気血の滞りを舒ばす。白朮は、健脾除湿する。黄芩は、堅陰清熱して安胎する。ともに養血安胎の効能を発揮する。そこで、妊婦が常用する安胎の方剤である」《経方方論薈要》

【通釈】　当帰散方

　当帰　黄芩　芍薬　芎藭（各々一斤）　　白朮（半斤）

　右の五味を杵で搗いて散剤にし、酒で一寸四方の用量を服用し、日に二回服用する。妊娠中に常に服用すると、安産になり、胎児は病に苦しむことがない。産後に出現する種々の病は、いずれもこの処方を用いて治療すべきである（汪氏の《医学原理》では、人参がある）。

【本文】　方氏の《丹溪心法附録》に云う、「此の方は、養血清熱の剤なり。痩人は、血少なく熱有り。胎動安らかならず、素曾て半産する者は、皆宜しく之を服すべく、其の源を清すれば而ち患い無きなり」と。

　王氏の《明医雑著》に云う、「妊娠を調理するは、清熱養血するに在り。条実黄芩は安胎の聖薬と為すは、清熱するが故なり。暑月は宜しく之を加うべし。養胎は、全ては脾胃に在り。譬うれば猶 錘（おもり）を梁（はり）に懸くるがごとく、梁軟らかければ則ち錘下に墜ち、折るれば則ち堕つ。故に白朮は補脾し、安胎の君薬と為す」と。

　《外台》の《古今録験》の朮湯は、妊娠し、卒かに心痛を得、死せんと欲するを療す。《千金》は、妊娠し、腹中満痛し、心を叉み（はさ）、飲食するを得ざるを療す。

　即ち、本方。芎藭、当帰を去る。右三味、切り、水六升を以て、煮て二升半を取り、分かち三服し、半日にて全て尽くす。微しく水を下せば、生まれ易からしむ。

－ 1064 －

《易簡方》は、経三四月行らず、或は一月に再至するを治す。

即ち、本方。山茱萸を加う。

【通釈】　方氏の《丹溪心法附録》では、「この処方は、養血清熱する方剤である。痩せた人は、血が少なく熱がある。胎動不安になり、元々かつて流産を経験した場合は、いずれもこれを服用すべきであり、その源を清すると、患いがない」と言う。

王氏の《明医雑著》では、「妊娠を調えて理めるのは、清熱養血することにある。条実黄芩が安胎の聖薬とするのは、清熱するからである。暑月はこれを加えるべきである。養胎は、全てが脾胃にある。譬えると、丁度 錘^{おもり}を梁^{はり}に懸けるようなものであり、梁が軟らかい場合は錘は下に墜ち、折れる場合は胎児は堕ちる。そこで、白朮は補脾し、安胎の君薬となる」と言う。

《外台》の《古今録験》の朮湯は、妊娠し、卒かに心痛が出現し、死にそうになる場合を治療する。《千金》では、妊娠し、腹中が脹満して痛み、心を挟み、飲食できなくなる場合を治療する。

即ち、本方である。川芎と当帰を除く。右の三味を切り、水六升を用い、煮て二升半を取り、三回に分けて服用し、半日で全てを飲み尽くす。微かに水を下すと、出産を容易にする。

《易簡方》では、月経が三四か月行らず、あるいは一月に二回到来する場合を治療する。

即ち、本方である。山茱萸を加える。

【解説】　本条文は、血虚に湿熱を兼ねた胎動不安の治療法について論述している。

婦人が妊娠した後は、湿熱が胎児の気を損傷する恐れがある。そこで、湿熱がある場合は、当帰散を常に服用すべきである。朱丹溪は、「黄芩と白朮は、安胎の聖薬である」と言う。ただ、本方は湿熱を除く作用があり、湿熱を除くと、結果的に安胎の作用を発揮する。

当帰散は、当帰、黄芩、芍薬、川芎、白朮からなる。方中の川芎、当帰、芍薬は養血し、白朮は除湿し、黄芩は清熱する。

【原文】　妊娠養胎、白朮散主之。(10)

【本文】　妊娠し、胎を養うは、白朮散之を主る。

【語釈】　○妊娠し、胎を養う云々：王廷富の説「この条は、寒湿が元々盛ん

な証候と治療法である。論じる所の養胎は、胎元を保護し、母体に病がないように
うにすれば、胎児はまさによく正常に生長発育することである。薬をもって証
を予測すると、並びに服薬する理由がない訳ではなく、胃や腹が時に痛み、嘔
吐して食事を摂取できず、舌は淡で苔は潤い、脈が緩滑などの脈証があるはず
であり、まさに本方を使用するのがよい。その病理は、脾が虚して湿が滞り、
陰寒が内に盛んになり、寒湿が中に滞り、上に逆して引き起こす所である。こ
れは、脾が虚した寒湿の証である。そこで、健脾燥湿、祛寒降逆の方法を用い
て主治すべきである」《金匱要略指難》

【通釈】　妊娠中に胎児を養う場合は、白朮散がこれを主治する。

【本文】　　［尤］　妊娠し、胎を傷るは、湿熱に因る者有り、亦湿寒に因る者
有り。人の蔵気の陰陽に随いて各々異なるなり。当帰散は、正しく湿熱を治す
るの剤なり。白朮散は、白朮、牡蛎は燥湿し、川芎は温血し、蜀椒は寒を去れ
ば、則ち正しく湿寒を治するの剤なり。仲景並びに此に列するは、其れ後人に
詔げて示す者深し。

【通釈】　　［尤］　妊娠し、胎児を傷るのは、湿熱による場合があり、また寒
湿による場合がある。人の臓気の陰陽に随って各々が異なる。当帰散は、正し
く湿熱を治療する方剤である。白朮散は、白朮、牡蛎は燥湿し、川芎は温血し、
蜀椒は寒を去るので、正しく寒湿を治療する方剤である。仲景が並びにここに
配列するのは、後人に詔げて示すものが深い。

【本文】　白朮散方（原註は、「《外台》に見わる」と。〇《外台》は《古今
録験》を引きて云う、「裴伏、張仲景の方なり」と）

　白朮　芎藭　蜀椒（三分、汗を去る）　牡蛎（《外台》は、白朮、芎藭各四
分、牡蛎二分と）

　右四味、杵きて散と為し、酒もて一銭七を服し、日に三たび服し、夜に一た
び服す。但だ痛みに苦しむは、芍薬を加う。心下毒痛するは、芎藭を倍加う。
心煩、吐痛、食飲すること能わざるは、細辛一両、半夏大なる者二十枚を加う。
之を服して後、更に醋漿水を以て之を服す。若し嘔すれば、醋漿水を以て之を
服す。復た解せざる者は、小麦汁之を服す。已りて後に渇する者は、大麦粥之
を服す。病愈ゆと雖も、之を服して置くこと勿れ（「苦痛」は、徐云う、
「一の「腹」の字を脱す」と。沈本は、「苦腹痛」に作る。「吐痛」を《外
台》は「吐唾」に作るは是と為す）。

【語釈】　〇白朮散：聶恵民の説「本方は、健脾温中、散寒安胎の方剤である。

婦人妊娠病脈証并治第二十

婦人が妊娠し、脾が虚して寒湿が逗留するので、胎動不安が引き起こされる。そこで、白朮をもって健脾滲湿し、蜀椒は温中散寒し、川芎は和肝舒気し、牡蛎は除湿利水し、ともに健脾利湿、温中散寒の効能を発揮する。湿濁を除き、胎気が阻まれず、欝熱が生じなくなると、漏下堕胎の患いはない。そこで、妊娠し養胎する方剤となる。当帰散と白朮散は、いずれも安胎の方剤である。効能は、いずれも肝と脾を調理して安胎することにある。当帰散は血虚で湿熱が除かれない証に用いるのがよく、白朮散は胎に寒湿がある証に用いるのがよい。前者の重点は調肝養血にあり、後者の重点は健脾温中にあり、弁証して選んで用いるのがよい」《経方方論薈要》

【通釈】　白朮散方（原註では、「《外台》に見われている」とある。○《外台》では、《古今録験》を引用し、「裴伏や張仲景の処方である」と言う）

　　白朮　芎藭　蜀椒（三分、炒めて水分を除く）　　牡蛎（《外台》では、白朮、芎藭は各々四分、牡蛎二分とある）

　右の四味を杵で擣いて散剤にし、酒で一銭匕を服用し、日に三回服用し、夜に一回服用する。ただ、苦痛がある場合は、芍薬を加える。心下が激しく痛む場合は、川芎を二倍量加える。心煩し、嘔吐して痛み、食事を摂取できなくなる場合は、細辛一両と半夏の大きなもの二十枚を加える。これを服用した後は、更に酸味のある漿水、即ち醋漿水を服用する。もし白朮散の服用後に嘔吐する場合は、醋漿水を服用する。もし嘔吐がなお停止しない場合は、小麦汁を服用する。白朮散を服用した後に口渇が出現する場合は、大麦粥を服用する。病が治癒したとしても、大麦粥を服用して中止してはならない（「苦痛」は、徐氏は、「一つの「腹」の字を脱出している」と言う。沈本では、「腹痛を苦しむ」に作る。「吐痛」を《外台》に「吐唾」に作るのは、正しい）。

【本文】　　［程］　　白朮は、安胎を主りて君と為す。芎藭は、養胎を主りて臣と為す。蜀椒は、胎を温むるを主りて佐と為す。牡蛎は、胎を固むるを主りて使と為す。按ずるに、痩せて火多き者は、宜しく当帰散を用うべし。肥えて寒有る者は、宜しく白朮散を用うべし。混ぜて施す可からざるなり。芍薬は、能く中を緩む。故に苦痛の者は、之を加う。芎藭は、能く中を温む。毒痛する者は、之を倍す。痰飲、心膈に在り。故に心煩し吐痛せしめ、食飲すること能わず。細辛を加え、痰を破り水を下し、半夏は痰を消し水を去る。更に漿水を服し、以て中を調う。若し嘔する者は、復た漿水を用い、薬を服して以て止嘔す。嘔止まざれば、再び小麦汁に易え、以て和胃す。嘔止みて胃に津液無く、渇を

- 1067 -

作す者は、大麦粥を食し以て津液を生ず。病愈ゆれば之を服して置くこと勿かれなる者は、大麦粥は能く中を調え脾を補うを以ての故に常に服す可し。上の薬を指して常に服す可きに非ざるなり。

【通釈】　［程］　白朮は、安胎を主り、君である。川芎は、養胎を主り、臣である。蜀椒は、胎を温めることを主り、佐である。牡蛎は、胎を固めることを主り、使である。按じるに、痩せて火が多い場合は、当帰散を用いるべきである。肥えて寒がある場合は、白朮散を用いるべきである。混同して施すべきでない。芍薬は、よく中を緩める。そこで、苦痛がある者は、これを加える。川芎は、よく中を温める。激しく痛む場合は、これを倍用いる。痰飲が心膈にある。そこで、心煩し、嘔吐して痛むようにし、食事を摂取できなくなる。細辛を加えて痰を破り水を下し、半夏は痰を消し水を除く。更に漿水を服用し、中を調える。もし嘔吐する場合は、また漿水を用い、薬を服用して嘔吐を止める。嘔吐が止まらない場合は、更に小麦汁に易えて胃を調和する。嘔吐が停止し、胃に津液がなく、口渇を生じる場合は、大麦粥を食べて津液を生じる。病が治癒する場合にこれを服用して停止してはならないのは、大麦粥はよく中を調え脾を補うので、常に服用すべきであることである。上の薬を指して常に服用すべきであるのではない。

【本文】　徐云う、「予は、迪可弟の婦を治す。未だ孕まざるに、即ち痰嗽に血を見わし、既に孕みて減ぜず、人痩す。予は、此の方を以て之を治す。其れ腹痛むに因りて芍薬両大剤を加え、而して痰少なく嗽止み、人爽やかに胎安んず」と。

《和剤局方》の白朮散は、衝任を調補し、胎気を扶養し、妊娠し、宿風冷有り、胎痩えて長ぜず、或は将に理めんとするに失し、胎気を動かし傷り、多く懐孕を損じ堕するを致すを治す。常に服して気を壮んにし血を益し、胎藏を保護す（即ち、本方。《三因》に同じ）。

《婦人良方》の白朮圓（主療は、前の《局方》白朮散と同じ）。

即ち、本方に阿膠、地黄、当帰を加う。右末と為し、蜜もて圓と為し、梧子の如くし、米飲もて三四十圓を呑む。酒、醋の湯も亦可なり。

【通釈】　徐氏は、「私は、迪可弟の婦人を治療した。いまだ妊娠していない時に痰嗽に血が見われ、既に妊娠した後に軽減せず、痩せ衰えた。私は、この処方をもってこれを治療した。病人は腹が痛んだので、芍薬を二両余り加え、痰が少なくなり、嗽が止み、病人は爽やかになり、胎動は安らかになった」と

－ 1068 －

婦人妊娠病脈証并治第二十

言う。

《和剤局方》の白朮散は、衝任の二脈を調えて補い、胎気を扶養し、妊娠し、元々風冷があり、胎児が痿えて生長せず、あるいは治療しようとする時期を失い、胎気を動かして傷り、多く妊娠を損傷して堕胎するのを治療する。常に服用して気を壮んにし、血を益し、胎児を藏めるのを保護する（即ち、本方である。《三因方》に同じである）。

《婦人良方》の白朮圓（主治は、前の《局方》の白朮散と同じである）。

即ち、本方に阿膠、地黄、当帰を加える。右を粉末とし、蜜で丸剤とし、あおぎりの実の大きさにし、重湯で三四十丸を呑む。酒や醋の湯もまた用いることができる。

【解説】　本条文は、脾が虚し寒湿が生じて引き起こされる胎動不安の治療法について論述している。

脾が虚して寒湿が旺盛になると、胎児を傷る。そこで、白朮散を与えてこれを治療する。

白朮散は、白朮、川芎、蜀漆、牡蛎からなる。方中の白朮、牡蛎は燥湿し、川芎は血を温め、蜀椒は寒を除く。

もし苦痛がある場合は、芍薬を加えて中を緩める。もし心下が激しく痛む場合は、川芎を倍加えて中を温める。もし痰飲が心膈にあり、心煩し、嘔吐して痛み、食事を摂取できなくなる場合は、細辛を加えて痰を破り水を下し、半夏を加えて痰を消し水を除く。これを服用した後は、漿水を服用して中を調える。もし嘔吐する場合は、漿水を用い、薬を服用して嘔吐を止める。もし嘔吐がなお停止しない場合は、小麦汁を服用して胃を調和する。もし嘔吐が停止し、胃に津液がなく、口が渇く場合は、大麦粥を服用して津液を生じる。

【原文】　婦人傷胎、懐身腹満、不得小便、従腰以下重、如有水気状。懐身七月、太陰当養不養、此心気実。当刺瀉労宮及関元。小便微利則愈。(11)

【本文】　婦人の傷胎、懐身して腹満し、小便することを得ず、腰従り以下重くして、水気の状有るが如し。懐身七月、太陰当に養うべくして養わざるは、此れ心気実す。当に労宮、及び関元を刺して瀉すべし。小便微利すれば則ち愈ゆ（原註は、「《玉函》に見わる」と。〇《玉函》は「傷胎」を「傷寒」に作り、「関元」を「小腸の募」に作り、「微利」の「微」の字無し）。

【語釈】　〇婦人の傷胎云々：呂志杰の説「本条は、妊娠七か月の傷胎の証候、

- 1069 -

および針法を論述している。妊娠し七か月になり、胎宮が脹満して大きくなると、腹満を感じ、膀胱を圧迫するので、小便をすることができず、腰より以下が重だるくなり、水気病の性状のようになるが、実は水気病ではない。その病機を究めると、妊娠七か月では、肺が胎児を養うはずである。ところが、太陰肺が養うはずであるが、養わない場合は、心気が実して肺金に乗じ、肺が水道を通調するのを失う場合は、胞中の気化が阻まれ、水の運行が不利になる。そこで、上述した婦人の傷胎の諸症が発生する。「これは、その肺を治療すべきでない。まさに労宮穴を刺して心気を瀉し、関元穴を刺して水気を行らせ、小便を微かに通利すると、心気は降り、心が降りると、肺は自然に行る」《金匱雑病論治全書》

【通釈】　婦人の傷胎の病は、妊娠後に腹部が脹満し、小便は不利になり、腰より下は重だるくなって水気病に類似する。妊娠七か月は、手太陰肺経が胎児を養う時期であるが、この時期に胎児を養うことができなくなるのは、心気が実するからである。この場合は、労宮穴と関元穴を針刺して瀉すべきである。小便が微かに通利すると、病は治癒する（原註では、「《玉函》に見われている」とある。○《玉函》では「傷胎」を「傷寒」に作り、「関元」を「小腸の募」に作り、「微利」の「微」の字がない）。

【本文】　［程］　七月は、手太陰肺経胎を養う。金は火の乗ずると為せば、則ち肺金傷を受けて胎は養う所を失い、又水道を通調すること能わず。故に腹満し、小便するを得ざること有り、腰従り已下に水気の状の如き有るなり。労宮穴は手に在り、厥陰心主の穴なり。之を瀉せば、則ち火は金に乗ぜず。関元穴は臍下に在り、小腸の募と為す。之を瀉せば、則ち小便通利す。此の穴は、妄りに用うる可からず。之を刺せば、能く胎を落とす。

【通釈】　［程］　七か月目は、手太陰肺経が胎児を養う。金が火に乗じられると、肺金が損傷を受け、胎児は養う所を失い、また水道を通調できなくなる。そこで、腹満し、小便をすることができず、腰より以下が水気病の性状のようになる。労宮穴は手にあり、手厥陰心包経の経穴である。これを瀉すと、火が金に乗じなくなる。関元穴は臍下にあり、小腸の募穴である。これを瀉すと、小便は通利する。この穴は、妄りに用いるべきでない。これを針刺すると、よく胎児を落とす。

【本文】　案ずるに、《金鑑》に云う、「文義、未だ詳らかならず。此の穴は、之を刺せば胎を落とす。必ず是れ錯簡ならん。釈せず」と。此の説、固より是

－ 1070 －

なり。然れども《玉函》に依れば、傷胎を傷寒に作る。乃ち、義は稍通ず。徐子才の逐月養胎方に云う、「妊娠七月は、手太陰の脈養う。其の経に針し灸す可からず」と。

【通釈】　案じるに、《医宗金鑑》では、「文義は、いまだ詳らかでない。この穴は、これを刺すと胎児を落とす。必ずこれは錯簡であろう。解釈しない」と言う。この説は、固より正しい。しかし、《玉函》によれば、傷胎を傷寒に作る。即ち、義は幾らか通じる。徐子才の逐月養胎方では、「妊娠して七か月目は、手太陰の脈が胎児を養う。その経に針刺し、あるいは灸をすえるべきでない」と言う。

【解説】　本条文は、妊娠し心火が盛んになって傷胎する証候と治療法について論述している。

　妊娠し、七か月になると、手太陰肺経が胎児を養う。心気が実し、火が金に乗じ、肺金が損傷されると、胎児は養う所を失い、水道を通調できなくなるので、腹部は脹満し、小便は不利になり、腰より以下が水気病の性状のようになる。労宮穴は、手厥陰心包経の経穴である。これを瀉すと、火が金に乗じなくなる。関元穴は、小腸の募血である。これを瀉すと、小便が通利し、小便が微かに通利すると、病は治癒する。

婦人産後病脈証治第二十一

論一首　証六条　方八首

【原文】　問曰、新産婦人有三病。一者病痙、二者病鬱冒、三者大便難、何謂
也。師曰、新産血虚、多汗出、喜中風。故令病痙。亡血復汗、寒多。故令鬱冒。
亡津液、胃燥。故大便難。(1)

【本文】　問いて曰く、新産の婦人に三病有り。一なる者は痙を病み、二なる
者は鬱冒を病み、三なる者は大便難しとは、何の謂いぞやと。師曰く、新産血
虚し、多く汗出で、喜んで風に中る。故に痙を病ましむ。亡血し、復た汗し、
寒多し。故に鬱冒せしむ。津液を亡い、胃燥く。故に大便難しと（案ずるに、
「痙」を沈、尤、《金鑑》に「痓」に作るは、是と為す。《痓病》中に詳らか
にす）。

【語釈】　〇問いて曰く、新産の婦人に三病有り云々：呂志杰の説「本条は、
新産の三病の病因病機を論述している。新産には三種類の常に見られる病証が
ある。その一は、口噤し、項背が強直するのを主証とする痙病である。その二
は、頭暈、目眩、鬱悶して舒びないなどを主証とする鬱冒である。その三は、
大便困難を表現する。以上の三病の臨床の表現は同じでないが、ただその基本
的な病機は、全てが亡血し、汗が多くなり、損傷が陰液に波及して引き起こさ
れる。新産の婦人で失血が多くなる場合は血が虚し、汗の出るのが多くなる場
合は津が傷られ、血が虚し、津が傷られ、筋脈が濡養を失うので、痙病を発生
する。「喜しば風に中る」は、太陽の中風ではなく、実は感染性の毒邪を指す。
亡血し、また汗し、寒邪を感受し、表気が鬱閉し、陽が鬱して外に達すること
ができず、上に衝いて逆すると、鬱冒を病む。津液が内に傷られ、胃腸が枯燥
し、これによって大便は時に困難になる」《金匱雑病論治全書》。陳紀藩の説
「産後の痙病の治療に関しては、原文では論及がないが、産後に血が虚し陰が
虧ける病機の特徴に基づいて、一般には三甲復脈湯（生亀板、鱉甲、牡蛎、白
芍、阿膠、麦門冬、生地、炙甘草）に党参、天麻、釣藤鈎、石菖蒲を加え、育
陰滋液、柔肝熄風する。もし表証がある場合は、先ずその表を解すべきである。
大便難の治療に至っては、もしただ津が虧けて便が困難になる場合は、脾約丸
を斟酌して用い、滋陰養液、潤腸通便すべきである」陳紀藩主編《金匱要略》

【通釈】　ある人が質問し、「婦人の産後には、常に三種類の病が発生する。
その一は痙病であり、その二は鬱冒であり、その三は大便難である。これらは、
どのような原因で発生するのであろうか」と言った。師はこれに答え、「出産

- 1073 -

で失血し、汗が多く出ると、容易に風邪を感受する。そこで、痙病を発生する。出産で失血し、また汗が出て陽気を失うと、寒邪を感受する。そこで、欝冒を発生する。出産で失血して津液を失うと、胃腸が乾燥する。そこで、大便難を発生する」と言った（案じるに、「痙」の字を沈本、尤本、《医宗金鑑》に「痓」の字に作るのは、正しい。《痙湿暍病篇》の中で詳らかにしている）。

【本文】　［尤］　痙は、筋病むなり。血虚し汗出で、筋脈養を失い、風入りて其の勁を益すなり。欝冒は、神病むなり。陰を亡い血虚し、陽気遂に厥して寒え、復た之を欝すれば、則ち頭眩して目瞀むなり。大便難なる者は、液病むなり。胃は、津液を藏して諸陽に滲灌す。津液を亡い、胃燥けば、則ち大腸其の潤を失いて便難きなり。三者は同じならざるも、其れ血を亡い津を傷ると為すは、則ち一なり。故に皆産後に有る所の病と為す。

　　［程］　産後の血暈なる者は、欝冒と為す。又血厥と名づく。

【語釈】　○勁：つよい。強くする。堅い。　○滲灌：滲は、しみる。灌は、そそぐ。　○血暈：血分に病変がある昏厥の症状。脳貧血、産後のめまいの類。

　○血厥：失血過多、あるいは暴怒気逆によって上に厥が欝滞して引き起こされる昏厥の重症を指す。

【通釈】　［尤］　痙は、筋が病む。血が虚し、汗が出て、筋脈が濡養されず、風が入ってその強さを益す。欝冒は、神が病む。陰を亡い、血が虚し、陽気遂に竭きて寒え、またこれを欝滞させる場合は、頭眩がして目が昏む。大便難は、液が病む。胃は、津液を藏し、諸陽に滲んで灌漑する。津液を亡い、胃燥く場合は、大腸はその滋潤を失い、大便は困難になる。三つは同じでないが、それが血を亡い津を傷るのは、同じである。そこで、いずれも産後にある所の病である。

　　［程］　産後の血暈は、欝冒である。また、血厥と名づける。

【解説】　本条文は、産後に発生する痙病、欝冒、大便難からなる三大証の病機について論述している。

　産後は、血を亡い、津を傷るので、痙病、欝冒、大便難からなる三種類の病が発生する。痙病は、筋が病む病証である。即ち、産後に失血して血を虚し、汗が出て、筋脈が濡養されず、更に風邪が侵入すると、筋脈は拘急して強さを益す。欝冒は、精神が病む病証である。即ち、産後に陰液を亡い、血が虚し、陽気が尽きて寒え、また陽気を欝滞させると、頭眩がし、目が昏む。大便難は、液が病む病証である。産後に津液を亡い、胃が燥くと、大腸は滋潤されなくな

るので、大便は困難になる。三つの病証は同じでないが、血を亡い津を傷るのは同じである。

【原文】　産婦鬱冒、其脈微弱、嘔不能食、大便反堅、但頭汗出。所以然者、血虚而厥、厥而必冒。冒家欲解、必大汗出。以血虚下厥、孤陽上出、故頭汗出。所以産婦喜汗出者、亡陰血虚、陽気独盛。故当汗出、陰陽乃復。大便堅、嘔不能食、小柴胡湯主之。(2)

【本文】　産婦の鬱冒、其の脈微弱、嘔して食すること能わず、大便反って堅く、但だ頭汗出づ。然る所以の者は、血虚して厥し、厥して必ず冒すればなり。冒家解せんと欲すれば、必ず大いに汗出づ。血虚し下厥し、孤陽上に出づるを以ての故に頭汗出づ。産婦、喜んで汗出づる所以の者は、亡陰血虚し、陽気独り盛んなればなり。故に当に汗出でて、陰陽乃ち復すべし。大便堅く、嘔して食すること能わざるは、小柴胡湯之を主る（原註は、「方は、《嘔吐》中に見わる」と）

【語釈】　〇産婦の鬱冒、其の脈微弱云々：王廷富の説「この条は、産後に外感し鬱冒する転化、および証治と喜んで汗が出る機序である。産後に失血し、気血がともに虚す。そこで、脈は微弱になる。これに加え、外感した寒邪が胃を犯し、あるいは少陽に及び、胆胃不和が生じる。そこで、嘔吐して食事を摂取できなくなる。失血し、津が傷られ、津気が上を行き、大腸が濡潤を失う場合は、大便は反って堅くなり、ただ頭汗が出る。その主要な原因は、血が虚して陰が陽に維がらず厥することにある。厥する場合は、寒える。寒邪が上に鬱滞すると、昏冒する。もし外邪がいまだ解されず、鬱冒が反復して発作すると、全身から汗が出るのを待ち、外邪は汗に随って解され、鬱冒は治癒するはずである。頭汗が出る機序に至っては、陰血が既に虚し、陽気が下に達することができないことにある。そこで、下肢は厥する。虚陽が上を乱し、津液がこれに随って上を行る。そこで、ただ頭汗が出る。産婦に喜んで汗が出る理由は、血が虚して陰が傷られることにある。陰液が傷られる場合は、陽気が偏盛し、外に蒸泄する。これが喜んで汗が出る機序である。日が久しくなり、液が回復すると、陽熱が減じ、陰が平らかに陽が秘して陰陽が回復する。大便が堅くなり、嘔吐して食事を摂取できなくなるに至っては、重ねて本条の前の五句の鬱冒の兼証を述べている。その大便が堅くなるのは、血が虚し、頭汗が出て津が傷られて引き起こす所である。嘔吐し食事を摂取できなくなるのは、表邪がいまだ

解されず、胆胃不和が形成されるからである。その病理は、正気が元々虚し、産後で血が虚して津が傷られ、汗が出て、また外邪を感じて枢機が不利になり、陰陽が調和しなくなって引き起こされる。これは、産後で正気が虚し、外は表邪を感じた欝冒証である。そこで、扶正祛邪し、枢機の邪を外に解する方法を用いて主治する」《金匱要略指難》

【通釈】　産婦が欝冒に罹患すると、脈は微弱になり、嘔吐して食事を摂取することができず、大便は反って乾燥して堅くなり、ただ頭部にだけ汗が出る。このようになるのは、産後の血虚によって陽気が上逆するからであり、陽気が上逆すると必ず欝冒を発生する。欝冒が解される場合は、必ず全身に絶え間なく汗が出る。血が虚して下が寒えると、陽気が上に偏盛するので、頭部にだけ汗が出る。産婦が容易に汗が出る理由は、産後の失血によって陰液を失って血が虚し、陽気が偏盛するからである。そこで、全身から汗を出して陰陽の平衡状態を回復すべきである。もし大便が堅く、嘔吐して食事を摂取できなくなる場合は、小柴胡湯がこれを主治する（原註では、「処方は、《嘔吐噦下利病篇》の第15条に記載されている」とある）。

【本文】　［尤］　欝冒は、客邪有りと雖も、其の本は則ち裏虚すと為す。故に其の脈は微弱なり。嘔して食すること能わず、大便反って堅く、但だ頭汗出づるは、津気上行して下に逮ばざるの象なり。然る所以の者は、陰を亡い血虚し、孤陽上に厥して津気之に従えばなり。厥する者は、必ず冒す。冒家解せんと欲すれば、必ず大いに汗出づる者は、陰陽乍ち離るるが故に厥して冒す。陰陽復た通ずるに及びては、汗乃ち大いに出でて解するなり。産婦新たに虚すれば、多汗に宜しからず。而るに此れ反って喜んで汗出づる者は、血去り陰虚し、陽は邪気を受けて独り盛んなればなり。汗出づれば、則ち邪去り、陽弱まりて後陰と相い和す。所謂「陽を損じて陰に就く」是れなり。小柴胡湯之を主る者は、邪気は散ぜざる可からざるして正虚して顧みざる可からず、惟だ此の法は能く客邪を解散して陰陽を和利するを以てのみ。

　［鑑］　大便堅く、嘔して食すること能わざれば、小柴胡湯を用う。必ず其の人の舌に胎有り、身に汗無く、形気衰えざる者に始めて可なり。故に病解するを得て自ら能く食するなり。若し汗有れば、当に柴胡を減ずべし。熱無くんば、当に黄芩を減ずべし。嘔すれば、則ち当に姜、半を倍すべし。虚すれば、則ち当に人参を倍すべし。又証に臨むの変通在るなり。

【語釈】　〇此れ反って喜んで汗出づる者：《金匱要略輯義》では、「善く汗

婦人産後病脈証治第二十一

出づる者」に作るが、《金匱要略心典》に従って「喜んで汗出づる者」に改める。　　〇変通：物事に応じて変化して何事にもうまくいくこと。

【通釈】　［尤］　欝冒は、客邪はあるが、その本は裏が虚している。そこで、その脈は微弱である。嘔吐して食事を摂取できず、大便が反って堅くなり、ただ頭汗が出るのは、津気が上行して下に逮ばない象である。そのようになる理由は、陰を亡い、血が虚し、孤陽が上に厥し、津気がこれに従うからである。厥する場合は、必ず欝冒が発生する。冒家が解されようとし、必ず大いに汗が出るのは、陰陽が乍ち離れるからであり、そこで厥して欝冒する。陰陽がまた通じるに及んでは、汗が大いに出て解される。産婦は新たに虚しているので、多汗は好ましくない。ところが、これが反って喜んで汗が出るのは、血が去り、陰が虚し、陽が邪気を受けて独り盛んになるからである。汗が出る場合は、邪が去り、陽が弱まり、その後に陰と相互に調和する。いわゆる「陽を損じて陰に就く」のがこれである。小柴胡湯がこれを主るのは、邪気は散じない訳にはいかないが、正気が虚して顧みない訳にはいかないからであり、ただこの方法はよく客邪を解散し、陰陽を調和して通利するだけである。

　　［鑑］　大便が堅くなり、嘔吐して食事を摂取できない場合は、小柴胡湯を用いる。必ずその人の舌に苔があり、身体に汗がなく、形気が衰えていない場合に始めて使用することができる。そこで、病が解されると、自然によく食事を摂取する。もし汗がある場合は、柴胡を減らすべきである。もし熱がない場合は、黄芩を減らすべきである。もし嘔吐する場合は、生姜、半夏を倍にすべきである。もし虚している場合は、人参を倍にすべきである。また、証に臨む場合は、変通がある。

【本文】　案ずるに、《巣源》に云う、「運悶の状は、心煩し気絶せんと欲す是れなり。亦去血過多なること有り、亦下血極めて少なきこと有り、皆運悶せしむ。若し去血過多、血虚し気極まること此くの如くして運悶する者は、但だ煩悶するのみ。若し下血過少にして気逆する者は、則ち血は気に随いて上は心を掩い、亦運悶せしむ。則ち煩悶して心満急するは、二者は異なると為すも、亦当に其の産婦の血下ることの多少を候い、則ち其の産後の応に運るべきと運らざるとを知るべきなり。然して煩悶止まざれば、則ち人を斃す」と。巣氏の論ずる所は此くの如ければ、産後の血暈は自ら両端有るを知る。其れ去血過多にして暈する者は、気脱に属す。其の証、眼閉じ口開き、手撒ち手冷え、六脈微細、或は浮是れなり。下血極めて少なくして暈する者は、血逆に属す。其の

－ 1077 －

証、胸腹脹痛し気粗く、両手は拳を握り、牙関緊閉す是れなり。此の二者の証治は霄壌にして服薬一たび差えれば、生死立ちどころに判かるれば、宜しく審らかに弁ずべし。而して本条に論ずる所は、別に是れ一証なり。《活人書・妊娠傷寒門》に此の条を三物黄芩湯の後に載せば、則ち是れ専ら婦人草蓐の傷風、嘔して食すること能わざる者を治すを知る。若し小柴胡湯を以て産後の欝冒の的方と為せば、則ち人を誤らすは殆ど多し。

【語釈】　○運悶：産後に心煩して気が途絶えようとする症状を指す。　○暈：目が眩む。　○牙関緊閉：口噤に同じ。　○霄壌：天と地のように非常に隔たりのある譬え。

【通釈】　案じるに、《諸病源候論》では、「運悶の症状は、心煩し、気が途絶えようとするのがこれである。また、失血が過多になることがあり、また下血が極めて少ないことがあり、皆運悶させる。もし失血が過多になり、血が虚し、気が極まり、このようになって運悶する場合は、ただ煩悶するだけである。もし下血が著しく少なく、気が上逆する場合は、血は気に随って上は心を掩い、また運悶させる。即ち、煩悶して心が満ちて急迫するのは、二つは異なるが、またその産婦の血が下る多少を候い、産後に運るはずの場合と運らない場合とを知るべきである。そして煩悶が停止しない場合は、人を斃す」と言う。巣氏の論述する所がこのようであるので、産後の血暈は自ら両端のあることが解る。失血が過多になって眩暈がする場合は、気脱に属している。その証は、眼が閉じ、口が開き、手が撒たれ、手が冷え、六脈が微細、あるいは浮になるのがこれである。下血が極めて少なくなって眩暈がする場合は、血逆に属している。その証は、胸腹部が脹満して痛み、気が粗くなり、両手は拳を握り、口噤するのがこれである。この二つの証候と治療法は大きく懸け離れ、服薬を一たび間違える場合は、生死は立ちどころに分かれるので、審らかに弁別すべきである。そして本条に論述する所は、別に一つの証である。《活人書・妊娠傷寒門》では、この条を三物黄芩湯の後に記載しているので、これは専ら婦人が出産時に風邪に傷られ、嘔吐して食事を摂取できない場合を治療することが解る。もし小柴胡湯をもって産後の欝冒の的確な処方とする場合は、人を誤らせることが殆ど多くなる。

【解説】　本条文は、大便難を伴う産後の欝冒の証候と病因病機、および治療法について論述している。

　産婦に欝冒が出現する場合は、客邪はあるが、その裏が虚しているので、脈

－ 1078 －

は微弱になる。津液が上を行り、下に逮ばなくなると、嘔吐して食事を摂取できず、大便は反って堅くなり、ただ頭汗が出る。このようになる理由は、陰を亡い、血を虚し、孤陽が上に逆し、津気がこれに従うからである。孤陽が上逆する場合は、必ず欝冒が発生する。欝冒が解されようとする場合は、陰陽が乍ち離れるので、必ず大いに汗が出る。産婦は新たに虚しているが、喜んで汗が出るのは、血が去り、陰が虚し、陽が邪気を受けて独り盛んになるからである。そこで、汗が出ると、邪が去り、陽が弱まり、その後に陽が陰と調和する。大便が堅くなり、嘔吐して食事を摂取できない場合は、小柴胡湯を与えて客邪を解散し、陰陽を調和して通利する。

【原文】　病解能食、七八日更発熱者、此為胃実。大承気湯主之。(3)

【本文】　病解して能く食し、七八日に更に発熱する者は、此れ胃実と為す。大承気湯之を主る（《痓病》中に見わる。○《脈経》は、「此れ胃熱し気実すと為す」に作る。程、《金鑑》、《脈経》は、並びに前条に接して一条と為す）。

【語釈】　○病解して能く食し、七八日に更に発熱す云々：呂志杰の説「本条は、上文を承けて欝冒が既に解されて胃実を形成する証候と治療法を論述している。病人は小柴胡湯を服用した後、欝冒の証は既に解され、よく飲食できるようになった。ただ、七八日が経過した後にまた発熱する。これは、いまだ尽きていない余邪と食物が相互に結び、これによって胃実証を形成する。既に「胃実」と言えば、必ず胃実の脈証、例えば腹部満痛、大便閉結、脈沈実などの裏実証のようなものがある。大承気湯を用いて攻下し、実邪を蕩滌すべきである。「しかし、必ず年や身体が強壮であり、脈証がともに実し、かつ日時が既に久しくなり、新産の大便難とは同じでない場合に下法を図るべきである。もし胃が虚した人に遇う場合は、よく食事を摂取するが、食する所は多くなく、発熱、便秘があれば、また血虚に属しているので、急いで気血を調養すべきであり、断じて承気湯の好ましい所でなく、恣に攻撃を行うべきでない」（《張氏医通・巻十一》）」《金匱雑病論治全書》

【通釈】　欝冒が解された後に食事を摂取することは可能になったが、七八日目に再び発熱が出現する場合は、胃腸の邪気が実している。この場合は、大承気湯がこれを主治する（処方は、《痓湿暍病篇》の第13条に記載されている。○《脈経》では、「これは、胃が熱し気が実している」に作る。程本、《医宗

金鑑》、《脈経》では、並びに前の条に接続して一条とする）。

【本文】　　［沈］　　此れ、即ち大便堅く、嘔して食すること能わざるに小柴胡湯を用い、而して病解し能く食するなり。病解する者は、欝冒已に解するを謂う。能く食する者は、乃ち余邪は胃中に隠伏し、風熱熾盛にして消穀し、但だ食して胃に入り、余邪復た盛んなるを助け起こす。所以に七八日にして更に発熱す。故に胃実を為す。是れ当に胃邪を蕩滌するを主と為すべし。故に大承気を用い、胃中の堅塁を峻攻し、無形の邪をして有形の滞に相い随いて一掃して尽く出だしむれば、則ち病は失なわるるが如し。仲景の本意は、産後の気血は虚すと雖も、然れども実証有れば、即ち当に実を治すべく、其の虚を顧慮し、反って病劇しきを致す可からざるを発明するなり。

【語釈】　　〇隠伏：隠は、かくれる。伏は、潜伏する。　　〇堅塁：守りの堅いとりで。

【通釈】　　［沈］　　これは、大便が堅くなり、嘔吐して食事を摂取できなくなる場合に小柴胡湯を用いると、病が解され、食事を摂取できるようになる。病が解されるとは、欝冒が既に解されることを言う。食事を摂取できる場合は、余邪が胃中に隠れて潜伏し、風熱が旺盛になって消穀し、ただ食物は胃に入り、余邪がまた盛んになるのを助長する。そこで、七八日になって更に発熱する。そこで、胃実証を生じる。これは、胃邪を除くことを主とすべきである。そこで、大承気湯を用い、胃中の堅い砦を峻攻し、無形の邪を有形の停滞に随って一掃して尽く出す場合は、病は失なわれるようになる。仲景の本意は、産後の気血は虚しているが、しかし実証がある場合は直ちに実証を治療すべきであり、その虚を顧慮して反って病を劇しくさせるべきでないことを述べて明らかにしている。

【解説】　　本条文は、欝冒が解された後に出現する陽明腑実証の証候と治療法について論述している。

　　産後に欝冒に罹患し、大便が堅くなり、嘔吐し、食事を摂取できない場合は、小柴胡湯を与えてこれを治療する。小柴胡湯を投与すると、欝冒は解され、食事を摂取できるようになる。本証では、余邪が胃中に隠れて潜伏しているが、風熱が旺盛になると、消穀する。摂取された食物が胃に入り余邪を助長すると、七八日後に更に発熱する。本証は胃実証であるので、胃邪を除くべきである。そこで、大承気湯を与えて無形の邪を有形の停滞に随って峻攻する。

－ 1080 －

婦人産後病脈証治第二十一

【原文】　産後腹中疞痛、当帰生姜羊肉湯主之。并治腹中寒疝、虚労不足。
(4)

【本文】　産後腹中疞痛するは、当帰生姜羊肉湯之を主る。并びに腹中の寒疝、虚労不足を治す（方は、《寒疝》中に見わる）。

【語釈】　〇産後腹中疞痛す云々：陳紀藩の説「本条は、産後に血が虚し裏が寒える腹痛の証候と治療法を論述している。産後に気血が虧損し、衝任が空虚になり、外寒が虚に乗じて裏に入り、寒が中に動き、血の運行が遅くなって滞ると、腹中が綿々として痛みを生じる。証は虚寒に属しているので、喜温喜按などの特徴があるはずである。当帰生姜羊肉湯は、妙味は羊肉を用い、その血肉有情の品で大いに気血を補い、温中止痛の効能を取る。これは、《内経》のいわゆる「形不足する者は之を温むるに気を以てし、精不足する者は之を補うに味を以てす」の具体的な運用である。当帰は養血補虚、通経止痛し、生姜は温中散寒し、ともに補血養血、散寒止痛の効能を発揮する。およそ血が虚し、寒を兼ねる場合は、産後の腹痛、寒疝の腹痛を論じることなく、更に虚労の腹痛でも均しく本方を選んでこれを治療すべきである」陳紀藩主編《金匱要略》

【通釈】　産後に腹部が拘急し、腹痛が長々と持続する場合は、当帰生姜羊肉湯がこれを主治する。本方は、並びに血が虚して寒える寒疝、陽が虚して血が寒える労傷不足を治療する（処方は、《腹満寒疝宿食病篇》の第18条に記載されている）。

【本文】　［程］　産後に血虚し寒有れば、則ち腹中急痛す。《内経》に曰く、「味厚き者は、陰と為す」と。当帰、羊肉は、味厚き者なり。用いて以て産後の陰を補い、佐くるに生姜以て腹中の寒を散ずれば、則ち疞痛自ら止む。夫れ辛は能く散寒し、補いて能く弱を去り、三味は辛温の補剤なり。故に并びに虚労、寒疝を主る。

　　［魏］　妊娠の疞痛は、胞は血寒に阻まるなり。産後の腹中疞痛なる者は、裏虚して血寒ゆるなり。一は阻み、一は虚して治法は異なる。

　　［尤］　当帰、生姜は、血を温め寒を散ず。孫思邈云う、「羊肉は、止痛し産婦を利す」と。

【語釈】　〇味厚き者は、陰と為す：出典は、《素問・陰陽応象大論》。

【通釈】　［程］　産後に血が虚し、寒がある場合は、腹中は拘急して痛む。《内経》では、「味が厚い品は、陰に属している」と言う。当帰、羊肉は、味が厚い品である。用いて産後の陰を補い、佐けるに生姜をもって腹中の寒を散

じる場合は、疼痛は自然に止む。そもそも辛味はよく寒を散じ、補ってよく弱いものを除き、三味は辛温の補剤である。そこで、並びに虚労、寒疝を主る。

[魏] 妊娠時の疼痛では、胞が血の寒えに阻まれる。産後の腹中疼痛では、裏が虚して血が寒える。一つは阻み、一つは虚していて治療法は異なる。

[尤] 当帰、生姜は、血を温め、寒えを散じる。孫思邈は、「羊肉は、痛みを止め、産婦に有利である」と言う。

【本文】 《千金》の当帰湯は、婦人の寒疝、虚労不足、若しくは産後の腹中絞痛するを治す。

即ち、本方に芍薬を加え、註に云う、「《子母秘録》に甘草有り」と。

《丹溪心要》に云う、「産に当たり寒月なれば、臍下脹満し、手もて犯す可からず。寒は産門に入るが故なり。仲景の羊肉湯を服し、二服にて愈ゆ」と。

厳氏の《済生》当帰羊肉湯は、産後の発熱、自汗、肢体痛むを治す。名づけて蓐労と曰う。

即ち、本方に人参、黄耆を加う。

【通釈】 《千金》の当帰湯は、婦人の寒疝、虚労不足、あるいは産後に腹中が絞るように痛む場合を治療する。

即ち、本方に芍薬を加え、注釈して「《子母秘録》には、甘草がある」と言う。

《丹溪心要》では、「出産に当たり寒い月であると、臍の下が脹満し、手で触れることができなくなる。寒えが産門に入るからである。仲景の羊肉湯を服用し、二服して治癒する」と言う。

厳氏の《済生》当帰羊肉湯は、産後に発熱し、自汗が出て、四肢や身体が痛む場合を治療する。名づけて蓐労と言う。

即ち、本方に人参、黄耆を加える。

【解説】 本条文は、産後に血が虚し裏が寒えて引き起こされる腹痛の治療法について論述している。

産後に血が虚し、裏に寒えがあると、腹中は拘急して痛む。そこで、当帰生姜羊肉湯を与えてこれを治療する。

当帰生姜羊肉湯は、当帰、生姜、羊肉からなる。方中の当帰、羊肉は、産後の陰を補い、生姜は腹中の寒えを散じる。三味はともに辛温の補剤であるので、並びに虚労不足や寒疝を主治する。

— 1082 —

婦人産後病脈証治第二十一

【原文】　産後腹痛、煩満不得臥、枳実芍薬散主之。(5)

【本文】　産後の腹痛、煩満して臥すことを得ざるは、枳実芍薬散之を主る。

【語釈】　〇産後の腹痛、煩満して臥すことを得ず云々：呂志杰の説「本条は、産後に気血が欝滞して腹が痛む証候と治療法を論述している。産後の腹痛は、多くは悪露が除かれず、気血が欝滞して引き起こされる。腹痛が甚だしくなるので、煩満し、安臥できなくなる。治療は、枳実芍薬散を用いる。方中の枳実は焼いて黒くし、よく血中の気を行らせる。芍薬は、和血して腹痛を治療する。大麦粥は、胃気を和やかにして養う。服薬した後に気血が宣通する場合は、腹痛や煩満は自ら除かれる」《金匱雑病論治全書》

【通釈】　産後に腹痛が出現し、心煩し、胸部は脹満し、安臥できなくなる場合は、枳実芍薬散がこれを主治する。

【本文】　［鑑］　産後に腹痛み、煩せず、満せざるは、裏虚するなり。今腹痛み、煩満し、臥するを得ざるは、裏実するなり。気結び血凝りて痛む。故に枳実を用いて気結を破り、芍薬は腹痛を調う。枳実は炒りて黒からしむる者は、蓋し産婦の気実せざるに因るなり。并びに癥膿を主るも亦血は気の為に凝るに因り、久しくして腐化する者なり。佐くるに麦粥を以てするは、産婦の胃を傷るを恐るればなり。

　　［尤］　産後に腹痛みて煩満し臥すを得ざるに至れば、血欝して熱を成し、且つ下病みて上を碍するを知るなり。虚寒の疠痛と同じならず。枳実は焼きて黒からしめ、能く血に入り滞りを行らし、芍薬と同じくして血を和し止痛するの剤と為すなり。

　　［魏］　大麦粥は、其の滑潤にて血に宜しく、且つ胃気を益すこと有るを取るなり。

【通釈】　［鑑］　産後に腹が痛み、心煩はなく、脹満もない場合は、裏が虚している。今腹が痛み、心煩し、脹満し、安臥できなくなる場合は、裏が実している。気が結び、血が凝滞して痛む。そこで、枳実を用いて気の凝結を破り、芍薬は腹痛を調える。枳実を炒って黒くするのは、思うに産婦の気が実しないからである。並びに癥膿を主るのもまた血が気のために凝滞するからであり、久しくなって腐敗して変化する場合である。佐けるに麦粥をもってするのは、産婦の胃を傷るのを恐れるからである。

　　［尤］　産後に腹が痛み、心煩し、脹満し、安臥できなくなる場合は、血が欝滞して熱を形成し、かつ下が病んで上を害していることが解る。虚寒の疠痛

- 1083 -

とは同じでない。枳実は焼いて黒くし、よく血に入って凝滞を行らせ、芍薬と同じく用いて血を和やかにして止痛する方剤となる。

　　［魏］　　大麦粥は、それが滑らかに潤すので血に好ましく、かつ胃気を益す効能があるのを取る。

【本文】　　枳実芍薬散方

　枳実（焼きて黒からしめ、太過にすること勿れ）　　芍薬（等分）

　右二味、杵きて散と為し、方寸匕を服し、日に三服す。并びに癰膿を主る。麦粥を以て之を下す。

【語釈】　○枳実芍薬散：聶恵民の説「本方は、気血を宣通し、止痛除満する方剤である。産後の気血が欝滞するので、腹が痛み、心煩し、胸満する。そこで、枳実をもって理気消痞、破結通滞し、焼いて黒くすると、よく血中の気を行らせる。芍薬は腹痛を止め、血痺を行らせ、陰結を破り、血中の気滞を行らせる。麦粥をもってこれを下し、滑潤し気血を益し、脾胃を補うのを取る。そこで、産後の気血が欝滞する腹痛では、気血を宣通する良剤となる。本方は、よく血中の滞りを行らせる。そこで、癰膿を治療する」《経方方論薈要》

【通釈】　　枳実芍薬散方

　枳実（焼いて黒くするが、焼き過ぎないようにする）　　芍薬（等分）

　右の二味を杵で搗いて散剤にし、一寸四方の用量を服用し、日に三回服用する。更に癰膿を主治する。麦の粥で服用する。

【本文】　　案ずるに、朱震亨云う、「芍薬は、産後は用を禁ず」と。程氏其の誤りを弁ずるは、極めて是なり。今繁引せず。又案ずるに、此の前の排膿散の中より桔梗を去り、鶏子黄を用いず、麦粥を用うるは、立方の意稍近し。故に並びに癰腫を治すや。

【語釈】　○排膿散：組成は、枳実、芍薬、桔梗、鶏子黄からなる。

【通釈】　　案じるに、朱震亨は、「芍薬は、産後では使用を禁止する」と言う。程氏がその誤りを論じるのは、極めて正しい。今繁雑なので引用しない。また、案じるに、この前の処方の排膿散の中より桔梗を除き、鶏子黄を使用せず、麦粥を用いるのは、立方の意が幾らか近い。そこで、並びに癰腫を治療するのであろうか。

【解説】　　本条文は、産後に気が欝滞し血が滞って引き起こされる腹痛の治療法について論述している。

　産後に気が欝結し、血が凝滞して熱を形成すると、腹が痛み、心煩し、脹満

- 1084 -

婦人産後病脈証治第二十一

し、安臥できなくなる。そこで、枳実芍薬散を与えて和血止痛する。

　枳実芍薬散は、枳実、芍薬、大麦粥からなる。方中の枳実は炒って黒くし、気の凝血を破り、芍薬は腹痛を止め、大麦粥は産婦の胃の損傷を防ぐ。本方は、また気のために血が凝滞する癰膿を主治する。

【原文】　師曰、産婦腹痛、法当以枳実芍薬散。仮令不愈者、此為腹中有乾血着臍下。宜下瘀血湯主之。亦主経水不利。(6)

【本文】　師曰く、産婦の腹痛は、法当に枳実芍薬散を以てすべし。仮令えば愈えざる者は、此れ腹中に乾血有りて臍下に着くと為す。宜しく下瘀血湯之を主るべし。亦経水不利を主ると。

【語釈】　〇師曰く、産婦の腹痛は、法当に云々：王廷富の説「この条は、産後の瘀血による腹痛の証候と治療法である。産後に腹が痛み、枳実芍薬散を服用して治癒しない場合は、気滞の患いではなく、瘀血が阻滞する証である。もし小腹に刺痛が出現し、拒按になり、悪露が極めて少なく、口が燥き、舌が乾き、大便が燥結し、舌質が紫紅、苔が黄燥になり、脈が沈渋有力になるなどの脈証が出現する場合は、熱が灼き、血が瘀滞し、乾血が臍下に着いて痛む。その病理は、陽熱が旺盛になり、悪露は極めて少なく、瘀滞して熱となり、熱が結び、気が実し、これによって瘀血が胞室に結んでいる。これは、瘀熱が下に結ぶ実証であるので、まさに逐瘀泄熱の方法を斟酌して用い主治すべきである。もし瘀熱が内に結んだ痛経に属し、経行が不暢になる場合は、また運用できる」《金匱要略指難》

【通釈】　師が言われた。産婦に腹痛が出現する場合は、道理からすると枳実芍薬散を用いて主治すべきである。もし服薬後に腹痛がなお治癒しない場合は、腹部に瘀血があり、臍下に凝結しているからである。この場合は、下瘀血湯がこれを主治する。本方は、また瘀血が凝結するために月経が不順になる場合を主治する。

【本文】　［鑑］　産婦の腹痛、気結び血凝るに属する者は、枳実芍薬散以て之を調う。仮令えば服して後に愈えざるは、此れ熱灼き血乾き臍下に著きて痛むと為し、枳実芍薬の能く治する所に非ざるなり。宜しく下瘀血之を主るべし。下瘀血湯は、熱を攻め瘀血を下すなり。並びに経水不通を主るも亦熱灼き血乾くに因るが故なり。

【通釈】　［鑑］　産婦の腹が痛み、気が結び、血が凝る状態に属する場合は、

- 1085 -

枳実芍薬散を用いてこれを調える。例えばこれを服用した後に治癒しない場合は、熱が灼き血が乾き臍下に着いて痛むのであり、枳実芍薬散がよく治療する所でない。下瘀血湯を用いてこれを主治すべきである。下瘀血湯は、熱を攻めて瘀血を下す。並びに経水が不通になるのを主治するのもまた熱が灼き血が乾くことが原因であるからである。

【本文】　下瘀血湯方

　　大黄（三両。〇趙本は、「二両」に作る）　　桃仁（二十枚）　　䗪虫（二十枚、熬りて足を去る）

　　右三味、之を末とし、煉蜜もて和して四丸と為し、酒一升を以て、一丸を煎じ、八合を取り、之を頓服す。新血下ること豚肝の如し。

【語釈】　〇下瘀血湯：聶恵民の説「本方は、活血祛瘀の方剤である。産後に血が臍下に瘀滞し、枳実芍薬散を用いてこれを治療したが無効であるので、これを用いて活血祛瘀、攻堅破結し、乾いて涸れた血癥を除く。そこで、大黄の蕩滌逐瘀、桃仁の活血潤燥、破結行瘀、䗪虫の破血逐瘀をもって配合すると、破血の力が頗る猛烈になるが、蜜を用いて丸剤とし、緩やかに潤す性質を取り、酒で煎じる場合はそれが行気活血するのを取る。そこで、産後の瘀血内結証に対してこれを用いるのがよい」《経方方論薈要》

【通釈】　下瘀血湯方

　　大黄（三両。〇趙本では、「二両」に作る）　　桃仁（二十枚）　　䗪虫（二十枚、熬って足を除く）

　　右の三味を粉末にし、煉蜜で混和して四丸とし、酒一升を用いて一丸を煎じ、八合を取り、これを頓服で服用する。豚の肝臓のような新たな血が下る。

【本文】　　［程］　䗪虫は血閉を下すことを主り、鹹は能く軟堅するなり。大黄は瘀血を下すことを主り、苦は能く滞を泄するなり。桃仁も亦瘀血を下し、滑以て著くを去るなり。三味相い合し、以て臍下の乾血を攻む。

　　［魏］　此れ、抵当湯丸の用に類し、亦経水不利を主り、幽を通じ積を開くの治なり。酒に和して丸と為す者は、緩やかに下従り治すればなり。

　　［徐］　既に新血と曰い、又豚肝の如しと曰えば、驟かに結ぶの血なり。

【語釈】　〇幽：とじこめる。幽閉。

【通釈】　　［程］　䗪虫は血の閉塞を下すことを主り、鹹はより軟堅する。大黄は瘀血を下すことを主り、苦はよく滞を泄らす。桃仁もまた瘀血を下し、滑で付着するのを除く。三味を相互に合わせ、これによって臍下の乾血を攻める。

婦人産後病脈証治第二十一

　　［魏］　これは、抵当湯・丸の作用に類似し、また経水の不利を主り、閉塞を通じ積を開く治療法である。酒に混和し、丸剤にするのは、緩やかに下より治療するからである。

　　［徐］　既に新血と言い、また豚の肝臓のようであると言えば、遽かに結んだ血である。

【本文】　案ずるに、徐氏の《蘭臺軌範》に云う、「「新」の字は、当に「瘀」の字と作すべし」と。此の説、頗る理有り。

【通釈】　案じるに、徐氏の《蘭臺軌範》では、「「新」の字は、「瘀」の字にすべきである」と言う。この説は、頗る道理がある。

【解説】　本条文は、産後に瘀血が内に結んで引き起こされる腹痛の治療法について論述している。

　産婦に腹痛が出現する場合は、多くは気が結び、血が凝滞しているので、枳実芍薬散を与えてこれを調える。例えば枳実芍薬散を服用した後に腹痛が治癒しない場合は、熱が灼き、血が乾いた乾血が臍下に着くことが原因である。そこで、下瘀血湯を与えて熱を攻めて瘀血を下す。もし熱が灼き、血が乾いて月経が不通になる場合は、また下瘀血湯を用いてこれを主治する。

　下瘀血湯は、大黄、桃仁、蟅虫からなる。方中の大黄は苦で瘀血の停滞を泄らし、桃仁は滑で瘀血の付着を除き、蟅虫は鹹で軟堅して血の閉塞を下す。本方は煉蜜で丸剤とし、酒で煎じて服用し、緩やかに下より治療する。

【原文】　産後七八日、無太陽証、少腹堅痛、此悪露不尽。不大便、煩躁発熱、切脈微実、再倍発熱、日晡時煩躁者、不食、食則譫語、至夜即愈。宜大承気湯主之。熱在裏、結在膀胱也。(7)

【本文】　産後七八日、太陽の証無く、少腹堅く痛むは、此れ悪露尽きず。大便せず、煩躁発熱し、脈を切するに微しく実なれば、再び発熱を倍し、日晡時煩躁する者は、食せず、食すれば則ち譫語し、夜に至りて即ち愈ゆ。宜しく大承気湯之を主るべし。熱裏に在り、結んで膀胱に在るなり（《痓病》中に見わる。○《脈経》は、「煩躁発熱」の四字を「四五日趺陽の脈」の六字に作り、「食すれば則ち譫語し、夜に至りて愈ゆ」の八字を「譫語し、之を利すれば則ち愈ゆ」の六字に作る）。

【語釈】　○産後七八日、太陽の証無く云々：呂志杰の説「本条は、産後の瘀血が内を阻み、陽明裏実証を兼ねた証候と治療法を論述している。産後の七八

日に太陽の表証がなく、ただ少腹が堅く痛む場合は、悪露が尽きていない証候
である。もし大便をせず、煩躁し、発熱し、脈が微かに実になり、かつ日晡時
に煩躁、発熱が更に重くなるなどがある場合は、邪が陽明にあることが解る。
陽明の胃が実している。そこで、食欲がない。食物が入ると直ちに胃熱を助け、
熱が盛んになる場合は神明に影響して譫語を生じる。夜に入ると陰気がまた生
長し、陽明の気が衰える。そこで、譫語は直ちに治癒する。「熱裏に在り、結
んで膀胱に在り」は、総括の言葉である。即ち、本証はただ血が下に結ぶだけ
ではなく、かつ熱が中に集っている。治療する時にあっては、先ずその胃熱を
治療し、その後にその瘀血を下すべきであり、大承気湯を用いるのがよい。熱
が除かれた後は、下瘀血湯などを斟酌して用い、更にその瘀血を下すべきであ
る」《金匱雑病論治全書》

【通釈】　産後の七八日目に太陽の表証がなく、少腹が堅くなって痛む場合は、
悪露がまだ尽きていない。もし大便をせず、煩躁して発熱し、脈を診ると微か
に実である場合は、発熱が更に甚だしくなり、日晡所に煩躁が更に甚だしくな
る場合は、食事を摂取できなくなるが、食事を摂取すると譫語が出現し、夜に
なると漸く好転する。この場合は、大承気湯がこれを主治する。これは、熱が
陽明の裏にあり、瘀血が下焦を表わす膀胱に欝結している（処方は、《痙湿暍
病篇》の第13条に記載されている。○《脈経》では、「煩躁発熱」の四字を
「四五日趺陽の脈」の六字に作り、「食事を摂取すると譫語が出現し、夜にな
ると病は軽減する」の八字を「譫語が出現し、これを攻下すると、病は治癒す
る」の六字に作る）。

【本文】　［程］　太陽の傷寒、熱膀胱に結べば、則ち蓄血し、小腹堅く痛む。
今産後なるは、太陽の証に非ず。而れども小腹亦堅く痛む者は、此れ瘀血未だ
尽きず、熱裏に在り、結びて膀胱に在るなり。下瘀血湯の輩に宜し。若し大便
せず、煩躁し発熱すれば、則ち熱膀胱に在らずして熱胃に在り。其の脈を切
するに亦微しく実するなり。日晡時は、陽明王ずるに向かうの時なり。王ずるに
向かう時に当たり、是を以て再に発熱を倍し、煩躁すれば、則ち胃中実す。胃
実すれば、則ち食すること能わず。故に食すれば、則ち譫語し、転じて其の実
を増すなり。宜しく大承気湯之を下すべし。此の条の前後は簡錯し、「熱裏に
在り」の八字は当に「悪露尽きず」の下に在るべし。未だ大承気湯にして膀胱
の血結を下すこと有らざるなり。「夜に至りて即ち愈ゆ」の四字は、衍文なり。
《脈経》に無し（《金鑑》は同じ。但だ「夜に至りて即ち愈ゆ」を以て衍文と

為さず、「再び倍す」の二字を以て衍と為す）。

　［鑑］　李彣曰く、「此の一節は、両証を具えて内に在り。一は是れ太陽畜血証、一は是れ陽明裏実証なり。古人の文法錯綜するに因るが故に弁じ難きなり。「太陽の証無し」は、表証無きを謂うなり。少腹堅く痛む者は、肝は血を藏し、少腹は肝経の部分と為すを以ての故に血必ず此に結び、則ち堅く痛むも亦此に在り。此れ、悪露尽きず。是れ熱裏に在り、結びて膀胱に在りと為す。此れ、太陽の畜血証なり。宜しく瘀血を下して去るべし。若し大便せず、煩躁し、脈実し、譫語する者は、陽明の裏実なり。再び発熱を倍する者は、熱裏に在り、蒸蒸として外に発するなり。陽明は、申、酉、戌に旺ず。日晡は、是れ陽明旺ずるに向かう時なり。故に煩躁し、食すること能わざるは、病陽に在りて陰に在らず。故に夜に至れば、則ち愈ゆ。此れ、陽明の府病なり。宜しく大承気湯以て胃実を下すべし」と。

【通釈】　［程］　太陽の傷寒で、熱が膀胱に結ぶ場合は、蓄血証が発生し、小腹部が堅く痛む。今産後の場合は、太陽の証ではない。しかし、小腹部がまた堅く痛む場合は、瘀血がいまだ尽きず、熱が裏にあり、結んで膀胱にある。下瘀血湯の類を用いるのがよい。もし大便をせず、煩躁し、発熱する場合は、熱は膀胱はなく、熱は胃にある。その脈を切すると、また微かに実している。日晡時は、陽明が旺盛になる時である。旺盛になる時に当たり、更に発熱を倍し、煩躁する場合は、胃中が実している。胃が実している場合は、食事を摂取することができなくなる。そこで、食事を摂取する場合は、譫語し、転じてその実証を増す。大承気湯でこれを下すべきである。この条の前後は錯簡があり、「熱が裏にある」以下の八字は「悪露が尽きない」の句の下にあるはずである。いまだ大承気湯で膀胱の血結を下すことはない。「夜に至って即ち治癒する」の四字は、衍文である。《脈経》にはない（《医宗金鑑》では、同じである。ただ、「夜に至って即ち治癒する」を衍文とせず、「再び倍する」の二字を衍文とする）。

　［鑑］　李彣は、「この一節は、両つの証を具えて内にある。一つは太陽蓄血証であり、もう一つは陽明裏実証である。古人の文法は錯綜するので、弁じることが困難である。「太陽の証がない」のは、表証がないことを言う。少腹が堅く痛むのは、肝は血を藏し、少腹は肝経の部分であるので、血は必ずここに結び、堅く痛むのもまたここにある。これは、悪露が尽きていない。これは、熱が裏にあり、結んで膀胱にある。これは、太陽の蓄血証である。瘀血を下し

て除くべきである。もし大便をせず、煩躁し、脈が実し、譫語する場合は、陽明の裏実証である。再び発熱を倍する場合は、熱が裏にあり、湯気が蒸しあがるように外に発する。陽明は、申、酉、戌に旺盛になる。日晡は、陽明が旺盛になる時である。そこで、煩躁し、食事を摂取できなくなる場合は、病は陽にあり、陰にない。そこで、夜になる場合は、病は治癒する。これは、陽明の腑の病である。大承気湯を用いて胃実証を下すべきである」と言う。

【本文】　案ずるに、尤云う、「蓋し、独り血のみ下に結ぶにあらずして亦熱中に聚まるを謂うなり。若し但だ其の血を治して其の胃を遺せば、則ち血は去ると雖も、熱は除かれず。即ち、血も亦未だ必ずしも能く去らず。而して大承気湯の中の大黄、枳実は、均しく血薬と為す。仲景之を取る者は、蓋し将に一挙にして之を両得せんとするか」と。此の解、従う可からず。李註は、允当なるに似たり。

【語釈】　〇允当：正しく道理にかなう。

【通釈】　案じるに、尤氏は、「思うに、独り血だけが下に結ぶのではなく、また熱が中に集ることを言う。もしただその血を治療してその胃を遺す場合は、血は去るが、熱は除かれなくなる。即ち、血もまたいまだ必ずしもよく去らなくなる。そして大承気湯の中の大黄と枳実は、均しく血薬である。仲景がこれを取るのは、思うに一挙両得しようとするのであろうか」と言う。この解釈は、従うべきでない。李氏の注釈は、道理に適っているようである。

【解説】　本条文は、産後に瘀血が内を阻むと同時に陽明腑実証を兼ねた証候と治療法について論述している。

　《金匱要略大成》では、本条文は産後に瘀血が内を阻み、同時に陽明腑実証を兼ねる場合の証候と治療法を提示すると解釈した。一方、《金匱要略輯義》が引用する程林と李彣の説は、それぞれが異なった解釈であるので、以下に分けて解説する。

　程林は、本証は二種類の異なった証候と治療法を提示するとする。即ち、太陽傷寒証に罹患し、熱が膀胱に結び、蓄血証が発生する場合は、少腹部が堅く痛む。産後で少腹部が堅く痛む場合は、太陽の証ではない。本証では、瘀血がいまだ尽きていない。「熱裏に在り、結んで膀胱に在るなり」の句は、「悪露尽きず」の句の下に接続する。瘀血が尽きず、熱が裏にあり、結んで膀胱にある場合は、血が胞宮を阻む腹痛であるので、下瘀血湯の類を投与すべきである。もし大便をせず、煩躁し、発熱する場合は、熱は胃にあり、膀胱にない。本証

は、陽明胃実証であるので、脈は微かに実し、陽明が旺盛になる時に更に発熱を倍し、煩躁し、食事を摂取できず、食事を摂取すると譫語して胃実証を増す。そこで、大承気湯を与えて胃実証を下す。「夜に至りて即ち愈ゆ」の四字は、衍文である。

　李彣は、本証は太陽蓄血証と陽明裏実証を備えているが、治療は大承気湯を与えて胃実証を攻下するとする。即ち、「太陽の証無し」は、表証がないことを言う。肝は血を藏し、少腹部は肝経が循行する。血が肝経に結ぶと、少腹は堅くなって痛む。これは、悪露が尽きていない。これは、熱が裏にあり、結んで膀胱にある太陽蓄血証である。もし大便をせず、煩躁し、脈が実し、譫語する場合は、陽明裏実証である。熱が裏にあり、蒸蒸として発熱すると、再び発熱を倍にする。日晡は、陽明が旺盛になる時である。日晡に煩躁し、食事を摂取できない場合は、病は陽に属する陽明にあり、陰にないので、夜になると病は治癒する。そこで、大承気湯を与えて陽明胃実証を下す。

【原文】　産後風、続之数十日不解、頭微痛悪寒、時時有熱、心下悶、乾嘔汗出。雖久、陽旦証続在耳、可与陽旦湯。(8)

【本文】　産後の風、之に続きて数十日解せず、頭微しく痛み悪寒し、時時熱有り、心下悶え、乾嘔して汗出づ。久しと雖も、陽旦の証続きて在るのみなれば、陽旦湯を与う可し（原註は、「即ち、桂枝湯方なり。《下利》中に見わる」と。○《脈経》は、「婦人の産、風を得」に作り、「心下悶え」は「心下堅く」に作る。徐、沈は、「産後の中風、続続」に作る）。

【語釈】　○産後の風、之に続きて数十日解せず云々：陳紀藩の説「本条は、産後の中風が持続して治癒しない証候と治療法を論述している。産後は営衛がともに虚し、衛外不固になり、容易に外邪の侵襲に遭遇する。もし風邪が表を襲う場合は、太陽中風の表証を引き起こすはずである。表証の治療が時に及ばず、あるいは治療が適切でない場合は、病は持続して数十日解されなくなる。なお頭が微かに痛み、悪寒がし、時に発熱し、胸脘が悶え、乾嘔し、汗が出るなどの証が見われる場合は、病は遷延して日が久しくなっているが、ただ病状はいまだ変化していないので、太陽中風の表証はなおあり、この証があれば、この薬を用いる。そこで、なお陽旦湯（桂枝湯）があり、解表祛邪、調和営衛する」陳紀藩主編《金匱要略》。　○続続：あとからあとから続くさま。

【通釈】　産後に風邪を感受し、病は続いて数十日の間解されず、頭は微かに

痛み、悪寒が出現し、時々発熱し、心下は痞えて悶え、乾嘔が出現して汗が出る。病は遷延しているが、陽旦の証が持続している場合は、陽旦湯を与えて治療すべきである（原註では、「即ち、桂枝湯の処方である。《嘔吐噦下利病篇》の第36条に記載されている」とある。〇《脈経》では、「婦人の出産で、風を得て」に作り、「心下が悶え」は「心下が堅く」に作る。徐本、沈本では、「産後の中風で、続続として」に作る）。

【本文】　［徐］　此の段は、産後の中風、淹延として愈えずして表裏雑ざり集る者は、仍お当に其の風を去るべきを言うなり。謂うに、中風の軽き者は、数十日解せず、表を責む可からざるに似たり。然れども頭疼み、悪寒し、汗出で、時に熱有るは、皆表証なり。心下悶え、乾嘔するは、太陽の邪内に入らんと欲して内受けざるなり。今陽旦の証仍お在れば、陽旦湯何ぞ与う可からざるや。而ち、因循して以て誤りを致すなり。

【語釈】　〇淹延：淹は、久しくとどまる。延は、延長する。　〇因循：ずるずるべったりの態度を取る。ぐずぐずする。

【通釈】　［徐］　この段落は、産後の中風が延々と治癒せず、表裏の証が雑ざって集る場合は、なおその風を除くべきであることを言う。思うに、中風が軽い場合は、数十日解されず、表を責めるべきでないようである。しかし、頭が疼み、悪寒がし、汗が出て、時に熱があるのは、皆表証である。心下が悶え、乾嘔するのは、太陽の邪が内に入ろうとして内が受けないからである。今陽旦の証がなおある場合は、陽旦湯はどうして与えるべきでないのであろうか。そこで、因循して誤りが引き起こされる。

【本文】　案ずるに、陽旦湯は、沈、尤、《金鑑》は桂枝湯加黄芩と為して魏は則ち《傷寒論》の「証は陽旦に象る」の条に據りて桂枝加附子と為すは、並びに誤りなり。唯だ程の原註に依るを是と為す。

　《張氏医通》に云う、「此れ、上文の承気湯と表裏を為すの例を挙ぐ」と。

【語釈】　〇証は陽旦に象る：《傷寒論》の第30条を参照。

【通釈】　案じるに、陽旦湯は、沈本、尤本、《医宗金鑑》では桂枝湯加黄芩とし、魏本では《傷寒論》の「証は、陽旦に象る」の条文によって桂枝湯加附子とするのは、並びに誤りである。ただ、程氏の原注によるのが正しい。

　《張氏医通》では、「これは、上文の承気湯と表裏の関係にある例を挙げている」と言う。

【解説】　本条文は、産後に太陽中風証に罹患して解されなくなる場合の症状

婦人産後病脈証治第二十一

と治療法について論述している。

　産後に中風に罹患し、軽症である場合は、病は数十日の間解されなくなる。即ち、表証が持続すると、頭が微かに痛み、悪寒がし、時に発熱し、汗が出る。太陽の邪が内に入ろうとするが、内が邪を受けなくなると、心下が悶え、乾嘔する。本証は、中風に罹患した後、病が延々と治癒せず、なお陽旦の証がある。そこで、陽旦湯を与えてこれを治療すべきである。

【原文】　産後中風、発熱、面正赤、喘而頭痛、竹葉湯主之。(9)

【本文】　産後の中風、発熱、面正赤、喘して頭痛するは、竹葉湯之を主る（「喘而」は、《千金》は「喘気」に作る。「頭痛」は、《聖済》は「頭目昏み痛む」に作る）。

【語釈】　○産後の中風、発熱、面正赤云々：陳紀藩の説「本条は、産後の中風に陽虚を兼ねた証候と治療法を論述している。産後は気血が虧損して虚し、衛外が固を失い、風邪を感受し、病邪が表にある場合は、発熱し頭痛がする。陽気が虧損して虚し、虚陽が上に浮く場合は顔面が紅潮し、気喘がする。産後は正気が虚し、風邪がこれに乗じるので、産後の中風に陽虚を兼ねた虚実挟雑証を形成する。この時、もしただ表邪を解する場合は、虚陽が容易に脱する。もし純ら扶陽補正する場合は、表邪は解されない。ただ、扶正祛邪し、標本を兼顧する竹葉湯が病機に適切であり、方と証が合致する」陳紀藩主編《金匱要略》

【通釈】　産後に風邪を感受し、発熱、顔面紅潮、気喘、頭痛が出現する場合は、竹葉湯がこれを主治する（「喘而」は、《千金》では「喘気」に作る。「頭痛」は、《聖済》では「頭や目が昏んで痛む」に作る）。

【本文】　［尤］　此れ、産後の表に邪有りて裏は適_{たまた}ま虚すの証なり。若し其の表を攻むれば、則ち気浮きて脱し易し。若し其の裏を補えば、則ち表多くは服せず。竹葉湯は、竹葉、葛根、桂枝、防風、桔梗を用いて外の風熱を解し、人参、附子は裏の脱を固め、甘草、姜、棗は以て陰陽の気を調えて其れをして平らかにせしむ。乃ち、表裏兼ねて済くるの法なり。凡そ風熱外に淫れて裏気固まらざる者は、宜しく此に於いて則を取るべし。

　［沈］　産後は、最も変じて柔痙を為し易し。故に発熱し、頭痛するは太陽の表証に属すと雖も、恐らく痙病の機を隠すは、方後に「頸項強ばるは、大附子一枚を加う」と云う所以なり。

- 1093 -

【通釈】　［尤］　これは、産後の表に邪があり、裏が偶々虚す証である。もしその表を攻める場合は、気が浮いて脱し易い。もしその裏を補う場合は、表は多くが屈服しない。竹葉湯は、竹葉、葛根、桂枝、防風、桔梗を用いて外の風熱を解し、人参、附子は裏の脱を固め、甘草、生姜、大棗は陰陽の気を調えてそれを平らかにする。即ち、表裏を兼ねて済ける方法である。およそ風熱が外に淫れ、裏気が固まらない場合は、ここにおいて法則を取るべきである。

　　　［沈］　産後は、最も変化して柔痙を生じ易い。そこで、発熱し、頭が痛むのは太陽の表証に属しているが、恐らく痙病の機転を隠しているのは、方後に「頸部や項部が強張る場合は、大附子一枚を加える」と言う理由である。

【本文】　案ずるに、《金鑑》に云う、「「産後の中風」の下に当に「痙を病む者」の三字有るべし。始めて方と合す。若し此の三字無くんば、則ち人参、附子之を中風の発熱に施すは、可ならんや。而して又竹葉を以て命名する者は、何の謂う所ぞ。且つ方内に「頸項強ばるは、大附子を用う」の文有り。本篇は、証有りて方無くんば、則ち必ず脱簡有るを知る可し」と。此の註は、恐らくは非なり。是の方は、蓋し痙を発するの漸を防ぐ。若し直ちに痙を発するに至れば、則ち奏効し難きなり。

【通釈】　案じるに、《医宗金鑑》では、「「産後の中風」の下に、「痙を病む者」の三字があるはずであり、そうであれば始めて処方と合致する。もしこの三字がない場合は、人参と附子を中風の発熱に施すのは可能であろうか。そしてまた竹葉をもって命名するのは、どのようなことを言うのであろうか。かつ処方の中に「頸部や項部が強張る場合は、大附子を用いる」の文がある。本篇は、証があって方がないので、必ず脱簡があることを知るべきである」と言う。この注釈は、恐らくは誤りである。この処方は、思うに痙病を発生する兆しを予防する。もし直ちに痙病を発生する場合は、奏効し難い。

【本文】　竹葉湯方

　竹葉（一把。〇《千金》は「一握」に作る）　葛根（三両）　防風（案ずるに、《千金》は二両を用う）　桔梗　桂枝　人参　甘草（各一両）　附子（一枚、炮ず。〇《活人書》は用いず）　大棗（十五枚）　生姜（五両）

　右十味、水一斗を以て、煮て二升半を取り、分かち温め三服し、温覆して汗をして出ださしむ。頸項強ばるは、大附子一枚を用い、之を破りて豆大の如くし、前薬を揚げて沫を去る。嘔する者は、半夏半升を洗いて加う（《千金》は、「分かち」の上に「滓を去り」の二字有り、「一枚」以下の十二字無し。

婦人産後病脈証治第二十一

「前」は、趙本は「煎」に作る。徐註は、「豆大」の下に云う、「該れ是れ「入」の字ならん」と。案ずるに、徐に據れば、則ち「豆」は下の句なり）。

【語釈】　○竹葉湯：聶恵民の説「本方は、扶正祛邪、解表益気の方剤である。産後の中風で、陽が虚して上に浮き、熱邪が津を傷り、筋脈が濡養を失うので、その邪を攻めようとする場合は、浮いた陽が脱し易く、津が傷られる場合は痙病を発生しようとする。もしその陽を補う場合は、表邪は解されなくなる。そこで、竹葉、葛根、桂枝、防風、桔梗をもって太陽と陽明の邪を発散し、通経潤脈する。人参、附子は、扶正祛邪、温経回陽する。生姜、大棗、甘草は、調和営衛、表裏兼治、扶正祛邪し、これによって痙病の発生を予防する」《経方方論薈要》

【通釈】　竹葉湯方

　竹葉（一把。○《千金》では、「一握り」に作る）　葛根（三両）　防風（案じるに、《千金》では、二両を用う）　桔梗　桂枝　人参　甘草（各々一両）　附子（一枚、炮じる。○《活人書》では、用いない）　大棗（十五枚）　生姜（五両）

　右の十味に水一斗を用い、煮て二升半を取り、三回に分けて温めて服用し、布団を掛けて身体を温めて発汗させる。頸部と項部が強張る場合は、大きな附子一枚を用い、これを破って豆のようにして前の薬に入れ上に浮かんだ泡沫を除く。嘔吐する場合は、半夏半升を洗って加える（《千金》では、「分けて」の上に「滓を去り」の二字があり、「一枚」以下の十二字がない。「前」の字は、趙本では「煎」の字に作る。徐氏の注釈では、「豆大」の下に「それは「入」の字であろう」と言う。案じるに、徐氏によれば、「豆」は下の句である）。

【本文】　［程］　産後に血虚し、多く汗出で、喜んで風に中る。故に痙を病ましむ。今証中は未だ背反張に至らずして発熱し、面赤く、頭痛するも亦風痙の漸なり。故に竹葉を用いて風痙を主り、防風は内痙を治し、葛根は剛痙を治し、桂枝は柔痙を治し、生姜は風邪を散じ、桔梗は風痺を除き、辛以て之を散ずるの剤なり。邪の湊まる所は、其の気必ず虚す。佐くるに人参以て衛を固め、附子は以て経を温め、甘草以て諸薬を和し、大棗以て十二経を助け、諸々の風剤と同じくすれば、則ち発の中に補有り、産後の中風の大剤と為すなり。頸項強急するは、痙病なり。附子を加えて以て散寒す。嘔する者は、風擁ぎ気逆するなり。半夏を加えて以て逆を散ず。

- 1095 -

【語釈】 ○擁：甕に同じ。塞ぐ。

【通釈】 ［程］ 産後に血が虚し、多く汗が出て、屢々風に中る。そこで、痙を病む。今証の中ではいまだ背が反張する症状に至らないが、発熱し、顔面が紅潮し、頭が痛むのもまた風痙の兆しである。そこで、竹葉を用いて風痙を主治し、防風は内痙を治療し、葛根は剛痙を治療し、桂枝は柔痙を治療し、生姜は風邪を散じ、桔梗は風痺を除き、辛でこれを散じる方剤である。邪の集る所は、その気は必ず虚している。佐けるに人参をもって衛気を固め、附子は経を温め、甘草は諸薬を調和し、大棗は十二経を助け、諸々の風剤と同じくする場合は、発散の中に補があり、産後の中風を治療する大剤となる。頸部や項部が強く拘急するのは、痙病である。附子を加えて散寒する。嘔吐するのは、風が塞ぎ、気が逆上するからである。半夏を加えて逆を散じる。

【本文】 《張氏医通》に云う、「此れ、桂枝湯去芍薬、加竹葉、葛、防、桔梗、人参なり。方後に加うる所の附子に因りて、向来方内に混入す」と。案ずるに、《医通》に本方を載せ、附子を去る。蓋し、《活人書》に本づく。

又云う、「附子は、恐らく是れ方後に加うる所なり。頸項強ばるを治す者は、邪太陽に在りて其の筋脈を禁め固むるを以て、屈伸するを得ず。故に附子を用いて温経散寒す。揚げて末を去る者は、辛熱にて上に浮くの気をして其の虚陽の上逆を助けしめざればなり。若し邪胸に在りて嘔すれば、半夏を加えて之を治す。上に「之を破りて豆の如くし、前薬に入る」と言うも、旧本は「豆大の如し」に作る。今徐忠可の駁正の如し」と。

【語釈】 ○向来：従来。これまで。 ○駁正：是非を判断して悪いところを正す。ここでは、「破之如豆大、前薬揚去沫」の「大」の字を徐忠可が「入」の字とし、「之を破ること豆の如くし、前の薬に入れ、揚げて沫を去る」と解釈することを指す。

【通釈】 《張氏医通》では、「これは、桂枝湯より芍薬を除き、竹葉、葛根、防風、桔梗、人参を加えたものである。方後に加える所の附子によって、従来から方中に混入してきた」と言う。案じるに、《医通》では本方を記載し、附子を除いている。思うに、《活人書》に基づいている。

また、「附子は、恐らくは方後に加える所の品である。頸部や項部が強張るのを治療する場合は、邪が太陽にあってその筋脈を留めて固めるので、屈伸することができず、そこで附子を用いて温経散寒する。上に浮かんだ泡沫を除くのは、辛熱で上に浮いた気によって虚陽の上逆を助けないようにするからであ

－ 1096 －

る。もし邪が胸にあって嘔吐する場合は、半夏を加えてこれを治療する。上に「これを破って豆のようにし、前の薬に入れる」と言うが、旧本では「豆の大きさのようにする」に作る。今徐忠可が駁正するようなものである」と言う。

【解説】　本条文は、産後に太陽中風証と同時に陽虚を兼ねる証候と治療法について論述している。

　産後に太陽中風証に罹患し、表に風邪が淫れて熱し、裏が固まらずに虚すと、発熱し、顔面は紅潮し、気喘が出現し、頭痛がする。もし本証の表を攻める場合は、気が浮いて脱し易く、もし裏を補う場合は、表邪は屈服しない。そこで、竹葉湯を与えて表裏を兼ねて済ける。

　竹葉湯は、竹葉、葛根、防風、桔梗、桂枝、人参、甘草、附子、大棗、生姜からなる。方中の竹葉、葛根、桂枝、防風、桔梗は、外の風熱を解する。人参、附子は、裏の脱を固める。甘草、生姜、大棗は、陰陽の気を調えて平らかにする。

　もし頸部や項部が拘急する場合は、附子を加えて散寒する。もし風が塞ぎ、気が逆上して嘔吐する場合は、半夏を加えて逆を散じる。

【原文】　婦人乳中虚、煩乱、嘔逆。安中益気、竹皮大圓主之。(10)
【本文】　婦人の乳中虚し、煩乱、嘔逆す。中を安んじ気を益すは、竹皮大圓之を主る（「乳」は、《脈経》は「産」に作る）。
【語釈】　〇婦人の乳中虚し云々：呂志杰の説「本条は、産後の虚熱で煩と嘔が出現する証候と治療法を論述している。婦人が哺乳期にあって、乳汁が多く去ると、陰血が不足し、中気もまた虚す。気陰が不足し、虚熱が心を乱す場合は、心中は煩乱する。中気が不足し、胃が和降を失う場合は、嘔逆する。治療は、竹皮大丸を用いる。方中の甘草、桂枝は合用し、甘を重くし辛を微かにし、棗肉で丸剤にし、意は中の虚を補うことにする。竹茹、石膏、白薇は甘寒で清熱、止嘔除煩する。諸薬を相互に配し、標本を兼ねて治療し、ただ甘草だけを重んじ、「安中益気」する。虚熱が甚だしい場合は、白薇を倍用いる。煩乱が甚だしく気喘がする場合は、柏子仁を加えて寧心する」《金匱雑病論治全書》
【通釈】　婦人が産後の授乳期間中に中焦の気が虚弱になり、心煩して意識が乱れ、激しい嘔吐が出現した。この場合は安中益気すべきであり、竹皮大丸がこれを主治する（「乳」の字は、《脈経》では「産」の字に作る）。
【本文】　［程］　胃なる者は、水穀気血の海なり。産後は、則ち血気虚して

胃気逆す。故に煩乱し嘔逆す。

　　［尤］　婦人の乳中虚し、煩乱、嘔逆する者は、乳子の時、気虚し火勝ち、内乱れて上逆するなり。

【語釈】　○乳：乳を飲ませて育てる。

【通釈】　　［程］　胃は、水穀と気血の海である。産後は、血気が虚し、胃気が逆する。そこで、煩乱し嘔逆する。

　　［尤］　婦人の授乳中は中焦が虚し、煩乱し、嘔逆するのは、子供に授乳する時は、気が虚し、火が勝ち、内が乱れて上逆することである。

【本文】　　案ずるに、乳中は、蓋し草蓐に在るの謂いなり。故に《脈経》は「産中」に作る。而して沈云う、「乳する者は、乳子の婦なり」と。魏云う、「乳は、即ち血なり。初産にて血虚す」と。沈云う、「「乳」の下に当に「閉」の字有るべし。乳閉じて通ぜざるを謂うなり」と。《金鑑》に云う、「此の条、文義証薬未だ詳らかならず」と。張璐云う、「「乳中虚」は、乳哺みて乳汁去ること多しを言う」と。並びに誤りなり。

【語釈】　○草蓐：草でできたしとね。敷物。

【通釈】　　案じるに、乳中は、思うに産床にあることを言う。そこで、《脈経》では「産中」に作る。そして沈氏は、「乳をやる者は、子供に授乳する婦人である」と言う。魏氏は、「乳は、即ち血である。初産で血が虚す」と言う。沈氏は、「「乳」の字の下に、「閉」の字があるはずである。乳が閉じて通じなくなることを言う」と言う。《医宗金鑑》では、「この条は、文義や証、薬がいまだ詳らかでない」と言う。張璐は、「「乳中に虚す」は、哺乳で乳汁が多く去ることを言う」と言う。並びに誤りである。

【本文】　　竹皮大丸方（《活人》に云う、「虚煩を治す」と。之を丈夫諸方の中に載す）

　　生竹茹（二分）　　石膏（二分）　　桂枝（一分）　　甘草（七分）　　白薇（一分）

　　右五味、之を末とし、棗肉もて和して弾子大に丸じ、飲を以て一丸を服し、日に三たび、夜に一たび服す。熱有る者は、白薇を倍す。煩喘する者は、柏実一分を加う（《活人書》は、「柏実」を「枳実」に作る）。

【語釈】　○竹皮大丸：聶恵民の説「本方は、安中益気の方剤である。産後の気陰両虚によって、陰が虚して火が乱れる。そこで、心煩して乱れ、嘔逆する。竹茹、石膏の甘寒をもって清胃止煩し、白薇は性寒で虚熱を退かせ、甘草は和

－ 1098 －

中益気し、大棗は補中健脾し、中気を和やかにし、脾胃を健やかにすると、陰血は生じ、虚煩は止む。もし熱が盛んになる場合は、白薇を倍にして清熱する。煩喘には、柏実の苦寒を加えて寧心潤肺する」《経方方論薈要》

【通釈】　竹皮大丸方（《活人書》では、「虚煩を治療する」と言う。これを丈夫諸方の中に記載する）

　生竹茹（二分）　　石膏（二分）　　桂枝（一分）　　甘草（七分）　　白薇（一分）

　右の五味を粉末にし、大棗の肉に混和して弾丸大の丸薬にし、水で一丸を服用し、日に三回、夜に一回服用する。熱がある場合は、白薇を二倍用いる。心煩と気喘が出現する場合は、柏実（柏子仁）一分を加える（《活人書》では、「柏実」を「枳実」に作る）。

【本文】　　［程］　　竹茹は、甘寒以て嘔啘を除く。石膏は、辛寒以て煩逆を除く。白薇は、鹹寒以て狂惑の邪気を治す。大寒は、則ち膈に泥む。佐くるに桂枝は以て宣導す。寒は、則ち胃を傷る。佐くるに甘草は以て和中す。熱有れば、白薇を倍す。白薇は、鹹寒にて能く熱を除くなり。煩喘は、柏実を加う。柏実は、辛平にて能く喘を治するなり。棗肉を用いて丸を為す者は、諸薬を統和し、以て中を安んじ気を益せばなり。

【語釈】　〇啘：噦に通じる。乾嘔を指す。　　〇狂惑：狂って道理がわからない。

【通釈】　　［程］　　竹茹は、甘寒で嘔吐や乾嘔を除く。石膏は、辛寒で煩逆を除く。白薇は、鹹寒で狂惑の邪気を治療する。大寒は、膈に泥む。佐けるに桂枝は宣導する。寒は、胃を傷る。佐けるに甘草は和中する。熱がある場合は、白薇を倍用いる。白薇は、鹹寒でよく熱を除く。煩喘する場合は、柏実を加える。柏実は、辛平でよく喘を治療する。大棗の肉を用いて丸剤とするのは、諸薬を統合して調和し、これによって中を安らかにして気を益すからである。

【本文】　武氏の《済陰綱目》に云う、「中虚せば、石膏を用うる可からず。煩乱すれば、桂枝を用うる可からず。此の方は、甘草七分を以て衆薬六分に配し、又棗肉を以て丸と為す。仍お一丸を以て飲み下せば、其の立方の微、用薬の難、虚実を審らかにするの不易を想う可きなり」と。

【通釈】　武氏の《済陰綱目》では、「中が虚す場合は、石膏を用いるべきでない。心煩して乱れる場合は、桂枝を用いるべきでない。この処方は、甘草七分をもって多くの薬六分に配し、また大棗の肉をもって丸剤にする。なお一丸

をもって飲み下すので、その立方の微妙なところ、用薬の難しいところ、虚実を審らかにすることの変わらないところを思うべきである」と言う。

【解説】　本条文は、産後の虚熱によって引き起こされる心煩と嘔吐の治療法について論述している。

　産後に授乳すると、気血が虚し、火が勝ち、内が乱れ、胃気が上逆するので、心煩して乱れ、嘔吐が出現する。そこで、竹皮大丸を与えて安中益気する。

　竹皮大丸は、竹茹、石膏、桂枝、甘草、白薇、大棗からなる。方中の竹茹は甘寒で嘔吐や乾嘔を除き、石膏は辛寒で煩逆を除き、白薇は鹹寒で狂って惑わせる邪気を治療し、桂枝は膈に泥んだ寒邪を宣導し、甘草は中を調和し、大棗の肉を用いて丸剤とし、諸薬を調和し、安中益気する。もし熱がある場合は、白薇を加え鹹寒で熱を除く。もし煩喘が出現する場合は、柏実を加え、辛平で喘を治療する。

【原文】　産後下利虚極、白頭翁加甘草阿膠湯主之。(11)

【本文】　産後の下利虚極するは、白頭翁加甘草阿膠湯之を主る（《脈経》は、「熱痢重ねて下り、新産虚極す」に作る。《千金》は、「虚」と「極」の間に「兼」の字有り）。

【語釈】　○産後の下利虚極す云々：王廷富の説「この条は、産後の熱痢の証候と治療法である。産後に営陰が大いに虚し、また下痢を兼ね、更にその陽津陰液を傷る。そこで、「虚極」と称する。もし虚極に属する場合は、道理からすると大いに気血を補い、これによって元陰と元陽を培養することを主とすべきである。ところが、苦寒養陰の方法を用いて主治するので、本証は裏急後重し、腹が痛むと直ちに排便し、排便は渋滞して困難であり、膿血を下痢するなどの主要な証候があるはずである。その病理は、肺気が欝せられ、肝熱が下に迫り、疏泄が太過になり、虚熱と熱毒が大腸に停滞して引き起こされる。これは、熱痢で陰が傷られる証である。そこで、清熱養陰の方法を用いて主治する」《金匱要略指難》

【通釈】　産後に下痢が出現し、気血が極めて虚す場合は、白頭翁加甘草阿膠湯がこれを主治する（《脈経》では、「熱痢が重ねて下り、新産で極めて虚す」に作る。《千金》では、「虚」と「極」の字の間に「兼」の字がある）。

【本文】　　[尤]　傷寒、熱利下重する者は、白頭翁湯之を主る。寒は以て熱に勝ち、苦は以て湿を燥かすなり。此れも亦熱利下重す。而れども産後の虚極

－ 1100 －

まるに当たれば、則ち阿膠を加えて陰を救い、甘草は補中生陽し、且つ以て連、柏の苦を緩むなり。

【通釈】　〔尤〕　傷寒に罹患し、熱性の下痢が出現し、裏急後重する場合は、白頭翁湯がこれを主治する。寒は熱に勝ち、苦は湿を燥かせる。これもまた熱性の下痢が出現し、裏急後重する。しかし、産後で虚が極まっている場合は、阿膠を加えて陰を救い、甘草は中を補って陽を生じ、かつ黄連、黄柏の苦を緩める。

【本文】　案ずるに、《金鑑》に云う、「此の条、文義、証薬合わず。釈せず」と。蓋し、其れ虚極にして苦寒の品を用うるを以てなり。

【通釈】　案じるに、《医宗金鑑》では、「この条は、文義と証、薬が合致しない。そこで、解釈しない」と言う。思うに、その虚が極まり、苦寒の品を用いるからである。

【本文】　白頭翁加甘草阿膠湯方　（《千金》は、白頭翁湯と名づく）

　白頭翁　甘草　阿膠（各二両）　秦皮　黄連（案ずるに、《千金》は各二両とす）　柏皮（各三両）

　右六味、水七升を以て、煮て二升半を取り、膠を内れ、消尽せしめ、分かち温め三服す。

【語釈】　〇白頭翁加甘草阿膠湯：聶恵民の説「本方は、白頭翁湯に甘草、阿膠を加える。即ち、清熱利湿止痢し、兼ねて益気補陰する方剤である。産後の気血が虚し、兼ねて下痢して傷陰するので、白頭翁湯をもって清熱利湿し、甘草を加えて益気緩中、補虚和胃し、阿膠は養血護陰し、産後で下痢する場合の常用の方剤となる」《経方方論薈要》

【通釈】　白頭翁加甘草阿膠湯方　（《千金》では、白頭翁湯と名づける）

　白頭翁　甘草　阿膠（各々二両）　秦皮　黄連（案じるに、《千金》では各々二両とする）　柏皮（各々三両）

　右の六味に水七升を用い、煮て二升半を取り、阿膠を入れて溶解させ、三回に分けて温めて服用する。

【本文】　《張氏医通》に云う、「傷寒、厥陰の証、熱利下重する者は、白頭翁湯の苦寒を用いて熱を治し、以て腸胃を堅くす。此れ、産後に気血両つながら虚す。故に阿膠、甘草を加う。然して下利し血滞るなり。古人云う、「血行れば、則ち利自ら止む」と。此の方、豈独り産後を治すのみならんや」と。

【通釈】　《張氏医通》では、「傷寒に罹患し、厥陰の証が発生し、熱性の下

痢で裏急後重する場合は、白頭翁湯の苦寒を用いて熱を治療し、これによって腸胃を堅くする。これは、産後に気血がともに虚す。そこで、阿膠、甘草を加える。そして下痢が出現し、血が滞る。古人は、「血が行く場合は、下痢は自然に止む」と言う。この処方は、どうしてただ産後だけを治療することがあろうか」と言う。

【解説】　本条文は、産後の熱利で傷陰する場合の治療法について論述している。

　傷寒に罹患し、熱性の下痢が出現し、裏急後重する場合は、白頭翁湯を与え、苦寒の品で清熱燥湿する。今産後に熱性の下痢が出現し、裏急後重する場合は、産後で虚が極まっているので、白頭翁加甘草阿膠湯を与えてこれを治療する。

　白頭翁加甘草阿膠湯は、白頭翁湯に甘草と阿膠を加えた処方である。方中の白頭翁湯は清熱燥湿し、同時に阿膠を加えて陰を救い、甘草は補中生陽し、かつ黄連、黄柏の苦を緩める。

　附方：

【原文】　千金三物黄芩湯：治婦人在草蓐、自発露得風、四肢苦煩熱。頭痛者、与小柴胡湯。頭不痛但煩者、此湯主之。

【本文】　《千金》三物黄芩湯：婦人草蓐に在り、自ら発露して風を得、四肢煩熱に苦しむを治す。頭痛する者は、小柴胡湯を与う。頭痛まず但だ煩する者は、此の湯之を主る（《千金》は、「煩者」を「煩熱」に作る）。

【語釈】　○《千金》三物黄芩湯云々：王廷富の説「この所は、産後で発熱する証候と治療法である。産後は多くは陰が虚して発熱するので、発熱する場合は自ら衣服を除き、身体を露わにすると風に傷られ、風熱と虚熱が打ち合う。そこで、四肢は煩熱に苦しみ、兼ねて頭痛は両側（少陽頭痛）にあって苦しみ、往来寒熱がある場合は、少陽の発熱証である。そこで、小柴胡湯をもって少陽の邪を和解すべきである。もし頭が痛まず、また外感の表証がなく、僅かに手足の心に煩熱する場合は、外感は既に解され、虚熱が比較的盛んであることを証明する。これは、陰が虚し熱が盛んになる発熱証である。そこで、養陰清熱の方法を用いて主治する」《金匱要略指難》

【通釈】　《千金》三物黄芩湯：婦人が不潔な産床で分娩し、あるいは産後に養生を慎まず風邪を感受し、四肢が発熱して心煩する場合を治療する。頭痛が出現する場合は、小柴胡湯を与える。頭痛がなく、ただ四肢が発熱して心煩す

－ 1102 －

婦人産後病脈証治第二十一

る場合は、三物黄芩湯がこれを主治する（《千金》では、「煩者」を「煩熱」に作る）。

【本文】　黄芩（一両）　苦参（二両）　乾地黄（四両）（《千金》は、「二両」の上に「各」の字有り）

　右三味、水六升を以て、煮て二升を取り、一升を温服す。多く虫を吐下す（《千金》は、「六升」の下に「滓を去る」の二字有り）。

【語釈】　○《千金》三物黄芩湯：聶恵民の説「本方は、《千金方》第三巻、婦人産後中風門に出ている。…産蓐期で風邪を感受するので、四肢は煩熱し、頭が痛む。小柴胡湯を用いて表裏を和解すべきである。もし頭痛がなく、ただ煩熱する場合は、邪が既に裏に入り、裏熱が盛んになり外に邪がない。そこで、黄芩をもって苦寒で裏熱を清し、苦参は湿熱を清し、地黄は清熱養陰し、陰虚で裏が熱する方剤となる」《経方方論薈要》

【通釈】　黄芩（一両）　苦参（二両）　乾地黄（四両）（《千金》では、「二両」の字の上に「各々」の字がある）

　右の三味に水六升を用い、煮て二升を取り、一升を温めて服用する。多く虫を吐下する（《千金》では、「六升」の字の下に「滓を除く」の二字がある）。

【本文】　［徐］　草蓐に在りは、是れ未だ産所を離れざるなり。発露に自りて風を得るは、是れ衣被を掲げ蓋うも、稍慎まざること有りて暫く感ずるなり。産後に陰虚すれば、四肢は亡血の後に在り、陽気独り盛んなり。又微風を得れば、則ち煩熱を苦しむ。然して表多ければ、則ち上に入りて頭痛む。当に上焦を以て重しと為すべし。故に小柴胡の和解を主とす。若し下従り之を受けて湿熱下に結べば、則ち必ず虫を生じ、頭痛まず。故に黄芩を以て熱を消して君と為し、苦参は風を去り虫を殺して臣と為す。而して地黄を以て其の元陰を補いて佐と為す。「多く虫を吐下す」と曰うは、虫は苦参を得れば必ず安らかならず、其れ上に出で下に出で、政しく未だ知る可からざるを謂うなり。

【語釈】　○蓋：おおい（蔽）。　○政しく：政は、正に同じ。正しく。

【通釈】　［徐］　草蓐にあるのは、いまだ産む所を離れないことである。発露によって風を得るのは、衣類を掲げて覆うが、幾らか慎まないことがあって暫く感じることである。産後で陰が虚すと、四肢は亡血の後にあり、陽気が独り盛んである。また、微風を得る場合は、煩熱を苦しむ。そして表が多い場合は、上に入って頭が痛む。上焦をもって重いとすべきである。そこで、小柴胡湯の和解を主とすべきである。もし下よりこれを受けて湿熱が下に結ぶ場合は、

- 1103 -

必ず虫を生じ、頭は痛まない。そこで、黄芩をもって熱を消して君とし、苦参は風を除き虫を殺して臣とする。そして地黄をもってその元陰を補って佐とする。「多く虫を吐下する」と言うのは、虫は苦参を得ると必ず不安になり、上に出て下に出て、まさしくいまだ知ることができないことを言う。

【本文】　案ずるに、《別録》に云う、「苦参は、伏熱を除く」と。本方の用うる所は、蓋し虫を殺すに在らず。当に《千金・傷寒雑病門》を攷うべし。

【通釈】　案じるに、《別録》では、「苦参は、伏熱を除く」と言う。本方の用いる所は、思うに虫を殺すことにはない。《千金・傷寒雑病門》を考えるべきである。

【解説】　本条文は、産後に出現する発熱の治療法について論述している。

　婦人が「草蓐に在り」と言うのは、婦人がいまだ産床を離れていないことを言う。即ち、婦人が出産し、衣類で覆うが、幾らか慎まなくなると、風邪を感受する。産後で陰が虚すと、亡血し、陽気が四肢で独り盛んになる。もし風邪が表に多い場合は、邪が上に入り、頭痛が出現するので、小柴胡湯を与えて和解する。もし風邪が下より感受し、湿熱の邪が下に結ぶ場合は、邪が上にないので、頭は痛まず、下は必ず虫を生じる。本証の治療は、《千金》三物黄芩湯を与えてこれを治療する。

　《千金》三物黄芩湯は、黄芩、苦参、乾地黄からなる。方中の黄芩は清熱し、苦参は風を除いて虫を殺し、地黄は元陰を補う。「多く虫を吐下す」は、虫が苦参を得ると、不安になって上に出て、あるいは下に出ることを言う。

【原文】　千金内補当帰健中湯：治婦人産後、虚羸不足、腹中刺痛不止、吸吸少気、或苦少腹中急、摩痛引腰背、不能食飲。産後一月、日得服四五剤為善。令人強壮宜。

【本文】　《千金》内補当帰健中湯：婦人産後、虚羸不足、腹中刺痛して止まず、吸吸として少気し、或は少腹中急、摩痛して腰背に引くを苦しみ、食飲すること能わざるを治す。産後の一月は、日に四五剤を服することを得るを善しと為す。人をして強壮ならしむるに宜し（《千金》は、「刺」を「疙」に作り、「中急」を「拘急」に作り、「摩」の字無く、「宜」を「方」に作る）。

【語釈】　○《千金》内補当帰健中湯云々：陳紀藩の説「この処方は、小建中湯に当帰を加えてなり、産後の虚寒性の腹痛を治療するのに用いられる。産後に気血が虚して少なくなり、これに加えて脾胃が虚弱になり、化源が不足し、

－ 1104 －

血海が空虚になり、これによって身体は虚弱になり、羸痩して不足する。気が虚して温煦を失い、血が少なくなり暢運を失う場合は、腹中に疼痛が見われて止まなくなる。気血が虚弱になると、また腹中に疠痛が見われる。そこで、吸吸として息切れがする。内補当帰建中湯は、正しくこの種の病証に適応される。この他にもし産後に脾胃の健運が失調し、中焦が虚して寒え、下焦を温め潤すことができなくなると少腹が拘急し、痛みが腰や背に引き、食欲がなくなる場合は、また本方を運用して治療すべきである。本方は、散寒止痛、調和陰陽の他に、更に補虚建中して人を強壮にする作用がある」陳紀藩主編《金匱要略》

【通釈】　《千金》内補当帰健中湯：婦人が産後に痩せ衰えて気血が不足し、腹中が綿々として痛んで止まらなくなり、痛みを堪え忍んで息を吸う時に息切れがし、あるいは少腹部が拘急して引き攣れ、痛みが腰背部に放散し、食事を摂取できなくなる場合を治療する。産後の一月は、一日に四五剤を服用するのがよい。人の身体を丈夫にする方剤である（《千金》では、「刺」の字を「疠」の字に作り、「中急」を「拘急」に作り、「摩」の字がなく、「宜」の字を「方」の字に作る）。

【本文】　当帰（四両）　桂枝（三両）　芍薬（六両。○《千金》は、「五両」に作る）　生姜（三両。○《千金》は、「六両」に作る）　甘草（五両）　大棗（十二枚。○《千金》は、「十八枚」に作る）

　右六味、水一斗を以て、煮て三升を取り、分かち温め三服し、一日に尽せしむ。若し大虚すれば、飴糖六両を加う。湯成りて之を内れ、火上に於いて煖めて飴をして消せしむ。若し去血過多、崩傷内衄止まざれば、地黄六両、阿膠二両を加え、八味を合し、湯成りて阿膠を内る。若し当帰無ければ、芎藭を以て之に代ゆ。若し生姜無ければ、乾姜を以て之に代ゆ（案ずるに、「内衄」は《千金》に「内竭」に作るは、非なり。《千金翼》は、本条と同じ。《巣源》に「吐血に三種有り。一は内衄と曰い、血を出だすこと鼻衄の如し。但だ鼻孔従り出でず、或は数升を去り、乃ち斛に至る」と云う是れなり。「若し生姜無ければ」以下は、《千金》に無し）。

【語釈】　○《千金》内補当帰健中湯：聶恵民の説「本方は、小建中湯に当帰を加え、補血して中気を調和する方剤である。産後に血が虚す。血は、中焦の水穀の精微が化す所である。そこで、補中益気して中陽を健やかにするのを補血の根本とする。気はよく精を生じ、精が生じる場合は血を化す。そこで、小建中湯をもって中州を健やかにし、脾胃を補い、当帰を加えて補血する。もし

出血が過多になる場合は、地黄、阿膠を加えて滋陰養血する」《経方方論薈要》。　○斛：十斗。

【通釈】　当帰（四両）　桂枝（三両）　芍薬（六両。○《千金》では、「五両」に作る）　生姜（三両。○《千金》では、「六両」に作る）　甘草（五両）　大棗（十二枚。○《千金》では、「十八枚」に作る）

　右の六味に水一斗を用い、煮て三升を取り、三回に分けて温めて服用し、一日に全てを飲み尽くす。もし身体が著しく虚している場合は、飴糖六両を加えて増量する。湯液ができてから飴糖を入れ、火の上にかけて温めて飴糖を溶解する。もし産後の出血が過多になり、崩漏で内出血が止まらなくなる場合は、地黄六両と阿膠二両を加え、八味を合わせ、湯液ができてから阿膠を入れる。もし当帰がない場合は、川芎を代用する。もし生姜がない場合は、乾姜を代用する（案じるに、「内衄」を《千金》で「内竭」に作るのは、誤りである。《千金翼》では、本条と同じである。《諸病源候論》に「吐血には三種類がある。一つは内衄と言い、鼻衄のように出血する。ただ、鼻孔より出ず、あるいは数升を去り、斛に至る」と言うのがこれである。「もし生姜がない場合は」以下は、《千金》にはない）。

【本文】　［沈］　産後の体は病無しと雖も、血海は必ず虚す。若し中気充実すれば、気血虚すと雖も、能く回復し易し。或は後天は血を生じ血海を充たすこと能わざれば、則ち虚羸不足を見わす。但だ血海虚すれば、而ち経絡の虚は是れ言を待たず。気血利せざるに因りて瘀すれば、則ち腹中の刺痛止まず。衝任督帯の内虚すれば、則ち少腹の中急し、摩痛腰背に引く。脾胃の気虚すれば、則ち吸吸として少気し、食飲すること能わず。故に桂枝湯を用いて営衛を調和し、当帰を加えて補血の功多きに居るを欲す。若し大いに虚すれば、膠飴を加え脾胃を峻補して気血を生ず。若し去血過多、崩傷内衄なれば、乃ち血海の真陰大いに虧く。故に地黄、阿膠を加えて以て之を培う。方後に云う、「生姜無ければ、乾姜を以て之に代う」は、乃ち温補の中に兼ねて血薬を引いて血分に入り、血を生ず。其の義は、更に妙なり。

【通釈】　［沈］　産後の身体は病がないが、血海は必ず虚している。もし中気が充実している場合は、気血は虚すが、よく回復し易い。あるいは後天は血を生じ血海を充たすことができない場合は、羸痩が出現して不足が見われる。ただ、血海が虚す場合は、経絡の虚は言うまでもない。気血が通利しなくなって瘀滞する場合は、腹中の刺痛は停止しなくなる。衝脈、任脈、督脈、帯脈の

婦人産後病脈証治第二十一

内が虚す場合は、少腹の中が拘急し、微かな痛みが腰背に放散する。脾胃の気が虚す場合は、吸吸として息切れがし、食事を摂取できなくなる。そこで、桂枝湯を用いて営衛を調和し、当帰を加えて補血の効果が多いことを望む。もし大いに虚している場合は、膠飴を加えて脾胃を峻補し気血を生じる。もし失血が過多になり、崩漏で内出血が多くなる場合は、血海の真陰が大いに欠ける。そこで、地黄と阿膠を加えてこれを培う。方後に「生姜がなければ、乾姜をもってこれに代える」と言えば、温補の中に兼ねて血薬を引いて血分に入り、血を生じる。その義は、更に巧妙である。

【本文】　《張氏医通》に云う、「按ずるに、此れ即ち黄耆建中の変法なり。彼は黄耆を用い、以て外衛の陽を助け、此れは当帰を用い、以て内営の血を調う。両つながら移り易えざるの定法なり」と。

　《千金》の芍薬湯は、産後に腹少しく痛むを苦しむを治するの方。

　即ち、小建中湯に膠飴八両を用う。

【通釈】　《張氏医通》では、「按じるに、これは黄耆建中湯の変法である。彼は黄耆を用いて外衛の陽を助け、これは当帰を用いて内営の血を調える。ともに移り易えることのない定法である」と言う。

　《千金》の芍薬湯は、産後に腹部が少し痛むのを苦しむ場合を治療する処方。

　即ち、小建中湯に膠飴八両を用いる。

【解説】　本条文は、産後に出現する虚寒性の腹痛の治療法について論述している。

　産後の身体は病がないが、血海は必ず虚している。もし後天の脾胃が血を生じ血海を充盈できない場合は、羸痩が出現して気血が不足する。血海が虚し、気血が通利しなくなって瘀滞すると、経絡が虚すので、腹中は刺痛して止まらなくなる。脾胃の気が虚すと、息切れがし、食事を摂取できなくなる。あるいは衝脈、任脈、督脈、帯脈の気が内に虚すと、微かな痛みが腰背に放散する。そこで、《千金》内補当帰建中湯を与えてこれを治療する。

　《千金》内補当帰建中湯は、小建中湯に当帰を加えた処方である。方中の桂枝湯は営衛を調和し、当帰は補血する。もし大いに虚している場合は、膠飴を増量して脾胃を峻補し、気血を生じる。もし失血が過多になり、崩漏で内出血が多くなる場合は、地黄と阿膠を加えて気血を培う。

婦人雑病脈証并治第二十二

婦人雑病脈証并治第二十二
　論一首　脈証合十四条　方十六首
【原文】　婦人中風、七八日続来寒熱、発作有時、経水適断、此為熱入血室。
其血必結。故使如瘧状、発作有時。小柴胡湯主之。(1)
【本文】　婦人中風、七八日、続きて寒熱を来し、発作時有り、経水適また断
つは、此れ熱血室に入ると為す。其の血必ず結す。故に瘧状の如く、発作時有
らしむ。小柴胡湯之を主る（方は、《嘔吐》中に見わる。○「来」は、《傷寒
論・太陽下篇》は「得」に作る。「断」の下に「者」の字有り）。
【語釈】　○婦人中風、七八日、続きて寒熱を来し云々：李克光の説「婦人が
太陽中風証を患う場合は、元々悪寒がし、発熱し、汗が出るなどの証がある。
ただ、七八日を経ると、上述した症状は既に消退した後であるが、また寒熱が
出現し、かつ発作は瘧状のように一定の時がある。そこで、「続きて寒熱を来
し、発作時有り」と言う。患者が偶々経期に会い、経行が突然中断するのは、
表邪が経行の虚に乗じて血室に侵入し、熱と血と打ち合い、経血は蓄結して行
らなくなるからであることが解る。即ち、これを「熱入血室」と言う。これに
よって血室は内は肝に隷属する。肝と胆は表裏の関係にあり、胆が肝邪を受け、
邪正が分かれて争う。そこで、往来寒熱し、発作が瘧のように一定の時がある
少陽証が見われる。なお熱邪が始めて血室に結んだ状態にあり、正気が駆邪し
て外に出る勢いがある。そこで、小柴胡湯をもって枢機を和利し、邪を少陽よ
り枢を転じて外に出す。この処方は、既に少陽を和解して表にある瘧のような
寒熱を除くことができ、また血室の邪熱を散じることができ、熱邪が解される
と血結は自然に行り、その病は治癒する」《金匱要略譯釋》
【通釈】　婦人が太陽中風証に罹患し、既に七八日が経過し、続いて悪寒発熱
の症状が出現し、しかも発作が一定の時間帯に起こり、月経が偶々停止する場
合は、邪熱が血室に入っている。邪熱は必ず経血と互結し、月経は停止する。
そこで、瘧疾に罹患した時のように悪寒発熱の発作が一定の時間帯に出現する。
この場合は、小柴胡湯がこれを主治する（処方は、《嘔吐噦下利病篇》の第15
条に記載されている。○「来」の字は、《傷寒論・太陽下篇》では「得」の字
に作る。「断」の字の下に「者」の字がある）。
【本文】　　［程］　婦人の傷寒中風の六経の伝変の治例は、男子と法を同じく
す。唯だ経水適ま来り適ま断ち、熱血室に入るは、夫れ胎前産後、崩漏帯下と
則ち治は殊なり有るなり。婦人の経行の際は、血弱く気尽くるの時に当たり、

邪気因りて血室に入り、正気と相い搏てば、則ち経は之断を為し、血之結を為すなり。血結べば、則ち邪正分争し、往来寒熱し、休作に時有り。小柴胡湯を与えて表裏を解して血室の邪熱を散ず。

　　［尤］　仲景、単に小柴胡湯を用いて血薬の一味も雑じえず。意は、熱邪解すれば而ち乍ち結ぶの血自ら行るを謂うのみ（《傷寒論輯義・太陽中篇》に詳らかにす。以下の二条は同じ）。

【通釈】　［程］　婦人の傷寒や中風で、六経に伝変する場合の治験例は、男子と方法が同じである。ただ、経水が偶々到来し、偶々断絶し、熱が血室に入るのは、かの産前、産後、崩漏、帯下とは治療法が異なる。婦人に月経が行る際は、血が弱く、気が尽きる時に当たり、邪気がこれによって血室に入り、正気と打ち合う場合は、月経は断絶し、血は結ぶ。血が結ぶ場合は、邪気と正気が分かれて争い、往来寒熱が出現し、発作に一定の時間帯がある。小柴胡湯を与えて表裏を解し、血室の邪熱を散じる。

　　［尤］　仲景は単に小柴胡湯を用い、血薬の一味をも雑じえない。その意は、熱邪が解されると、忽ち結んだ血は自然に行ることを言うだけである（《傷寒論輯義・太陽中篇》に詳らかにしている。以下の二条は、同じである）。

【本文】　許氏の《本事方》の小柴胡加地黄湯は、婦人の室女、傷寒にて発熱し、或は寒熱を発し、経水適ま来り、或は適ま断じ、昼は則ち明了なるも、夜は則ち譫語し、鬼状を見わすが如きを治し、亦産後の悪露方に来り、忽ち爾の断絶するを治す。

　　即ち、小柴胡湯に於いて生乾地黄を加う。

　辛亥の中、毘陵に寓居するに、王仲礼の其の妹、傷寒を病み、寒熱を発し、夜に遇えば則ち鬼物の憑く所有るが如く、六七日忽ち昏塞し、涎の響き鋸を引くが如く、牙関緊急し、瞑目して人を知らず。疾の勢い極めて危うし。予を召して視る。予曰く、「病を得るの初め、曾て月経来るに値うや否や」と。其の家云う、「月経方に来り、病作りて経遂に止む。一二日を得て寒熱を発し、昼は静かと雖も、夜は則ち鬼の祟り有り、昨日従り来り、涎生じて人事を省みず」と。予曰く、「此れ、熱血室に入るの証なり。仲景云う、「婦人の中風、発熱悪寒し、経水適ま来り、昼は則ち明了なるも、暮れば則ち譫語し、鬼状を見わすが如く、発作時有り、此れ熱血室に入ると名づく」と。医者は暁らず、剛剤を以て之に与え、遂に胸膈利せず、涎上脘に潮し、喘急し息高く、昏冒して人を知らざるを致す。当に先ず其の涎を化し、後其の熱を除くべし」と。予

婦人雑病脈証并治第二十二

急ぎて一呷散を以て之を授く。両時の頃、涎下り睡を得、人事を省みる。次ぎに授くるに小柴胡加地黄湯を以て三服にして熱除かれ、汗せずして自ら解す（一呷散は、大天南星の一味、臘の辰の日を選びて製す。詳らかに本書に見わる）。

【語釈】　○室女：嫁にいっていない娘。　○寓居：仮の住まい。　○昏塞：昏は、くらむ。塞は、ふさぐ。　○牙関緊急：口噤。　○瞑目：目を閉じる。　○昏冒：気絶する。　○両時：四時間。　○臘：年の暮れ。

【通釈】　許氏の《本事方》の小柴胡加地黄湯は、嫁にいっていない女性が傷寒に罹患して発熱し、あるいは寒熱を発生し、月経が偶々到来し、あるいは偶々途絶え、昼は精神は明瞭であるが、夜は譫語が出現し、鬼の性状のようになる場合を治療し、また産後の悪露がまさに到来し、忽ちそれが断絶する場合を治療する。

即ち、小柴胡湯に生乾地黄を加える。

辛亥の年に毘陵に仮住まいしていたが、王仲礼の妹が傷寒を病み、寒熱を発生し、夜に遇うと鬼が憑いたようになり、六七日目に忽ち意識が昏んで塞がり、涎の響きはのこぎりを引くようになり、口噤し、目を閉じて人を識別できなくなった。疾患の勢いは、極めて危険になった。私を招聘させ、私は患者を視た。私は、「病を得た初めに、かつて月経が到来したかどうか」と質問した。その家人は、「月経がまさに到来して病が発生し、月経は遂に停止した。一二日を経て寒熱を発生し、昼は静かであるが、夜は鬼の祟りがあり、昨日より涎を生じて人事を省みなくなった」と答えた。私は、「これは、熱が血室に入る証である。仲景は、「婦人が中風に罹患し、発熱と悪寒が出現し、月経が偶々到来し、昼は精神は明瞭であるが、暮れると譫語が出現し、鬼の性状のようになり、発作に一定の時間帯がある場合は、熱が血室に入ると名づける」と言う。医者は病の原因が解らず、剛剤を用いてこれに与えると、遂に胸膈は通利せず、涎が上脘部に溢れ、気喘が出現して呼吸は急迫し、息は高くなり、気絶して人を識別できなくなる。先ずその涎を除き、その後にその熱を除くべきである」と言った。私は急いで一呷散をもってこれを授けた。四時間が経過した頃、涎が下り、眠ることができ、意識が回復した。次ぎに授けるに小柴胡加地黄湯をもって三回服用させると、熱は除かれ、汗は出ずに病は自然に解された（一呷散は、大きな天南星の一味を年の暮れの辰の日を選んで精製する。詳らかに本書に見われている）。

- 1111 -

【解説】　本条文は、瘧状の寒熱発作を伴う熱入血室証の症状と治療法について論述している。

　婦人が太陽中風証に罹患し、月経が偶々到来すると、血が弱く、気が尽きる時に当たるので、邪は血室に入る。邪気と正気が分かれて争うと、往来寒熱が出現し、発作に一定の時間帯があり、月経は断絶して血は結ぶ。本証の治療は、小柴胡湯を与えて表裏を解し、血室の邪熱を散じる。

【原文】　婦人傷寒発熱、経水適来、晝日明了、暮則譫語、如見鬼状者、此為熱入血室。治之無犯胃気及上二焦、必自愈。(2)

【本文】　婦人傷寒、発熱し、経水適ま来り、晝日は明了なるも、暮れば則ち譫語し、鬼状を見わすが如き者は、此れ熱血室に入ると為す。之を治するに胃気及び上の二焦を犯すこと無ければ、必ず自ら愈ゆ（《脈経》の注に、「二焦の字は疑わし」と）。

【語釈】　○婦人傷寒、発熱し、経水適ま来り云々：陳紀藩の説「これは、経水が偶々到来し、熱が血室に入る証候と治療法を論述している。婦人が外感で発熱し、偶々経水が来潮し、血室が空虚になる時は、外邪は遂に化熱し、乗じて胞宮に侵入する。血は陰に属し、夜と暮れはまた陰に属し、気は陽に属し、昼日はまた陽に属している。今熱が胞宮の血室に入り、内は血分を乱す。そこで、日中は精神は清らかであるが、黄昏以後は精神は清らかでなく、譫語し、妄りに見る所がある。そこで、これを「熱入血室」証とする。しかし、熱が陽明に結ぶのでもなく、また痰が心竅を蒙蔽するのでもなく、更に表邪がいまだ解されていないのでもない。そこで、攻下、あるいは涌吐、あるいは発汗などの諸々の方法を誤用すべきでなく、これによって上焦の気を乱して動かし、あるいは胃気を損傷することから免れる。そしてその下焦の血室を治療すべきである」陳紀藩主編《金匱要略》

【通釈】　婦人が太陽傷寒証に罹患し、発熱が出現し、月経が偶々到来し、昼間は精神は正常ではっきりしているが、夕方になると譫語が出現し、精神が昏んで錯乱状態になる場合は、邪熱が血室に入っている。本証を治療する場合に胃気や上焦と中焦を損傷しなければ、病は必ず自然に治癒する（《脈経》の注では、「二焦の字は疑わしい」とある）。

【本文】　［程］　傷寒、発熱し、又経水適ま来るの時に値えば、則ち寒邪虚に乗じて入りて血室に搏つ。夫れ邪陽を去り陰に入れば、則ち昼日明了にして

- 1112 -

陰其の邪を被る。故に暮れれば則ち譫語し、鬼状を見わすが如きなり。無なる
者は、禁止の辞なり。胃気を犯し下を禁ずるを以て言うなり。上の二焦は、汗
と吐を禁ずるを以て言うなり。今邪血室の中に在れば、則ち汗吐下の宜しき所
に非ず。上の章は、往来寒熱の瘧の如きを以ての故に小柴胡を用いて以て其の
邪を解す。下の章は、胸脇の下満つること結胸状の如きを以ての故に期門を刺
して以て其の実を瀉す。此の章は、則ち上下の二証無く、其の経行り血去り、
邪熱以て血に随いて出づるを得て解するを待つに似たるなり。

【通釈】　［程］　傷寒に罹患し、発熱し、また月経が偶々到来する時に値う
場合は、寒邪は虚に乗じて入って血室に搏つ。そもそも邪が陽を去り、陰に入
る場合は、昼間は精神は明瞭であり、陰がその邪を被る。そこで、暮れる場合
は譫語が出現し、鬼の性状を見わすようになる。「無ければ」は、禁止の辞で
ある。胃気を犯し、下法を禁止することをもって言う。上の二焦は、汗法と吐
法を禁止することをもって言う。今邪が血室の中にある場合は、汗法、吐法、
下法が好ましい所でない。上の章は、往来寒熱が瘧疾のようであるので、小柴
胡湯を用いてその邪を解する。下の章は、胸脇の下が脹満して結胸証の性状の
ようであるので、期門を針刺してその実を瀉す。この章は、上下の二証がなく、
その月経が行り、血が去り、邪熱が血に随って出て、病が解されるのを待つよ
うである。

【解説】　本条文は、熱入血室証の弁証と治療の禁忌について論述している。
　婦人が太陽傷寒証に罹患すると、発熱が出現する。偶々月経が到来すると、
寒邪はその虚に乗じて血室に入り、熱入血室証が発生する。本証では、邪が陽
を去り、陰に入るので、精神は昼間は明瞭であるが、陰が邪を被るので、暮れ
ると譫語が出現し、鬼の性状を見わすようになる。「無ければ」は、禁止の辞
を言う。胃気を犯すのは、下法を使用することを指す。また、上の二焦を犯す
のは、汗法と吐法を使用することを指す。即ち、本証は邪が血室の中にあるの
で、汗法、吐法、下法は使用すべきでない。本証では上下の二証がないので、
月経が行り、血が去り、邪熱が血に従って出ると、病は必ず自然に治癒する。

【原文】　婦人中風、発熱悪寒、経水適来。得七八日、熱除、脈遅、身涼和、
胸脇満、如結胸状、譫語者、此為熱入血室也。当刺期門。随其実而取之。(3)
【本文】　婦人中風、発熱悪寒し、経水適ま来る。七八日を得、熱除き、脈遅、
身涼和するも、胸脇満つること結胸状の如く、譫語する者は、此れ熱血室に入

ると為すなり。当に期門を刺すべし。其の実するに随いて之を取る（《太陽下篇》は、「得」の下に「之」の字有り）。

【語釈】　○婦人中風、発熱悪寒し、経水適ま来る云々：王廷富の説「この条は、表邪が内陥し、熱が血室に入る病変と治療法である。婦人が行経の際にあって風邪を外感し、七八日の久しい間を経ると、熱は除かれ、脈は静かになり、身体は涼しく調和するのは、表証が既に解されている象である。胸脇が脹満し、結胸の性状のようになり、譫語するなどの証が出現するのは、邪熱が虚に乗じて内陥し、瘀熱が血室に結んで引き起こす所である。その病理は、血室にあっては肝の主る所であり、肝脈は上は胸脇に連なり、下は血海に通じ、瘀熱が経脈を循って胸脇を上る。そこで、胸脇が脹満して結胸の性状になる。瘀熱が胞脈を循って上は心神を乱すので、譫語が出現する。これは、瘀熱が血室に結ぶ証である。そこで、治法は、期門を刺して肝経の実邪を瀉し、血室の瘀熱を除くべきである」《金匱要略指難》

【通釈】　婦人が太陽中風証に罹患し、発熱と悪寒が出現し、月経が偶々始まった。七八日目になり、発熱は消退し、脈は遅になり、身体は涼しくなったが、胸脇が脹満して結胸証のようになり、譫語が出現する場合は、邪熱が血室に入っている。この場合は、期門穴を針刺すべきである。邪が実している経脈の部位に瀉法を用いて治療する（《傷寒論・太陽下篇》では、「得」の字の下に「之」の字がある）。

【本文】　［程］　発熱悪寒すれば、則ち風邪表に在り、未だ裏に入らず。経水適ま来るに値い、七八日に至れば、則ち邪熱虚に乗じて内に入り、入れば則ち表証罷む。故に脈遅、身涼和するなり。胸脇なる者は、肝の部分なり。《霊枢経》に曰く、「厥陰は大敦に根ざし、玉英に結び、膻中に絡う」と。其の正経は、則ち脇肋に布く。肝は血を蔵するを以て、邪血室に入る。故に胸脇をして満せしめ、結胸状の如きなり。肝は魂を蔵す。熱陰に搏つ。故に譫語せしむるなり。期門なる者は、肝の募なり。之を刺して以て其の実を瀉す。

【語釈】　○厥陰は大敦に根ざし云々：出典は、《霊枢・根結》。全句は、「足厥陰の経脈は、足の大趾の外端の大敦穴に起こり、胸部の玉英に帰結し、下は膻中穴に絡う」の意。　○脇肋に布く：《霊枢・経脈》では、「肝足厥陰の脈は、大指叢毛の際に起こり、…脇肋に布く」とある。

【通釈】　［程］　発熱し悪寒がする場合は、風邪が表にあり、いまだ裏に入っていない。経水が偶々到来し、七八日に至ると、邪熱は虚に乗じて内に入り、

- 1114 -

入ると表証は停止する。そこで、脈は遅になり、身体は涼しくなって調和する。胸脇は、肝の部分である。《霊枢》では、「厥陰は、大敦穴に根ざし、玉英に結び、膻中を絡う」と言う。その正経は、脇肋に布散する。肝は血を藏し、邪は血室に入る。そこで、胸脇を脹満させ、結胸証の性状のようになる。肝は、魂を藏する。熱が陰に搏つ。そこで、譫語を出現させる。期門は、肝の募穴である。これを針刺してその実を瀉す。

【本文】　許氏の《本事方》に云う、「婦人、熱入血室証を患い、医者は識らず、血を補い気を調うるの薬を用い、涵養すること数日、遂に血結胸を成し、或は勤めて前薬を用う。予曰く、「小柴胡の用は已に遅く、行る可からざるなり。已むこと無くんば、則ち一有り。期門穴を刺せば、斯に可なり」と。予針すること能わず。針を善くする者を請いて之を治す。言の如くにして愈ゆ。或る者問いて曰く、「熱血室に入るに、何為れぞ結胸を成すや」と。予曰く、「邪気伝えて経絡に入り、正気と相い搏ち、上下に流行す。或は経水適ま断つに遇い、邪気虚に乗じて血室に入り、血は邪の為に迫られ、上りて肝経に入り、肝は邪を受くれば、則ち譫語して鬼を見わす。復た膻中に入れば、則ち血胸に結ぶなり。何を以て之を言うや。婦人の平居は、水は当に木を養うべく、血は当に肝を養うべきなり。未だ孕を受けざるに方たりては、則ち下行して以て月水と為る。既に妊娠すれば、則ち中は之を蓄わえて以て胎を養う。已に産するに及びては、則ち上は之を壅ぎて以て乳と為る。皆血なり。今邪は血を逐い、併せて肝経に帰し、膻中に聚まり、乳の下に結ぶ。故に手もて之を触るれば、則ち痛む。湯剤の及ぶ可きに非ず。故に当に期門を刺すべきなり。《活人書》の海蛤散は、血結胸を治すと（海蛤、滑石、甘草各一両、芒消半匆。右末と為し、毎服二銭、鶏子清もて調え下す）」と。

【語釈】　○涵養：うるおし養う。　　○平居：普段。常日頃。　　○血結胸：邪熱と血が胸脘に結集して起こる。傷寒の陽証で、衄血を吐出できず、上焦にたまる病証を指す。　　○鶏子清：卵の白味。

【通釈】　許氏の《本事方》では、「婦人が熱入血室証に罹患し、医者は病証を識らず、血を補い気を調える薬を用い、数日間潤し養い、遂に血結胸を形成し、あるいは勤めて前の薬を用いた。私は、「小柴胡湯の使用は既に遅く、投与すべきでない。やむを得ない場合は、一つの方法がある。期門穴を針刺すると、可能である」と言った。私は、針をすることができなかった。そこで、針に熟練した者を要請してこれを治療した。言った通りに病は治癒した。ある人

が質問し、「熱が血室に入る場合に、どうして結胸証を形成するのであろうか」と言った。私は、「邪気が伝わって経絡に入り、正気と打ち合うと、上下に流行する。あるいは経水が偶々途絶える時に遇うと、邪気は虚に乗じて血室に入り、血は邪のために迫られ、上って肝経に入り、肝が邪を受ける場合は、譫語が出現して鬼が見われる。邪がまた膻中に入る場合は、血が胸に結ぶ。どうしてこのように言うのであろうか。婦人の常日頃は、水は木を養うべきであり、血は肝を養うべきである。いまだ妊娠していない場合は、下行して経血になる。既に妊娠している場合は、中はこれを蓄わえて胎児を養う。既に出産するに及んでは、上はこれを塞いで乳となる。いずれも血である。今邪は血を逐い、併せて肝経に帰り、膻中に集まり、乳の下に結ぶ。そこで、手でこれを触れる場合は、痛む。湯剤が及ぶことのできるものではない。そこで、期門を刺すべきである。《活人書》の海蛤散は、血結胸を治療する（海蛤、滑石、甘草を各々一両、芒消を半夕用いる。右の品を粉末にし、毎回二銭を服用し、鶏卵の白味で調えて呑み込む）」と言った」と言う。

【解説】　本条文は、熱入血室で瘀熱が肝経を乱す証候と治療法について論述している。

　婦人が太陽中風証に罹患し、発熱し、悪寒がする場合は、風邪は表にあり、裏にはない。月経が偶々到来し、七八日になると、邪熱が虚に乗じて内に入るので、熱は除かれ、脈は遅になり、身体は涼しくなって調和する。胸脇は肝の部分であり、足厥陰肝経は脇肋に布散する。肝は、血を藏する。邪が血室に入ると、胸脇は脹満して結胸証の性状のようになる。肝は、魂を藏する。邪が厥陰肝に入り、熱が陰を搏つと、譫語が出現する。本証は、熱入血室証である。本証の治療は、肝の募穴である期門を針刺し、肝経の実熱を瀉し、血室の瘀熱を散じる。

【原文】　陽明病、下血譫語者、此為熱入血室。但頭汗出、当刺期門。随其実而瀉之。濈然汗出者愈。（4）

【本文】　陽明病、下血、譫語する者は、此れ熱血室に入ると為す。但だ頭汗出づるは、当に期門を刺すべし。其の実に随って之を瀉す。濈然として汗出づる者は愈ゆ（《傷寒論輯義・陽明篇》に詳らかにす。「者」は、《太陽中篇》は「則」に作る）。

【語釈】　○陽明病、下血、譫語する者云々：呂志杰の説「本条は、陽明病で

- 1116 -

熱が血室に入る証候と治療法を論述している。上の三条が述べる所の熱入血室証は、いずれも経水が偶々到来し、偶々断絶するのと関係がある。本条は更に一歩進み、婦人が陽明病に罹患すると、裏熱が甚だ盛んになるので、経期に会わないが、熱邪もまた血室に陥入し、下血と譫語が出現するはずである。ただ、頭汗が出るなどは、裏熱が薫蒸し、迫血妄行する症状である。既に熱が血室に入っている場合は、治療上は上条の処理を参照し、期門を刺して実熱を瀉すべきである。熱が外より泄れる場合は、全身に汗が出て病は治癒する」《金匱雑病論治全書》

【通釈】　婦人が陽明病に罹患し、前陰から出血し、譫語が出現する場合は、邪熱が血室に入っている。ただ、頭部だけに汗が出る場合は、期門穴を針刺すべきである。その邪が実している部位に従って邪気を瀉す。病人の全身から汗が絶え間なく出る場合は、病は治癒する（《傷寒論輯義・陽明篇》に詳らかにしている。「者」の字は、《傷寒論・太陽中篇》では「則」の字に作る）。

【本文】　［尤］　陽明の熱は、気従りして血に之き、胞宮を襲う。即ち、下血して譫語するは、蓋し衝任の脈は陽明の経に並び、必ずしも経水の来るに乗じ、而る後に熱之に入るを得ず。故に彼は血去りて熱入ると為し、此れは熱入りて血下ると為すなり。但だ頭汗出づる者は、陽通じて閉陰に在ればなり。此れ陽明の熱と雖も、而れども伝わりて血室に入れば、則ち仍お肝家に属す。故に亦当に期門を刺して以て其の実するを瀉すべし。刺し已わり周身に漐然として汗出づれば、則ち陰の閉づる者は亦通ずるが故に愈ゆ。

【通釈】　［尤］　陽明の熱は、気より血に行き、子宮を襲う。即ち、下血して譫語する場合は、思うに衝任の脈は陽明の経に並んでいるので、必ずしも月経の到来に乗じ、その後に熱がこれに入るのではない。そこで、彼は血が去って熱が入るのであり、これは熱が入って血が下るのである。ただ、頭汗が出るのは、陽は通じているが、閉塞が陰にあるからである。これは陽明の熱であるが、伝わって血室に入る場合は、なお肝家に属している。そこで、また期門を針刺してそれが実する部位を瀉すべきである。針刺が終わり、全身に漐然として絶え間なく汗が出る場合は、陰の閉塞もまた通じるので、病は治癒する。

【解説】　本条文は、陽明熱入血室証の証候と治療法について論述している。

　　婦人が陽明病に罹患すると、陽明の邪熱は気分より血分に向かい、子宮を侵襲する。衝任の二脈は、陽明の経に並んで走行する。陽明の邪熱が子宮に入り、熱入血室証が発生すると、邪熱が血に迫るので、前陰から下血し、譫語が出現

する。陽分は通じているが、陰分が閉塞していると、ただ頭汗が出る。本証は陽明の邪熱が血室に入った状態にあるが、病態は厥陰肝に属しているので、治療は期門穴を針刺して実した部位を瀉す方法を採用する。期門穴を針刺し、全身から絶え間なく汗が出ると、陰分の閉塞が通じるので、病は治癒する。

【原文】　婦人咽中如有炙臠、半夏厚朴湯主之。(5)

【本文】　婦人咽中に炙臠有るが如きは、半夏厚朴湯之を主る（「臠」は、《脈経》は「腐」に作る）。

【語釈】　○婦人咽中に炙臠有るが如し云々：王廷富の説「この状は、気が欝し痰が咽に滞る証候と治療法である。本病の特徴は、咽の中に異物感を自覚し、阻碍されて快適でなく、これを呑むと下らず、これを吐くと出ないが、飲食は咽に呑み込むと阻まれることがなく、並びに疼痛の感じはない。その病因と病理は、多くは情志が不暢になり、抑欝されて不快になり、日が久しくなると気機が不利になり、気が欝滞する場合は津液は布散されず、集って痰を生じることにより、あるいは気が欝滞して舒びず、偶々客邪を感じると、痰が咽に滞って形成される。これは、肝木が肺を侮り、痰気が搏って結ぶ証である。そこで、理気祛痰、開結宣肺の方法を用いて主治する」《金匱要略指難》

【通釈】　婦人の咽の中に炙った肉が張り付いたように塞がった感じがする場合は、半夏厚朴湯がこれを主治する（「臠」の字は、《脈経》では「腐」の字に作る）。

【本文】　［尤］　此れ、痰を凝らし気を結び、咽嗌の間を阻塞す。《千金》の所謂「咽中帖帖として炙肉有るが如く、呑めども下らず、吐せども出でざる者」是れなり。

　　　　［鑑］　咽中炙臠有るが如しは、咽中痰涎有り、炙肉と同じなるが如く、之を喀けども出でず、之を嚥めども下らざる者を謂う。即ち、今の梅核気病なり。此の病は七情に於いて欝気涎を凝らして生ずるを得。故に半夏、厚朴、生姜を用い、辛以て散結し、苦以て降逆し、茯苓は半夏を佐け、以て飲を利して涎を行らせ、紫蘇は芳香にて以て欝気を通じ、気をして舒ばしめ涎をして去らしむれば、病自ら愈ゆ。此の証、男子も亦有り、独り婦人のみならざるなり。

【語釈】　○嗌：咽喉。　○帖帖：物の垂れ下がるさま。ついて離れないさま。

【通釈】　［尤］　これは、痰を凝らし気を結んで咽の間を阻んで塞いでいる。《千金》のいわゆる「咽中に炙った肉が張り付いたような感じがし、これを呑

婦人雑病脈証并治第二十二

み込もうとしても呑み込めず、吐こうとしても吐けない場合」がこれである。

　　[鑑]　咽中に炙った肉があるようであるのは、咽中に痰涎があって炙った肉と同じようになることであり、これを吐こうとしても出ず、これを呑み込もうとしても下らない場合を言う。即ち、今の梅核気の病である。この病は、七情で鬱滞した気が涎を凝結して生じる。そこで、半夏、厚朴、生姜を用い、辛で散結し、苦で降逆し、茯苓は半夏を佐け、飲を通利して涎を行らせ、紫蘇は芳香で鬱滞した気を通じ、気を舒ばし涎を除くと、病は自然に治癒する。この証は男子にもまたあり、独り婦人だけではない。

【本文】　《巣源》に云う、「炙肉臠の如き者は、此れ是れ胸膈に痰結び、気と相い搏ち、咽喉の間に逆上し、結び聚まり、状炙肉の臠の如きなり」と。

【語釈】　○臠：きりみ。

【本文】　《諸病源候論》では、「炙った肉のようになるのは、胸膈に痰が結び、気と打ち合って咽喉の間に逆上し、結んで集まり、性状は炙った肉の切り身のようになることである」と言う。

【本文】　半夏厚朴湯方（原註は、「《千金》に「胸満、心下堅く、咽中帖帖として炙肉有るが如く、之を吐せども出でず、之を呑めども下らず」に作る」と。○案ずるに、今本は、「肉」の下に「臠」の字有り）

　　半夏（一升）　厚朴（三両）　茯苓（四両。○趙は、「二両」に作る）　生姜（五両）　乾蘇葉（二両。○《千金》に云う、「一方に乾蘇葉、生姜無し」と）

　　右五味、水七升を以て、煮て四升を取り、分かち温め四服し、日に三たび、夜に一たび服す。

【語釈】　○半夏厚朴湯：聶恵民の説「本方は、開結散邪、調気化痰の方剤である。七情の鬱結により、気が滞り痰が凝り、咽喉に上逆し、これを喀出するが出ず、これを呑むが下らない。即ち、いわゆる梅核気である。そこで、半夏をもって降逆化痰し、厚朴は理気散結し、茯苓は健脾滲湿、祛痰下気し、生姜は通陽散結疏表し、蘇葉の辛香は調気散鬱する。鬱結が散じ、気が調って達すると、痰の凝滞は消える。そこで、梅核気を治療する主要な方剤となる」《経方方論薈要》

【通釈】　半夏厚朴湯方（原註では、「《千金》では、「胸満し、心下が堅くなり、咽中に炙った肉が張り付いたような感じがし、これを吐こうとしても吐けず、これを呑み込もうとしても飲み込めない」に作る」とある。○案じるに、

- 1119 -

今本では、「肉」の字の下に「爛」の字がある）

半夏（一升）　厚朴（三両）　茯苓（四両。〇趙本では、「二両」に作る）

生姜（五両）　乾蘇葉（二両。〇《千金》では、「ある処方では、乾蘇葉、生姜がない」と言う）

右の五味に水七升を用い、煮て四升を取り、四回に分けて温めて服用し、日に三回、夜に一回服用する。

【本文】　《聖恵方》の半夏散は、咽喉中に炙腐有るが如きを治す。

本方中に於いて、枳殻、訶梨勒皮を加う。

《王氏易簡》の四七湯は、喜怒悲恐驚の気、結びて痰涎を成し、状破れたる絮の如く、或は梅の核の如く、咽喉の間に在り、喀けども出でず、嚥めども下らざるを治す。此れ、七気の為す所なり。或は中脘痞満し、気舒快せず、或は涎の壅がり盛んに、上気喘急し、或は痰飲節に中るに因り、嘔吐し悪心するは、並びに宜しく之を服すべし（即ち、本方）。

又云う、「婦人の惰性執わる者は、寛ぎ解すること能わず、多くは七気の傷る所を被り、遂に気は胸膺を填むるを致し、或は梅核の如く、上は咽喉を塞ぎて甚だしき者は、満悶して絶せんと欲し、産婦は尤も多し。此の証、此の剤を服し、間々香附子の薬を以て久しく服すれば、効を取る。婦人の悪阻は、尤も宜しく之を服すべく、間々紅圓子を以てするは尤も効く。一に厚朴半夏湯と名づけ、一に大七気湯と名づく」と。

瑞竹堂経験方の四七湯は、婦人女子、小便順わざること甚だしき者、陰戸疼痛するを治す。

本方に於いて香附子、甘草を加え、煎じて琥珀末を加え、調え服す。

《仁斎直指》の桂枝四七湯は、風冷寒邪、心腹を搏ちて痛みを作すを治す。

本方に於いて桂枝湯を合し、枳殻、人参を加う。

又四七湯は、驚憂の気遏まり上りて喘するを治す（即ち、本方）。

又加減七気湯は、気鬱し嘔吐するを治す。

本方に於いて《千金》七気湯（桂枝、半夏、人参、甘草、大棗、生姜）を合し、紫蘇を去る。

又加味四七湯は、心気鬱滞するを治し、痰を豁き驚を散ず。

本方に於いて茯神、遠志、甘草、石菖、大棗を加う。

《三因》の七気湯は、喜怒憂思悲恐驚の七気鬱発し、五藏互いに相い刑剋するを致し、陰陽反って戻り、揮霍に変乱し、吐利交々作り、寒熱し眩暈し、痞

満し咽塞がるを治す。

　本方に於いて桂枝、芍薬、陳皮、人参、大棗を加う。

　《孫氏三呉医案》に云う、「張溪亭乃眷、喉中梗梗として肉有り、炙臠の如く、之を呑めども下らず、之を吐けども出でず、鼻塞がり、頭運り、常に啾啾として安らかならず、汗出づること雨の如く、心驚き胆怯え、敢えて門を出でず。稍風を見れば即ち遍身疼み、小腹時に疼み、小水淋瀝して痛み、脈は両寸皆短、両関滑大、右関は尤も指を搏つ。此れ、梅核気症なり。半夏四銭、厚朴一銭、紫蘇葉一銭伍分、茯苓一銭三分、姜三分を以て、水もて煎じて食後に服し、毎に此の湯を用い、調理して効多し」と。

【語釈】　○舒快：舒は、のびる。快は、こころよい。　○惰性：これまでの習慣、くせの続き。　○臆：胸に同じ。　○揮霍：はやいさま。　○梗：ふさがる。　○啾啾：泣く。

【通釈】　《聖恵方》の半夏散は、咽喉の中に炙った肉があるような場合を治療する。

　本方の中に枳殻、訶梨勒皮を加える。

　《王氏易簡》の四七湯は、喜怒悲恐驚の気が結んで痰涎を形成し、性状は破れた綿のようであり、あるいは梅の核のようであり、咽喉の間にあり、吐こうとするが出ず、呑み込もうとするが下らない場合を治療する。これは、七気が生じる所である。あるいは中脘部が痞えて脹満し、気が舒びて快くならず、あるいは涎の塞がりが盛んになり、気が上逆し、気喘が出現して急迫し、あるいは痰飲が節に中ることにより、嘔吐が出現し悪心がする場合は、並びにこれを服用すべきである（即ち、本方である）。

　また、「婦人の癖で物事にとらわれる者は、くつろいで解き放たれることができず、多くは七気に傷られ、遂に気は胸を埋め、あるいは梅の核のようになり、上は咽喉を塞いで甚だしい場合は、脹満し悶えて途絶えようとし、産婦は最も多い。この証は、この方剤を服用し、間々香附子の薬を用いて久しく服用すると、効果が得られる。婦人の悪阻は最もこれを服用すべきであり、間々紅圓子を用いると最も有効である。一つには厚朴半夏湯と名づけ、また一つには大七気湯と名づける」と言う。

　瑞竹堂経験方の四七湯は、婦人や女子で小便が順わずに甚だしくなり、外陰部に疼痛が出現する場合を治療する。

　本方に香附子と甘草を加え、煎じて琥珀末を加え、調えて服用する。

《仁斎直指》の桂枝四七湯は、風冷や寒邪が心腹部を搏ち、痛みを生じる場合を治療する。

　本方に桂枝湯を合わせ、枳殻、人参を加える。

　また、四七湯は、驚きや憂いの気が留まり上って気喘が出現する場合を治療する（即ち、本方である）。

　また、加減七気湯は、気が欝結して嘔吐する場合を治療する。

　本方に《千金》七気湯（桂枝、半夏、人参、甘草、大棗、生姜）を合わせ、紫蘇を除く。

　また、加味四七湯は、心気が欝滞する場合を治療し、痰を除き驚きを散じる。

　本方に茯神、遠志、甘草、石菖蒲、大棗を加える。

　《三因》の七気湯は、喜怒憂思悲恐驚の七気が欝滞して発し、五臓が互いに刑し、あるいは剋し、陰陽が反って戻り、すばやく変化して乱れ、嘔吐や下痢が交互に起こり、寒熱が出現し、眩暈がし、痞えて脹満し、咽が塞がる場合を治療する。

　本方に桂枝、芍薬、陳皮、人参、大棗を加える。

　《孫氏三呉医案》では、「張溪亭乃眷は、喉の中が塞がって肉があり、炙った切れ肉のようになり、これを呑み込もうとするが下らず、これを吐こうとするが出ず、鼻が塞がり、頭が運り、常に泣いて不安になり、汗が雨のように出て、心が驚き、胆が怯え、敢えて家の門を出なくなった。幾らか風を見ると直ちに全身が痛み、小腹部は時に痛み、尿は滴って痛み、脈は両側の寸部が皆短になり、両側の関部が滑大になり、右の関部が最も指を搏った。これは、梅核気の症である。半夏四銭、厚朴一銭、紫蘇葉一銭五分、茯苓一銭三分、生姜三分を用い、水で煎じて食後に服用し、常にこの湯液を用い、調理すると効果が多かった」と言う。

【解説】　本条文は、痰気欝結の症状と治療法について論述している。

　婦人に七情内傷が生じ、気が欝結して涎を凝結し、咽の間を阻んで塞ぐと、咽の中に炙った肉があるように感じ、これを吐こうとしても出ず、呑み込もうとしても下らなくなる。即ち、本証は、今の梅核気である。そこで、半夏厚朴湯を与えてこれを治療する。

　半夏厚朴湯は、半夏、厚朴、茯苓、生姜、蘇葉からなる。方中の半夏、厚朴、生姜は辛で散結し、苦で降逆し、茯苓は半夏を助けて飲を通利し涎を行らせ、蘇葉は芳香で欝滞した気を通じる。

婦人雑病脈証并治第二十二

【原文】　婦人藏躁、喜悲傷、欲哭、象如神霊所作、数欠伸、甘麦大棗湯主之。(6)

【本文】　婦人藏躁、喜しば悲傷し、哭せんと欲し、象神霊の作す所の如く、数しば欠伸するは、甘麦大棗湯之を主る。

【語釈】　○婦人藏躁云々：呂志杰の説「本条は、臟躁の証候と治療法を論述している。臟躁の発病の原因は、多くは情志が抑欝され、あるいは思慮が過度になり、心と脾が損傷を受け、臟陰が不足して形成される。患者の臨床の特徴は、常に容易に悲しんで泣きたくなり、かつ情志は抑欝され、情感は動き易くなり、心煩し不眠になるなどである。このような精神が常を失した症状は、条文が述べる所の「象神霊の作す所の如し」であり、甚だしい場合はあるいは癲癇様の痙攣発作が生じ、発作の後は精神は非常に疲れ、表現は「数しば欠伸す」などである。治療は、甘麦大棗湯を用いる。方中の三味の薬物はいずれも味甘性平であり、補脾益気、潤燥緩急する」《金匱雑病論治全書》

【通釈】　婦人が臟躁に罹患し、屢々悲しんで泣きたくなり、病状は神に取り憑かれたようであり、屢々あくびをする場合は、甘麦大棗湯がこれを主治する。

【本文】　［鑑］　藏は、心藏なり。心静かなれば、則ち神藏さる。若し七情の傷る所と為せば、則ち心は静を得ずして神躁がしく擾れ寧らかならざるなり。故に喜しば悲傷して哭せんと欲す。是れ神は情を主ること能わざるなり。象神霊の憑く所の如きは、是れ心は神明なること能わざるなり。即ち、今の失志癲狂の病なり。数しば欠伸するは、喝欠するなり。喝欠して頓に悶ゆるは、肝の病なり。母は、能く子をして実せしむ。故に証は及べり。

【語釈】　○喝：大きな声を出す。

【通釈】　［鑑］　臟は、心臓のことである。心が静かである場合は、神が藏される。もし七情の傷る所となる場合は、心は静かになれず、神が躁がしく乱れて安らかにならなくなる。そこで、屢々悲しんで泣きたくなる。これは、神が情を主ることができなくなる。象が神霊の憑く所のようになるのは、心が神を明らかにすることができなくなるからである。即ち、今の志を失う癲狂の病である。屢々欠伸をするのは、声を張り上げて欠をすることである。声を張り上げて欠をして遽かに悶えるのは、肝の病である。母は、よく子を実する。そこで、証はこれに及んでいる。

【本文】　案ずるに、沈、尤は藏を以て子宮と為すは、甚だ誤りなり。

- 1123 -

【通釈】　案じるに、沈氏と尤氏が臓を子宮とするのは、甚だ誤りである。

【本文】　甘草小麦大棗湯方（《三因》は、小麦湯と名づく。《袖珍》は、甘草湯と名づく）

　甘草（三両）　小麦（一升）　大棗（十枚）

　右三味、水六升を以て、煮て三升を取り、温め分かち三服す。亦脾気を補う（案ずるに、「温め分かち」を徐、沈、尤は「分かち温め」に作るは是なり）

【語釈】　○甘草小麦大棗湯：聶恵民の説「本方は、養心寧神、和中緩肝の方剤である。心が虚して肝が欝し、血が虚して神志が寧らかにならず、肝が欝して気機が不暢になるので、よく悲しみ泣きたくなる。方中は甘草をもって甘緩和中して肝の急を緩め、小麦は味甘微寒で心と肝を養って躁を止め、大棗は甘平で補中益気して津液を益し、ともに甘潤養陰、緩急寧神を発揮する」《経方方論薈要》。李克光の説「方中の三味は、皆性が平で味が甘であり、甘草、大棗は甘緩で補中緩急して止躁する。小麦は、甘潤で心肝を養い、心神を安らかにする。三味を相互に合わせると、ともに補脾養心、緩急止躁の効能があり、実に臓躁を治療する良剤に属し、脾を補うよい処方である」《金匱要略譯釋》

【通釈】　甘草小麦大棗湯方（《三因》では、小麦湯と名づける。《袖珍》では、甘草湯と名づける）

　甘草（三両）　小麦（一升）　大棗（十枚）

　右の三味に水六升を用い、煮て三升を取り、温めて三回に分けて服用する。また、脾気を補う（案じるに、「温めて分け」を徐本、沈本、尤本に「分けて温める」に作るのは、正しい）

【本文】　［程］　《内経》に曰く、「悲しめば則ち心系急す」と。甘草、大棗なる者は、甘以て諸々の急を緩むなり。小麦なる者は、穀の苦き者なり。《霊枢経》に曰く、「心病む者は、宜しく麦を食すべし」と。是れ穀は、先ず心に入る。

【語釈】　○悲しめば則ち心系急す：出典は、《素問・挙痛論》。　○心病む者云々：出典は、《霊枢・五味》。

【通釈】　［程］　《内経》では、「悲しむ場合は、心系が急迫する」と言う。甘草、大棗は、甘で諸々の急迫を緩める。小麦は、穀物の中では苦いものである。《霊枢》では、「心が病む場合は、麦を食べるべきである」と言う。このように穀物は、先ず心に入る。

【本文】　案ずるに、《素問》は小麦を以て心の穀と為す。《千金》に云う、

- 1124 -

婦人雑病脈証并治第二十二

「小麦は、心気を養う」と。本方の主る所は、正しく此に在り。而るに《金鑑》に云う、「方義未だ詳らかならず、必ず是れ訛錯ならん」と。此の説、大いに誤りなり。之を病者に験せば、始めて立方の妙を知るなり。

　許氏の《本事方》に云う、「郷里に一婦人有り、数しば欠す。故無くして悲しみ泣きて止まず。或るひと謂う、「之祟り有らん」と。祈り禳い、祷りを請いて備え至るも、終に応ぜず。予忽ち憶うに一証有りて云う、「婦人の藏躁云々」と。急ぎて薬を治せしめ、剤を尽して愈ゆ。古人は、病を識りて方を製し、種種の妙絶此くの如く、試みて而る後に知る」と。

　陳氏の《婦人良方》に云う、「郷の先生程虎卿の内人、妊娠四五箇月にして昼に遇えば則ち惨慼悲傷し、涙下り数しば欠し、憑く所有るが如し。医と巫兼ねて治するも、皆益無し。僕年十四、正しく斎中に在りて業を習い、此の証を説うを見る。而して程は元皇を省みるも、皇は計無し。僕遂に之を告ぐ。菅先生伯同じく説う、「先人曾て此の一証を説いて名づけて藏躁悲傷と曰う。大棗湯に非ざれば愈えず」と。虎卿、方を借りて之を看、甚だ証に対するを喜び、笑いて薬を治め、一投にして愈ゆ」と。

【語釈】　○訛錯：訛は、あやまる。錯は、間違える。　　○妙絶：絶妙。非常に優れる。　　○内人：妻やめかけ。　　○惨慼：いたみうれえる。　　○斎：学舎。

　○元皇：元は、頭。年長。おさ。皇は、亡くなった父母・祖先に対する敬称。

【通釈】　案じるに、《素問》では小麦をもって心の穀物とする。《千金》では、「小麦は、心気を養う」と言う。本方の主る所は、正しくここにある。ところが、《医宗金鑑》では、「処方の意義はいまだ詳らかでなく、必ずこれは誤りであろう」と言う。この説は、大いに誤りである。これを病人に試すと、始めて立方の妙味が解る。

　許氏の《本事方》では、「郷里に一人の婦人があり、屢々欠をした。原因もなく悲しみ、泣いて停止しなくなった。ある人は、「これは、祟りがあるだろう」と言った。祈って禳い、祷りを要請して備えたが、遂に応答しなかった。私は忽ち思ったが、ある証があって「婦人の藏躁云々」と言う。急いで薬を用意させ、一剤を飲み尽して病は治癒した。古人は病を識って処方を製するのであり、種々の絶妙な処方はこのようなものであって、試みた後にこれが解る」と言う。

　陳氏の《婦人良方》では、「郷里の先生の程虎卿の妻は妊娠四五か月であったが、昼に遇うと憂い悲しんで涙が下り、屢々欠をし、祟りの憑いた所がある

ようであった。医者と巫女で兼ねて治療したが、いずれも効果がなかった。私は年が十四歳で正しく学舎にあって医学を習っていたが、この証を言うのを見た。そして程先生は父親を省みたが、父親はどうしてよいのかが解らなかった。私は遂にこれを告げた。菅伯先生は同じく、「先人は、かつてこの一証を言い、名づけて藏躁悲傷と言う。大棗湯にでなければ、治癒しない」と言った。虎卿は処方集を借りてこれを看た後、甚だ証に対応することを喜び、笑いながら薬を作り、一たび投与して病は治癒した」と言う。

【解説】　本条文は、臓躁の症状と治療法について論述している。

　「藏躁」の「藏」は、心臓を指す。婦人が七情内傷で傷られると、心は静かになれず、神が躁がしく乱れ、不安になるので、屡々悲しんで泣きたくなる。心が神を明らかにすることができなくなると、病状は神霊が憑いたかのようになる。肝が病むと、屡々欠をする。本証の治療は、甘草小麦大棗湯を与えてこれを治療する。

　甘草小麦大棗湯は、甘草、小麦、大棗からなる。方中の甘草、大棗は、甘で諸々の急迫を緩める。小麦は苦で心に入り、心気を養う。

【原文】　婦人吐涎沫、医反下之、心下即痞。当先治其吐涎沫。小青龍湯主之。涎沫止、乃治痞。瀉心湯主之。(7)

【本文】　婦人涎沫を吐するに、医反って之を下し、心下即ち痞す。当に先ず其の涎沫を吐するを治すべし。小青龍湯之を主る。涎沫止めば、乃ち痞を治す。瀉心湯之を主る（「婦人」の下に、《千金》は「霍乱嘔逆」の二字有り。「瀉心湯」の上に、《千金》は「甘草」の二字有り）。

【語釈】　○婦人涎沫を吐す云々：王廷富の説「この条は、寒飲を誤下し痞を形成する場合の前後の治療法である。稀薄な涎沫を吐出する場合は、裏に水飲があり、外寒が誘発した状態に属するので、その治法は裏飲を温めて寒邪を散じるべきである。医者は下法を誤用し、中陽を損傷すると、寒飲が内陥して痞を形成する。もしなお咳が出て稀薄な涎沫を吐出し、あるいは気喘が出現し、あるいは悪寒がし、脈象が浮滑の場合は、内が飲、外が寒の証がなおある。温飲散寒の小青龍湯を用いて主治すべきである。外寒内飲がともに去るのを待ち、再び病状に基づいて瀉心湯を選んで用い、その痞を治療する」《金匱要略指難》。　○「霍乱嘔逆」の二字：「二字」は、「四字」の誤りである。あるいは「字」は、「句」の誤りである。

婦人雑病脈証并治第二十二

【通釈】　婦人が涎沫を吐出する病に罹患したが、医者が反って下法を用いて治療したので、心下痞が出現した。本証は、先ず涎沫の吐出を治療すべきである。この場合は、小青龍湯がこれを主治する。涎沫が停止した後は、更に心下痞を治療する。この場合は、瀉心湯がこれを主治する（「婦人」の字の下に、《千金》では「霍乱嘔逆」の四字がある。「瀉心湯」の上に、《千金》では「甘草」の二字がある）。

【本文】　［尤］　涎沫を吐するは、上焦に寒有るなり。温散を与えずして反って之を下せば、則ち寒内に入りて痞を成す。傷寒下すこと早きの例の如きなり。然して痞すと雖も、猶涎沫を吐すれば、則ち上寒未だ已まず。痞を治す可からず。当に先ず其の上寒を治し、而る後に其の中の痞を治すべし。亦傷寒の例の表解すれば乃ち痞を攻む可しの如きなり。

　　［魏］　瀉心湯は、《傷寒論》の中に在り、方為るや一ならず。亦当に《傷寒論》の中の痞証の諸条に合わせて之を参観して其の治法を求むべし。

【語釈】　〇参観：照らし合わせて観察する。

【通釈】　［尤］　涎沫を吐出するのは、上焦に寒がある。温散を与えずに反ってこれを下す場合は、寒が内に入って痞を形成する。傷寒で早く下す例のようなものである。そして痞証が出現するが、なお涎沫を吐出する場合は、上の寒はいまだ止んでいない。痞を治療すべきでない。先ずその上の寒を治療し、その後にその中の痞を治療すべきである。また、傷寒の例で「表が解される場合は、痞を攻めるべきである」のようなものである。

　　［魏］　瀉心湯は《傷寒論》の中にあり、処方は一つでない。また、《傷寒論》の中の痞証の諸条に合わせてこれを照らし合わせ、その治療法を求めるべきである。

【本文】　小青龍湯方（《肺癰》中に見わる）

【語釈】　〇肺癰：「痰飲」の誤りである。

【通釈】　小青龍湯方（処方は、《痰飲咳嗽病篇》の第23条に記載されている）

【本文】　瀉心湯方（《驚悸》中に見わる。〇案ずるに、《驚悸》の載す所は、即ち三黄瀉心湯なり。此れ、恐らくは然らず。《千金》に據れば、是れ甘草瀉心湯なり）

【通釈】　瀉心湯方（処方は、《驚悸吐衄下血胸満瘀血病篇》の第17条に記載されている。〇案じるに、《驚悸篇》の中に記載する所は、三黄瀉心湯である。

- 1127 -

これは、恐らくはそうではない。《千金》によれば、これは甘草瀉心湯である）

【解説】　本条文は、上焦に寒飲がある婦人を誤下したために痞証が発生する場合の二種類の治療法について論述している。

　婦人が涎沫を吐出する場合は、上焦に寒がある。本証は温散の品を与えるべきであるが、反ってこれを攻下すると、寒が中に入って痞証を形成する。もし痞証が出現し、なお涎沫を吐出する場合は、上焦の寒はまだ止んでいないので、先ず上焦の寒を治療すべきである。本証は、先ず小青龍湯を与えてこれを治療する。小青龍湯を服用し、涎沫が停止する場合は、その後に瀉心湯を与えて中焦の痞証を治療すべきである。瀉心湯は《傷寒論》の中では一種類ではないので、《傷寒論》の中の痞証の条文を参照してその治療法を求めるべきである。

【原文】　婦人之病、因虚、積冷、結気、為諸経水断絶、至有歴年、血寒積結、胞門寒傷、経絡凝堅。在上嘔吐涎唾、久成肺癰、形体損分。在中盤結、繞臍寒疝。或両脇疼痛、与藏相連。或結熱中、痛在関元、脈数無瘡、肌若魚鱗。時着男子、非止女身。在下未多、経候不匀。令陰掣痛、少腹悪寒。或引腰脊、下根気街、気衝急痛、膝脛疼煩、奄忽眩冒、状如厥癲。或有憂惨、悲傷多嗔、此皆帯下、非有鬼神。久則羸痩、脈虚多寒。三十六病、千変万端。審脈陰陽、虚実緊弦、行其針薬、治危得安。其雖同病、脈各異源。子当辨記。勿謂不然。(8)

【本文】　婦人の病は、虚、積冷、結気に因りて、諸々の経水断絶を為し、歴年有るに至りて、血寒え積結し、胞門寒に傷られ、経絡凝堅す。上に在れば、嘔吐涎唾し、久しくして肺癰を成し、形体損分す。中に在りて盤結すれば、臍を繞りて寒疝す。或は両脇疼痛し、藏と相い連なる。或は中に結熱すれば、痛み関元に在り、脈数なるも瘡無く、肌魚鱗の如し。時に男子に着き、止女身のみに非ず。下に在れば未だ多からず、経候匀わず。陰をして掣痛せしめ、少腹悪寒す。或は腰脊に引き、下は気街に根ざし、気衝急痛、膝脛疼煩し、奄忽として眩冒し、状厥癲の如し。或は憂惨、悲傷多く嗔ること有るは、此れ皆帯下にして、鬼神有るに非ず。久しければ則ち羸痩し、脈虚して寒多し。三十六病は、千変万端す。脈の陰陽、虚実、緊弦を審かにして、其の針薬を行なわば、危きを治し安きを得ん。其れ病を同じくすと雖も、脈は各々源を異にす。子当に辨記すべし。然らずと謂うこと勿れ（徐云う、「未だ多からず」の「未」の字は、疑うらくは誤りなり」と。程、尤は、「来ること多し」に作る。程云う、

－ 1128 －

婦人雑病脈証并治第二十二

「崩帯の属を謂う」と。《金鑑》も亦「来ること多し」に作り、云う「「来」の字は、当に是れ「未」の字なるべし。本条は、皆経水断絶の病なり。若し来ること多きに係れば、則ち上文と合せず。是れ伝写の訛りなり」と。案ずるに、《金鑑》を撰する者は、何ぞ之を正脈等の本に考えざる。疑う可し。沈、魏は、並びに原文に仍る。「令陰」を趙本に「冷陰」に作るは、非なり）。

【語釈】　○婦人の病は、虚、積冷、結気に因り云々：王廷富の説「本条では、主要な点が三つある。第一は、婦人科の疾病の病因と病理の変化を論述する。第二は、上焦と中焦の病変は男女に共有する。第三は、弁証論治の重要性である。以上の三点が本篇の総綱である。…下焦の病変に至っては、また多くは婦人にある所である。もし肝腎の精血が不足し、衝脈の血の栄養が乏しくなると、月経は著しく少なくなる。経血が調うのか調わないのかは、主に気機にある。もし肝気が不調である場合は、月経もまた調和せず、月経は周期を違える。正しく肝気が失調し、腎精が不足することにより、子宮を養うのが不足し、瘀熱が阻滞し、あるいは気が滞り寒が凝る。そこで、前陰は引き攣れて痛む。少腹の悪寒は、また腎陽が不足し、温煦の力が減弱することによって引き起こされる。気街は気衝であり、衝脈がこれより始まり、任脈と督脈と同じく会陰に会する。督脈は、背骨の裏を循る。衝脈に病がある。そこで、気は衝き急に痛み、痛みは気街に根ざし、牽引して腰と背とまた痛む。同時に衝任が既に病むと、肝腎は首めにその衝に当たる。腎が骨を主るのに不足し、肝が筋を主るのに不足し、筋骨が不利になる。そこで、膝や脛が痛んで煩わしくなる。突然眩暈がし、性状が厥癲のようになるのは、病理より論じると、既に下焦に陽虚があり、陰寒が痰飲を挟んで上は清陽を犯して引き起こされ、また水が木を涵せず、肝陽が上を乱して形成される。もし肝気が抑欝し、心を養うのに不足し、心脾の気が虚す場合は、憂い、悲しみ、惨めになる。肝木が肺を侮り、肺が虚して魄が怯える。そこで、屢々悲しみに傷られるのは、肝欝に基づく。そこで、既に悲しみに傷られ、また怒りを発する。ただ、以上の病証は、いずれも帯脈以下の婦人科の疾病であり、鬼神が祟りを生じるのではない」《金匱要略指難》

【通釈】　婦人に出現する種々の病は、常に気血両虚、長期に渡る冷えの停滞、気機の欝結によって引き起こされ、これが原因となって各種の閉経を発生し、また病が慢性に経過すると、血分が寒え、冷えが停滞し、気機が欝結して気滞血瘀が生じ、子宮は寒邪に傷られ、経絡は瘀滞して通じなくなる。病が上焦にある場合は、胸部の肺が邪を感受し、口より涎沫を吐出し、慢性に経過すると

- 1129 -

寒邪は化熱して肺癰を形成し、身体は著しく痩せ衰える。病が中焦に居座る場合は、肝と脾が邪を感受し、臍の周囲に疼痛が出現する寒疝になる。あるいは両脇に疼痛が出現し、痛みは肝の部位に放散する。あるいは邪が化熱して中焦に停滞する場合は、疼痛は臍下の関元穴にあり、脈は数になるが、瘡瘍はなく、ただ肌膚は熱によって灼傷されて魚の鱗のようになる。以上の証候は、時に男子にも出現し、ただ女子だけに出現するのではない。病が下焦にある場合は、肝と腎が邪を感受し、月経量は減少し、月経の周期は一定しなくなる。前陰に引き攣るような痛みが出現し、少腹は冷える。あるいは疼痛は腰や背骨に放散し、疼痛の大本は気街穴に起こり、この部位より気の上衝に類似した急激な疼痛が出現し、痛みは膝や脛に放散して煩わしくなり、甚だしい場合は、突然眩暈が出現して昏厥あるいは癲狂のようになる。あるいは憂い、悲しみ、屡々激怒するのは、いずれも婦人に出現する雑病であり、鬼神の祟りではない。病が慢性に持続すると、身体は痩せ衰え、脈は虚弱になり、寒えが多くなる。総じて言えば、婦人に出現する三十六種類の雑病は、著しく変化するものである。病を診断する場合は、脈の陰陽、虚実、緊弦等の情況を審かに弁別し、診断を確定した後に針刺療法、あるいは薬物療法を行うと、重篤な病も治療によって軽快させることが可能である。ただ、注意しなければならない点は、病状は同じであっても、脈象は原因によって異なることである。あなたは、この点をはっきりと弁えて記憶しておかねばならない。この道理に根拠がないと見なしてはならない（徐氏は、「「未だ多くない」の「未」の字は、恐らくは誤りである」と言う。程本、尤本では、「来ることが多い」に作る。程氏は、「崩漏、帯下の属を言う」と言う。《医宗金鑑》もまた「来ることが多い」に作り、「「来」の字は、「未」の字であるはずである。本条は、いずれも経水が断絶する病である。もし来ることが多いのに関係する場合は、上文と合致しない。これは、伝写の誤りである」と言う。案じるに、《医宗金鑑》を編集する者は、どうしてこれを正脈などの本に考えないのであろうか。疑うべきである。沈本、魏本では、並びに原文による。「令陰」を趙本に「冷陰」に作るのは、誤りである）。

【本文】　［鑑］　此の条、婦人の諸病の綱領と為す。其の病の男子と異なる所以の者は、其れ月経有るを以てなり。其の月経にて病を致すの根源は、則ち多くは虚損、積冷、結気に因るなり。三者一たび感ずる所有れば、皆能く経水をして断絶せしむ。歴年有るに至り、寒胞門に積み以て血凝り気結びて行らざ

婦人雑病脈証并治第二十二

るを致す者は、先哲云う、「女子は経の調うを以て無病と為す。若し経調わざれば、則ち変病百出す」と。以下は、皆三者経を阻むの変病を言う。其の変病の同じならざるは、各々其の人の藏府経絡、寒熱虚実の異なりに因るなり。如し寒は外は経絡を傷り、其の人上焦素寒ゆれば、則ち凝堅は上に在り。故に上焦の胸と肺は病を受くるなり。形寒え肺を傷れば、則ち気滞り飲を阻む。故に嘔吐涎唾なり。若し其の人の上焦素熱し、寒は其の化を同じくし、久しければ則ち熱を成し、熱は其の肺を傷る。故に肺癰を成して形体損じ痩するなり。若し其の人の中焦素寒ゆれば、則ち中に在りて盤結す。故に臍を繞りて疝痛するなり。或は両脇疼痛するは、是れ中焦の部は肝臓に連なり及ぶが故なり。或は其の人の中焦素熱すれば、則ち寒疝を病まずして病は熱を中に結ぶ。中熱するが故に寒疝を為すこと能わずして臍を繞るの痛み仍お関元に在るなり。其の人の脈数なれば、当に瘡を生ずべし。若し瘡無ければ、則ち熱は必ず陰を灼き、皮膚は潤いを失う。故に肌粗く魚鱗の若きなり。然れども此れ嘔吐涎唾、寒疝疼痛、肌魚鱗等の病の若きは、亦時に男子に著き、止女子の病に非ざるなり。下に在れば未だ多からざるは、経候匀わずして血多く下らざるを謂うなり。邪は胞中を侵すは、乃ち下焦の部なり。故に病は陰中掣痛し、少腹悪寒するなり。或は痛み腰脊に引き、下は気街に根ざして急痛し、腰膝煩疼するは、皆胞中の衝任病を為すは、必ず然る所以なり。或は痛み極まり奄忽として眩冒し、状厥癲の如きは、亦痛み甚だしきの常の状なり。若し其の人或は憂惨、悲傷、多く嗔るの遇うこと有りて此の眩冒、厥癲の証を見わすは、実は鬼神有るに非ざるなり。凡そ此れ胞中の衝任の血病にして皆能く帯を病む。故に諺に曰く、「十女に九は帯なり」と。然れども帯下の病久しければ、津液必ず傷れ、形必ず羸痩す。其の脈を診て、其の寒多きを審らかにすれば、豈止病は此の三十六病のみならんや。而ち千変万端す。千変万端すと雖も、然れども脈の陰陽、虚実、緊弦を審らかにして病とともに参究し、其の針薬を行えば、危きを治し安きを得るなり。其れ病は同じと雖も、脈は同じならざる者有れば、則ち当に詳らかに審弁を加うべし。故に曰く、「子当に弁記すべし。然らずと謂うこと勿きなり」と。

　　［尤］　甚だしければ則ち奄忽として眩冒し、状厥癲の如く、所謂「陰病」なる者は、下行極まりて上るなり。或は憂惨、悲嗔し、状鬼神の如き者有るは、病陰に在れば、則ち怒ること多く、及び悲愁して楽しまざるなり。而ち、之を総じて「此れ皆帯下」と曰う。帯下なる者は、帯脈の下にして、古人は経脈を

列して病と為す。凡そ三十六種は、皆之を帯下病と謂う。今人の所謂「赤白帯下」に非ざるなり。三十六病なる者は、十二癥、九痛、七害、五傷、三痼なり。

【語釈】　○参究：較べ合わせて研究する。　○審弁：審は、つまびらかにする。明らかにする。弁は、分別する。明らかにする。わける。　○悲愁：悲しみうれえる。

【通釈】　［鑑］　この条は、婦人の諸病の綱領である。その病が男子と異なる理由は、月経があるからである。月経で病を生じる根源は、多くは虚損、積冷、結気による。三者が一たび感じる所があれば、いずれもよく月経を断絶させる。長年に渡り、寒が胞門に積み、これによって血が凝り気が結んで行らなくなる場合は、先哲は「女子は、月経が調う場合を無病とする。もし月経が調わない場合は、変病が百出する」と言う。以下は、いずれも三者が月経を阻む変病を言う。その変病が同じでないのは、各々その人の臓腑、経絡、寒熱、虚実の異なりによる。もし寒が外は経絡を傷り、その人の上焦が元々寒えている場合は、凝って堅くなるのは上にある。そこで、上焦の胸と肺が病を受ける。形が寒え、肺を傷る場合は、気が滞って飲を阻む。そこで、涎や唾液を嘔吐する。もしその人の上焦が元々熱く、寒がその化を同じくし、久しくなる場合は熱を形成し、熱がその肺を傷る。そこで、肺癰を形成し、形体は損傷されて痩せる。もしその人の中焦が元々寒えている場合は、中にあって盤結する。そこで、臍を繞って疝痛が出現する。あるいは両脇に疼痛が出現するのは、中焦の部分は肝臓に連なって及ぶからである。あるいはその人の中焦が元々熱している場合は、寒疝を病まず、病は熱を中に結ぶ。中が熱するので、寒疝を生じることができず、臍を繞る痛みはなお関元にある。その人の脈が数である場合は、瘡を生じるはずである。もし瘡がない場合は、熱は必ず陰を灼き、皮膚は潤いを失う。そこで、肌は粗くなり魚の鱗のようになる。しかし、これら涎や唾液の嘔吐、寒疝による疼痛、肌が魚鱗状になるなどの病のようなものは、また時に男子にも現われ、女子の病だけではない。「下にあると、いまだ多くない」のは、月経が調わず、血が多く下らないことを言う。邪が胞中を侵すのは、下焦の部位である。そこで、病は陰中が引き攣って痛み、少腹部に悪寒がする。あるいは痛みが腰部や背骨に放散し、下は気街穴に根ざして急に痛み、腰や膝が煩わしく痛む場合に、いずれも胞中の衝任が病を生じるのは、必ずそのようになる理由である。あるいは痛みが極まって突然眩暈が出現し、性状が昏厥や癲癇のようになるのは、また痛みが甚だしい場合の通常の症状である。もしそ

- 1132 -

の人があるいは憂え、惨めになり、悲しみに傷られ、多く怒るなどに遭遇し、これらの眩暈、昏厥、癲癇の証を見わすのは、実は鬼神があるのではない。およそこれらは胞中の衝任の血の病であり、いずれもよく帯下を病む。そこで、諺では、「十人の女性の九人は、帯下の病である」と言う。しかし、帯下の病が久しくなると、津液は必ず傷られ、形体は必ず羸痩する。その脈を診て、その寒が多いことを審らかにすれば、どうしてただ病はこの三十六病だけであろうか。即ち、病は千変万端する。千変万端するが、しかし脈の陰陽、虚実、緊弦を審らかにして病とともに較べ合わせて研究し、針刺療法や薬物療法を行う場合は、危険な状態を治療して安らかになる。病は同じであるが、脈が同じでない場合があるので、詳らかに弁別を加えるべきである。そこで、「あなたは、この点を弁えて記憶しておくべきである。そうではないと言ってはならない」と言う。

　　［尤］　　甚だしい場合に突然眩暈がし、性状が昏厥や癲癇のようになるなどの、いわゆる「陰病」は、下行が極まって上るからである。あるいは憂い、惨めになり、悲しみ、怒り、性状が鬼神の祟りのようであるのは、病が陰にあると、怒りが多く、および悲しみや憂いが生じて楽しまないからである。そこで、これを総合して「これは、いずれも帯下である」と言う。帯下は、帯脈の下であり、古人は経脈を配列して病とした。およそ三十六種は、いずれもこれを帯下の病であると言う。今の人のいわゆる「赤白帯下」ではない。三十六病は、十二瘕、九痛、七害、五傷、三痼である。

【本文】　案ずるに、《史記・扁鵲伝》に「邯鄲を過ぎ、婦人を貴ぶと聞けば、即ち帯下の医に為る」と云えば、古の所謂「帯下」は乃ち腰帯以下、経血諸疾の謂いなるを知るなり。《金鑑》に謂う、「「此れ皆帯下」の一句は、当に「鬼神有るに非ず」の下に在るべく、文義相い属す。是れ伝写の訛りなり」と。此の説、非なり。本条は、句を隔てて韻を押す。如し《金鑑》に依りて之を改めれば、則ち上下押韻の法を失す。従う可からざるなり。《巣源》に云う、「諸方に三十六疾と説う者は、十二瘕、九痛、七害、五傷、三痼の不通是れなり」と。又云う、「張仲景の説う所の三十六疾は、皆子臓の冷熱労損に由りて帯下を挟み、陰内に起く。条目混浸し、諸方と同じならず」と。巣氏の此の言に據れば、則ち本条の所謂「三十六疾」は今攷うる所無きか。

【語釈】　　○条目：条項に同じ。箇条を設け分類してあるもの。　　○混浸：混は、まざる。浸は、ひたす。

【通釈】　案じるに、《史記・扁鵲伝》に「邯鄲を過ぎ、その土地の人々が婦人を貴ぶと聞くと、帯下の医者になった」と言えば、古のいわゆる「帯下」は腰の帯より以下の経血に関わる疾患を言うことが解る。《医宗金鑑》では、「「これらは皆帯下である」の句は、「鬼神があるのではない」の句の下にあるはずであり、そうすれば文章の意義が相互に所属する。これは、伝写の誤りである」と言う。この説は、誤りである。本条は、句を隔てて韻を押している。もし《医宗金鑑》によってこれを改める場合は、上下に韻を押す方法を失う。従うべきでない。《諸病源候論》では、「諸々の方書に三十六疾と言うのは、十二癥、九痛、七害、五傷、三痼で月経が通じなくなるのがこれである」と言い、また「張仲景の言う所の三十六疾は、いずれも子宮が冷熱や労損によって帯下を挟み、陰寒が内に生じる。条項が混ざって乱れているので、諸々の方書とは同じでない」と言う。巣氏のこの言葉によれば、本条のいわゆる「三十六疾」は今では考える所がないのであろうか。

【解説】　本条文は、婦人に出現する雑病の病因病機、証候、および弁証論治の原則について論述している。

　婦人が月経を病む場合は、多くは虚損、積冷、結気が原因であり、これらが一たび出現すると、いずれも月経が断絶する。長年に渡って寒が子宮に蓄積すると、血が凝り気が結んで行らなくなるので、月経を阻む変証が発生する。

　もし寒が外は経絡を傷り、婦人の上焦が元々寒えている場合は、上焦の胸と肺が病を受け、凝滞して堅くなる。形が寒え、肺を傷ると、気が滞って飲を阻むので、涎や唾液を嘔吐する。もし婦人の上焦が元々熱している場合は、寒が化熱して肺を傷るので、肺癰が形成され、形体は損傷されて痩せ衰える。

　もし婦人の中焦が元々寒えている場合は、寒は中で蟠踞するので、臍を繞って寒疝が出現する。中焦は、肝臓に連なる。寒が肝に波及すると、両脇に疼痛が出現する。もし婦人の中焦が元々熱している場合は、熱が中に結ぶので、痛みは関元穴に出現する。婦人の脈が数になる場合は、瘡を生じる。もし瘡がない場合は、熱が陰を灼き、皮膚が潤いを失うので、肌は粗くなり魚鱗状になる。上焦と中焦に出現する病は、時に男子にも現われ、女子だけの病ではない。

　虚損、積冷、結気が下焦にあると、月経は調わず、月経は多くが下らなくなる。子宮は、下焦にある。邪が子宮を侵し、衝任の二脈が失調すると、前陰が引き攣って痛み、少腹部に悪寒がし、あるいは痛みは腰部や背骨に放散し、下は気街穴に根ざして急激に痛み、腰や膝が煩わしく痛む。もし痛みが甚だしく

－ 1134 －

婦人雑病脈証并治第二十二

なる場合は、突然眩暈がし、昏厥や癲癇のようになる。もし婦人が憂い、惨め
になり、悲しみで傷られ、多く怒り、眩暈、昏厥、癲癇を見わす場合は、鬼神
の祟りではなく、衝任の二脈の血病であり、帯下の病である。帯下は、帯脈よ
り下の婦人の病を言う。帯下の病が久しくなると、津液が傷られるので、形体
は羸痩する。脈が虚し、寒が多くなる場合は、婦人の三十六病だけではない。
病は千変万端するが、脈の陰陽、虚実、緊弦を審らかにし、針刺療法や薬物療
法を行えば、危険な病ではあっても安らかにすることができる。病は同じであ
っても、脈の異なる場合があるので、病状を詳細に弁別すべきである。

【原文】　問曰、婦人年五十所、病下利、数十日不止、暮即発熱、少腹裏急、
腹満、手掌煩熱、唇口乾燥、何也。師曰、此病属帯下。何以故。曾経半産、瘀
血在少腹不去。何以知之。其証唇口乾燥、故知之。当以温経湯主之。(9)
【本文】　問いて曰く、婦人年五十所、下血（利）を病み、数十日止まず、暮
れば即ち発熱し、少腹裏急し、腹満し、手掌煩熱し、唇口乾燥するは、何ぞや
と。師曰く、此の病帯下に属す。何を以ての故か。曾て半産を経て、瘀血少腹
に在りて去らず。何を以て之を知るや。其の証唇口乾燥するが故に之を知る。
当に温経湯を以て之を主るべしと（案ずるに、沈、尤の「所」の字は下の句に
して「許」と同じ。即ち、日晡所の「所」なり。諸家、或は下の句に接するは、
義は通ぜず）。
【語釈】　〇問いて曰く、婦人年五十所云々：陳紀藩の説「これは、衝任の虚
寒に瘀を挟み崩漏する証候と治療法を論述している。婦人の年が五十歳前後に
届くと、正しく四十九の時期に会い、精気は衰少し、衝任の脈は虚し、天癸は
既に竭き、月経は道理からすると停止するはずである。もし今反って前陰の下
血が出現して数十日停止しなくなるのは、明らかに正常の月経ではなく、崩漏
病に属している。その成因を究めると、衝任の虚寒に瘀を挟み、血が経に帰ら
ずに引き起こす所による。精血が既に欠けた年令であり、また下血が数十日停
止せず、陰血が更に消耗し、陰が虚す場合は内が熱する。そこで、暮れると直
ちに発熱し、手掌は煩わしく熱する。衝任の虚寒で少腹が温養を失い、寒凝気
滞血瘀が生じる場合は、少腹の裏は急迫し、腹満する。瘀が下焦に停まり、津
液の上への濡潤を妨げる。そこで、唇や口は乾燥する。以上を総合すると、本
証は衝任の虚寒が本であり、瘀血が標である。そこで、治療は温経散寒、養血
行瘀、調補衝任すべきであり、まさに温経湯を用いてこれを治療する」陳紀藩

- 1135 -

主編《金匱要略》

【通釈】　ある人が質問し、「婦人の年令が五十前後になり、前陰から下血して数十日停止せず、夕方になると発熱し、少腹は裏急し、腹部は脹満し、手掌に煩熱が出現し、唇や口が乾燥するのは、どのような原因であろうか」と言った。師はこれに答え、「この病は、帯脈以下の婦人の雑病に属している。どうしてこのようになったのであろうか。その理由は、以前に流産を経験し、瘀血が少腹に停滞して去らなくなるからである。どうしてこれが解るのであろうか。その症状は、唇や口が乾燥するので、これが解る。この場合は、温経湯を用いてこれを主治する」と言った（案じるに、沈本、尤本の「所」の字は下の句であり、「許」の字と同じである。即ち、日晡所の「所」である。諸家があるいは下の句に接続させるのは、義が通じない）。

【本文】　　［程］　下利は、当に是れ下血なるべし。

　　　［鑑］　　「下利を病む」所の「利」の字は、当に是れ「血」の字なるべし。文義相い属す。必ず是れ伝写の訛りなり。李彣曰く、「婦人年五十なれば、則ち已に七七の期を過ぎ、任脈虚し、大衝の脈衰え、天癸竭き、地道通ぜざるの時なり。病む所の下利は、本文の帯下に據りて之を観れば、当に是れ崩淋下血の病なるべし。蓋し、血は陰に属し、陰虚すが故に発熱するは、暮れも亦陰に属せばなり。任は胞胎を主り、衝は血海と為す。二脈は皆胞宮より起こりて会陰に出で、正しく少腹の部分に当たる。衝脈は、臍を侠みて上行す。故に衝任の脈虚すれば、則ち少腹裏急し、乾血有れば、亦腹満せしむ。《内経》に「任脈の病為る、女子は帯下瘕聚す」と云う是れなり。手背は陽と為し、掌心は陰と為す。乃ち、手三陰は脈を過ぐるの処にして、陰虚すが故に掌中煩熱するなり。陽明の脈は口を侠みて唇を環り、衝脈と気街に会し、皆帯脈に属す。《難経》に云う、「血は之を濡すを主る」と。衝脈の血阻まれ行らざるを以てすれば、則ち陽明の津液衰少し、濡潤すること能わず。故に唇口乾燥す。断じて病帯下に属するを以て、曾て半産を経るを以て、少腹の瘀血去らざれば、則ち津液布かず、新血生ぜず。此れ、則ち唇口乾燥するの由りて生ずる所なり」と。

【語釈】　○侠：挟に同じ。　○任脈の病為る云々：出典は、《素問・骨空論》。瘕聚は、積聚を指す。

【通釈】　［程］　「下利」の字は、下血のはずである。

　　　［鑑］　「下利を病む」所の「利」の字は、「血」の字のはずである。そうであれば、文章の意義が所属する。必ずこれは伝写の誤りである。李彣は、

婦人雑病脈証并治第二十二

「婦人の年が五十になる場合は、既に四十九の時期を過ぎ、任脈が虚し、衝脈が衰え、天癸が竭き、地道が通じなくなる時である。「下利を病む」所は、本文の帯下によってこれを観ると、これは崩淋下血の病である。思うに、血は陰に属し、陰が虚すので発熱するのは、暮れもまた陰に属するからである。任脈は胞胎を主り、衝脈は血海である。二脈は皆子宮より起こって会陰に出て、正しく少腹の部分に当たる。衝脈は、臍を挟んで上を行る。そこで、衝任の脈が虚す場合は、少腹の裏は拘急し、乾血があると、また腹部を脹満させる。《内経》に「任脈の病と言うものは、女子では帯下や積聚である」と言うのがこれである。手背は陽であり、掌心は陰である。即ち、手の三陰の脈が過ぎる所であり、陰が虚すので、掌の中に煩熱が出現する。陽明の脈は口を挟んで唇を環り、衝脈と気街穴に会し、いずれも帯脈に属している。《難経》では、「血は、これを濡潤することを主る」と言う。衝脈の血が阻まれて行らなくなる場合は、陽明の津液が衰えて少なくなり、濡潤できなくなる。そこで、唇や口が乾燥する。断じて病は帯下に属しているので、かつて流産を経て少腹部の瘀血が去らない場合は、津液は布散されず、新血は生じなくなる。これは、唇や口が乾燥することによって生じる所である」と言う。

【本文】　温経湯方

呉茱萸（三両）　当帰　芎藭　芍薬（各二両）　人参　桂枝　阿膠　牡丹皮（心を去る）　生姜　甘草（各二両）　半夏（半升）　麦門冬（一升、心を去る）

右十二味、水一斗を以て、煮て三升を取り、分かち温め三服す。亦婦人少腹寒え、久しく受胎せざるを主る。兼ねて崩中去血、或は月水来ること過多、及び期に至りて来らざるを取る（「取る」を徐、沈、尤に並びに「治」に作るは是なり）。

【語釈】　○温経湯：聶恵民の説「本方は、温経散寒、養血祛瘀の方剤であり、衝任の虚寒で兼ねて瘀血があって引き起こされる崩漏証に適応される。婦人が流産し、血が少腹に瘀滞し、少腹が脹満し、裏が拘急し、瘀血が去らず、新血が生じなくなる。そこで、口唇は乾燥する。陰血が不足し、内熱を生じる。そこで、暮れると微熱がする。呉茱萸、桂枝をもって温経散寒、暖血生新する。当帰、阿膠、芍薬は、養血育陰する。川芎、丹皮は、和血去瘀する。麦門冬、半夏は、潤燥降逆する。人参、甘草は、補中益気する。生姜は通陽し、陽が生じると陰が長じ、化気生津する。そこで、本方は、温経養血、扶正祛邪、化瘀

- 1137 -

生新の方剤となる。温経湯は、衝任の寒を散じ、また衝任の虚を補う。そこで、およそこれが引き起こす所の月経不調、痛経、不妊は、いずれもこの処方の加減をもってこれを治療すべきである」《経方方論薈要》

【通釈】　温経湯方

呉茱萸（三両）　　当帰　芎藭　芍薬（各々二両）　　　人参　桂枝　阿膠　牡丹皮（芯を除く）　生姜　甘草（各々二両）　　　半夏（半升）　　麦門冬（一升、芯を除く）

右の十二味に水一斗を用い、煮て三升を取り、三回に分けて温めて服用する。また、婦人の少腹部が寒え、久しく妊娠しない場合を主治する。兼ねて崩中や月経過多が出現し、および月経周期になるが月経が始まらない場合を主治する（「取る」の字を徐本、沈本、尤本に並びに「治」の字に作るのは、正しい）。

【本文】　［程］　婦人に瘀血有れば、当に前証の下瘀血湯を用うべし。今婦人年五十なるは、天癸竭くるの時に当たり、下薬の宜しき所に非ず。故に温薬を以て之を治するは、血は温を得れば即ち行るを以てなり。経寒ゆる者は、温むるに茱萸、姜、桂を以てす。血虚する者は、益すに芍薬、帰、芎を以てす。気虚する者は、補うに人参、甘草を以てす。血枯るる者は、潤すに阿膠、麦冬を以てす。半夏は用いて以て帯下を止め、牡丹は用いて以て堅瘕を逐う。十二味、養血温経の剤と為せば、則ち瘀血自ら行りて新血自ら生ず。故に亦不孕、崩中を主りて月水を調う。

【通釈】　［程］　婦人に瘀血があれば、前証の下瘀血湯を用いるべきである。今婦人の年が五十であるのは、天癸が竭きる時に当たり、下薬が好ましい所でない。そこで、温薬を用いてこれを治療するのは、血は温を得ると直ちに行るからである。経が寒える場合は、温めるのに呉茱萸、生姜、桂枝を用いる。血が虚す場合は、益すのに芍薬、当帰、川芎を用いる。気が虚す場合は、補うのに人参、甘草を用いる。血が枯れる場合は、潤すのに阿膠、麦門冬を用いる。半夏は用いて帯下を止め、牡丹皮は用いて堅い聚塊を逐う。十二味は養血温経の方剤であり、瘀血が自然に行り、新血が自然に生じる。そこで、また不妊、崩漏を主治し、月経を調える。

【本文】　《千金》は、崩中下血、出血すること一斛を治す。之を服すれば、即ち断ず。或は月経来ること過多、及び期を過ぎて来らず、之を服して亦佳き方なり（即ち、本方。《外台》は《千金》を引き、温経湯と名づく。斛は、斗に作る）。

- 1138 -

婦人雑病脈証并治第二十二

《和剤局方》の温経湯は、衝任虚損、月候調わず、或は来ること多くして断たず、或は期を過ぎて来らず、或は崩中去血し、過多止まざるを治す。又曾て損妊、瘀血停留、少腹急痛、発熱下利、手掌煩熱、唇乾口燥するを治す。及び少腹に寒有り、久しく胎を受けざるを治す（即ち、本方。《医学入門》は、大温経湯と名づく）。

《王氏簡易》に云う、「若し経血調わず、血臓冷痛する者は、当に小温経湯を用うべし。即ち、本方。別本は、当帰、附子の二味を以て、等分し、白水もて煎じて服す。本方を載さず」と。案ずるに、已に小温経湯と名づくるは、恐らくは本方に非ず。

《百一選方》の正経湯。

本方に於いて芎藭、甘草を去りて熟地黄を加う。

【語釈】　○斛：十斗。　○白水：ただの水。

【通釈】　《千金》では、崩漏で下血し、一斛を出血する場合を治療する。これを服用すると、直ちに出血を中断させる。あるいは月経の到来が過多になり、および経期を過ぎて到来しない場合は、これを服用するとまた佳い処方である（即ち、本方である。《外台》では《千金》を引用し、温経湯と名づける。「斛」は、「斗」の字に作る）。

《和剤局方》の温経湯は、衝任が虚損し、月経が調わず、あるいは到来が多くなって中断せず、あるいは周期を過ぎて到来せず、あるいは崩漏で下血し、過多になって停止しない場合を治療する。また、かつて流産し、瘀血が停留し、少腹部が急に痛み、発熱し、下痢が出現し、手掌が煩わしく熱し、唇が乾き口が燥く場合を治療する。および少腹部に寒があり、久しく胎児を受けない場合を治療する（即ち、本方である。《医学入門》では、大温経湯と名づける）。

《王氏簡易》では、「もし月経が調わず、血の臓が冷えて痛む場合は、小温経湯を用いるべきである。即ち、本方である。別本では、当帰、附子の二味を用いて等分し、水で煎じて服用する。本方を記載しない」と言う。案じるに、既に小温経湯と名づけるのは、恐らくは本方ではない。

《百一選方》の正経湯。

本方より川芎、甘草を去り、熟地黄を加える。

【解説】　本条文は、衝任に虚寒が発生すると同時に瘀血を兼ねた崩漏の証候と治療法について論述している。

「下利を病む」の「利」の字は、「血」の字のはずである。婦人の年が五十

- 1139 -

になると、既に四十九の時期を過ぎているので、任脈が虚し、衝脈が衰え、天癸が竭き、月経が通じなくなる。婦人の前陰より下血が出現し、数十日停止しなくなると、陰に属する血が虚すので、陰に属する暮れに発熱する。衝任の二脈は、子宮より起こり、会陰に出て少腹部に当たる。衝脈は血海であり、臍を挟んで上行する。衝任の二脈が虚すと、少腹の裏は拘急する。乾血があると、腹部は脹満する。手背は陽であり、掌心は陰である。陰が虚すと、掌の中は煩熱が出現する。衝脈の血が阻まれて行らず、陽明の津液が衰えて少なくなり、濡潤できなくなると、唇や口が乾燥する。本証は帯下の病であり、かつて流産を経て少腹部の瘀血が去らなくなると、津液は布散されず、新血は生じなくなるので、唇や口は乾燥する。本証の治療は、温経湯を与えてこれを治療する。

　温経湯は、呉茱萸、当帰、川芎、芍薬、人参、桂枝、阿膠、牡丹皮、生姜、甘草、半夏、麦門冬からなる。方中の呉茱萸、生姜、桂枝は、経を温める。芍薬、当帰、川芎は、補血する。人参、甘草は、補気する。阿膠、麦門冬は、血を潤す。半夏は、帯下を止める。牡丹皮は、堅い聚塊を逐う。本方は養血温経するので、また不妊、崩漏を主治し、月経を調える。

【原文】　帯下経水不利、少腹満痛、経一月再見者、土瓜根散主之。（10）

【本文】　帯下、経水利せず、少腹満痛し、経一月再見する者は、土瓜根散之を主る（案ずるに、《本草綱目》の土瓜の条に「「経」の下に「或いは」の字を補えば、義は尤も明らかなり。《金鑑》に「再」を改め「不」の字に作るは、非なり）。

【語釈】　〇帯下、経水利せず云々：李克光の説「「帯下」は、ここでは広義の帯下病であり、広く婦人科の疾病を指す。婦人の月経後期（著者注：月経周期が七日以上遅延する）や、あるいは月経が不暢になり、並びに少腹の満痛の症を兼ねる。処方の薬物を結合して推測すると、少腹は満痛して拒按になり、あるいはこれを按じると硬い塊があり、月経量は少なくて滴り、色は紫黒色で塊があり、舌質は暗紫色で、あるいは瘀斑があり、脈が弦、あるいは渋などの脈症があるはずである。あるいは月経が一月に二回見われるはずである。ただ、月経が周期を過ぎても到来せず、あるいは一月に二回到来しても、すべては瘀血が停滞し、衝任が失調して引き起こされる。そこで、処方は土瓜根散を投与して活血通経し、瘀血が除かれ、痛みが止まり、月経が通暢する場合は、月経は自然に調う」《金匱要略譯釈》

婦人雑病脈証并治第二十二

【通釈】　婦人が帯脈以下の雑病に罹患し、月経が周期になっても到来せず、少腹は脹満して痛み、あるいは月経が一月に二回出現する場合は、土瓜根散がこれを主治する（案じるに、《本草綱目》の土瓜の条に「「経」の字の下に「或いは」の字を補っているので、義は最も明らかである。《医宗金鑑》に「再」の字を改めて「不」の字に作るのは、誤りである）。

【本文】　［尤］　婦人の経脈流暢なれば、期に応じて至り、血満つれば則ち下る。血尽き復た生ずるは、月盈つれば則ち虧け、月晦めば則ち復た朏るきが如きなり。惟だ其れ利せざれば則ち蓄え洩るるは常を失し、通ずるに似るも通ずるに非ず、止めんと欲するも止まらず、一月を経てして再見す。少腹満痛するは、利せざるの験なり。土瓜根は、内痺瘀血月閉を主る。䗪虫は、蠕動して血を逐う。桂枝、芍薬は、営気を行らせて経脈を正すなり。

【語釈】　〇朏：ここでは、「明」の意。

【通釈】　［尤］　婦人の経脈が流暢である場合は、月経は周期に応じて到来し、血が満ちる場合は下る。血が尽き、また生じるのは、月が満ちる場合は欠け、月が晦む場合はまた明るくなるようなものである。ただ、それが通利しない場合は、蓄え洩れる血は失調し、通じるようであるが通じることがなく、止まろうとするが止まらず、一月を経て再び見われる。少腹が脹満して痛むのは、血が通利しない証である。土瓜根は、内痺、瘀血、閉経を主治する。䗪虫は、蠕動して血を逐う。桂枝、芍薬は、営気を行らせて経脈を正しくする。

【本文】　土瓜根散方（原註は、「陰㿗腫も亦之を主る」と）

土瓜根　芍薬　桂枝　䗪虫（各三両）

右四味、杵きて散と為し、酒もて方寸匕を服し、日に三服す。

【語釈】　〇土瓜根散：聶惠民の説「本方は、活血調経の方剤である。瘀血が停滞することにより、月経の不調を引き起こし、少腹が脹満して痛む。そこで、土瓜根をもって消瘀通経する。䗪虫は、破血逐瘀散結して血痺を通じる。芍薬は、和血調営する。桂枝は、通陽行陰し、瘀血を去り、新血を生じ、陰陽が調和すると、経期は正常になる」《経方方論薈要》

【通釈】　土瓜根散方（原註では、「外陰が卵状に腫大して硬結する場合もまたこれを主治する」とある）

土瓜根　芍薬　桂枝　䗪虫（各々三両）

右の四味を杵で搗いて散剤とし、酒で一寸四方の用量を服用し、日に三回服用する。

- 1141 -

【本文】　［程］　土瓜根は、瘀血を破りて兼ねて帯下を治す。故に以て君と為す。䗪虫は、血閉を下し、以て臣と為す。芍薬は、血脈を通じ順わせ、以て佐と為す。桂枝は、瘀血を通行し、以て使と為す。癲疝も又凝血して成る所なり。故に此の方も亦癲腫を治す。

【通釈】　［程］　土瓜根は、瘀血を破り、兼ねて帯下を治療する。そこで、君となる。䗪虫は、血の閉鎖を下し、臣となる。芍薬は、血脈を通じて順わせ、佐となる。桂枝は、瘀血を通行し、使となる。癲疝もまた凝血して形成される。そこで、この処方もまた癲腫を治療する。

【解説】　本条文は、瘀血によって月経が不調になる証候と治療法について論述している。

　婦人の経脈が流暢である場合は、月経は周期的に到来する。今血を貯蓄して洩らす効能が失調すると、月経は通利しなくなり、通じるようであるが通じることがなく、止まろうとするが止まらず、一月に二回月経が出現する。血が瘀滞して通利しなくなると、少腹は胀満して痛む。そこで、土瓜根散を与えてこれを治療する。

　土瓜根散は、土瓜根、芍薬、桂枝、䗪虫からなる。方中の土瓜根は、瘀血を破り、帯下を治療する。䗪虫は、血の閉鎖を下す。芍薬は、血脈を通じて順わせる。桂枝は、瘀血を通行させる。

【原文】　寸口脈弦而大、弦則為減、大則為芤。減則為寒、芤則為虚。寒虚相搏、此名曰革。婦人則半産漏下。旋覆花湯主之。(11)

【本文】　寸口の脈弦にして大、弦は則ち減と為し、大は則ち芤と為す。減は則ち寒と為し、芤は則ち虚と為す。寒虚相い搏つ、此れを名づけて革と曰う。婦人は則ち半産漏下す。旋覆花湯之を主る。

【語釈】　〇寸口の脈弦にして大云々：王廷富の説「婦人が革脈を得て半産漏下を主る機序は、革脈は浮で堅く、中が空であり、気が虚し血が寒える象に属し、気が虚して胎児を摂めることができず、血が寒えて胎児を養うことができなくなる。そこで、半産を主る。気が虚して血を摂めることができず、衝任が固まらず、陰血が内を守ることができなくなる。そこで、漏下を主る。もし漏下に塊があり、小腹に疼痛がある場合は、気欝血瘀の漏下証に属している。そこで、舒肝解欝、化瘀通絡の方法を用いて主治すべきである」《金匱要略指難》

－ 1142 －

婦人雑病脈証并治第二十二

【通釈】　寸口の脈が弦で大である。弦脈は重按すると減じ、大脈は中空で芤脈になる。重按すると減じる弦脈は寒を主り、大で中空の芤脈は虚を主る。寒を主る弦で無力の脈と虚を主る大で中空の芤脈が合わさる場合は、これを革脈と称している。革脈が出現する場合は、婦人では流産や漏下を表わしている。この場合は、旋覆花湯がこれを主治すべきである。

【本文】　[尤]　本文は、已に《虚労篇》の中に見わる。此れ、「男子は亡血失精す」の句を去りて之に益して「旋覆花湯之を主る」と曰う。蓋し、専ら婦人の為に法を立つなり。《本草》に詳らかにするに、旋覆花は結気を治し、五藏の間の寒熱を去り、血脈を通ず。葱は、寒熱を主り、肝邪を除く。絳の帛(きぬ)は、肝に入り血を理め、殊に虚寒の旨と合わず。然れども肝は陰藏を以てして少陽の気を含み、生化を以て事と為し、流行を以て用と為す。是を以て虚は補う可からず、其の欝聚を解するは、即ち補う所以なり。寒は温む可からず、其の血気を行らすは、即ち温むる所以なり。固より専ら其の血を補いて以て其の気を傷る可からず。亦必ず先ず結聚を散じ、而る後に温補するは、趙氏、魏氏の説の如きに非ざるなり。

　　[鑑]　此の条は、詳らかに《傷寒論・辨脈法篇》に在り、錯簡此に在り。「旋覆花湯之を主る」の句は、亦必ず是れ錯簡ならん。半産漏下すれば、則ち気已に下陥す。焉くんぞ再び旋覆花湯を用いて気を下すの理有らんや。

【語釈】　○帛：絹織物。

【通釈】　[尤]　本文は、既に《虚労篇》の中に見われている。これは、「男子は亡血し失精する」の句を除き、これに益して「旋覆花湯がこれを主治する」と言う。思うに、専ら婦人のために法を立てている。《本草》で詳らかにしているが、旋覆花は結んだ気を治療し、五臓の間の寒熱を除き、血脈を通じる。葱白は、寒熱を主り、肝邪を除く。絳の絹織物は、肝に入って血を理め、殊に虚寒の旨と合致しない。しかし、肝は陰臓であって少陽の気を含み、生化をもって事とし、流行をもって用とする。ここをもって虚は補うべきでなく、その欝の集積を解するのは補う理由である。寒は温めるべきでなく、その血気を行らせるのは温める理由である。固より専らその血を補ってその気を傷るべきでない。また、必ず先ず結集を散じ、その後に温補するのは、趙氏や魏氏の説のようなものではない。

　　[鑑]　この条は詳らかに《傷寒論・辨脈法篇》にあり、錯簡がここにある。「旋覆花湯がこれを主る」の句は、また必ず錯簡であろう。流産や漏下する場

- 1143 -

合は、気は既に下陥している。どうして再び旋覆花湯を用いて気を下す道理があろうか。

【本文】　旋覆花湯方

旋覆花（三両）　葱（十四茎）　新絳（少し許り）

右三味、水三升を以て、煮て一升を取り、之を頓服す。

【通釈】　旋覆花湯方

旋覆花（三両）　葱白（十四茎）　新絳（少量）

右の三味に水三升を用い、煮て一升を取り、これを頓服で服用する。

【解説】　本条文は、流産と漏下に出現する脈象と治療法について論述している。

《金匱要略輯義》が引用する尤在涇の説では、本条文は専ら婦人のために立法し、旋覆花湯は欝結した気を除き、気血を行らせる処方であるとする。ただ、条文の提示する脈象、半産漏下、旋覆花湯との関連については言及していない。また、《医宗金鑑》の説では、錯簡の条文であるとする。そこで、ここでは、解説しない。詳細は、《金匱要略大成》を参照のこと。

【原文】　婦人陥経、漏下黒不解、膠姜湯主之。（12）

【本文】　婦人陥経、漏下して黒く解せざるは、膠姜湯之を主る（原註は、「臣億等諸本を校するに、膠姜湯の方無し。想うに是れ《妊娠》中の膠艾湯ならん」と。○《樓氏綱目》に云う、「即ち、芎帰膠艾湯なり。一に云う、乾姜一両を加うと」と）。

【語釈】　○婦人陥経云々：陳紀藩の説「これは、婦人の陥経の証候と治療法を論述している。婦人の経血が下陥し、下血が久しくなって止まらない場合は、陥経に属している。詳細に分析すると、また漏下と崩中の区分がある。漏下は下血の量が少なく、滴って止まらなくなるのが特徴であり、崩中は下血の量が多く、勢いが急であるのが主である。本証の表現が「漏下して黒く解せず」であるのは、下血が暗黒色で滴って止まらないのが主症であり、その成因を究めると、衝任の虚寒によって気が血を摂めず、経血が下に陥って引き起こす所である。そこで、温経養血止漏すべきであり、膠姜湯を用いて主治する」陳紀藩主編《金匱要略》

【通釈】　婦人が崩漏に罹患し、経血が下って止まらなくなり、その色は黒く、長期に持続して解されなくなる場合は、膠姜湯がこれを主治する（原註では、

婦人雑病脈証并治第二十二

「臣億らが諸本を校正したが、膠姜湯の処方は見当たらない。思うに、これは
《婦人妊娠病篇》の中の膠艾湯ではないだろうか」とある。○《樓氏綱目》で
は、「即ち、芎帰膠艾湯である。ある本では、乾姜一両を加えると言う」と言
う）。

【本文】　［鑑］　李彣曰く、「陥経、漏下すは、経脈下陥して血漏下して止
まざるを謂う。乃ち、気は血を摂めざればなり。黒くして解せざる者は、瘀血
去らざれば則ち新血生ぜず、営気腐敗すればなり。然して気血は温を喜みて寒
を悪む。膠姜湯を用いて気血を養えば、則ち気盛んに血充ち、推陳致新して経
自ら調う」と。按ずるに、此の条の文義は、必ず欠誤有り。膠姜湯の方も亦欠
く。姑く此の註を採りて以て大意を見る。

　　　［尤］　陥経は、下りて止まざるの謂いなり。黒は、則ち寒に因りて色瘀す
なり。膠姜湯の方は、未だ見ず。然れども虚を補い裏を温め漏を止むるは、阿
膠、乾姜の二物にて已に足れり。林億云う、「恐らくは是れ膠艾湯ならん」と。
按ずるに、《千金》の膠艾湯は、乾姜有りて取りて用う可きに似たり。

【通釈】　［鑑］　李彣は、「「陥経で漏下する」は、経脈が下陥し、血が漏
下して止まらないことを言う。即ち、気が血を摂めないからである。「黒くて
解されない」は、瘀血が去らない場合は新血が生ぜず、営気が腐敗するからで
ある。そして気血は、温を喜み、寒を悪む。膠姜湯を用いて気血を養う場合は、
気が盛んになり、血が充ち、陳いものを推して新しくし、月経は自然に調和す
る」と言う。按じるに、この条の文章の意義は、必ず欠けたり誤ったりすると
ころがある。膠姜湯の処方もまた欠けている。暫くこの注釈を採用し、これに
よって大意を見る。

　　　［尤］　陥経は、下って止まらないことを言う。黒は、寒によって色が瘀滞
することである。膠姜湯の処方は、いまだ見られていない。しかし、虚を補い
裏を温め漏下を止めるのは、阿膠と乾姜の二品で既に充分である。林億は、
「恐らくは膠艾湯であろう」と言う。按じるに、《千金》の膠艾湯は乾姜があ
り、これを採用して用いるべきであるようである。

【本文】　《巣源》に五色の漏下を載し、其の五に曰く、「腎臓の色は、黒な
り。漏下して黒の者は、是れ腎臓の虚損なり。故に漏下して黒色を挟むなり」
と。

【通釈】　《諸病源候論》では、五色の漏下を記載し、その五では「腎臓の色
は、黒である。漏下して色が黒の場合は、腎臓の虚損である。そこで、漏下し

- 1145 -

て黒色を挟む」と言う。

【解説】　本条文は、婦人の陥経の証候と治療法について論述している。

　経脈の気が下陥し、気が血を摂めなくなると、漏下が出現して停止しなくなる。瘀血が去らず、新血が生ぜず、営気が腐敗すると、経血の色は黒くなり、滴って停止しない。本証の治療は、膠姜湯を与えて気血を養う。

　膠姜湯の処方は欠けているが、阿膠と乾姜の二味は虚を補い、裏を温め、漏下を止める。《千金》の膠艾湯は膠艾湯（川芎、阿膠、甘草、艾葉、当帰、芍薬、乾地黄）に乾姜を加えた処方であり、この処方を採用すべきであるようである。

【原文】　婦人少腹満如敦状、小便微難而不渇、生後者、此為水与血、倶結在血室也。大黄甘遂湯主之。(13)

【本文】　婦人少腹満すること敦状の如く、小便微しく難くして渇せず、生後の者は、此れ水と血と倶に結んで血室に在りと為すなり。大黄甘遂湯之を主る（「敦状の如し」は、《脈経》に「敦敦状更」の四字に作り、註して「《要略》に云う、満して熱すと」と云う。案ずるに、徐、沈は「生」を「経」に改むるは、誤りなり）。

【語釈】　〇婦人少腹満すること敦状の如く云々：陳紀藩の説「これは、婦人で水と血がともに血室に結ぶ証候と治療法を論述している。婦人の少腹が痛んで脹満し、ならびに敦状に隆起し、もし妊娠期間でない場合は、多くは有形の邪が下焦に凝結して引き起こす所である。この時にもし軽微な小便不利を伴い、口もまた渇かない場合は、下焦の気化機能が軽度に失調していることを表明する。そして小便が微かに困難である病状は、下焦の停水を引き起こすことができるが、少腹の脹満が出現し、ただまた「敦状の如し」に至らなくても、本証には更に別に邪が集っていることを示している。もし果たして病が生産の後に発生する場合は、胞室の中は血を積んで内に停滞することができる。水と血はいずれも有形の邪であり、二者がともに血室に結ぶと、遂に「少腹満すること敦状の如し」が出現するはずである。そこで、大黄甘遂湯を用いて破瘀逐水する」陳紀藩主編《金匱要略》。　〇敦敦：ごろごろに連なっているさま。

【通釈】　婦人の少腹が脹満して古代の器の敦のように上に突き出し、小便が幾らか困難になるが口渇はなく、産後の場合は、水と血が互結して血室にある。この場合は、大黄甘遂湯がこれを主治する（「敦状の如し」は、《脈経》

- 1146 -

では「敦敦状更」の四字に作り、注釈して「《金匱要略》では、「脤満して熱する」と言う」と言う。案じるに、徐本、沈本に「生」の字を「経」の字に改めるのは、誤りである)。

【本文】　[尤]　敦の音は、対なり。按ずるに、《周礼》の註に、「盤は以て血を盛り、敦は以て食を盛る」と。蓋し、古の器なり。少腹満すること敦状の如き者は、少腹形有りて高く起き、敦の状の如きを言う。《内経》の「脇下大にして覆盃の如し」の文と略同じ。小便難きは、病独り血に在らず。渇せざるは、上焦の気熱して化せざるに非ざるを知る。生後は、即ち産後なり。産後に之を得るは、乃ち是れ水血並びに結びて病下焦に属するなり。故に大黄を以て血を下し、甘遂は水を逐う。阿膠を加うる者は、瘀濁を去りて安らかに養うを兼ぬる所以なり。

【語釈】　○脇下大にして覆盃の如し：出典は、《霊枢・邪気臓腑病形》。《霊枢》では、「肝脈急なること甚だしき者は、悪言を為し、微しく急するは肥気脇下に在り、覆盃の如きと為す」に作る。

【通釈】　[尤]　敦の音は、対である。按じるに、《周礼》の注釈では、「盤はもって血を盛り、敦はもって食物を盛る」とある。思うに、古の器である。少腹が脹満して敦の性状のようになるのは、少腹部は有形で高く起き挙がり、敦の性状のようになることを言う。《内経》の「脇下が大きく、盃を伏せたようになる」の文と幾らか同じである。小便が困難であるのは、病が血だけにあるのではない。口渇がないのは、上焦の気が熱して除かれないのではないことが解る。生後は、産後である。産後にこれを得る場合は、水と血が並びに結び、病は下焦に所属する。そこで、大黄をもって血を下し、甘遂は水を逐う。阿膠を加えるのは、瘀濁を去り安らかに養うのを兼ねる理由である。

【本文】　案ずるに、《周礼・天官玉府》に「若し諸侯を合すれば、則ち珠槃玉敦を共にす」と。郭註に、「敦は、槃の類なり。古なる者は、槃を以て血を盛り、敦を以て食を盛る」と。尤註は、此に本づく。又《廣雅・釈器》に「盩は、盃なり」と。《爾雅・釈丘》の郭註に「敦は、盃なり」と。本条の敦状の如しは、槃盃の形の如きを謂うなり。《脈経》は「敦敦状の如し」にして《千金》に云う、「陰交石門は、水脹り水気皮中を行り、小腹皮敦敦然として小便黄ばむを主る」と。則ち《脈経》を是と為す。然れども字の如きは竟に著落無し。沈云う、「人敦にして起くること能わざるは、其れ下重きの情を言うなり」と。《金鑑》に云う、「敦は、大なり」と。皆文義に於いて相い叶わず。

今尤註に従う。

【語釈】　〇槃：たらい。　〇盂：鉢。　〇著落：落着。　〇叶う：協に同じ。

【通釈】　案じるに、《周礼・天官玉府》では、「もし諸侯を合する場合は、珠の槃や玉の敦を共にする」とある。郭氏の注釈では、「敦は、槃の類である。古は、槃をもって血を盛り、敦をもって食物を盛る」とある。尤氏の注釈は、ここに基づいている。また、《廣雅・釈器》では、「盨は、盂である」とある。《爾雅・釈丘》では、郭氏の注釈では「敦は、盂である」とある。本条の「敦の性状のようなもの」は、槃や盂の形のようなものを言う。《脈経》では「敦敦の性状のようなもの」とし、《千金》では「陰交石門は、水が脹り、水気が皮の中を行り、小腹の皮が敦敦然とし、小便が黄ばむ場合を主治する」と言う。即ち、《脈経》が正しい。しかし、字のようなものは、遂に落着がない。沈氏は、「人が敦で起きることができなくなるのは、下が重い情況を言う」と言う。《医宗金鑑》では、「敦は、大である」と言う。いずれも文義において相互に合わない。今尤氏の注釈に従う。

【本文】　大黄甘遂湯方

　　大黄（四両）　甘遂（二両）　阿膠（二両）

　　右三味、水三升を以て、煮て一升を取り、之を頓服す。其の血当に下るべし。

【語釈】　〇大黄甘遂湯：聶恵民の説「本方は、祛瘀逐水の方剤である。水と血と血室に結ぶ場合は、少腹は脹満し、小便は幾らか不利になるので、大黄をもって蕩積逐血し、甘遂は瀉水逐飲し、阿膠は補虚養血し、これによって扶正祛邪、消瘀通利する。婦人の少腹が脹満する場合は、もし蓄水であれば五苓散を用いるのがよく、蓄血であれば抵当湯を用いるのがよく、水と血が互結すれば大黄甘遂湯を用いるのがよく、これらを区別すべきである」《経方方論薈要》

【通釈】　大黄甘遂湯方

　　大黄（四両）　甘遂（二両）　阿膠（二両）

　　右の三味に水三升を用い、煮て一升を取り、これを頓服で服用する。血室に停滞した血は、下るはずである。

【解説】　本条文は、婦人の血室に水と血が互結する症状と治療法について論述している。

　敦は、古代の食物を盛る器を指す。婦人の少腹部が脹満し、敦のように高く起き上がる場合は、水と血が並びに結び、病が下焦にある。病が下焦の膀胱に

あると、小便は微かに困難になる。本証では、上焦の熱気が津液を傷るのではないので、口渇はない。生後は、産後を指す。本証は、産後に水と血がともに血室に結んだ状態にある。そこで、大黄甘遂湯を与えてこれを治療する。

　大黄甘遂湯は、大黄、甘遂、阿膠からなる。方中の大黄は血を下し、甘遂は水を逐い、阿膠は瘀濁を除き安らかに養う。

【原文】　婦人経水不利下、抵当湯主之。(14)
【本文】　婦人経水利下せざるは、抵当湯之を主る（原註は、「亦男子膀胱満急し、瘀血有る者を治す」と）。
【語釈】　〇婦人経水利下せざるは云々：陳紀藩の説「これは、瘀が結んで実を形成し経水が利下しなくなる証候と治療法を論じている。婦人の経水が「不利」から「不下」に発展する場合は、虚実の区別がある。この証は攻瘀逐血の抵当湯を用いて治療することを主張しているので、明らかに瘀血が結んで滞り、衝任が阻まれる閉経に属している。処方より証を予測すると、本証では経水不下の他に、なお少腹硬満疼痛、あるいは拒按、舌青暗、尖辺に瘀点があり、脈は沈弦、あるいは沈渋有力などの瘀血の見症を伴うはずである」陳紀藩主編《金匱要略》
【通釈】　婦人の経水が通利せず、継いで閉経になる場合は、抵当湯がこれを主治する（原註では、「また、男子の少腹が脹満して拘急し、瘀血がある場合を治療する」とある）。
【本文】　［尤］　経水利下せざる者は、経脈閉塞して下らず、前条の下りて利せざる者に比して別有り。故に彼は和利を兼ね、而して此れは攻逐を専らするなり。然して必ず其の脈証並びに実するを審らかにし、而る後に之を用う。然らずんば婦人の経閉は、多くは血枯れ脈絶する者有り。衝任を養うと雖も、猶恐らくは至らざれば、而ち強いて之を責むる可きや。
　　［鑑］　婦人の経水利下せざるは、経行通利快暢せざるを言うなり。乃ち、婦人は恒に之の病有り、瘀を活かし気を導き、衝任を調和し以て之を愈やすに足るに過ぎず。今「抵当湯之を主る」と曰う。夫れ抵当は重剤にして、文の内に少腹結び痛み、大便黒く、小便利し、発狂し善く忘れ、寒熱す等の証無し。恐らくは薬重く病軽し。必ず残欠、錯簡有り。読者は、之を審らかにせよ。
【通釈】　［尤］　「経水が利下しない」は、経脈が閉塞して下らなくなることであり、前条の「下って通利しない」場合（第10条）に比較して区別がある。

- 1149 -

そこで、彼は調和と通利を兼ね、これは攻逐を専らする。そして必ずその脈証が並びに実していることを審らかにし、その後にこれを用いる。そうでなければ婦人の閉経は、多くは血が枯れ脈が途絶えた場合がある。衝任を養うが、なお恐らく経水が到来しなければ、強いてこれを責めることができようか。

　　[鑑]　婦人の経水が利下しないのは、経行が通利し快く通じないことを言う。即ち、婦人は常にこの病があり、その治療は瘀を活かし、気を導き、衝任を調和して充分にこれを治療するに過ぎない。今「抵当湯がこれを主治する」と言う。そもそも抵当湯は重剤であり、文章の中に少腹が結んで痛く、大便が黒くなり、小便は通利し、発狂し、喜忘し、寒熱が出現するなどの証がない。恐らくは薬が重く病が軽い。必ず残欠や錯簡がある。読者は、これを審らかにすべきである。

【本文】　抵当湯方
　水蛭（三十個、熬る）　蝱虫（三十枚、熬り、翅足を去る）　　桃仁（二十個、皮尖を去る）　大黄（三両、酒に浸す）
　右四味、末と為し、水五升を以て、煮て三升を取り、滓を去り、一升を温服す。

【語釈】　○抵当湯：聶惠民の説「本方は、攻逐蓄血の峻剤である。これは、経水が不利になるが、血瘀癥結の実証であり、一般の経水不利ではない。そこで、少腹硬満、大便の色が黒、小便自利などの証があるはずである。そうでなければ、この処方は好ましくない」《経方方論薈要》。李克光の説「方中の蝱虫、水蛭は、いずれも血を吸う虫類であり、専ら瘀血を攻める。大黄、桃仁は、逐瘀破血する。四味の薬を同時に用い、ついに破血逐瘀の峻剤となる。瘀熱実熱証でなければ、切に軽々しく投与してはならない。本方は、また男子の下焦の蓄血で、少腹急満の症が見られるのを治療することができる」《金匱要略訳釈》

【通釈】　抵当湯方
　水蛭（三十個、熬る）　蝱虫（三十枚、熬って羽と足を除く）　　桃仁（二十個、渋皮と胚芽を除く）　大黄（三両、酒に浸す）
　右の四味を粉末にし、水五升を用い、煮て三升を取り、滓を除き、一升を温めて服用する。

【本文】　《千金翼》の抵当湯は、婦人月水利せず、腹中満ち、時に自ら減り、并せて男子の膀胱満ちて急するを治するの方。

- 1150 -

婦人雑病脈証并治第二十二

　本方より虻虫を去り、虎杖二両を加う。一に虎掌と云う。

　又杏仁湯は、月水調わず、或は一月に再来し、或は両月、三月来らず、或は月前、或は月後、閉塞して通ぜざるを治す。

　本方に於いて杏仁三十枚を加う（《千金》に同じ）。

　《李氏必読》の代抵当湯は、瘀血を行らす（如し血老いて甚だしき者は、帰、地を去り、蓬朮を加う）。

　生地黄　当帰尾　穿山甲（各三銭）　　降香（一銭五分）　　肉桂（皮を去る、一銭）　　桃仁（皮尖を去り、炒る、二銭）　　大黄（皮を去る、三銭）　　芒消（八分）

　水二鍾にて一鍾に煎じ、血上に在れば食後に服し、血下に在れば食前に服す。

　《張氏医通》に云う、「水蛭如し無くんば、陸鯉甲を以てし、生漆もて塗りて炙り、之に代う」と。

　又代抵当丸は、虚人の畜血を治す。此の緩攻に宜し。

　前方に於いて降香を去り、蓬朮を加えて末と為し、蜜もて丸ず。畜血上部に在る者は、丸ずること芥子の如くし、黄昏に枕を去り仰臥し、津を以て之を嚥み、喉に停まらしめ、以て瘀積を捜して逐う。中部に在りては食遠ざけ、下部は空心にて倶に丸ずること梧子の如く、百労水の煎湯もて之を下す。汪氏の《医方集解》に同じ。但だ降香、莪朮、芒消を去り、玄明粉を用う。

【語釈】　○蓬朮：莪朮。活血化瘀薬。苦辛、温。行気破血、消積止痛。　○芥子：からしなの実。　○津：ここでは、唾の意。　○空心：空き腹。　○百労水：杓をもって百遍かき混ぜた労水。

【通釈】　《千金翼》の抵当湯は、婦人の月経が通利せず、腹の中が脹満し、時に自然に軽減し、併せて男子の膀胱が脹満して拘急するのを治療する処方である。

　本方より虻虫を除き、虎杖二両を加える。一つには虎掌と言う。

　また、杏仁湯は、月経が調わず、あるいは一月に二回到来し、あるいは二月、三月到来せず、あるいは月経の前、あるいは月経の後に閉塞して通じなくなるのを治療する。

　本方に杏仁三十枚を加える（《千金》に同じである）。

　《李氏必読》の代抵当湯は、瘀血を行らせる（もし血が古くて甚だしい場合は、当帰、地黄を除き、蓬朮を加える）。

　生地黄　当帰尾　穿山甲（各々三銭）　　降香（一銭五分）　　肉桂（皮を除く、

－ 1151 －

一銭）　桃仁（皮尖を除き炒る、二銭）　大黄（皮を除く、三銭）　芒消（八分）

　水二鍾を用いて一鍾に煎じ、血が上にある場合は食後に服用し、血が下にある場合は食前に服用する。

　《張氏医通》では、「水蛭がもしない場合は、陸鯉甲を用い、生漆を塗って炙り、これに代える」と言う。

　また、代抵当丸は、虚した人の蓄血証を治療する。これが緩やかに攻めるのを用いるのがよい。

　前方より降香を除き、蓬朮を加えて粉末にし、蜜で丸剤にする。蓄血が上部にある場合は、からしなの実の大きさの丸剤にし、黄昏時に枕を除いて仰臥し、唾をもってこれを嚥み、喉に停滞させ、これによって瘀の蓄積を捜して逐う。中部にあっては食事を遠ざけ、下部では空き腹にともにあおぎりの実の大きさの丸剤にし、百労水を煎じた湯でこれを呑み込む。汪氏の《医方集解》では、同じである。ただ、降香、栽朮、芒消を除き、玄明粉を用いる。

【解説】　本条文は、瘀血による閉経の証候と治療法について論述している。

　「婦人、経水利下せず」は、経脈が閉塞して下らなくなることを言う。本証では、閉経の症状の他に、少腹結痛、大便の色黒、小便自利、発狂、喜忘、寒熱の出現などの実証の脈証が出現する。そこで、抵当湯を与えて専ら瘀血を攻逐する。

　抵当湯は、水蛭、蝱虫、桃仁、大黄からなる。《金匱要略輯義》では抵当湯の処方解説がないが、《傷寒論輯義》の第124条では「方中の水蛭は昆虫の中では血を飲むのに巧みであり、蝱虫は飛ぶ虫の中では血を吸うのに猛烈であり、水陸のよく血を取る品を取ってこれを攻め、同じ気を相互に求める。桃仁は推陳致新し、大黄は苦寒で邪熱を蕩滌する」と理解されている。

【原文】　婦人経水閉不利、藏堅癖不止、中有乾血、下白物、礬石丸主之。（15）

【本文】　婦人、経水閉じて利せず、藏の堅癖止まず、中に乾血有り、白物を下すは、礬石丸之を主る。

【語釈】　○婦人、経水閉じて利せず云々：李克光の説「婦人の経水が閉塞して不通になるのは、原因は「藏の堅癖止まず」である。即ち、胞宮の中に瘀血

- 1152 -

が停留し、蓄積が久しくなって化熱し、熱が灼き血が乾くことにより、乾血が堅く結んで散じなくなり、これによって経血は阻まれて下行できなくなるが、実際は瘀熱が内に結んだ経閉に属している。もし乾血が久しくなって散じなくなる場合は、滞って湿り、欝滞して化熱し、湿熱が下に注がれて白帯下を下すはずである。これは、乾血の経閉に続発した湿熱の帯下に属している。そこで、経水が閉塞して不通になる他に、なお帯下の量は多くなり、色は黄あるいは赤になり、質は粘稠になり、汚い臭いがし、あるいは小腹が痛み、前陰が痒くなるなどの症がある。治療は先ずその胞宮の湿熱を去るべきであり、礬石丸を用いて坐薬とし、陰中に入れる」《金匱要略譯釋》

【通釈】　婦人の月経が閉塞して通じなくなり、子宮の中に硬い凝結が生じて去らなくなる場合は、中に乾燥した血がある。また、湿熱を生じて白帯を下す場合は、礬石丸がこれを主治する。

【本文】　　［沈］　藏は、即ち子宮なり。「堅癖止まず」の「止」は、当に「散」の字に作るべし。「堅癖散ぜず」は、子宮に乾血有るなり。白物なる者は、之を白帯と謂うなり。

　　　［魏］　「藏堅」の「藏」は、子宮を指すなり。「藏中」の「藏」は、陰中を指すなり。

　　　［尤］　藏の堅癖止まざる者は、子藏の乾血堅く凝りて癖を成して去らざるなり。乾血去らざれば、則ち新血栄えずして経閉じて利せず。是れに由りて蓄洩時ならず、胞宮湿を生じ、湿は復た熱を生じ、積む所の血は転じて湿熱の腐る所と為して白物を成し、時時自ら下る。是れ宜しく先ず其の藏の湿熱を去るべし。礬石は水を却けて熱を除き、杏仁を合して結を破り乾血を潤すなり。

【語釈】　○癖：腹の病気。腹部に塊のできる病気。　○洩：もれる。

【通釈】　　［沈］　藏は、即ち子宮である。「堅癖止まず」の「止」の字は、「散」の字に作るべきである。「堅い癖が散じなくなる」は、子宮に乾血がある。白物は、これを白帯と言う。

　　　［魏］　「藏堅」の「藏」の字は、子宮を指す。「藏中」の「藏」の字は、陰中を指す。

　　　［尤］　「藏の堅癖止まず」は、子宮の乾血が堅く凝滞して癖を形成し去らなくなることである。乾血が去らない場合は、新血が栄養せず、月経が閉じて通利しなくなる。これによって蓄積と漏洩が時ならずして生じ、子宮は湿を生じ、湿がまた熱を生じ、積む所の血は転じて湿熱の腐る所となって白物を形成

し、時々自然に下る。これは、先ずその臓の湿熱を去るべきである。礬石は水を退けて熱を除き、杏仁を合わせて結を破り乾血を潤す。

【本文】　礬石丸方

　礬石（三分、焼く）　杏仁（一分）

　右二味、之を末とし、煉蜜もて和して棗核大に丸じ、藏中に内る。劇しき者は、再び之を内る。

【語釈】　〇礬石丸：聶恵民の説「本方は、清熱除湿して白帯を除く方剤である。下焦の湿熱によって帯下が停止しなくなる場合は、礬石を用いて清熱利湿、固渋して白帯を止める。杏仁は滑潤で礬石を助け、外用して陰中に置き、白帯を除く。これは、仲景が白帯を治療する外治法である」《経方方論薈要》

【通釈】　礬石丸方

　礬石（三分、焼く）　杏仁（一分）

　右の二味を粉末にし、煉蜜に混和して棗の核の大きさの丸剤にし、膣の中に入れる。症状が激しい場合は、再びこれを入れる。

【本文】　［程］　礬石は酸濇、焼けば則ち質枯れ、枯れて濇るの品なり。故に《神農経》は以て能く白沃を止め、亦濇以て脱を固むるの意なり。杏仁なる者は、以て帯を止むるに非ず、礬石の質枯なるを以て、杏仁一分を佐として以て之を潤す。其れ蜜を同じくして以て丸と為し易く、滑潤にて以て陰中に内れ易からしむるなり。此の方、専ら白物を下すを治して設く。未だ堅癖を攻めて乾血を下すこと能わざるなり。

【語釈】　〇白沃：白帯下。

【通釈】　［程］　礬石は酸濇であり、焼くと質は枯れ、枯れて濇る品である。そこで、《神農経》では、これをもってよく白帯下を止め、また濇で脱を固める意である。杏仁は、これをもって帯下を止めるのではなく、礬石の質が枯であるので、杏仁一分を佐とし、これによってこれを潤す。蜜を同じく用いると丸剤にし易く、滑潤で陰中に入れ易くする。この処方は、専ら白帯下を下す場合を治療するために設けられる。いまだ堅い塊状物を攻めて乾血を下すことはできない。

【解説】　本条文は、子宮の中に乾血が停滞して閉経になり、次いで白帯が出現する場合の外治法について論述している。

　婦人の月経が閉じて通利しなくなる場合は、乾血が子宮に生じて堅く凝滞し、散じなくなることが原因である。乾血が去らなくなると、新血が栄養せず、月

婦人雑病脈証并治第二十二

経は通利しなくなる。経血が蓄積し、湿熱が生じると、腐敗して白帯を生じ、白帯は時に自然に下る。本証の治療は、礬石丸を陰中に入れて子宮の湿熱を除く。

　礬石丸は、礬石、杏仁、蜂蜜からなる。本方は専ら白帯下を下す病証を治療し、堅い塊状物を攻めて乾血を下すことはできない。方中の礬石は水を退けて熱を除き、杏仁は結を破り乾血を滋潤する。蜂蜜を用いて丸剤とし、滑潤で陰中に入れやすくする。

【原文】　婦人六十二種風、及腹中血気刺痛、紅藍花酒主之。(16)

【本文】　婦人六十二種の風、腹中血気刺痛するに及ぶは、紅藍花酒之を主る。

【語釈】　○婦人六十二種の風云々：王廷富の説「この条は、婦人の血気が刺痛する証候と治療法である。いわゆる「六十二種の風」は、考証がない。即ち、風は六淫の首であり、百病の長であり、よく行って屢々変化し、到らない所がないなどの特性を言う。婦人は経期、あるいは産期にあって慎まなくなると、その気血が暫く虚すのに乗じて容易に風冷の侵襲を受け、血気と打ち合い、胞中に瘀滞し、気血の運行を阻碍する。そこで、腹中は刺すように痛む。これは、瘀血の腹痛である。そこで、活血化瘀の方法を用いて主治する」《金匱要略指難》

【通釈】　婦人が各種の風邪を感受し、腹中に気滞血瘀が発生して刺すように痛みが出現する場合は、紅藍花酒がこれを主治する。

【本文】　［尤］　婦人の経尽くと産後とは、風邪最も腹中を襲い入り易く、血気と相い搏てば、而ち刺痛を作す。刺痛は、痛み刺すが如きなり。六十二種は、未だ詳らかならず。紅藍花は苦辛温にて活血止痛し、酒を得れば尤も良し。更に風薬を用いざる者は、血行れば而ち風去るのみ。

【通釈】　［尤］　婦人の月経が尽きる場合と産後の場合は、風邪が最も腹中に侵入し易く、血気と打ち合うと、刺痛を生じる。刺痛は、痛みが刺すようになることである。六十二種は、いまだ詳らかでない。紅藍花は苦辛温で活血止痛し、酒を得ると最も良い。更に風薬を用いないのは、血が行ると風が去るからである。

【本文】　紅藍花酒方（原註は、「疑うらくは仲景の方に非ず」と）

　紅藍花（一両）

　右一味、酒一大升を以て、煎じて半ばを減じ、一半を頓服す。未だ止まざれ

ば、再服す。

【語釈】　〇紅藍花酒：聶恵民の説「紅藍花は、紅花である。その性はまた辛温であり、心、肝、衝任に入り、活血痛経、去瘀止痛する。酒の性もまた辛温であり、活血止痛する。そこで、二味を用いて血分が風邪を被って中られる腹痛を治療し、血が行くと風は自ら滅する。そこで、駆風の品を用いずにまた治癒するはずである」《経方方論薈要》

【通釈】　紅藍花酒方（原註では、「恐らくは仲景の処方でない」とある）
　　紅藍花（一両）

　右の一味に酒一升余りを用い、半分に煮詰め、その半分を頓服で服用する。服用後、腹痛が停止しない場合は、再び残りを服用する。

【本文】　《外台》の《近効》は、血暈絶えて人を識らず煩悶するを療するの方。

　紅藍花三両、新たなる者は佳し。無灰の清酒半升、童子小便半大升を以て、煮て一大盞を取り、滓を去り、稍冷ゆるを候いて之を服す。

　《婦人良方》の紅藍花酒は、血暈絶えて人を識らず、煩悶し言語錯乱し、悪血尽きず、腹中絞痛し、胎腹中に死するを療す。

　紅藍花一両。右末と為し、二服に分かち、毎服酒二盞、童子小便二盞もて煮て盞半を取り、冷ゆるを候いて分かちて二服と為し、滓を留めて再び併せて煎ず。一方に童便無し（本、《肘後》に出づ。〇徐氏の《胎産方》は、産後の血暈、昏迷し、心気絶するを治す）。

【語釈】　〇血暈：血分に病変がある昏厥の症状。脳貧血、産後の眩暈の類。

【通釈】　《外台》の《近効》では、血暈で意識が絶えて人を識別できず、煩悶するのを治療する処方。

　紅藍花三両は、新らしいものがよい。無灰の清酒を半升、童子の小便を半升用い、煮て一大盞を取り、滓を除き、幾らか冷えるのを候ってこれを服用する。

　《婦人良方》の紅藍花酒は、血暈で意識が絶えて人を識別できず、煩悶し言語は錯乱し、悪血が尽きず、腹中が絞るように痛み、胎児が腹中で死亡するのを治療する。

　紅藍花一両。右を粉末にし、二服に分け、毎回酒二盞と童子の小便二盞を用いて盞半を取り、冷えるのを候って二回の服用に分け、滓を留めて再び併せて煎じる。一方に童便がない（元々は、《肘後》に出ている。〇徐氏の《胎産方》では、産後の血暈で昏迷し心気が途絶えるのを治療する）。

- 1156 -

婦人雑病脈証并治第二十二

【解説】　本条文は、風邪を感受した後に気滞血瘀によって引き起こされる腹痛の治療法について論述している。

　婦人の六十二種は、いまだ詳らかでない。婦人の月経が尽き、あるいは出産した後は、風邪が容易に腹中に侵入し、血気と打ち合うと、刺痛が出現する。刺痛は、刺すような痛みが出現することを言う。そこで紅藍花酒方を与えてこれを治療する。

　紅藍花酒方は、紅藍花と酒からなる。方中の紅藍花は苦辛温で活血止痛し、酒は血を行らせて紅藍花の作用を助ける。

【原文】　婦人腹中諸疾痛、当帰芍薬散主之。(17)
【本文】　婦人、腹中の諸疾痛は、当帰芍薬散之を主る。
【語釈】　〇婦人、腹中の諸疾痛云々：陳紀藩の説「これは、婦人の肝脾不調による腹痛の証候と治療法を論述している。婦人の腹痛の原因は非常に多いが、諸々の寒熱、諸々の原因、正気の虚と邪気の実、気血の不調などのようなものは、皆引き起こすことができる。ただ、臨床上は情志が失調し、気が欝滞して不暢になって引き起こされる場合が多い。情志が遂げられなくなると、常に肝脾不調が引き起こされる。肝が調和を失う場合は、気が欝し血が滞り、脾気が運らなくなる場合は、湿が内より生じる。気が欝し、血が滞り、湿が阻まれ、経脈が不通になると、遂に腹中の疼痛が引き起こされる。そこで、肝脾を調え、気血を理め、水湿を通利する当帰芍薬散を用いて治療する」陳紀藩主編《金匱要略》
【通釈】　婦人に種々の原因で腹痛が出現する場合は、当帰芍薬散がこれを主治する。
【本文】　［徐］　此れ、婦人の病は大概血に由ることを言う。故に諸疾痛と言う。皆朮、苓、沢、帰、芍、芎を以て之を主る。謂うに、即ち寒に因る者有れば、亦稍加減を為すに過ぎず。真に此の方を以て腹中の諸痛を概するに非ざるなり。
　［鑑］　諸疾腹痛は、婦人の腹中の諸種の疾痛を謂うなり。既に「諸疾痛」と曰えば、則ち寒熱虚実、気食等の邪は、皆腹痛せしむ。豈能く此の一方を以て諸疾痛を概治するや。当帰芍薬散之を主るは、必ず是れ錯簡ならん。
【語釈】　〇概：概括する。
【通釈】　［徐］　これは、婦人の病は大概は血によることを言う。そこで、

- 1157 -

諸疾痛と言う。皆白朮、茯苓、沢瀉、当帰、芍薬、川芎をもってこれを主治する。思うに、寒による場合があるので、また幾らか加減するに過ぎない。真にこの処方をもって腹中の諸々の痛みを概括するのではない。

　　［鑑］　諸疾腹痛は、婦人の腹中の諸々の種類の疾患の痛みを言う。既に「諸疾痛」と言えば、寒熱、虚実、気食などの邪は、皆腹痛を生じさせる。どうしてよくこの一処方で諸疾痛を概ね治療することができようか。「当帰芍薬散之を主る」は、必ず錯簡であろう。

【本文】　当帰芍薬散方（前の《妊娠》中に見わる）

【通釈】　当帰芍薬散方（前の《婦人妊娠病篇》の第5条に記載されている）

【解説】　本条文は、肝脾不和によって引き起こされる婦人の腹痛の治療法について論述している。

　婦人の腹中諸疾痛は、婦人の腹中は種々の疾患で痛みが生じることを言う。婦人の病は、多くは血が原因となる。そこで、当帰芍薬散の中の白朮、茯苓、沢瀉、当帰、芍薬、川芎を用いてこれを主治する。本方が婦人の腹中の種々の痛みを全て治療できることを言うのではない。

【原文】　婦人腹中痛、小建中湯主之。(18)

【本文】　婦人、腹中痛むは、小建中湯之を主る。

【語釈】　○婦人、腹中痛む云々：王廷富の説「この条は、腹痛の証候と治療法である。脈証は完全ではないので、薬をもって証を推測すると、腹中が拘急して痛み、喜按喜熱熨が見られ、時にしくしく痛み、あるいは冷えて痛み、顔面の色調は華やかさがなく、食欲は振るわず、甘い味を好んで食べ、舌は淡白、苔は少なく津は潤い、脈は弦緩、あるいは虚弱無力などの脈証の場合にこれを用いるのがよい。その病理は、脾胃の虚寒で気血がともに虚し、気がこれを温煦するには不足し、血がこれを濡養するには不足し、虚気が横逆して痛む。これは、虚寒の腹痛である。そこで、甘温建中の方法を用いて主治する」《金匱要略指難》

【通釈】　婦人の腹部に疼痛が出現する場合は、小建中湯がこれを主治する。

【本文】　　［徐］　此れ、婦人の病を言う。既已に血に由れば、則ち虚する者多し。何に従りて補い起こすや。唯だ建中の法有るを妙と為す。謂うに、後天は脾胃を以て本と為す。胃和して飲食常の如ければ、則ち自ら能く血を生じて痛み止むなり。小建中は、即ち桂枝湯に飴糖を加うるなり。言外に当に脾を扶

- 1158 -

けて以て血を統ぶべく、当に四物の類を借らしむべからざるを見わすのみ。前
の産後に《千金》内補当帰建中湯を附すは、正しく此の意なり。

【通釈】　［徐］　これは、婦人の病を言う。既に血による場合は、虚してい
るものが多い。どうして補って起こすのであろうか。ただ、建中湯の方法があ
るのが妙味である。思うに、後天は、脾胃をもって本とする。胃が調和し、飲
食が正常のようである場合は、自然によく血を生じ、痛みは止む。小建中湯は、
桂枝湯に飴糖を加えたものである。言外に脾を扶けて統血すべきであり、四物
湯の類を借らないようにすべきであることを見わすに過ぎない。前の産後の病
に《千金》内補当帰建中湯を附すのは、正しくこの意である。

【本文】　小建中湯方（前の《虚労》中に見わる）

【通釈】　小建中湯方（前の《血痺虚労病篇》の第13条に記載されている）

【本文】　《朱氏集験方》の加味建中湯は、女人虚して敗れ腹痛するを治す。

　本方に於いて当帰、琥珀、木香を加う。

　《施圓端効方》の大加減建中湯は、婦人の胎前産後、一切の虚損、月事調わ
ず、臍腹疞痛し、往来寒熱し、自汗し、口乾き、煩渇するを治す。

　黄耆建中湯に於いて、膠飴を去り、当帰、川芎、白朮を加う。

【通釈】　《朱氏集験方》の加味建中湯は、婦人が虚して敗られ、腹痛が出現
する場合を治療する。

　本方に当帰、琥珀、木香を加える。

　《施圓端効方》の大加減建中湯は、婦人の胎前産後で、一切の虚損で月経が
調わず、臍部や腹部が拘急してしくしくと痛み、往来寒熱が出現し、自汗が出
て、口が乾き、甚だしい口渇が出現する場合を治療する。

　黄耆建中湯より膠飴を除き、当帰、川芎、白朮を加える。

【解説】　本条文は、脾胃の虚寒によって引き起こされる婦人の腹痛の治療法
について論述している。

　婦人は月経があるので、病の多くは虚している。脾胃は、後天の本である。
胃が調和し、飲食が正常である場合は、自然に血を生じ、腹痛は停止する。そ
こで、婦人に腹中の痛みが出現する場合は、小建中湯を与えてこれを主治する。

【原文】　問曰、婦人病、飲食如故、煩熱不得臥、而反倚息者、何也。師曰、
此名転胞。不得尿也。以胞系了戻、故致此病。但利小便則愈。宜腎気丸主之。
(19)

【本文】　問いて曰く、婦人の病、飲食故の如く、煩熱して臥すことを得ず、而も反って倚息する者は、何ぞやと。師曰く、此れを転胞と名づく。尿するを得ざるなり。胞系了戻するを以ての故に此の病を致す。但だ小便を利すれば則ち愈ゆ。宜しく腎気丸之を主るべしと（「以胞」以下は、《脈経》は「此の人、故肌盛んに、頭挙がり身満つ。今反って羸痩し、頭挙がり中空に、胞系了戻するを以ての故に此の病を致す。但だ小便を利すれば則ち愈ゆ。宜しく腎気圓を服すべきは、中に茯苓有るを以ての故なり」に作る。方は《虚労》中に在り）。

【語釈】　〇問いて曰く、婦人の病、飲食故の如く云々：呂志杰の説「本条は、婦人の転胞の証候と治療法を論述している。転胞の病因は複雑であるが、本条に述べる所は腎気の虚弱により、胞系が了戻し、膀胱が気化できずに引き起こされる。その主症は、小便の不通と臍下の脹満急痛である。病は下焦にあり、中焦に病がないので、飲食は以前のままである。小便が不通になり、水が下行せず、濁気が反って上逆するので、心中は煩乱し、倚息して平臥できなくなる。治療方法は、腎気丸を用いて補腎化気し、小便を通利して気化を正常に回復させ、小便を通利すると、諸々の症状は遂に治癒する」《金匱雑病論治全書》

【通釈】　ある人が質問し、「婦人が病に罹患し、飲食は正常であるが、煩熱が出現して平臥できず、また反って起坐呼吸になるのは、どのような原因からであろうか」と言った。師はこれに答え「この病は、転胞と称している。病人は、小便をすることができなくなる。これは、膀胱に繋がる部分が纏わってねじれるためにこの病を発生する。ただ、小便を通利すると病は治癒する。この場合は、腎気丸を用いて主治すべきである」と言った（「以胞」以下は、《脈経》では「この人は、元々肌が盛んであり、頭は挙がり、身体は豊満であった。今反って羸痩が出現し、頭は挙がるが中が空になり、膀胱に繋がる部分が纏わってねじれるためにこの病を発生する。ただ、小便を通利すると病は治癒する。腎気圓を服用すべきであるのは、方中に茯苓があるからである」に作る。処方は、《血痺虚労病篇》の中に記載されている）。

【本文】　［尤］　飲食故の如きは、病中焦に由らざるなり。了戻は、繚戻と同じ。胞系繚戻して順わざれば、則ち胞は之が為に転じ、胞転ずれば則ち溺するを得ざるなり。是れ下気上逆すれば而ち倚息し、上気下に通ずること能わざれば而ち煩熱し臥するを得ざるに由る。治に腎気を以てする者は、下焦の気は腎之を主り、腎気理を得れば、繚する者は順い、戻する者は平らかにして閉乃ち通ずるを庶うのみ。

- 1160 -

婦人雑病脈証并治第二十二

【語釈】　○繚戻：繚は、まとう。戻は、もとる。曲がる。

【通釈】　［尤］　飲食が以前のようであるのは、病は中焦によらないからである。了戻は、繚戻と同じである。膀胱に繋がる部分が纏わり曲がって順わない場合は、膀胱はこのために転じ、膀胱が転じる場合は尿をすることができなくなる。これは、下の気が上逆すると、起坐呼吸になり、上の気が下に通じることができなくなると、煩熱し、平臥できなくなることによる。治療に腎気丸を用いるのは、下焦の気は腎がこれを主り、腎気が理まると、纏わったものは順い、曲がったものは平らかになり、閉塞が直ちに通じるのを願うからである。

【本文】　《巣源》に云う、「胞転の病は、胞は熱の為に迫られ、或は小便を忍び、倶に水気をして還りて胞に迫らしめ、屈辟して充張するを得ず、外水は応に入るべきも内に入るを得ず、溲は応に出づべきも出づるを得ず、内外壅がり脹りて通ぜず。故に胞転を為す。其の状、小腹急痛し、小便するを得ず、甚だしき者は死に至る。張仲景云う、「婦人、本肥えて盛んに、且つ挙りて自ら満つるも、全く羸痩し、且つ挙りて空減し、胞系了戻し、亦胞転を致す」と（朱氏の《格致論》に「婦人は本肥えて盛んに云々」を引きて曰う、「其の義は未だ詳らかならず」と）。案ずるに、了と繚は、並びに音聊、繚は纏わるなり。繞うなり。《千金》は、四肢痿え躄にて繚い戻がる等の文有り。舒氏の《女科要訣》に云う、「了戻なる者は、絞れる紐なり」と。

【語釈】　○屈辟：屈は、かがむ。辟は、襞に同じ。尿胞が屈曲して正常に膨らむことができなくなる。

【通釈】　《諸病源候論》では、「胞転の病は、膀胱は熱のために迫られ、あるいは小便を忍び、ともに水気が還って膀胱に迫り、屈曲し襞になって充満することができず、外の水は入るはずであるが内に入ることができず、尿は出るはずであるが出ることができず、内外が塞がり脹満して通じなくなる。そこで、胞転になる。その性状は、小腹部が急に痛み、小便をすることができず、甚だしい場合は死に至る。張仲景は、「婦人は元々肥えて盛んであり、かつ挙って脹満していたが、全く羸痩し、かつ挙って空減し、膀胱に繋がる部分が纏わりついて曲がり、また胞転を生じる」と言う（朱氏の《格致余論》では、「婦人は元々肥えて盛んであったが云々」を引用し、「その義は、いまだ詳らかでない」と言う）。案じるに、了と繚は並びに音が聊であり、繚は纏わることであり、繞うことである。《千金》では、四肢が痿え、躄になって繚わり戻がるなどの文がある。舒氏の《女科要訣》では、「了戻は、絞った紐である」と

－ 1161 －

言う。

【本文】　腎気丸方

乾地黄（八両）　薯蕷（四両）　山茱萸（四両）　沢瀉（三両）　茯苓（三両）　牡丹皮（三両）　桂枝　附子（炮ず、各一両。○《千金翼》は桂、附各二両を用う）

右八味、之を末とし、煉蜜もて和して梧子大に丸じ、酒もて十五丸を下し、加えて二十五丸に至り、日に再服す（《虚労》、及び《消渇》中に詳らかにす。当に参攷すべし）。

【通釈】　腎気丸方

乾地黄（八両）　薯蕷（四両）　山茱萸（四両）　沢瀉（三両）　茯苓（三両）　牡丹皮（三両）　桂枝　附子（炮じる、各々一両。○《千金翼》では、桂枝、附子を各々二両用いる）

右の八味を粉末にし、煉蜜で混和してあおぎりの実の大きさの丸剤にし、酒で十五丸を服用し、二十五丸まで増量し、日に二回服用する（《血痺虚労病篇》、および《消渇小便利淋病篇》の中に詳らかにしている。参考にすべきである）。

【本文】　趙良曰く、「此の方は、《虚労》中に在り、腰痛、小便利せず、小腹拘急するを治す。此れも亦之を用うるは、何ぞや。蓋し、腎虚に因りて之を用うるなり。此れを用いて腎を補えば則ち気化し、気化すれば則ち水行りて愈ゆ。然れども転胞の病は、豈尽く下焦の腎虚し、気化して出でずに致すや。或は中焦の脾虚し、精を散じて胞に帰すこと能わず、及び上焦の肺虚し、下は胞に輸布すること能わず、或は胎重く其の胞を圧え、或は尿を忍びて房に入るは、皆此の病を成すに足る。必ず其の因る所を求めて以て之を治すなり」と。李彣曰く、「方に腎気丸と名づくる者は、気は陽に属し、腎中の真陽の気を補えばなり。内は六味丸を具え、腎水を壮んにして以て小便の源を滋し、附、桂は命門の火を益し、以て膀胱の気を化せば、則ち津液を薫蒸し、水道以て通じて小便自利す。此れ、五苓散を用いずして腎気丸を用うる所以なり」と。

【通釈】　趙良は、「この処方は、《血痺虚労病篇》の中にあり、腰が痛み、小便が通利せず、小腹部が拘急するのを治療する。これもまたこれを用いるのは、どうしてであろうか。思うに、腎虚によってこれを用いる。これを用いて腎を補うと気化し、気化する場合は水が行って治癒する。しかし、転胞の病は、どうして尽く下焦の腎が虚し、気化しないで引き起こされることがあろうか。

- 1162 -

あるいは中焦の脾が虚し、精を散じて膀胱に帰ることができず、および上焦の肺が虚し、下は膀胱に輸布することができず、あるいは胎児が重くてその膀胱を圧迫し、あるいは尿を忍んで房室に入るなどは、皆この病を形成するには充分である。必ずその原因を求めてこれを治療する」と言う。李梴は、「処方に腎気丸と名づけるのは、気は陽に属し、腎中の真陽の気を補うからである。内は六味丸を備え、腎水を壮んにして小便の源を滋養し、附子と桂枝は命門の火を益し、これによって膀胱の気を化す場合は津液を熏蒸し、水道はこれによって通じて小便は自利する。これが、五苓散を用いずに腎気丸を用いる理由である」と言う。

【解説】　本条文は、腎陽虚によって引き起こされる転胞の症状と治療法について論述している。

　婦人に病が出現するが、飲食が以前のように正常である場合は、病は中焦にはない。下焦の気は、腎が主る。婦人が転胞に罹患すると、膀胱に繫がる部分が繼わり曲がって順わなくなるので、膀胱は転じて排尿できなくなる。膀胱が排尿できず、下の気が上逆すると、起坐呼吸になる。膀胱が排尿できず、上の気が下に通じることができなくなると、煩熱し、平臥できなくなる。本証の治療は、小便を通利すると、病は治癒する。そこで、腎気丸を与えて腎気を理める。

【原文】　蛇床子散方、温陰中坐薬。(20)

【本文】　蛇床子散方は、陰中を温むるの坐薬（《脈経》は、「婦人の陰寒え、陰中を温むるの坐薬は、蛇床子散之を主る」に作る。徐、程、魏、尤、《金鑑》は、並びに同じ）。

【語釈】　〇蛇床子散方は云々：呂志杰の説「本条は、婦人の陰中の寒湿の治療である。条文の中では、ただ陰寒を提示しているだけであるが、方薬より証を推測すると、帯下、陰内の掻痒があり、病人は陰中が冷えるなどの症状を自覚するはずである。そこで、蛇床子散を用いて坐薬を作り、直接その邪を受けた所を温め、これによって陰中の寒湿を逐う」《金匱雑病論治全書》

【通釈】　蛇床子散の処方は、婦人の前陰を温める坐薬である（《脈経》では、「婦人の前陰が寒え、前陰の中を温める坐薬は、蛇床子散がこれを主治する」に作る。徐本、程本、魏本、尤本、《医宗金鑑》では、並びに同じである）。

【本文】　蛇床子仁

右一味、之を末とし、白粉少し許りを以て、和し合し相い得ること棗の大き
さの如くにし、綿に裹み之を内る。自然に温まる（「合」を趙に「令」に作る
は是なり）。

【語釈】　○蛇床子散：顙恵民の説「蛇床子は辛苦温で、外用では燥湿殺虫し、
外陰部の搔痒、帯下、下垂、陰中の冷えなどの症に対して用いることができる。
白粉に対しては、二種類の見方がある。一つは、白粉は米分を指し、燥湿する
外用の坐薬とすることができる。もう一つは、鉛粉を指す。即ち、胡粉は甘辛
寒で有毒であり、消積、殺虫する。例えば湿熱で虫を生じ、外陰部に痒みが生
じる場合は、外に敷布することができる。ただ、慎重に使用すべきである」

《経方方論薈要》

【通釈】　蛇床子仁

　右の一味を粉末にし、少量の白粉を用いて混和し、棗の大きさのようにし、
綿に包んで膣部に挿入する。自然に温まる（「合」の字を趙本に「令」に作る
のが正しい）。

【本文】　［徐］　坐は、陰中に内入するを謂う。「出産は、草に坐る」の
「坐る」を謂うが如きなり。

　　　　　［程］　白粉は、即ち米粉なり。之を藉りて以て和合するなり。

　　　　　［尤］　陰寒ゆは、陰中寒ゆるなり。寒ゆれば則ち湿を生ず。蛇床子は、温
以て寒を去り、白粉を合して燥かせて以て湿を除くなり。此の病は、陰中に在
りて藏府に関わらず。故に但だ薬を陰中に内るれば、自ら愈ゆ。

【通釈】　［徐］　坐は、陰中に入れることを言う。出産は草に坐るの「坐
る」を言うようなものである。

　　　　　［程］　白粉は、米粉である。これを借りて混和して合わせる。

　　　　　［尤］　陰が寒えるのは、陰中が寒えることである。寒える場合は、湿を生
じる。蛇床子は、温で寒を除き、白粉を合わせて燥かせて湿を除く。この病は
陰中にあり、臓腑に関わらない。そこで、ただ薬を陰中に入れると、自然に治
癒する。

【本文】　案ずるに、《千金》の註に云う「坐薬」は、即ち下に著け坐り導く
の薬なり。

【通釈】　案じるに、《千金》の注釈に言う「坐薬」は、下に着け坐って導く
薬である。

【解説】　本条文は、婦人の前陰が寒え寒湿による帯下が出現する場合の外治

－ 1164 －

法について論述している。

　婦人の前陰の中が寒えると、湿を生じる。本証の治療は、蛇床子散方を用い、
膣の中に挿入し、これを温める。

　蛇床子散方は、蛇床子と白粉を混和して坐薬を作る。方中の蛇床子は温で寒
を除き、米粉を合わせて燥湿する。

【原文】　少陰脈滑而数者、陰中即生瘡。陰中蝕瘡爛者、狼牙湯洗之。(21)

【本文】　少陰の脈滑にして数の者は、陰中即ち瘡を生ず。陰中蝕瘡爛るる者
は、狼牙湯もて之を洗う。

【語釈】　〇少陰の脈滑にして数の者云々：陳紀藩の説「これは、下焦の湿熱
で前陰が蝕み瘡を生じる証候と治療法を論じている。少陰の脈は腎を候い、腎
は二陰を司る。少陰の脈が滑で数の場合は、下焦に湿熱が蘊結した証である。
湿熱が前陰を欝遏する場合は、前陰は糜爛して瘡を形成し、同時になお陰中の
灼熱、痒くて痛み快適でないなどの症状を伴うはずである。もし湿熱が下注す
る場合は、更に兼ねて帯下が見られるはずである。そこで、狼牙湯を用いて清
熱燥湿、殺虫止痒し、陰中に浸してたらし、これを外治する」陳紀藩主編《金
匱要略》

【通釈】　少陰の脈が滑で数である場合は、必ず前陰に瘡を生じる。もし前陰
の瘡が腐蝕して糜爛する場合は、狼牙湯を用いてこの部位を洗浄する。

【本文】　[尤]　脈滑の者は、湿なり。脈数の者は、熱なり。湿熱相合して
係りて少陰に在り。故に陰中は即ち瘡を生じ、甚だしければ則ち 蝕 み 爛 れて
已まず。狼牙は味酸苦にて、邪熱の気、疥瘡悪瘡を除き、白虫を去る。故に取
りて是の病を治す。

【語釈】　〇疥：ひぜん。皮膚にできる湿疹の一種で、ひどく痒い。

【通釈】　[尤]　脈が滑であるのは、湿である。脈が数であるのは、熱であ
る。湿と熱が相互に合わさり、繋がって少陰にある。そこで、陰中は瘡を生じ、
甚だしい場合は、腐蝕し糜爛して停止しなくなる。狼牙は味酸苦で、邪熱や疥
瘡、悪瘡を除き、白虫を除く。そこで、取ってこの病を治療する。

【本文】　案ずるに、龔氏の《外科百効》に云う、「如し婦人の子宮、敗精帯
濁有るは、或は月水未だ浄せざるに之と交合し、後に又未だ洗わざるに因る。
男子の腎虚し、邪穢滞気、遂に陰茎をして睾丸に連なりて腫瘡し、小便淋の如
くならしむは、陰蝕瘡と名づく。然して婦人も亦之有り」と。此れに據れば、

則ち陰蝕は乃ち黴瘡の属のみ。

【語釈】　〇黴：梅毒。

【通釈】　案じるに、龔氏の《外科百効》では、「もし婦人の子宮に腐敗した精子や混濁した帯下があるのは、あるいは月経がいまだ清らかでないのに男子と交合し、後にまたいまだ洗わないことが原因である。男子の腎が虚し、穢濁の邪気が遂に陰茎から睾丸に連なって腫れて瘡を生じ、小便を淋病のようにする場合は、陰蝕瘡と名づける。そして婦人もまたこれがある」と言う。これによれば、陰部が腐蝕するのは、梅毒による瘡の属である。

【本文】　狼牙湯方（《外台》に《千金》を引きて云う、「人の陰の虫瘡を療するの方」と。案ずるに、《千金》に云う、「陰中癢く、骨に入りて困しむを治するの方」と。《外台》に引く所とは、異なる）

狼牙（三両。〇《千金》は、「両把」に作る）

右一味、水四升を以て、煮て半升を取り、綿を以て筯を纏うこと繭の如くにし、湯に浸して陰中に瀝し、日に四遍す。

【語釈】　〇狼牙湯：聶恵民の説「狼牙草の性は苦寒で、よく燥湿、清熱、殺虫する。そこで、煎じた湯液を用いて外陰を洗浄し、殺虫して陰瘡を治療することができる。これは、仲景の外洗法である。狼牙湯、礬石丸、蛇床子散の三方は、いずれも外治の処方であり、婦人の帯下で陰部が痒くなるなどの疾患に用いる。前の二方は、清熱燥湿の効能がある。そこで、下焦の湿熱の証に適応される。その中の狼牙湯は、洗う処方である。礬石丸は、坐薬の方法である。蛇床子散は、陰中の寒湿を逐う力がある。そこで、下焦の虚寒で陰中が冷える証に適応され、また坐薬である」《経方方論薈要》

【通釈】　狼牙湯方（《外台》では《千金》引用し、「人の陰部に虫で瘡を生じる場合を治療する処方である」と言う。案じるに、《千金》では、「陰中が痒く、骨に入って困しむ場合を治療する処方である」と言う。《外台》に引用する所とは、異なる）

狼牙（三両。〇《千金》では、「両把」に作る）

右の一味に水四升を用い、煮て半升を取り、箸の先に綿を蚕のまゆの大きさに巻き付け、湯液に浸して前陰の中に注ぎ、日に四回行う。

【本文】　《外台》の《古今録験》に、婦人の陰蝕み、中爛れて傷らるを苦しむ狼牙湯。

狼牙三両、咬咀し、水四升を以て、煮て半升を取り、滓を去り、苦酒を内る

－ 1166 －

婦人雑病脈証并治第二十二

こと鶏子中の黄の如く、一杯にて煎じて沸かし、寒温に適え、綿を以て湯に濡らし、以て瘡中に瀝し、日に四五度すれば即ち愈ゆ。

【通釈】　《外台》の《古今録験》では、婦人の前陰が腐蝕し、中が爛れて傷られるのを苦しむ場合を治療する狼牙湯。

　狼牙三両を咬咀し、水四升を用い、煮て半升を取り、滓を除き、苦酒を鶏卵の黄味の用量で杯一杯分を入れて煎じて沸騰させ、寒温を適切にし、綿をもって湯液に濡らし、瘡の中に注ぎ、一日に四五回すると病は治癒する。

【解説】　本条文は、下焦の湿熱によって前陰に瘡が発生する場合の証候と外治法について論述している。

　湿があると、少陰の脈は滑になり、熱があると、少陰の脈は数になる。即ち、少陰の腎を候う尺部の脈が滑数になる場合は、湿熱が少陰にあるので、前陰に瘡が発生し、腐蝕し糜爛して停止しなくなる。本証の治療は、狼牙湯を用いて前陰を洗う。

　狼牙湯は、狼牙一味からなる。方中の狼牙は、味酸苦で邪熱、疥瘡、悪瘡、白虫を除く。本方は、箸の先に綿を巻き付け、狼牙を煎じた湯液を浸し、前陰の中に注いで洗う。

【原文】　胃気下泄、陰吹而正喧、此穀気之実也。膏髪煎導之。(22)

【本文】　胃気下泄し、陰吹して正に喧しきは、此れ穀気の実なり。膏髪煎もて之を導く。

【語釈】　○胃気下泄し云々：李克光の説「病人の前陰より気を排泄して声があり、後陰からの失気のようなものになり、甚だしくなると排気が頻繁になるので、声は響いて連続し停止しなくなる。そこで、病は陰吹と名づける。陰吹を形成する原因は甚だ多いが、原文の「穀気実す」と「胃気下泄す」は、胃腸が燥いて結び、胃気が下に泄れることによって陰吹の病理が引き起こされることを明らかにする。方薬を合わせて予測すると、これは血が虚し、津が欠け、胃腸が燥いて結び、大便が不通になることにより、胃中の下行する気は常道に随って後陰より排出せず、迫って前陰を走り、下行する気は狭窄した陰道を通過して音響を発生し、即ち陰吹病となることが解る。治療は、膏髪煎を用い、養血潤燥して大便を通導し、大便が一たび通じると、気は常道に帰り、陰吹もまた停止する」《金匱要略訳釈》

【通釈】　胃中の気が下に泄れ、前陰より矢気のような騒がしい音が出るのは、

- 1167 -

穀気が実して大便が通じなくなっているからである。この場合は、猪膏髪煎を用いてこれを潤導する。

【本文】　［尤］　陰吹は、陰中より声出で、大便失気の状の如く、連続して絶えず。故に「当に喧しき」と曰う。穀気実する者は、大便結びて通ぜず。是を以て陽明下行するの気は其の故道を従うを得ずして乃ち別に旁竅を走るなり。猪膏髪煎は、大便を潤導し、便通ずれば気自ら帰す。

【通釈】　［尤］　陰吹は、陰中より声が出て大便の失気の性状のようになり、連続して途絶えなくなる。そこで、「正しく騒がしい」と言う。穀気が実するのは、大便が結んで通じないことである。ここをもって陽明の下行する気は、その元々の道を従うことができず、別に傍らの竅を走る。猪膏髪煎は、大便を潤導し、大便が通じると、気は自然に帰る。

【本文】　案ずるに、《金鑑》に云う、「「膏髪煎之を導く」の五字は、当に是れ衍文なるべし。「此れ穀気の実なり」の下に当に「長く訶梨勒丸を服す」の六字有るべし。後陰の下気は、之を気利と謂い、訶梨勒散を用う。前陰の下気は、之を陰吹と謂い、訶梨勒丸を用う。文義始めて属し、薬と病と相い対す。蓋し、訶梨勒丸は、訶梨勒を以て下気の虚を固め、厚朴、陳皮を以て穀気の実を平らげ、亦相い允合す。方に錯簡は《雑療篇》の内に在り」と。此の説、未だ是非を知らず。姑く之を附す。

　蕭氏の《女科経綸》に云う、「按ずるに、婦人の陰吹の証は、仲景以て穀気実し、胃気下泄して致す所と為す。此の病機は、解す可からざること有り。雲来の註に云う「胃実し腸虚し、気は胞門に走る」も亦是れ仲景の文に随いて之を詮するなり。夫れ人の穀気、胃中なれば、何ぞ嘗て一日実せずして陰吹の証を見わす者は、未だ之嘗て聞かずや。千百年の書は、其れ闕疑するは可なり。予甲寅の歳に峡右に游び、友の呉禹仲有り、来りて訽いて云う、「此の鎮に一冨室女有り、陰戸の中に時に簌簌として声有り、後陰の転失気の状の如し。遍く医者を訪れるも、此れ何の病なるかを暁らざるなり」と。予曰く、「陰吹の証なり。仲景の書に之有り」と。禹仲は因りて予の読書の博きを嘆く」と。案ずるに、陰吹は罕に見るの病に非ず。簡は前年に一諸侯の婦人此の証を患うを療す。尋ぬれば、瘵と為す。薬効罔くして没す。

【語釈】　○気利：下痢が滑脱し、大便が矢気に随って排出される病証。　○允合：允は、允当（正しく理に適う）。合は、合致する。　○詮：詮釈（説きあかす）。　○闕疑：真偽のはっきりしないものは除いておく。　○簌簌：が

婦人雑病脈証并治第二十二

さがさという音。

【通釈】　案じるに、《医宗金鑑》では、「「膏髪煎でこれを導く」の五字は、衍文のはずである。「これは穀気が実している」の下に、「長く訶梨勒丸を服する」の六字があるはずである。後陰から気が下るのは、これを気利と言い、訶梨勒散を用いる。前陰から気が下るのは、これを陰吹と言い、訶梨勒丸を用いる。そうすれば、文義は始めて所属し、薬と病が相互に対応する。思うに、訶梨勒丸は、訶梨勒をもって気を下すところの虚を固め、厚朴、陳皮をもって穀気が実するのを平らげ、また相互に道理に合致する。まさに錯簡は《雑療篇》の内にある」と言う。この説は、いまだ正しいのかどうかが解らない。暫くこれを附しておく。

　蕭氏の《女科経綸》では、「按じるに、婦人の陰吹の証は、仲景は穀気が実し、胃気が下に泄れて引き起こされるとする。この病機は、理解できないことがある。雲来の注釈に「胃が実し、腸が虚し、気が胞門に走る」と言うもの また仲景の文に随ってこれを解釈している。そもそも人の穀気は胃中にあれば、どうしてかつて一日実しないで陰吹の証を見わした者は、いまだかつて聞かないのであろうか。千百年の昔の書物は、はっきりしない所は除いておくのがよい。私は甲寅の年に峡右に遊び、そこで友人の呉禹仲が来て質問し、「この町に独りの裕福な結婚前の女性があり、膣部の中で時にがさがさとした声がし、後陰からの転失気の性状のようなものである。遍く医者を訪れたが、これがどのような病であるのかは解らなかった」と言った。私は、「陰吹の証である。仲景の書物にこれがある」と言った。禹仲は、これによって私の読書が広範囲であることに感嘆した」と言う。案じるに、陰吹は稀に見る病ではない。私元簡は、前年にある諸侯の婦人がこの証を患っているのを治療した。尋ねると、癆瘵であった。薬効はなく、死亡した。

【本文】　膏髪煎方（《黄疸》中に見わる）

【通釈】　膏髪煎方（《黄疸病篇》の第17条に記載されている）

【解説】　本条文は、陰吹の病因と症状、および治療法について論述している。

　陰吹は、大便の失気のような音が陰中から連続して出て停止せず、正しく騒がしい音になることを言う。大便が結んで通じなくなると、陽明の気は元々の道に従って下行できず、傍らの竅に走るので、胃気は前陰から下に泄れて音を立てる。本証の治療は、猪膏髪煎を与えて大便を潤導する。

- 1169 -

【原文】　小児疳虫蝕歯方：(23)

【本文】　小児疳虫蝕歯方：（原註は、「疑うらくは仲景の方に非ず」と）

【語釈】　〇小児疳虫蝕歯方：陳紀藩の説「これは、小児の疳虫蝕歯の外治法を論じている。小児が不当なものを食べ、あるいは授乳や食事が失調し、例えば脂っこいもの、甘いもの、味の濃厚なもの、および消化されないものを好んで食べると、極めて容易に湿熱を醸成し、湿熱は口の歯を困しめて結び、齬が久しくなり毒を蘊むと腐敗し、遂に疳虫を生じ、牙歯を蝕む。この時は、小児疳虫齲歯方を用いて外治し、これによって燥湿解毒、袪風殺虫すべきである」陳紀藩主編《金匱要略》

【通釈】　小児疳虫蝕歯方：（原註では、「恐らくは、仲景の処方ではない」とある）

【本文】　雄黄　葶藶

　右二味、之を末とし、臘日の猪脂を取りて鎔かし、槐枝(かい)を以て綿もて頭を裹むこと四五枚、薬を點じて之を烙く（案ずるに、《本草綱目》は二味等分し、「日」を「月」に作る）。

【語釈】　〇小児疳虫蝕歯方：聶恵民の説「本方は、消腫殺虫の効能がある。そこで、小児の疳積で虫や齲歯を生じるものに対して選んで用いるべきである」《経方方論薈要》。　〇臘日：臘月が正しい。陰暦の十二月を指す。

【通釈】　雄黄　葶藶

　右の二味を粉末にし、陰暦の十二月に猪脂を取って上記の二味とともに熱を加えて溶かし、槐枝(えんじゅ)の先を綿で四五枚包み、薬を漬け火にあぶって歯に付ける（案じるに、《本草綱目》では、二味を等分し、「日」の字を「月」の字に作る）。

【本文】　［程］　小児の胃中に疳熱有れば、則ち虫生じて牙齗蝕み爛る。雄黄は味辛、葶藶は味苦、苦辛は能く殺虫するが故なり。按ずるに、張仲景に《口歯論》一巻有り（案ずるに、《宋・芸文志》に見わる）。今未だ之を見ず。豈簡此に脱する処を被るや。而ち、婦人の方後に小児の方有るを応ぜざるなり。

【通釈】　［程］　小児の胃中に疳熱がある場合は、虫が生じ、歯牙が腐蝕し爛れる。雄黄は味辛、葶藶は味苦であり、苦と辛はよく殺虫するからである。按じるに、張仲景には《口歯論》一巻がある（案じるに、《宋・芸文志》に見われている）。今いまだ見られていない。ここで脱簡を被ったのであろうか。即ち、婦人の処方の後で小児の処方があるのは対応しない。

－　1170　－

婦人雑病脈証并治第二十二

【本文】　案ずるに、《玉函経》の第八巻の末に亦小児を治するの薬三方を載す。蓋し、另に《幼科書》有りて亡佚する者ならん。此の類は、豈其の遺方ならんや。

【語釈】　○亡佚：なくなる。

【通釈】　案じるに、《玉函経》の第八巻の末にはまた小児を治療する三種類の処方が記載されている。思うに、別に《幼科書》があってなくなったものであろう。この類は、殆どその遺方であろうか。

【解説】　本条文は、小児に見られる疳虫蝕歯の外治法について論述している。

　小児の胃中に疳熱があると、虫が生じ、歯が腐蝕して爛れる。本証の治療は、小児疳虫齲歯方を用いてこれを治療する。

　小児疳虫齲歯方は、雄黄と葶藶子からなる。方中の雄黄は味辛、葶藶子は味苦であり、苦辛の味で殺虫する。

－ 1171 －

雑療方第二十三

金匱玉函要略輯義巻六

東都　丹波元簡廉夫　著

雑療方第二十三（案ずるに、以下の三篇、魏、尤は並びに載せず）

論一首　証一条　方二十二首

【原文】　退五藏虚熱、四時加減柴胡飲子方：(1)

（冬三月加）柴胡（八分）　白朮（八分）　陳皮（五分）　大腹檳榔（四枚、并皮子用）　生姜（五分）　桔梗（七分）

（春三月加）枳実　（減）白朮（共六味）

（夏三月加）生姜（三分）　枳実（五分）　甘草（三分共八味）

（秋三月加）陳皮（三分共六味）

右各咬咀、分為三貼、一貼以水三升、煮取二升、分温三服。如人行四五里進一服。如四体壅、添甘草少許、毎貼分作三小貼、毎小貼以水一升、煮取七合、温服。再合滓為一服、重煮、都成四服。

【本文】　五藏の虚熱を退くは、四時加減柴胡飲子方：

（冬三月は加う）柴胡（八分）　白朮（八分）　陳皮（五分）　大腹檳榔（四枚、皮子を并せて用う）　生姜（五分）　桔梗（七分）

（春三月は加う）枳実　（減ず）白朮（共に六味）

（夏三月は加う）生姜（三分）　枳実（五分）　甘草（三分、共に八味）

（秋三月は加う）陳皮（三分、共に六味）

右各々咬咀し、分けて三貼と為し、一貼を水三升を以て、煮て二升を取り、分かち温め三服す。人の四五里を行くが如きに一服を進む。如し四体壅すれば、甘草少し許りを添え、貼毎に分けて三小貼と作し、小貼毎に水一升を以て、煮て七合を取り、温服す。再び滓を合わせて一服と為し、重ねて煮て、都て四服と成す（原註は、「疑うらくは仲景の方に非ず」と）。

【語釈】　○五藏の虚熱を退く云々：陳紀藩の説「本条は、五臓の寒熱で季節に随って加減し調治する処方を提出している。原文の「虚」の字は、《蘭臺軌範》では「寒」に作る。五臓が邪を受け、寒熱を病む場合は、柴胡飲子方を用い、四季の時令に従って薬味を加減してこれを治療すべきである。方中の柴胡は、表裏と陰陽を和解する主薬であり、白朮は扶脾養土し、桔梗、陳皮は上中

- 1173 -

の二焦の気を通利し、檳榔は腹中の気を暢達し、生姜は柴胡を佐けて外に向かって宣達し、檳榔を佐けて内より消導する。冬の三月は幾らか柴胡を加えて生生の気を助け、春の三月は枳実を益してその発陳の機を転じて動かす。また、白朮が燥脾して脾気の調達に影響するのを恐れる場合は、除いて用いない。夏令で熱が盛んになる場合は気が傷られ、湿が勝つ場合は気が滞る。そこで、生姜、枳実を加えて気滞を宣通し、並びに甘草を加え白朮を助けて助気勝湿する。時が秋令に至っては、気候は容平で、天気は涼しく、地気は清粛としているので、ただ幾らか陳皮を加えて温中扶脾する。以上が季節に随って加減し調治する方法である。方中の「如し四体壅すれば、甘草少し許りを添う」は、あるいは四肢や身体が重だるくて舒びなくなり、甚だしい場合は四肢や身体に浮腫が出現することである。思うに、脾が虚して湿が盛んになるので、甘草を加えて補土して湿を制する」陳紀藩主編《金匱要略》

【通釈】　五臓が邪を感受して寒熱を発生する場合の四時加減柴胡飲子方：

　（冬の三か月間に加える）柴胡（八分）　　白朮（八分）　　陳皮（五分）　　大腹檳榔子（四枚、皮と種子を併用する）　　生姜（五分）　　桔梗（七分）

　（春の三か月間に加える）枳実　　（除く）白朮（共に六味になる）

　（夏の三か月間に加える）生姜（三分）　　枳実（五分）　　甘草（三分、共に八味になる）

　（秋の三か月間に加える）陳皮（三分、共に六味になる）

　右の品を各々㕮咀し、分けて三包にし、一包に水三升を用い、煮て二升を取り、三回に分けて温めて服用する。人が四五里歩くのに必要な二三十分の間に一回分を服用する。もし四肢や全身に浮腫が出現する場合は、甘草を少量加え、一包を更に三つに分けて小包にし、小包毎に水一升を用い、煮て七合を取り、温めて服用する。更に滓だけを合わせて一服分とし、一緒に煮詰め、全部で四回分とする（原註では、「恐らくは、仲景の処方ではない」とある）。

【本文】　［鑑］　此れ方と証は属せず、釈せず。

【通釈】　［鑑］　これは、処方と証が所属しないので、解釈しない。

【本文】　案ずるに、程は此の方を載せず。蓋し、宋人の附す所と為せばなり。

【通釈】　案じるに、程氏はこの処方を記載していない。思うに、宋人が附した所であるからである。

【解説】　本条文は、五臓が邪を感受して寒熱を病む場合の季節の推移に従った加減方について論述している。

－　1174　－

雑療方第二十三

　本条文では、処方と証が所属しないので、解釈しない。

【原文】　　長服訶梨勒丸方：(2)
　訶梨勒（煨）　陳皮　厚朴（各三両）
　右三味、末之、煉蜜丸如梧子大、酒飲服二十丸。加至三十丸。
【本文】　　長服訶梨勒丸方：（原註は、「疑うらくは仲景の方に非ず」と）
　訶梨勒（趙は、「煨す」の字有り）　陳皮　厚朴（各三両）
　右三味、之を末とし、煉蜜もて丸じて梧子大の如くにし、酒もて二十丸を飲
服す。加えて三十丸に至る。
【語釈】　　○長服訶梨勒丸方：陳紀藩の説「本条は、飲食の不摂生で長期に服
用する処方を提示している。黄竹齋は、「人の疾病は、飲食の不摂生によって
腸胃の積滞を引き起こして生じる場合が、常に十の中の八九である。そこで、
古人の養生方は、長期に消導の薬を多く服用する。そこで、腠理を壅滞させず、
九竅を閉塞させなくすると、気血は自然に調う。後人は常に好んで滋膩の品を
用いて補養の処方とし、気が塞がり邪が滞るようにするが、思うにいまだこの
道理に達していないからである。本方の三味は、皆理気行滞の品であり、蜜で
丸剤にして酒で服用し、血分の気をまた滞らないようにする」（《金匱要略方
論集注》）と言う。かつ本方の主薬の訶梨勒は酸渋で温であり、効能は斂肺渋
腸下気にあり、よく久咳、失音、久瀉、久痢、脱肛、便血、崩漏、帯下、遺精、
頻尿を治療する。その薬を煨して用いる場合は、よく暖胃固腸し（《本草通
玄》）、「煨熟すると、固脾止瀉する」（《本経逢原》）。そこで、訶梨勒丸
は、実は固脾利気、正邪兼顧の方剤であり、少量を長期に服用するのは可能で
ある」陳紀藩主編《金匱要略》
【通釈】　　長服訶梨勒丸方：（原註では、「恐らくは仲景の処方でない」とあ
る）
　訶梨勒（趙本では、「火で煨する」の字がある）　陳皮　厚朴（各々三両）
　右の三味を粉末にし、煉蜜であおぎりの大きさの丸剤にし、酒で二十丸を服
用する。三十丸まで増量する。
【本文】　　［程］　　二味は、気を破り気を行らすの剤なり。長服す可からず。
宜しく之を審らかにすべし。
【通釈】　　［程］　　二味は、気を破り、気を行らせる方剤である。長く服用す
べきでない。これを審らかにすべきである。

－ 1175 －

【本文】　案ずるに、《本草》に云う、「訶梨勒は、胸膈の結気を破る」と。

【通釈】　案じるに、《本草》では、「訶梨勒は、胸膈に結んだ気を破る」と言う。

【解説】　本条文は、飲食の不摂生によって発生する食滞の長服方について論述している。

方中の訶梨勒、厚朴、陳皮は、気を傷り気を行らせる品であるので、長期に服用すべきでない。

【原文】　三物備急丸方：(3)

大黄（一両）　乾姜（一両）　巴豆（一両、去皮心、熬、外研如脂。）

右薬各須精新。先擣大黄、乾姜為末、研巴豆内中、合治一千杵、用為散。蜜和丸亦佳。密器中貯之、莫令歇。主心腹諸卒暴百病、若中悪客忤、心腹脹満、卒痛如錐刺、気急口噤、停尸卒死者。以煖水若酒、服大豆許三四丸。或不下、捧頭起、灌令下咽。須臾当差。如未差、更与三丸。当腹中鳴、即吐下便差。若口噤、亦須折歯灌之。

【本文】　三物備急丸方：（原註は、「《千金》を見るに、司空裴秀は散と為して用うるも亦可なり。先ず和して汁を成り、乃ち口中に傾め、歯間従り入るを得せしむ。至って良験あり」と。○《千金》に云う、「張仲景の三物備急圓は、司空裴秀は散と為して用い、心腹の諸々の卒暴百病を治す方」と。「先ず和す」の上に「口已噤可」の四字有り。《外台》、《古今》の諸家の丸方門は、同じ）。

大黄（一両）　乾姜（一両）　巴豆（一両、皮心を去り、熬り、外に研りて脂の如くす。○「外」は、《外台》は「別」に作る。○沈は、「脂」を「泥」に作る）

右の薬、各々須らく精新なるべし。先ず大黄、乾姜を擣きて末と為し、巴豆を研りて中に内れ、合わせ治むること一千杵、用うるに散と為す。蜜もて和して丸ずるも亦佳し。密器中に之を貯え、歇さしむること莫れ。心腹の諸々の卒暴百病、若しくは中悪、客忤、心腹脹満、卒痛して錐もて刺すが如く、気急、口噤し、停尸、卒死の者を主る。暖水若しくは酒を以て、大豆許りの三四丸を服す。或は下らざれば、頭を捧げて起こし、灌ぎて咽に下らしむ。須臾にして当に差ゆべし。如し未だ差えざれば、更に三丸を与う。当に腹中鳴り、即ち吐下して便ち差ゆべし。若し口噤すれば、亦須らく歯を折りて之を灌ぐべし

－　1176　－

（「歇」の下に、徐、沈并びに《千金》は「気」の字有り。程本、《金鑑》は「歇」を「泄」に作る）。

【語釈】　○三物備急丸方云々：陳紀藩の説「本条は、諸々の卒暴病の治療方剤を提出している。心腹部の諸々の暴卒の百病は、およそは寒邪が積滞し、気機が痞塞して引き起こされるので、証は頗る危険で急迫している。そこで、三物備急丸を投与し、巴豆を用いて辛熱で峻下し、閉塞を開通し、乾姜は温中して巴豆を助けて寒を除き、大黄は腸胃を蕩滌し、推陳致新し、並びに巴豆の毒を監視して制する。三薬を配合し、ともに寒積を攻逐する効果を発揮する。本方は、卒かに発生し暴かに急迫する寒実の病を治療し、速やかに本方を投与しなければ、効果を得ることができない。方に「備急」と名づけるのは、常に備えて急用に応じるの意である。服用した後にあるいは嘔吐し、あるいは瀉下し、務めて邪を去り正気を安らかにする。そこで、方後では「当に腹中鳴り、即ち吐下して便ち瘥ゆべし」と言う」陳紀藩主編《金匱要略》

【通釈】　三物備急丸方：（原註では、「《千金》を見ると、司空の裴秀は散剤として用いるが、それでもよい。先ず混和して汁にし、その後口中に流し込み、歯の間から中に入れる。非常に有効である」とある。○《千金》では、「張仲景の三物備急圓は、司空の裴秀は散剤として用い、心腹部の諸々の卒暴百病を治療する処方である」と言う。「先ず混和する」の上に「口已に噤ぐも可なり」の四字がある。《外台》、《古今録験》などの諸家の三物備急丸方の門では、同じである）。

　大黄（一両）　乾姜（一両）　巴豆（一両、渋皮と胚芽を除いて熬り、更に乳鉢ですって脂のようにする。○「外」の字は、《外台》では「別」の字に作る。○沈氏は、「脂」の字を「泥」の字に作る）

　右の薬は、夫々新鮮なものを用いるべきである。先ず大黄と乾姜を搗いて粉末とし、巴豆を乳鉢ですって中に入れ、合わせて一千回杵で搗き、散剤として用いる。蜂蜜に混和して丸剤にするのもよい。密閉した容器の中に貯え、気が抜けないようにすべきである。心腹部に出現する腹痛、腹満などの急激に発症する疾患、あるいは中悪病、客忤病、心腹部の脹満、突然出現する錐で刺されるような疼痛、呼吸促迫、開口不能、停尸病、卒死病などを治療する。温かい湯、あるいは酒を用い、大豆の大きさの丸剤を三四個服用する。もし呑み込むことができない場合は、頭を手で持ち上げて起こし、口中に注ぎ込んで咽を通らせる。暫くすると、病は治癒するはずである。もし症状が治癒しない場合は、

更に丸剤を三個与える。服用後は腹中が鳴り、嘔吐や下痢が出現すると、病は治癒するはずである。もし口噤して開口不能になる場合は、また歯を折って薬を注ぎ込むべきである（「噦」の字の下に、徐本、沈本、並びに《千金》では「気」の字がある。程本、《医宗金鑑》では、「噦」の字を「泄」の字に作る）。

【本文】　　［鑑］　方に備急と名づくる者は、暴然として諸々の腹満、腹の急痛、及び中悪、客忤にて噤閉し、卒死する者に備うるを以てなり。若し口噤すれば、亦須く歯を折りて之を灌ぐべし。是れ恐らく人急ぎて救わざれば、則ち死すの義なり。然れども後人管もて吹きて鼻に入るの法を良と為すに如かず。李彣云う、「人卒かに病を得て、死せんと欲する者は、皆毒厲の邪陰、不正の気を感じて然り。三物相い須うれば、能く邪を蕩き、正を安んじ、或は吐し、或は下し、穢気をして上下に分消せしむ。誠に一時の急需に備うるに足るなり」と。

【語釈】　○需：要求。

【通釈】　　［鑑］　処方に備急と名づけるのは、突然出現する諸々の腹満、腹部の急痛、および中悪、客忤で口噤し、卒かに死亡するものに備えるからである。もし口噤する場合は、また歯を折ってこれを灌ぐべきである。これは、恐らく人が急いで救わない場合は死亡するの義である。しかし、後人が管で息を吹いて鼻に入れる方法がよいのに及ばない。李彣は、「人が卒かに病に罹患して死にそうになる場合は、いずれも毒厲の陰邪や不正の気を感受してそのようになる。三物を合わせて用いると、よく邪を除き、正気を安らかにし、あるいは嘔吐し、あるいは下痢し、穢濁の気を上下に分消させる。誠に一時の急用に備えるには充分である」と言う。

【本文】　案ずるに、停尸は攷無し。蓋し、是れ遁尸なり。《巣源》に云う、「遁尸なる者は、其れ停まり遁れて人の肌肉血脈の間に在り、瘥えて後復た発し、停まり遁れて消えざるを言う。故に之を遁尸と謂うなり」と。

　《千金》の月令抵聖備急丸は、乾霍乱、心腹百病、痓みて痛む等を主るの方。

　即ち、本方。丸ずること菉豆大の如くし、毎服空心にて三丸を服し、快利するを度と為す。

　《外台》の許仁則の巴豆等の三味丸は、乾霍、心腹脹満し、攪刺疼痛し、手足逆冷し、甚だしき者は流汗水の如く、大小便通ぜず、吐を求むるも出でず、痢を求むるも下らず、須臾に救わざれば、便ち性命の慮り有るを療す。

－ 1178 －

雑療方第二十三

巴豆（一百枚、熬りて心皮を去る）　乾姜（三両、崔氏は芒消五両を以てす、《千金》と同じ）　大黄（五両）

右の薬、先ず乾姜、大黄を搗きて散と為し、後別に巴豆を搗きて膏の如くし、前の二味に和し、同じく搗きて調せしめ、蜜を下して丸じ、飲を以て下し、初めは三丸を服すること梧子大の如く、服し訖りて数々按み、用って転動せしむれば、速やかに下利し、良久しくして覚えざれば、則ち熱飲を以て之に投ずれば良し。

又《古今録験》の三味備急散は、本卒死、感忤を療す。宮泰は、以て人卒かに上気し、呼吸の気下るを得ずして喘逆するを療す。差えて後、已に常用と為すの方（食欲水上気方に出づ）。

即ち、本方。合して搗きて篩いに下し、半銭匕を服し、吐下を得れば、則ち愈ゆ。

又《古今録験》の司空三物備急散は、卒死、及び感忤にて口噤して開かざる者を療す（即ち、本方。卒死に出づ）。

又崔氏備急散は、卒中悪、心痛み脹満し、吐せんと欲し短気するを療するの方。

大黄（二両）　桂心（四分）　巴豆（一分、皮を去り、熬り、研る）

右三味、搗きて篩い散と為し、一銭匕を取り、湯七合を以て和して服す。当に吐下すべく、即ち愈ゆ。甚だ妙なり（《肘後》、《千金》は、遁尸、尸疰、心腹刺痛し、忍ぶ可からざるを治するの方。三味は酢もて和すること泥の如く、病の上に傅す）。

《千金翼》の解散雷氏千金丸。

即ち、本方より乾姜を去り、消石を加え、煉蜜もて和して丸ずること小豆許りの如く、一丸を飲服し、日に二たびし、利を以て度と為す。

《聖恵方》の備急丸は、攪乱、心腹疞痛し、冷気心を築くを治す（即ち、本方）。

又熱きを食して飽き、及び冷水を飲むこと過多に因り、上は肺藏を攻め、喘急して已まざるを治す。

即ち、本方。巴豆一分を用い、余は同じ。

又乾霍乱、心腹疞痛し、気短急、四体悶え、吐利せず、煩痤し忍び難きを治す。此れ、乾霍乱と名づく。斯須に救わざれば、即ち人を殺す。急ぎて治するの方。

- 1179 -

即ち、本方に呉茱萸一両を加う（乾姜三分、大黄一両、巴豆三枚を用う）。
右の件、薬は搗きて羅（あみ）して末と為し、巴豆を入れて匀しからしめ、煉蜜もて和して搗くこと一二百、圓ずること梧桐子大の如く、毎服粥飲を以て十五圓を下し、須臾に更に熱き茶を以て之を投じ、当に吐利すれば即ち差ゆべし。

《聖済総録》の備急丸は、攪乱、卒暴心腹痛を治す（即ち、本方）。

《十便良方》の返魂丹は、腸内一切の卒暴百病を治す（同上）。

《全生指迷論》に云う、「若し寒熱瘧の如く、時を以て度らず、腸満膨脝（ぼうこう）し、起てば則ち頭暈（はか）し、大便通ぜず、或は時に腹痛み、胸膈痞悶す。此れ、宿穀停留して化せず、腸間に結び、気道舒びず、陰陽反って乱るるに由る。備急圓に宜し（同上。《幼幼新書・瘧疾寒熱交作門》に出づ）」と。

《本事方》は、癖冷腸胃の間に在り、連年腹痛泄瀉し、休作に時無きを治す。諸々の熱薬を服して効かざれば、宜しく先ず取り去り、然る後に調治すべし。差え易し。虚を畏れて以て病を養う可からず。温脾湯に宜し（即ち、《千金方》の温脾湯より人参を去り、厚朴、桂枝を加う）。晩食を要せず。分かちて三服す。温服し、夜自り暁に至りて尽せしむ。快からざれば、食前に更に乾姜圓を以て之を佐く。

即ち、本方に人参各等分を加う。

右煉蜜もて圓を為すこと梧子大の如く、前湯を服する時に湯を用いて一圓を呑み下す。米飲も亦得。

《御薬院方》の備急圓は、積聚頭痛を治す。

即ち、本方。圓は豌豆大の如く、米飲にて一圓を下し、羸人は半圓を服すること菉豆大、大便利するを以て度と為す。

《澹療集験方》に云う、「曾て婦人有り、熱して大便秘し、脈実す。子腹中に死し、已に昏みて人を知らざるを致す。医備急元を用い、胎下り人活く」と。

李氏《脾胃論》の備急丹（主療、分量は、《千金》等と同じ）は、婦人に孕有れば、服す可からず。如し飲食に傷られ、胸膈の間に在り、兀兀（ごつ）として吐せんと欲し、反覆して悶乱すれば、物を以て探（さぐ）り吐して之を去る。

李氏の《辨惑論》に云う、「易張先生は、又獨行丸と名づく。乃ち、急剤なり」と。又云う、「備急大黄丸と名づく」と。

程氏の《医学心悟》に云う、「獨行丸は、食に中り甚だしきに至り、胸高く満悶し、吐法も効かざるを治す。須く此の薬を用いて之を攻むべし。若し昏暈して醒めず、四肢僵（こわ）ばり硬く、但だ心頭温かき者は、歯を抉（えぐ）りて之を灌ぐ（即

－ 1180 －

ち、本方。三味は各々一銭）。研りて細かくし、姜汁もて丸を為すこと黄豆大の如く、毎服五七丸、姜湯を用いて化して下す。若し服して後、瀉止まざる者は、冷粥湯を用いて之を飲めば即ち止む」と。

【語釈】　○疰：病に同じ。夏季に長期に渡って発熱する病気。　○菉：草の名。こぶなぐさ。　○攪：乱す。かきまわす。　○感忤：感は、感じる。忤は、逆らう。干忤に同じ。　○傅：付着させる。　○啘：乾嘔。　○斯須：しばらく。　○羅：あみする。残らず取る。　○須臾：暫くの間。　○膨脝：腹がふくれる。　○痼冷：寒気が久しく身体のある一経絡、あるいは臓腑に潜伏して局部の寒証を形成し、久しく治癒しないもの。　○兀兀：動揺してあやういさま。

【通釈】　案じるに、停尸は考えるところがない。思うに、これは遁尸である。《諸病源候論》では、「遁尸は、停まり遁(のが)れて人の肌肉や血脈の間にあり、治癒した後にまた発症し、停まり遁れて消えなくなることを言う。そこで、これを遁尸と言う」と言う。

《千金》の月令抵聖備急丸は、乾霍乱や心腹部の百病で、病んで痛むなどを主治する処方。

即ち、本方である。菉(りょく)豆大の丸剤にし、毎回空腹時に三丸を服用し、快い下痢が出現する場合を適度とする。

《外台》の許仁則の巴豆などの三味丸は、乾霍乱で心腹部が脹満し、かき乱して刺すような疼痛が出現し、手足は逆冷し、甚だしい場合は水が流れるように汗が出て、大小便は通じなくなり、嘔吐を求めても出ず、下痢を求めても下らず、暫くの間に救わなければ、直ちに生命に危険がある場合を治療する。

巴豆（百枚、熬って芯と渋皮を除く）　乾姜（三両、崔氏は芒消五両を用いる、《千金》と同じである）　大黄（五両）

右の薬は先ず乾姜と大黄を搗いて散剤にし、後で別に巴豆を搗いて膏のようにし、前の二味に混和し、同じく搗いて調和させ、蜜を下して丸剤にし、水で呑み下し、初めはあおぎりの実の大きさの丸剤を三個服用し、服用した後に数々揉(も)み、転じて動かすと、速やかに下痢し、幾らか久しくなって感じなくなる場合は、熱い飲み物をこれに投与するのがよい。

また、《古今録験》の三味備急散は、元々卒かに死にそうになり、邪気を感じて逆らう場合を治療する。宮泰は、人が卒かに上気し、呼吸の気が下ることができず喘逆する場合を治療する。治癒した後に既に常用する処方である（食

欲水上気方に出ている）。

　即ち、本方である。合わせて搗いて篩いに下し、半銭匕を服用し、吐利を得る場合は、治癒する。

　また、《古今録験》の司空三物備急散は、卒かに死にそうになり、および邪気を感じて気が逆らい、口噤して開かない場合を治療する（即ち、本方である。卒死に出ている）。

　また、崔氏備急散は、卒かに中悪に罹患し、心が痛んで脹満し、嘔吐しそうになり、息切れがする場合を治療する処方。

　　大黄（二両）　　桂心（四分）　　巴豆（一分、皮を除き、熬って研る）

　右の三味を搗いて篩い散剤とし、一銭匕を取り、湯七合を用いて混和して服用する。吐下するはずであり、そうすれば病は治癒する。甚だ妙味がある（《肘後》や《千金》では、遁尸、尸疰で心腹部に刺痛が出現し、忍ぶことができない場合を治療する処方である。三味は酢で泥のように混和し、病の上に付着させる）。

　《千金翼》の解散雷氏千金丸。

　即ち、本方より乾姜を除き、消石を加え、煉蜜で混和して小豆大の丸剤にし、水で一丸を服用し、日に二回服用し、下痢する場合を適度とする。

　《聖恵方》の備急丸は、攪乱し、心腹部が病んで痛み、冷気が心を突く場合を治療する（即ち、本方である）。

　また、熱いものを食べて飽き、および冷水を飲むのが過多になって、上は肺臓を攻め、気喘が出現し急迫して止まない場合を治療する。

　即ち、本方である。巴豆は一分を用い、その他は同じである。

　また、乾霍乱で心腹部がしくしくと痛んで急痛し、息切れがして急迫し、四肢や身体は悶え、嘔吐や下痢はなく、煩わしく乾嘔して忍び難くなる場合を治療する。これは、乾霍乱と名づける。暫くの間に救わない場合は、直ちに人を殺す。急いで治療する処方。

　即ち、本方に呉茱萸一両を加える（乾姜三分、大黄一両、巴豆三枚を用いる）。右の件は、薬は搗いて残らず取って粉末にし、巴豆を入れて均一にし、煉蜜で混和して一二百回搗き、あおぎりの実の大きさの丸剤にし、毎回粥で十五丸を呑み下し、暫くの間に更に熱い茶でこれを投与し、吐利する場合は直ちに治癒するはずである。

　《聖済総録》の備急丸は、攪乱し、卒かに心腹部が痛む場合を治療する（即

ち、本方である）。

《十便良方》の返魂丹は、腸内の一切の卒かに発生する百病を治療する（同上）。

《全生指迷論》では、「もし寒熱が瘧疾のように出現し、一定の時を度ることがなく、腸は満ち、腹はふくれ、起ちあがると頭暈がし、大便は通じなくなり、あるいは時に腹が痛み、胸膈が痞えて悶える。これは、宿穀が停留して除かれず、腸間に結び、気道が舒びず、陰陽が反って乱れることによる。備急圓を用いるのがよい（同上。《幼幼新書・瘧疾寒熱交作門》に出ている）」と言う。

《本事方》は、沈寒痼冷が胃腸の間にあり、毎年腹が痛み、泄瀉が出現し、休止する時や発症する時が一定しない場合を治療する。諸々の熱薬を服用して効かない場合は、先ず取って除き、その後に調えて治療すべきである。治癒し易い。身体を虚すことを畏れて病を養うべきでない。温脾湯を用いるのがよい（即ち、《千金方》の温脾湯より人参を除き、厚朴、桂枝を加える）。晩に食事を摂取する必要はない。三回に分けて服用する。温めて服用し、夜より暁にかけて呑み尽くす。快くない場合は、食前に更に乾姜圓を用いてこれを佐ける。

即ち、本方に人参各々等分を加える。

右の薬に煉蜜であおぎりの大きさの丸剤にし、前の湯液を服用する時に湯を用いて一圓を呑み下す。おもゆもまた用いてよい。

《御薬院方》の備急圓は、積聚や頭痛を治療する。

即ち、本方である。丸剤は豌豆の大きさで、おもゆで一圓を呑み下し、痩せた人では菉豆大の半圓を服用し、大便が通利する場合を適度とする。

《瘡瘍集験方》では、「かつて婦人が発熱して大便が秘結し、脈が実した。子供が腹の中で死亡し、既に精神は昏んで人事不省になった。医者は備急元を用い、胎児は下り、人は活きた」と言う。

李氏の《脾胃論》の備急丹（主治と分量は、《千金》などと同じである）は、婦人が妊娠している場合は、服用すべきでない。もし飲食に傷られて胸膈の間にあり、何度も嘔吐しそうになり、反覆して悶乱する場合は、物をもって探_{さぐ}って嘔吐させ、これを除く。

李氏の《辨惑論》では、「易張先生は、また獨行丸と名づける。即ち、急剤である」と言い、また「備急大黄丸と名づける」と言う。

程氏の《医学心悟》では、「獨行丸は、食物に中って甚だしくなり、胸が高

くなって満悶し、吐法も効果がない場合を治療する。この薬を用いてこれを攻めるべきである。もし昏暈して覚醒せず、四肢が強張って硬くなるが、ただ心や頭が温かい場合は、歯を挟ってこれを注ぐ（即ち、本方である。三味は各々一銭を用いる）。研って細かくし、生姜汁で黄豆大の丸剤にし、毎回五丸から七丸を服用し、生姜の湯液を用いて溶解して呑み下す。もし服用した後に泄瀉が停止しない場合は、冷めたい粥を用いてこれを飲むと、直ちに停止する」と言う。

【解説】　本条文は、寒邪が胃腸に停滞するために発症する種々の卒暴病の治療法について論述している。

　突然諸々の腹満、腹部の急痛が出現し、あるいは中悪病、客忤病で口噤し、卒かに死にそうになる場合は、三物備急丸を与え、邪を除いて正気を安らかにし、嘔吐させ、あるいは下痢させて穢濁の邪気を上下に分消させる。もし口噤する場合は、歯を折ってこれを注ぐべきである。

【原文】　治傷寒令愈不復、紫石寒食散方：(4)

　紫石英、白石英　赤石脂　鍾乳（研錬）　括蔞根　防風　桔梗　文蛤　鬼臼（各十分）　太一余糧（十分、焼）　乾姜　附子（炮、去皮）　桂枝（去皮、各四分）

　右十三味、杵為散、酒服方寸匕。

【本文】　傷寒、愈えて復せざらしむるを治すは、紫石寒食散方：（原註は、「《千金翼》に見わる」と。〇案ずるに、《千金翼》に云う、「張仲景の紫石寒食散方」と。又《巣源・寒食散発候》に「仲景の経に紫石英方有り」と云うは、蓋し此の方を指す）

　紫石英、白石英　赤石脂　鍾乳（研りて錬る、〇趙は、「研」を「碾」に作る）　括蔞根　防風　桔梗　文蛤　鬼臼（各十分）　太一余糧（十分、焼く）　乾姜　附子（炮じ、皮を去る）　桂枝（皮を去る、各四分）

　右十三味、杵きて散と為し、酒もて方寸匕を服す（《千金翼》は、人参一両有り、十四味と為し、「服す」の下に「三」の字有り）。

【語釈】　〇傷寒、愈えて復せざらしむるを治す云々：陳紀藩の説「傷寒の後は、肝腎の陽が虚し、衛陽が表で疏になるので、容易に外感によって誘発される。そこで、肝腎を温めて衛陽を固め、佐けるに生津止渇の品を用いてそれが再発するのを防ぎ、これを調えて治療すべきであり、正しく高学山が「温潤の

－ 1184 －

紫石英を用いて肝臓の気血を補い、辛鹹で寒の寒水石で腎臓の精汁を補い、辛甘大温で粘渋の赤石脂で腸胃の空隙を埋め、辛甘で温、および水を去り気に住む鍾乳で命門の火を暖かくする。甘鹹微寒で利水して気を留める太乙余粮は膀胱の気化を温め、五石の性は慓悍で迅速であり、その後に佐けるに桔梗で経脈を開提し、佐けるに桂枝で衛陽を通行し、総じて防風を交えてこれを固密にすると、臓腑の内は温かくなり、衛気は外に実するので、またどのような寒邪がまた中る患いがあろうか。また、傷寒が治癒した後に煩渇の余症があって水飲を病む者は少なくない。ましてや本方は衛を補い陽を行らせる散剤であるのはなおさらである。これは、生津の栝蔞根、止渇の文蛤がまた利水の太乙余粮と照応する」（《高注金匱要略》）と言うようなものである。そこで、紫石寒食散の方義を解釈するのは甚だ周到で詳細であるので、参考にすべきである」陳紀藩主編《金匱要略》

【通釈】　傷寒が治癒した後に再発を予防するのは、紫石寒食散方：（原註では、「《千金翼》に見われる」とある。〇案じるに、《千金翼》では、「張仲景の紫石寒食散方」と言う。また、《諸病源候論・寒食散発候》に「仲景の経に紫石英方がある」と言うのは、思うにこの処方を指す）

　紫石英、白石英　赤石脂　鍾乳（研って錬る、〇趙本では、「研」の字を「硾」の字に作る）　栝蔞根　防風　桔梗　文蛤　鬼臼（各々十分）　太一余糧（十分、焼く）　乾姜　附子（炮じ、皮を除く）　桂枝（皮を除く、各々四分）

　右の十三味を杵で搗いて散剤にし、酒で一寸四方の用量を服用する（《千金翼》では、人参一両があり、十四味であり、「服す」の字の下に「三」の字がある）。

【本文】　［鑑］　方は未だ詳らかならず。釈さず。

【通釈】　［鑑］　処方はいまだ詳らかでない。そこで、解釈しない。

【解説】　本条文は、傷寒に治癒した後に再発を予防する治療法について論述している。

　本方はいまだ詳らかでないので、ここでは解釈しない。

【原文】　救卒死方：

　薤搗汁灌鼻中。（5-1）

【本文】　卒死を救うの方（《肘後》は、「張仲景の諸々の要方」の六字を冠

す。《千金》は、「卒魘死を治す」と）：

　薤の搗き汁を鼻中に灌ぐ（《千金》は、「韮の汁を搗き、鼻孔の中に灌ぐ。劇しき者は、両耳に灌ぐ」の註に「張仲景云う、「口中に灌ぐ」と」と）。

【語釈】　○魘：おそれる。うなされる。夢の中で恐ろしいものを見ておびえる。　○薤の搗き汁を鼻中に灌ぐ：陳紀藩の説「本条は、卒死を救う治法を提示している。卒死は、陰陽の気が乖離し、上下に通じなくなり、一方に偏り竭きて引き起こされる。もし陰邪が関竅を閉塞する場合は、薤を搗いた汁を鼻の中に注ぐ。思うに、薤の味は辛で陽に属し、陰邪を辟き陽気を通じる効能がある。肺は気を主り、鼻は肺の竅である。外邪が鼻より進む場合は、なお鼻より出し、また竅を通じて嚔を取る意である」陳紀藩主編《金匱要略》

【通釈】　突然人事不省になった者を救う方法（《肘後》では、「張仲景の諸々の重要な処方」の六字を冠している。《千金》では、「卒かに夢でうなされて死にそうになるのを治療する」とある）：

　薤を搗いて絞った汁を鼻の中に注ぐ（《千金》では、「韮の汁を搗き、鼻孔の中に注ぐ。劇しい場合は、両耳に注ぐ」の注釈に「張仲景は、「口の中に注ぐ」と言う」とある）。

【本文】　［鑑］　卒然昏死するは、皆尸魘なり。薤白は、蒜に類して小さく、北人は之を小根菜と謂い、南人は之を釣喬と謂う是れなり。其の味極めて辛く、汁に搗きて鼻に灌ぐも亦竅を通じ嚔を取るの意なり。

【語釈】　○尸魘：尸厥に同じ。突然昏倒し、人事不省となって仮死状態を呈するもの。

【通釈】　［鑑］　卒かに昏んで死にそうになるのは、いずれも尸厥である。薤白は蒜に類似して小さく、北の人はこれを小根菜と言い、南の人はこれを釣喬と言うのがこれである。その味は極めて辛く、汁に搗いて鼻に注ぐのもまた竅を通じ嚔を取る意である。

【解説】　本条文は、卒死を救う方法について論述している。

　尸厥に罹患し、卒かに人事不省になる場合は、薤白を搗いて汁を取り、鼻に注いで竅を通じ嚔を取る。

【原文】　又方：

　雄鶏冠割取血、管吹内鼻中。　（5-2）

　猪脂如鶏子大、苦酒一升煮沸灌喉中。　（5-3）

雑療方第二十三

鶏肝及血塗面上、以灰圍四旁、立起。（5-4）
大豆二七粒、以鶏子白并酒和、尽以呑之。（5-5）
【本文】　又の方：
雄の鶏冠を割きて血を取り、管もて吹きて鼻中に内る。
猪脂、鶏子大の如きを、苦酒一升もて煮沸して喉中に灌ぐ。
鶏の肝、及び血を面上に塗り、灰を以て四旁を圍めば、立ちどころに起つ。
大豆二七粒、鶏子白、并びに酒を以て和し、尽く以て之を呑ましむ。
【語釈】　〇雄の鶏冠を割きて血を取り云々：陳紀藩の説「これは、陽の物を用いて陰の祟りに勝つ「厭勝（まじないをして相手をうち負かす）」法である。雄の鶏冠は、陽気の精華が集結する所であり、その血は頂きの中の陽であり、味は甘、性は温、無毒である。今管をもって吹いて鼻の中に入れるのは、鶏冠の血をあるいは熱い酒に合わせ、健康な人の口の中に含み、葦の管、あるいは筆の管をもって病人の鼻の孔に挿入し、気を薬に連ねてこれを吹き、その薬が自然によく咽を下り、気が通じると、口噤は自然に開き、また邪を殺し卒死を救う効果を収める」陳紀藩主編《金匱要略》。　〇猪脂、鶏子大の如き云々：陳紀藩の説「猪脂は、竅を滑らかにして胃気を助け、よく肌の中の陽を通じ、苦酒（酢）は煮沸すると香気が鼻をつき、これを注ぐと正気を斂め邪気を除き、脳を覚醒する効果を収める」陳紀藩主編《金匱要略》。　〇鶏の肝、及び血を面上に塗り云々：陳紀藩の説「風気は肝に通じ、鶏の肝は最も巽風の下を得る。顔面は諸陽の会であり、鶏肝、および血をもってこれを塗ると、気血風火がともに感じて召す妙味があり、かつ灰をもって四方を囲み、火土の余温で衛気を暖かくすると、衛気は外に実し、反って注いで有力になり、気が上行してまた通じると、立ちどころに起き上がる」陳紀藩主編《金匱要略》。　〇大豆二七粒、鶏子白云々：陳紀藩の説「大豆は既に鬼毒を殺し、またよく胃陽を生じ、鶏子白は留血を破り、またよく腎陽を通じ、二味は酒の性の辛熱を借りて陽気を通行する。そこで、よく中悪の卒死を治療する」陳紀藩主編《金匱要略》
【通釈】　別の方法：
雄の鶏冠を割いて血を取り、管で鼻の中に吹いて入れる。
鶏卵大の豚の脂を取り、酢一升を用いて煮沸し、喉の中に注ぐ。
鶏の肝と血を顔面に塗り、灰で四方を囲むと、直ちに起き上がる。
大豆二七粒を卵白と酒に混和し、すべてを飲み尽くすようにさせる。

－ 1187 －

【本文】　［鑑］　雄の鶏冠の血、及び肝、卵白、猪脂、大豆、酒、錯等の物は、陽物を用いて以て陰の祟りを勝つに非ざること無きなり。管もて吹きて鼻中に内るるは、鶏冠の血を将て、或は熱き酒に合し、含みて病まざる人の口の中に在り、葦の管、或は筆の管を以て、病人の鼻孔中に挿入し、気をして薬に連ねて之を吹くを謂う。其の薬、自ら咽を下れば、気通じ噤自ら開くなり。

【通釈】　［鑑］　雄の鶏冠の血、および肝、卵白、豚の脂、大豆、酒、酢などの物は、陽の物を用いて陰の祟りに勝つのではないことがない。管で吹いて鼻の中に入れるのは、鶏冠の血を用い、あるいは熱い酒に合し、含んで病んでいない人の口の中にあり、葦の管、あるいは筆の管を用い、病人の鼻孔の中に挿入し、気を薬に連ね、これを吹くことを言う。その薬が自然に咽を下ると、気が通じ、口噤は自然に開く。

【本文】　《肘後》に云う、「凡そ卒死、中悪、及び尸蹷は、皆天地及び人身の自然の陰陽の気、忽ち乖離否隔し、上下通ぜざること有り、偏り竭きて致す所なり。故に死境に渉ると雖も、猶治して生く可きは、気未だ都て竭きざるに縁るなり。爾の時に当たり、兼ねて其の間に鬼神有り。故に亦符術を以てして済けを獲る可き者なり」と。

　《巣源》に云う、「卒死なる者は、三虚に由りて賊風の為す所に遇うなり。三虚は、年の衰えに乗ずるは一なり、月の空に乗ずるは二なり、時の和を失するは三なるを謂うなり。人に此の三虚有れば、而ち賊風の傷る所と為し、陰陽をして内に偏り竭きせしむれば、則ち陽気外に阻隔し、二気擁ぎて閉づ。故に暴かに絶すること死の如きなり。若し腑臓の気未だ絶えざる者は、良久しくすれば、乃ち蘇る。然らば亦鬼神の気を挟みて卒死する者有り、皆頃有りて邪退き乃ち活くなり」と。

【語釈】　〇乖離：離ればなれである。　〇否隔：否は、ふさぐ。隔は、へだてる。　〇符：おふだ。割り符。　〇頃：しばらく。

【通釈】　《肘後》では、「およそ卒死、中悪、および尸厥は、いずれも天地、および人身の自然の陰陽の気が忽ち離ればなれになって塞がり、上下に通じなくなることがあり、偏り竭きて引き起こす所である。そこで、死の境に渉るが、なお治療して生きることができるのは、気がいまだ全て竭きていないからである。その時に当たり、兼ねてその間に鬼神がある。そこで、またお札の術を用いて済けを得ることができる場合である」と言う。

　《諸病源候論》では、「卒死は、三つの虚によって賊風が引き起こす所に遇

－ 1188 －

雑療方第二十三

う。三虚は、年の衰えに乗じるのが一つであり、月の空に乗じるのが二つであり、時の和を失うのが三つであることを言う。人にこの三つの虚があると、賊風に傷られ、陰陽が内に偏って竭きると、陽気は外に阻まれて隔てられ、二気が塞がって閉じる。そこで、死んだように暴かに途絶える。もし臓腑の気がいまだ途絶えていない場合は、やや久しくなると、直ちに蘇生する。そうであれば、また鬼神の気を挟んで卒死する場合があり、いずれも暫くして邪は退き、病人は活きる」と言う。

【解説】　本条文は、卒死を救う方法について論述している。

　雄の鶏冠を割いた血（第5-2条）、鶏の肝（第5-4条）、卵白（第5-5条）、豚の脂（第5-3条）、酒（第5-5条）、および酢（第5-3条）は、陽の品を用いて陰の祟りに勝つ方法である。鶏冠の血を管で吹いて鼻の中に入れ、あるいは卵白を酒に混和して病人に飲ませ、気を通じさせると、口噤は自然に開く。

【原文】　救卒死而壮熱者方：(6)
　礬石半斤、以水一斗半、煮消、以漬脚、令没踝。

【本文】　卒死して壮熱する者を救うの方：
　礬石半斤、水一斗半を以て、煮て消し、以て脚を漬し、踝（くるぶし）を没せしむ。

【語釈】　○卒死して壮熱する者を救うの方云々：陳紀藩の説「血と気と並んで上に走る場合は、大厥の病を生じ、昏倒する場合は、暴かに死亡する。厥陽が独行する。そこで、突然人事不省になり、壮熱が出現する。《歴節病篇》では、礬石湯をもって脚気の衝心を治療する。今収渋の礬石を用い、温暖な湯に足を浸し、踝を完全に漬けるのもまた逆気を収斂し、引熱下行する義である」陳紀藩主編《金匱要略》

【通釈】　突然人事不省になり高熱を来す者を救う方法：
　礬石半斤に水一斗半を用い、煮て溶解し、病人の脚を浸し、踝を完全に漬ける。

【本文】　［程］　厥陽独行す。故に卒死して壮熱す。岐伯曰く、「血と気と并びて上に走れば、則ち大厥を為す。厥すれば、則ち暴かに死す」と。礬石は、収濇の薬なり。之を以て足を浸して其の厥逆の気を収斂す。

【語釈】　○厥陽独行：出典は、《金匱要略・臓腑経絡先後病篇》の第10条。陰気が下に衰え、陽気が偏盛し、孤陽が上逆する病証を指す。　○血と気と并びて上に走れば云々：出典は、《素問・調経論》。

- 1189 -

【通釈】　[程]　上逆した陽気が独り上を行る。そこで、突然人事不省になり、壮熱が出現する。岐伯は、「血と気が並んで上に走る場合は、大厥の病を生じる。突然昏倒する場合は、暴かに死亡する」と言う。礬石は、収澀の薬である。これをもって足を浸し、上逆した気を収斂する。

【解説】　本条文は、厥陽独行の治療法について論述している。

　陰気が下に衰え、孤陽が上に走り、厥陽独行が発生すると、突然人事不省になり、壮熱が出現する。礬石は、収渋の薬である。礬石を煮て溶解した液に足を浸し、厥逆した気を収斂する。

【原文】　救卒死而目閉者方：(7)

　騎牛臨面、搗薤汁灌耳中、吹皂莢末鼻中、立効。

【本文】　卒死して目閉づる者を救うの方：

　牛に騎（の）り、面に臨み、薤を搗き汁を耳中に灌ぎ、皂莢の末を鼻中に吹けば、立ちどころに効く。

【語釈】　○卒死して目閉づる者云々：陳紀藩の説「陽気が下陥し、邪気が内に着く場合は、卒死して目を閉じる。病人を抱いて牛の背中に俯（うつぶ）せに載せ、側面に枕をしてこれに臨み、牛を緩やかに引いて歩かせ、牛の呼吸をもって病人の呼吸を引動するのは、人工の呼吸法を取る意である。思うに、およそ獣には皆生臭い臭いがあるが、ただ牛の生臭い臭いは久しく嗅いでも嫌いに感じず、呼吸を病人の呼吸と相互に接続させて温暖にするのは、陽気を引動する意がある。薤を搗いて汁を耳の中に注ぐのは、心腎の気を通じるからである。皂莢の粉末を鼻の中に吹くのは、嚏を取って開竅し、気を上は胸に接続させるからであり、実は心腎を交通させ、並びに開竅通陽する方法である。牛に騎せて顔面を臨み、卒死を救い、あるいは皂莢で嚏を取って昏迷を治療するのは、今日に至っても農村の民間にあってはなお急いで救う際に使用している」陳紀藩主編《金匱要略》

【通釈】　突然人事不省になり目を閉じる者を救う方法：

　牛に載せて俯せにし、顔面を牛の背中に向け、薤を搗いて汁を耳中に注ぎ、皂莢の粉末を鼻の中に吹き込むと、直ちに効果が現われる。

【本文】　案ずるに、葛洪の《肘後方》は、卒かに魘（うな）され寤（さ）めざるを治するに、青牛の蹄、或は馬の蹄を以て、人の頭の上に臨めば、即ち活く。則ち、牛に騎り面に臨むは、悪を厭い邪を駆るの法に係るなり。目閉づる者は、邪気内に著

－ 1190 －

雑療方第二十三

くなり。薤の汁を灌ぎ、以て邪を辟き、魂を安んず。皂莢を吹き、以て嚔を取り竅を開く。

【通釈】　案じるに、葛洪の《肘後方》では、卒かに魘されて醒めない場合を治療するには、青牛の蹄、あるいは馬の蹄を用い、人の頭の上に向けると、直ちに活きる。即ち、牛に騎り、病人の顔面が蹄に臨むのは、悪を厭い邪を駆る方法に係わる。目を閉じるのは、邪気が内に着くからである。薤の汁を注いで邪を除き、魂を安らかにする。皂莢を吹き、これによって嚔を取って竅を開く。

【解説】　本条文は、卒死が発生し目を閉じる場合の治療法について論述している。

卒死が発生し、目を閉じる場合は、病人を牛に乗せ、顔面を蹄に向け、悪を厭い邪を駆る。邪気が内に着くと、目を閉じる。皂莢の粉末を鼻の中に吹き込み、嚔を取って開竅する。

【原文】　救卒死而張口反折者方：(8)

灸手足両爪後十四壮了、飲以五毒諸膏散。

【本文】　卒死して口を張り反折する者を救うの方（《肘後》、《外台》は、「口」を《備急》を引きて「目」に作る）：

手足の両爪の後ろに灸すること十四壮し了り、飲ましむるに五毒諸膏散を以てす（原註は、「巴豆有る者」と。○《外台》は、「爪」の下に「各」の字有り、注して「四字を原文と為す」と。《肘後》は同じ）。

【語釈】　○卒死して口を張り云々：陳紀藩の説「太陽の経脈は身体の背を行り、陽明の経脈は身体の前を行り、唇を環り口を挟む。邪がこの経路に中り、突然死亡する場合は、口を張って角弓反張する症状がある。爪甲は三陰三陽、十二経の終始であり、これに灸して陽気を接続して引くと、陽は回復し、気は通じて甦り、顔面の攣急は緩和される。並びに五毒諸膏散で巴豆があるものを飲ませるのは、《千金要方》の裴公八毒散の類であり、その膏は卒中、風毒で、腹中が絞られて刺すように痛み、尸厥が発生して突然人事不省になるのを主治し、また陽気を温通する効能がある。高学山は、五毒諸膏散は並びに特定のいずれかの処方を指すのではなく、それが温熱で鋭く作用し、真陽を流して貫く意を取るとするが、従うべきである」陳紀藩主編《金匱要略》

【通釈】　突然人事不省になり、口を開いて角弓反張する者を救う方法（《肘後》、《外台》では、「口」の字を《備急》を引用して「目」の字に作る）：

- 1191 -

手足の両側の爪甲の後ろに灸を十四回すえた後に五毒諸膏散を服用させる
（原註では、「巴豆を含むもの」とある。〇《外台》では、「爪」の字の下に
「各々」の字があり、注釈して「四字が原文である」とある。《肘後》では同
じである）。

【本文】　　［程］　　手足の両爪の後ろに灸するは、当に是れ両手足の爪の後ろ
に灸すべし。其の文は、則ち順なり。十爪甲を以て、十二経の終始と為す。之
に灸して以て陽気を接引して卒死を回らす。此れ、悪気太陽に中り、卒死して
口を開き反張せしむるなり。五毒諸膏散は、方未だ見ず。

【通釈】　　［程］　　手足の両側の爪の後ろに灸をすえるのは、両側の手足の爪
の後ろに灸をすえるはずである。その文であれば、意味は順う。十の爪甲をも
って、十二経の終始とする。これに灸をすえて陽気を接続して引き、卒死を回
復させる。これは、悪気が太陽に中り、卒死して口を開き角弓反張させる。五
毒諸膏散は、処方はいまだ見られていない。

【本文】　　案ずるに、《肘後・卒死門》に云う、「三物備急丸散、及び裴公膏
有り、卒死を救うは尤も良し」と。裴氏五毒神膏は、百病備急散膏に見われ、
巴豆無し。而して《千金》は、巴豆、莽草、薤白を加え、裴公八毒膏と為す。
所謂「五毒諸膏散」は、蓋し此の類なり。五毒は、《周礼》の鄭註に石胆、丹
砂、雄黄、礜石、磁石と。今五毒膏、八毒膏を考うるに、但だ丹砂、雄黄を用
うるのみ。其の余は他の品に並びて五味、八味と為すなり。

【通釈】　　案じるに、《肘後・卒死門》では、「三物備急丸散、および裴公膏
があり、卒死を救うのは最も良い」と言う。裴氏五毒神膏は、百病備急散膏に
見われ、巴豆がない。そして《千金》では、巴豆、莽草、薤白を加え、裴公八
毒膏とする。いわゆる「五毒諸膏散」は、思うにこの類である。五毒は、《周
礼》の鄭氏の注釈に、石胆、丹砂、雄黄、礜石、磁石であるとする。今五毒膏、
八毒膏を考えると、ただ丹砂、雄黄を用いるだけである。その他は、ほかの品
に並べて五味、八味とする。

【解説】　　本条文は、卒死が発生し口を開いて角弓反張する場合の治療法につ
いて論述している。

爪甲は、十二の経脈が終始する所である。悪気が太陽に中ると、卒死が発生
し、口を開き、角弓反張する。本証の治療は、両側の手足の爪甲の後ろに灸を
十四回すえて陽気を接続させ、卒死を回復させる。その後に五毒諸膏散を服用
させる。五毒諸膏散の処方は、記載がない。

雑療方第二十三

【原文】　救卒死而四肢不收失便者方：(9)
　馬屎一升、水三斗、煮取二斗以洗之。又取牛洞一升、温酒灌口中、灸心下一寸、臍上三寸、臍下四寸各一百壮、差。

【本文】　卒死して四肢収まらず、失便する者を救うの方：
　馬屎一升、水三斗、煮て二斗を取り、以て之を洗う。又牛洞（原註は、「稀糞なり」と）一升を取り、温酒もて口中に灌ぎ、心下一寸、臍上三寸、臍下四寸に各々一百壮を灸すれば、差ゆ（「之を洗う」は、《外台》は「足を洗う」に作る）。

【語釈】　○卒死して四肢収まらず云々：陳紀藩の説「卒死して四肢が収まらなくなるのは、陽気が四肢の末端に達することができず、外に脱する象がある。大小便が失禁するのは、正気が衰微して統摂できず、陽が下に脱しようとする徴候である。総じて陰陽が隔絶して通じなくなる象に属している。この処方は、へんぴな山間地帯で材料を取って急いで救う方法である。物が臭うのは、皆よく解毒し邪を殺す。馬屎は性温で、煮た水で足を洗い、陽気を収渋する効果を取る。牛の糞は脾に入り、その腸胃が下注する勢いを緩める。温めた酒でこれを注ぎ、その陽気が下に脱するのを挽く意である。上、中、下焦の穴位（即ち、巨闕、建里、中極）に灸をすえ、これによって三焦の陽を回復し、それが垂絶する気を回らせる」陳紀藩主編《金匱要略》

【通釈】　突然人事不省になり、四肢の自由がきかず、大小便を失禁する者を救う方法：
　馬屎一升に水三斗を用い、煮て二斗を取り、これで足を洗う。また、牛洞（原註では、「稀薄な糞である」とある）一升を取り、温めた酒で口中に注ぎ、心下一寸、臍上三寸、臍下四寸の経穴に各々百回灸をすえると、病は治癒する（「これを洗う」は、《外台》では「足を洗う」に作る）。

【本文】　［程］　卒死して四肢収まらざる者は、陽以て四末に行くこと無ければなり。失便する者は、正気衰微し、便溺を約束すること能わざればなり。物の臭いなる者は、皆能く毒を解し邪を殺す。故に牛馬の糞、及び後条の狗の糞を以て之を治す。心下一寸は当に是れ上脘穴なるべく、臍上三寸は当に是れ中脘穴なるべく、臍下四寸は当に是れ関元穴なるべし。之に灸して以て三焦の陽を復して其の垂絶するの気を回らす。

【語釈】　○垂：今にもそうなろうとする。

【通釈】　［程］　突然人事不省になり、四肢の自由がきかなくなるのは、陽

－ 1193 －

が四肢の末端に行らなくなるからである。失禁するのは、正気が衰微し、大便や尿を束ねることができなくなるからである。物の臭いは、いずれもよく毒を解し邪を殺す。そこで、牛馬の糞、および後の条の狗の糞を用いてこれを治療する。心下一寸は上脘穴であるはずであり、臍上三寸は中脘穴であるはずであり、臍下四寸は関元穴であるはずである。これに灸をすえて三焦の陽を回復して今にも途絶えようとする気を回復させる。

【解説】　本条文は、卒死が発生し、四肢の自由がきかなくなり、大小便を失禁する場合の治療法について論述している。

　陽気が四肢の末端に行らなくなると、卒死が発生し、四肢の自由がきかなくなる。正気が衰微し、大便や尿を束ねることができなくなると、大小便を失禁する。牛馬の糞は、臭いで毒を解し邪を殺す。そこで、馬の糞を煮た水で足を洗う。あるいは牛の糞を温めた酒とともに口中に注ぐ。心下一寸は上脘穴、臍上三寸は中脘穴、臍下四寸は関元穴のはずである。ここにそれぞれ百回灸をすえて三焦の陽気を回復させ、今にも途絶えようとする気を回復させると、病は治癒する。

【原文】　救小児卒死而吐利、不知是何病方：(10)

　狗屎一丸、絞取汁、以灌之。無湿者、水煮乾者、取汁。

【本文】　小児卒死して吐利し、是れ何れの病なるかを知らざるを救うの方：

　狗屎一丸、絞りて汁を取り、以て之を灌ぐ。湿無き者は、水もて乾ける者を煮て、汁を取る（《肘後》は、馬屎を用う。沈本は、「乾ける者」の二字無し）。

【語釈】　○小児卒死して吐利し云々：陳紀藩の説「李時珍は、狗屎の性は熱で小毒があり、よく霍乱、食積を治療し、心腹の痛みを止め、一切の毒を解すると言う。小児は無知で、手でつかんで物を得ると、直ちに口に入れる。そこで、卒死が発生して嘔吐と下痢が出現し、どのような病であるのかが解らない場合は、既に中毒の疑いがある。徐彬は、糞は既に消化した滓であり、病邪がこれを得ると、それが消化されたように、類が相互に感じると認識する。最近では狗屎を用いて噎膈を治療し、狗屎の中の骨の末が腹痛を治療し、百薬が効かず、痩せて骨がとがって死にそうになる場合に神のような効果がないことがないので、この道理を悟るべきである。そこで、寒に中り、あるいは食積の嘔吐と下痢では、性熱で陽気を発し、温中消積する狗屎を用いてこれを治療する

－ 1194 －

雑療方第二十三

のは、研究し参考に供するべきである」陳紀藩主編《金匱要略》

【通釈】　小児が突然人事不省になって嘔吐と下痢が発生し、病の原因が解らない場合を救う方法：

　狗屎一個を絞って汁を取り、これを口中に注ぐ。潤いがない場合は、水で乾燥した狗屎を煮て汁を取る（《肘後》では、馬屎を用いる。沈本では、「乾いた者」の二字がない）。

【本文】　　［鑑］　凡そ屎は皆陽気を発す。狗屎を用うるも亦陽気を発するを取るなり。

【通釈】　　［鑑］　およそ屎は、いずれも陽気を発する。狗屎を用いるのもまた陽気を発するのを取る。

【解説】　本条文は、小児が卒死を発生し、嘔吐と下痢が出現し、原因が解らない場合の治療法について論述している。

　小児が卒死を発生し、嘔吐と下痢が出現し、原因が不明の場合は、狗屎を用い、汁を絞って口中に注ぎ、陽気を発する。あるいは狗屎に潤いがない場合は、水を用いて乾燥した狗屎を煮て汁を取り、口中に注ぐ。

【原文】　尸蹶脈動而無気、気閉不通。故静而死也。治方：
　菖蒲屑、内鼻両孔中吹之、令人以桂屑着舌下。　（11-1）

【本文】　尸蹶は脈動じて気無く、気閉じて通ぜず。故に静かにして死するなり。治方（原註は、「脈証は上巻に見わる」と。○《徐鎔附遺》に云う、「上巻に見わるは、即ち第三葉に「問いて曰く、寸口の脈沈大にして卒厥す」の一条是れなり」と。案ずるに、《肘後》、《外台》は、「張仲景云う」の四字を冠す）：

　菖蒲屑、鼻の両孔の中に内れて之を吹き、人をして桂屑を以て舌下に着けしむ（《肘後》、《外台》は、「舌下」の下に「又云う、扁鵲の法は、楚王を治して効く」の九字有り。○案ずるに、《説苑》に「扁鵲は虢の太子の尸蹶を治し、子明は耳を吹く。《三因方》は内鼻散と名づく」と）。

【語釈】　○尸蹶は脈動じて気無く云々：陳紀藩の説「尸厥は、昏んで人を識別できないが、脈拍はなおいまだ跳動を停止していない。これは、営気がいまだ途絶えていないことを説明する。その気息が閉塞することにより、死亡した身体が静かで動かないようになる。そこで、これを名づける。《説苑》では、「扁鵲は虢の太子の尸厥を治療し、子明は耳を吹いた」とある。これは、菖蒲

- 1195 -

の粉末を鼻の中に入れてその肺気を通じ、同時に開竅豁痰、芳香通神、和中辟濁の作用を発揮する。また、肉桂の粉末を用い、舌下に入れてその心竅を開き、その血脈を通じて速やかな効果を取る。心と肺が開いて通じる場合は、気血が流暢になり、上焦の陽気は自然によく宣発するので、尸厥は治癒するはずである」陳紀藩主編《金匱要略》

【通釈】　尸厥に罹患すると、脈は停止せずに拍動するが、衛気はなくなり、気が閉ざされて通じなくなる。そこで、静かになって死んだようになる。この治療法（原註では、「脈象は、上巻の《臓腑経絡先後病篇》の第11条に記載されている」とある。〇《徐鎔附遺》では、「上巻に見われているのは、第三葉で「ある人が質問し、寸口の脈が沈大で卒厥する」の一条がこれである」と言う。案じるに、《肘後》、《外台》では、「張仲景が言う」の四字を冠している）：

　菖蒲を削った粉末を両側の鼻の孔から吹き付け、肉桂の粉末を舌下に納める（《肘後》、《外台》では、「舌下」の字の下に「また、言う。扁鵲の方法は、楚王を治療して有効であった」の九字がある。〇案じるに、《説苑》では「扁鵲は虢の太子の尸厥を治療し、子明は耳を吹いた。《三因方》では、内鼻散と名づける」とある）。

【本文】　［程］　《甲乙経》に曰く、「尸蹷なる者は、死して人を知らざるも、脈動くこと故の如し」と。《傷寒論》に曰く、「尸蹷なる者は、人をして不仁ならしむ」と。即ち、気閉じて通ぜず、静かにして死するの謂いなり。菖蒲は鼻中に内れ、以て其の肺気を通じ、桂は舌下に内れ、以て其の心竅を開き、心肺開けば、則ち上焦の陽自ら能く開発し、尸厥の疾愈ゆ可し。

【語釈】　〇尸蹷なる者は、人をして不仁ならしむ：出典は、《傷寒論・平脈法》の第74条。

【通釈】　［程］　《甲乙経》では、「尸厥は、死亡して人事不省になるが、脈は元のように動いている」と言う。《傷寒論》では、「尸厥は、知覚が麻痺する」と言う。即ち、気が閉じて通じなくなり、静かになって死亡することを言う。菖蒲は鼻の中に入れてその肺気を通じ、肉桂は舌下に入れてその心竅を開き、心肺が開く場合は、上焦の陽は自然によく開いて発し、尸厥の疾患は治癒するはずである。

【解説】　本条文は、尸厥の証候と治療法について論述している。

　尸厥は、脈は元のように動いているが、気が閉じて通じなくなり、静かにな

- 1196 -

って人事不省になることを言う。尸厥に罹患する場合は、菖蒲を削った粉末を両側の鼻の中に入れて肺気を通じ、肉桂の粉末を舌下に入れて心竅を開く。心肺が開くと、上焦の陽気は自然に開いて発するので、尸厥は治癒する。

【原文】　又方：
　剔取左角髪方寸焼末、酒和、灌令入喉、立起。（11-2）

【本文】　又の方（《外台》宋本に云う、「集験は、尸厥を療するの方なり。《肘後》、《千金》の文仲、備急、必効と同じ。此れ、本《素問》に出づ」と）：
　左角の髪方寸を剔りて取り、焼きて末とし、酒もて和し、灌ぎて喉に入れしむれば、立ちどころに起つ（「方寸」は、《肘後》は「方二寸」に作る。《外台》宋本は、「方寸匕」に作り、焼きて灰にし、酒を以て和すと。「剔る」は、《素問》に「鬄る」に作る。音は剃、「剃る」に同じ。《韓非子》に「嬰児首を剔らざれば、則ち腹痛む」と）。

【語釈】　○又の方：陳紀藩の説「この尸厥を治療する方法は、実は《素問・繆刺論》より出ている。左角の髪を剃るのは、左角は陽気のある所であり、五絡（手足の少陰と太陰、足陽明の絡）の繞る所であり、この五絡は皆耳中に会し、上は左角を絡い、五絡が皆竭きると、人身の脈は皆動き、形は知覚がなく、尸厥を形成するので、その五絡の血余を剃って取り、その脱竭を補う。酒に混和して注ぐのは、薬力を助けて気血を行らせ、陽気を発するからであり、あるいは脳塞栓を解除する作用がある」陳紀藩主編《金匱要略》。　○嬰児：赤子。あかんぼう。

【通釈】　別の方法（《外台》の宋本では、「集験では、尸厥を治療する処方である。《肘後》、《千金》の文仲、備急、必効と同じである。これは、元々《素問》に出ている」とある）：
　病人の左の頭角の髪一寸四方を削り、焼いて粉末とし、酒に混和し、喉に注ぐと、直ちに起き上がる（「方寸」は、《肘後》では「方二寸」に作る。《外台》の宋本では、「方寸匕」に作り、焼いて灰にし、酒をもって混和するとある。「剔る」は、《素問》では「鬄る」に作る。音は剃であり、「剃る」に同じである。《韓非子》では、「赤子の首を剔らない場合は、腹が痛む」とある）。

【本文】　［程］　《内経》に曰く、「邪手足少陰、太陰、足陽明の絡に客す。

－ 1197 －

此の五絡は、皆耳中に会し、上は左角を絡う。五絡皆竭くれば、人身の脈をして皆動きて形知ること無からしむるなり。其の状、尸の如し。或は尸厥と曰う。竹管を以て其の両耳を吹き、其の左角の髪を剔（そ）り、燔（や）き治（おさ）め、飲ましむるに美酒一杯を以てす。飲むこと能わざる者は、之を灌（そそ）げば立ちどころに已ゆ」と（《繆刺論》に見わる）。今仲景は亦左角の髪を剔りて治むる者は、左角は陽気の在る所、五絡の繞る所と為すを以ての故に其の五絡の血余を剔りて以て之を治め、和するに酒を以て灌ぐ者は、薬力を助けて気血を行らせばなり。

【通釈】　［程］　《内経》では、「邪が手足の少陰、太陰と足陽明の絡に侵入する。この五絡はいずれも耳中に会し、上は左角を絡う。五絡がいずれも竭きる場合は、人身の脈はいずれも動くが、身体は知覚がなくなる。その症状は、死体のようになる。あるいは尸厥と言う。竹の管をもってその両耳を吹き、その左頭角の髪を剃り、焼いて粉末にし、美酒一杯でこれを飲ませる。飲むことができない場合は、口に注ぐと直ちに治癒する」と言う（《素問・繆刺論》に見われている）。今仲景はまた左頭角の髪を剃って粉末にするのは、左頭角は陽気のある所であり、五絡が繞る所であるので、その五絡の血余を剃ってこれを粉末にし、酒に混和して注ぐ場合は、薬力を助けて気血を行らせるからである。

【本文】　《肘後》に云う、「尸蹶の病は、卒死して脈猶動き、其の耳中を聞けば、循循として嘯（うそぶ）く声の如くして股間暖かき是れなり。耳中は然して嘯く声と雖も、脈動く者は、故に当に尸蹶を以て之を救うべし」と。《巣源》に云う、「尸厥なる者は、陰気逆すればなり。此れ、陽脈卒かに下に墜ち、陰脈卒かに上に升り、陰陽居を離れ、営衛通ぜず、真気厥乱し、客邪之に乗じ、其の状死の如く、猶微しく息有りて常ならず、脈尚動きて形知ること無きなり。其の耳の内を聞けば、循循として嘯くが如きの声有りて股間暖かき者是れなり」と。

【語釈】　○循循：順序正しいさま。整然。　○嘯く：口をほそめて声を出す。

【通釈】　《肘後》では、「尸厥の病は、突然人事不省になるが、脈はなお動き、その耳の中を聞くと、整然として嘯（うそぶ）くような声がし、股の間が暖かい場合がこれである。耳の中はしかし嘯く声がするが、脈が動く場合は、そこで尸厥としてこれを救うべきである」と言う。《諸病源候論》では、「尸厥は、陰気が逆するからである。これは、陽脈が卒かに下に墜ち、陰脈が卒かに上に昇り、陰陽がその居を離れ、営衛が通じなくなり、真気が逆乱し、客邪がこれに

－　1198　－

雑療方第二十三

乗じ、その病状は死人のようになるが、なお微かに息があって通常ではなく、脈はなお動いて形は知覚がない。その耳の中を聞くと、整然と嘯くような声があり、股の間が暖かい場合がこれである」と言う。

【解説】　本条文は、尸厥の証候と治療法について再度論述している。

　また、尸厥に罹患し、脈は停止せずに拍動するが、静かになって死んだようになる場合は、病人の左の頭角の髪一寸四方を削り、焼いて粉末にし、酒に混和して喉に注ぐ。左の頭角は陽気のある所であり、手足の少陰と太陰の絡と足陽明の絡の五絡が繞る所であり、五絡の血余であるので、この部位の髪を剃り、粉末にして酒とともに喉に注ぎ、気血を行らせる。

【原文】　救卒死客忤死、還魂湯主之。方：
　麻黄（三両、去節、一方四両）　　杏仁（去皮尖、七十個）　　甘草（一両、炙）（《千金》用桂心二両）
　右三味、以水八升、煮取三升、去滓、分令咽之。通治諸感忤。（12-1）

【本文】　卒死、客忤の死を救うは、還魂湯之を主る。方（《肘後》は、方名無く、「張仲景の諸々の要方」の六字を冠す。《三因》は、追魂湯と名づく。〇原註は、「《千金方》に云う、卒忤、鬼撃、飛尸、諸々の奄忽として、気絶して復た覚ゆること無く、或は已に脈無く、口噤拗して開かざるを主る。歯を去りて湯を下し、湯口に下りて下らざる者は、病人の髪を左右に分け、捉えて肩を搨みて之を引けば、薬下る。復た増して一升を取る。須臾にして立ちどころに甦る」と。〇案ずるに、《千金》は「脈無し」を「死」の一字に作り、「拗」の字無く、「捉えて搨む」を「捉えて踏む」に作り、「取る」の下に「尽」の字有り）：
　麻黄（三両、節を去る、一方に四両。〇《肘後》、《千金翼》は、四両を用う）　　杏仁（皮尖を去る、七十個）　　甘草（一両、炙る）（原註は、「《千金》は、桂心二両を用う」と。〇案ずるに、《外台》は《肘後》を引き、「中悪、短気し、絶せんと欲するを療するの方。桂心二両を用う」と。今本の《肘後》は、桂を用いず）

　右三味、水八升を以て、煮て三升を取り、滓を去り、分けて之を咽ましむ。通じて諸々の感忤を治す（《外台》に《肘後》を引きて云う、「通じて諸昏、客忤を療して良し。集験、張文仲、備急は同じ」と）。

【語釈】　〇卒死、客忤の死を救う云々：陳紀藩の説「およそ卒死と客忤死は、

－ 1199 －

多くは正気が邪気に勝てず、陽気が遽かに閉ざされて人事不省になることが原因である。肺は百脈を朝め、一身の宗である。そこで、還魂湯を用いて表を通じ邪を散じて正気を回復させる。麻黄は陽を昇らせ、透邪達表し、杏仁は肺を通利し、炙甘草を合わせて調中扶正する。全方の主旨は陽気を通じて動かすことにあり、そうすれば魂は還るはずである。そこで、卒死を救う主方となる」陳紀藩主編《金匱要略》。　○奄忽：遽かに。忽ち。　○拗：ねじまげる。

【通釈】　卒死と客忤に罹患して突然人事不省になった者を救う場合は、還魂湯がこれを主治する。処方（《肘後》では、処方の名がなく、「張仲景の諸々の要方」の六字を冠している。《三因方》では、追魂湯と名づける。○原註では、「《千金方》では、言う。卒忤、鬼撃、飛尸、あるいは諸々の病で突然人事不省になり、再び覚醒することがなく、あるいは既に脈が止まり、口噤し口を曲げて開かない場合を主治する。歯を折って湯液を口に注ぎ、湯液は口に入るが、咽を通らない場合は、病人の髪を左右に分け、肩を押えて髪をつかんで引っ張ると、薬は咽を下る。また、増量して一升を飲ませる。暫くすると、急に意識が回復する」とある。○案じるに、《千金》では「脈が無い」を「死ぬ」の一字に作り、「拗」の字がなく、「捉えて擒む」を「捉えて踏む」に作り、「取る」の字の下に「尽」の字がある）：

　麻黄（三両、節を除く、ある処方では四両にする。○《肘後》、《千金翼》では、四両を用いる）　杏仁（渋皮と胚芽を除く、七十個）　甘草（一両、あぶる）（原註では、「《千金》では、桂心二両を用いる」とある。○案じるに、《外台》では《肘後》を引用し、「中悪で、息切れがし、途絶えようとする場合を治療する処方である。桂心二両を用いる」とある。今本の《肘後》では、桂心を用いない）

　右の三味に水八升を用い、煮て三升を取り、滓を除き、分けてこれを飲ませる。諸々の邪気を感じて人事不省になる場合を通じて治療する（《外台》では《肘後》を引用し、「通じて諸々の意識が昏み、客忤に罹患する場合を治療して有効である。集験、張文仲、備急は、同じである」と言う）。

【本文】　　［徐］　凡そ卒死、及び客忤死は、総じて是れ正は邪に勝てず。故に陽気は驟かに閉じて死す。肺は百脈を朝め、一身の宗と為す。麻黄、杏仁は、利肺通陽の君薬にして、炙甘を合して以て中を調う。故に卒死を救うの主方と為す。名づけて還魂湯と曰うは、其の功に著くなり。

　　［鑑］　中悪、客忤にて便閉じ、裏実する者は、仲景備急丸を用う。汗無く、

雑療方第二十三

表実する者は、当に備急丸を用いて裏を通ずるべきにあらず、当に還魂湯を用いて以て表を通ずるべきを知る可きなり。裏を通ずる者は、諸々の陰気を抑うるなり。表を通ずる者は、諸々の陽気を扶くるなり。昧き者は麻黄を以て太陽に入りて汗を発するの薬と為すを知らざるも、抑も温覆して汗を取らざれば、則ち太陰に入りて陽を通ずるの薬と為すを知るなり。陽気通じて動けば、魂は還る可し。

【通釈】 ［徐］ およそ卒死、および客忤死では、総じて正気は邪気に勝てない。そこで、陽気は、遽かに閉じて死ぬ。肺は百脈を朝め、一身の宗である。麻黄、杏仁は、肺を通利し陽気を通じる君薬であり、炙甘草を合わせて中を調える。そこで、卒死を救う主方となる。名づけて還魂湯と言うのは、その効能に係わる。

　［鑑］ 中悪、客忤で大便が閉じ、裏が実する場合は、仲景は備急丸を用いる。汗がなく、表が実する場合は、備急丸を用いて裏を通じるべきでなく、還魂湯を用いて表を通じるべきであるのを理解すべきである。裏を通じる場合は、諸々の陰気を抑える。表を通じる場合は、諸々の陽気を扶ける。道理に昧い者は麻黄が太陽に入って汗を発生する薬であることが解らないが、抑も温覆して汗を取らない場合は、麻黄は太陰に入って陽を通じる薬となることが解る。陽気が通じて動くと、魂は還るはずである。

【解説】 本条文は、卒死あるいは客忤死に罹患して人事不省になる場合の治療法について論述している。

　卒死や客忤死に罹患する場合は、正気が邪気に勝てない状態にあり、陽気が遽かに閉じるので、人事不省になる。肺は百脈を朝め、一身の宗である。本証の治療は、還魂湯を与えて治療する。

　還魂湯は、麻黄、杏仁、炙甘草からなる。方中の麻黄、杏仁は、肺を通利して陽気を通じる。炙甘草は、中を調和する。陽気が通じて動くと、魂は還り、病は治癒する。

【原文】 又方：
　韭根（一把）　烏梅（二七個）　呉茱萸（半升、炒）
　右三味、以水一斗煮之、以病人櫛内中、三沸。櫛浮者生、沈者死。煮取三升、去滓、分飲之。（12-2）
【本文】 又の方（《肘後》は、張仲景の諸々の要方を冠す。《外台》は、

- 1201 -

《肘後》を引く）：

韮根（一把）　烏梅（二七個。○《肘後》は、二十個に作る）　呉茱萸（半升、炒る。○《肘後》は、半升に作る）

右三味、水一斗を以て之を煮、病人の櫛を以て中に内れ、三沸す。櫛浮かぶ者は生き、沈む者は死す。煮て三升を取り、滓を去り、分けて之を飲む（「水一斗」は、《外台》は「労水一升」に作る）。

【語釈】　○又の方云々：陳紀藩の説「これは、肝の寒えが心に逆し、悶絶して卒死するのを治療する処方である。韮根は薤白の辛温で通陽する効能があり、烏梅は酸斂で肝に入れ、また関を開く力があり、呉茱萸は苦温で濁陰を降ろし、肝臓を温め、陰が降り、陽が通じ、関が開くと、その魂は自然に還る。方後の注に病人の櫛を入れて薬の中で煮沸し、その浮沈を見て生死を試すのは、実は理解し難い」陳紀藩主編《金匱要略》

【通釈】　別の方法（《肘後》では、張仲景の諸々の要方を冠している。《外台》では、《肘後》を引用する）：

韮根（一把）　烏梅（二七個。○《肘後》では、二十個に作る）　呉茱萸（半升、炒る。○《肘後》では、半升に作る）

右の三味に水一斗を用いて煮て、病人の櫛をその中に入れて三回沸騰させる。櫛が浮かぶ場合は助かり、沈む場合は死亡する。煮て三升を取り、滓を除き、分けてこれを飲む（「水一斗」は、《外台》では「労水一升」に作る）。

【本文】　［徐］　韮根は、薤白の功有り。烏梅は、開関の力有り。呉茱萸は、能く濁陰を降ろす。陰降りて関開けば、則ち魂自ら還る。故に亦之を取る。然して櫛浮く者は則ち生き、沈む者は則ち死す。蓋し、櫛は本人の日用の物と為し、気の及ぶ所なり。浮けば則ち其の人の陽気未だ絶せず、沈めば則ち久しく已に陰有りて陽無し。故に死を主る。然して仍お分けて之を飲むは、櫛を信じ、寧ろ薬を信ずること無きのみ。

［程］　方は亦解す可し。而れども櫛の浮沈は、則ち解す可からざるなり。

【通釈】　［徐］　韮根は、薤白の効能がある。烏梅は、関を開く力がある。呉茱萸は、よく濁陰を降ろす。陰が降りて関が開く場合は、魂は自然に還る。そこで、またこれを取る。そして櫛が浮く者は生き、沈む者は死ぬ。思うに、櫛は本人の日用の品であり、気が及ぶ所である。浮く場合は、その人の陽気がいまだ途絶えていないが、沈む場合は、久しく既に陰があり陽がない。そこで、死を主る。そしてなお分けてこれを飲むのは、櫛を信じるが、寧ろ薬を信じる

－ 1202 －

ことがないからである。

[程]　処方は、理解できる。しかし、櫛の浮沈は、理解できない。

【本文】　《肘後》に云う、「客忤なる者は、中悪の類なり。多く道間、門外に於いて之を得、人の心腹をして絞痛、脹満し、気心胸に衝かしむ。即治せざれば、亦人を殺す」と。又云う、「客なる者は、客なり。忤なる者は、犯すなり。客気人を犯すを謂うなり」と。

【通釈】　《肘後》では、「客忤は、中悪の類である。多くは道の間や門外にこれを獲得し、人の心腹部は絞痛し、脹満し、気は心胸部に衝く。直ちに治療しなければ、また人を殺す」と言い、また「客は、客のことである。忤は、犯すことである。客気が人を犯すことを言う」と言う。

【解説】　本条文は、卒死あるいは客忤死に罹患して人事不省になる場合の治療法について再度論述している。

卒死、あるいは客忤死に罹患し、人事不省になる場合は、韮根、烏梅、呉茱萸を煮て、これを服用させる。気が渋る場合は閉じ、閉じる場合は死ぬ。方中の韮根は薤白の効能があり、滑利の効能を取ってこれを開く。烏梅は、関を開く。呉茱萸は、濁陰を降ろす。陰が降り、関が開くと、魂は自然に還り、病人は覚醒する。

櫛は本人の日用品であり、気が及ぶ品である。病人の櫛を湯液の中に入れ、櫛が浮く場合は、病人の陽気がいまだ途絶えていないので、生きる。櫛が沈む場合は、久しく陰があり、陽がないので、死ぬ。あるいは櫛の浮沈の意義は、理解できない。

【原文】　救自縊死。旦至暮雖已冷、必可治。暮至旦、少難也。恐此当言忿気盛故也。然夏時夜短於昼、又熱、猶応可治。又云、心下若微温者、一日以上、猶可治之。方：(13)

徐徐抱解、不得截縄。上下安被臥之。一人以脚踏其両肩、手少挽其髮、常弦弦勿縦之。一人以手按據胸上、数動之。一人摩捋臂脛屈伸之。若已殭、但漸漸強屈之、并按其腹。如此一炊頃、気従口出、呼吸開眼。而猶引按莫置。亦勿苦労之。須臾、可少桂湯及粥清含与之、令濡喉、漸漸能嚥、及稍止。若向令両人以管吹其両耳罙好。此法最善。無不活也。

【本文】　自ら縊死するを救う。旦より暮に至るは、已に冷ゆると雖も、必ず治す可し。暮より旦に至るは、少しく難きなり。恐らくは此れ当に陰（忿）

気盛んなるが故を言うなり。然れども夏の時は夜は昼よりも短かく、又熱すれば、猶応に治す可し。又云う、心下若し微温なる者は、一日以上も、猶之を治す可しと。方（「救」は、《外台》は「仲景云う」の三字に作る。「忿」を趙本、《外台》に「陰」に作るを是と為す。〇案ずるに、《巣源》に云う、「自縊死は、旦より暮に至り、已に冷ゆると雖も、必ず治す可し。暮より旦に至らば、則ち治し難し。此れ、其の昼は則ち陽盛んに、其の気通じ易く、夜は則ち陰盛んに、其の気通じ難きを謂い、以て証す可きなり」と。「之を治するの方」は、《外台》は「治す」の一字に作る）：

　徐徐に抱きて解き、縄を截るを得ず。上下被を安んじて之を臥す。一人は脚を以て其の両肩を踏み、手もて少しく其の髮を挽き、常に弦弦として之を縦つこと勿れ。一人は手を以て胸上を按據し、数しば之を動ず。一人は臂脛を摩捋して之を屈伸す。若し已に殭ければ、但だ漸漸に強く之を屈し、并せて其の腹を按ず。此くの如きこと一炊頃にして、気口従り出で、呼吸し眼を開く。而も猶引按して置くこと莫かれ。亦之を苦労すること勿れ。須臾にして少しの桂湯、及び粥清含んで之を与え、喉を濡し、漸漸に能く嚥み、及び稍止ましむる可し。若しくは向って両人をして管を以て其の両耳を吹かしむれば 枀 好し。此の法最も善し。活きざること無きなり（「據」は、程、《金鑑》は、「揉む」に作る。「及び稍」は、《外台》は「乃ち稍」に作る。「若しくは向かって」の二字は、程、《金鑑》は「更に」の一字に作り、《外台》は「兼ねて」の一字に作る。「枀」は、程、《金鑑》は「朶」に作り、「好し」の字無く、《外台》は「彌」に作る。趙本の音釈に、「枀」は莫分の切、深く入るなり。並びに義は通じ難し。《外台》を是と為す）。

【語釈】　〇自ら縊死するを救う云々：陳紀藩の説「これは、自ら首を吊った者を急いで救う方法であり、実は人工呼吸をして急いで救う技術である。もし首を吊って死亡する場合は、朝より晩に至っては陽気が有余であり、陽は生を主るので、死亡した身体は冷えていても必ず治療が可能であることを説明する。夜より朝に至っては陰気が有余であり、陰は死を主るので、救治はやや難しく、恐らくは陰気が盛んであり、あるいは言語を喋り怒って争い、気が盛んになって散じないのと関係することを説明する。暮より朝に至っては、固より難治に属している。しかし、夏の夜は昼より短く、気候は炎熱であり、皆陽気が有余であるので、なお治療が可能である。また、「心下がもし微かに温かい場合は、一日以上でも治療は可能である」と言うのは、陰陽や経絡は暴かに塞がれてい

- 1204 -

雑療方第二十三

るが、臓腑の真気はいまだ尽きておらず、心陽はなおいまだ脱して途絶えていないので、なお治療することができる。その方法は下のようである。解いて救う時は、遽かに縄の上下を切るべきでない。自ら首を吊った者では気は既に塞がれているので、もし縄を忽ち切る場合は、その気は通じるが、奔走して運り悶えるので、その気は還ることができず、また生きることができなくなる。緩やかに抱きかかえて解いて降ろし、これを放ち着物の上に仰向けに寝かせる。一人に脚を用いて死者の両肩を踏ませ、手でその頭髪を引っ張り、頭を握って上に向かってしっかり引っ張り、首や頸部を水平で真っ直ぐにして息が通じるようにする。一人は手で胸の上を按摩し揉み抑えて胸式呼吸を回復させ、一人は臂や脛を按摩し屈伸させる。もし自ら首を吊った者が既に強直している場合は、ただ次第に強く腹部を湾曲させ、並びに揉み按摩し、腹式呼吸を回復させる。このようにして一回の御飯を炊く時間が経過すると、気血が流暢になるので、自ら首を吊った者は気が口より出て呼吸は回復し、両目は開く。この時は、継続して按摩し、これを放置してはならない。ただ、しっかりとつかんで運動が太過になってはならない。暫くして少量の桂湯（桂枝湯、あるいは官桂湯）、および粥を与え、一つは陽気を宣通し、もう一つは胃気を濡養し、含ませて喉嚨を潤わせ、次第に咽に呑み込み、幾らか停滞させ、更に二人に筆の管でその両耳を吹き、気を通じる効能を達する場合は、効果は更によく、この方法が最もよく、活き返らない場合がない」陳紀藩主編《金匱要略》。　〇忿：怒る。

　　〇朶：しだれる。たれる。

【通釈】　自ら首を吊って人事不省になった者を救う。朝方から夕方にかけて首を吊った場合は、既に身体は冷えきっているが、必ず治療が可能である。夕方から朝方にかけて首を吊った場合は、治療は少し困難である。恐らくこれは、夜間に陰気が旺盛になることが原因であることを言ったものである。ところが、夏季は夜間が昼間より時間が短く、しかも自然界の熱気が旺盛であるので、夜間に首を吊っても、なお治療は可能になるはずである。また、心下部がもし微かに温かい者では、一日以上経っていても、なおこれを治療することが可能であると言われている。その治療法（「救」の字は、《外台》では「仲景が云う」の三字に作る。「忿」の字を趙本、《外台》に「陰」の字に作るのが正しい。〇案じるに、《諸病源候論》では、「自ら首を吊って人事不省になる場合は、朝方より夕方に至り、既に冷えているが、必ず治療が可能である。夕方より朝方に至っては、治療は困難である。これは、昼は陽が盛んであり、その気

- 1205 -

は通じ易いが、夜は陰が盛んであり、その気は通じ難いことを言い、これによって証拠とすべきである」と言う。「これを治療する方法」は、《外台》では「治療する」の一字に作る）：

　ゆっくりと身体を抱き抱えて縄を解くのがよく、直ちに縄を切ってはならない。上下の衣服を緩め、仰向けに寝させる。一人が足で病人の両肩を踏みつけ、手で頭髪を少し引っ張り、頸部を水平にして気道を確保し、常にぴんと引っ張って緩めてはならない。別の一人は手で胸の上をさすって抑え、数々胸部を動かして胸式呼吸を行う。更に別の一人は病人の臀や脛をさすって屈伸させる。もし既に身体が硬直している場合は、按摩は徐々に強く行って臀や脛を屈伸させ、同時に病人の腹部をさすって腹式呼吸を行う。このようにして御飯を炊きあげる程度の時間が経つと、病人の口から息が出始め、自然に呼吸が始まり、開眼する。しかし、なお継続して按摩を続け、そのままに中止してはならない。ただ、運動をやり過ぎてはならない。しばらくして少量の桂湯、および重湯を口に含ませるように与え、喉を潤わせ、徐々に呑み込ませるが、呑めるようになったらそこで中止する。あるいは別の二人が筆の管を用いて病人の両耳に息を吹き付けると、治療効果は更に増強する。この方法が最も好ましい方法である。蘇生しないことはない（「據」の字は、程本、《医宗金鑑》では、「揉む」の字に作る。「及び稍」は、《外台》では「乃ち稍」に作る。「若しくは向かって」の二字は、程本、《医宗金鑑》では「更に」の一字に作り、《外台》では「兼ねて」の一字に作る。「朶」の字は、程本、《医宗金鑑》では「朶(だ)」の字に作り、「好し」の字がなく、《外台》では「彌(いよいよ)」の字に作る。趙本の音釈では、「朶」は莫兮の切であり、深く入ることである。並びに義は通じ難い。《外台》が正しい）。

【本文】　［鑑］　此に諄諄(じゅん)に告切するを観れば、仲景の仁志なり。惟だ人恐らくは其の繁瑣(さ)を畏れて治さざるなり。此の法は、嘗て之を試みるに、十に八九を全し、始めて言果たして謬(あやま)りならざるを知る。弦弦は、猶緊緊と言うがごときなり。胸を揉み腹を按じ、臀脛を摩し、之を屈伸するは、皆其の気を引導するの法なり。

【語釈】　○諄諄：丁寧に教えるまさ。　○告切：告は、告げる。切は、適切。　○仁志：仁は、したしみ。いつくしみ。志は、意向。考え。　○繁瑣：繁と瑣は、ともに「わずらわしい」。　○緊緊：きつく。しっかりと。

【通釈】　［鑑］　ここに丁寧に告げて適切であるのを観ると、仲景の思いや

りの心である。ただ、人は恐らくはその繁雑さを畏れて治療しない。この方法をかつて試みたが、十に八九はうまくいったので、始めてこの言葉は果たして誤りでないことを知った。弦弦は、丁度緊緊と言うようなものである。胸を揉み、腹を按摩し、臂や脛を按摩し、これを屈伸するのは、皆その気を引導する方法である。

【本文】　《巣源》に云う、「徐徐に捧げて下げ、其の陰陽経絡は暴かに壅閉すと雖も、藏府の真気は故に未だ尽きざること有れば、猶救療す可し。故に活くるを得る者有り。若し其の柱に懸るを見れば、便ち忽ち遽かに其の縄を截断すれば、旧云う、「則ち救う可からず」と。此れ、気已に壅閉し、縄忽ち暴かに断てば、其の気通ずと雖も、奔走し、運り悶ゆ。故に則ち気は還ること能わず、即ち復た生くるを得ず」と。

　《千金》の自ら縊死するを治するの方。凡そ自ら縊死するを救う者は、極めて須く其の心を按じ定むべく、縄を截つこと勿かれ。手にて抱きて起こし、徐徐に之を解く。心下尚温かき者は、氍氈を以て口鼻を覆い、両人は其の両耳を吹く。

　《肘後》は、自ら縊死するを療す。心下尚微しく温かければ、久しけれども猶治す可しの方。徐徐に抱きて其の縄を解き、之を断つを得ず。其の髪を懸けて足をして地を去ること五寸許りにせしめ、両鼻孔を塞ぎて蘆の管を以て其の口中に内れ、咽に至りて人をして之を嘘かしめ、頃有りて其の腹中磬磬たるは、或は是れ気を通ずるなり。其の手を挙げて人を拗り、当に益々堅く捉え持ちて更に逓に之を嘘くべし。若し活き了り能く語れば、乃ち置く可し。若し髪を懸けるを得ざれば、髪を中分して両手にて牽きて強くす可きのみ。又の方。皂莢の末、葱の葉もて其の両鼻孔の中に吹き、逆に出づれば復た之を内る。又の方。蘆の管を以て其の両耳を吹き、極まれば則ち人を易えて吹き、活を取れば乃ち止む。若し気通ずる者は、少しの桂湯を以て、稍稍之を嚥み、徐徐に乃ち少粥清を以て之を与う（《外台》に出づ。今本の《肘後》は考無し）。

　菅氏の《五絶治法》に云う、「徐徐に放ち下し、喉の気管を将て捻り圓め、髪を揪ね、上に向かいて揉み擦り、口を用いて口に対して気を接ぎ、糞門は火筒を用いて之を吹き、半夏、皂角を以て、鼻を搐り、姜汁を以て蘇合香丸を調えて之に灌ぎ、或は煎木香細辛湯もて調え灌ぐも亦得。如し甦れば、治す可し。縄の小痕深く、時を過ぎて身冷ゆる者は、治せず」と。程氏の《医学心悟》に云う、「予嘗て暮自り旦に至りて猶救い活くる者を見る。軽々しく棄つ

－ 1207 －

る可からざるなり」と。顧氏の《瘍医大全》に云う、「必ず須く心と口と尚温かく、大便未だ下らず、舌未だ伸びて出でざる者は、救治すべし」と。

　案ずるに、桂湯は、諸書に攷無し。蓋し、此れ単味の桂枝の煎湯のみ。而れども《洗寃録》に本経の文を引き、後に官桂湯方を載す。未だ何本なるかを知らず。左に録して攷に備う。

　《洗寃録》の官桂湯。

　広陳皮（八分）　厚朴　半夏（各一銭）　肉桂　乾姜（各五分）　甘草（三分）

【語釈】　○氈罽：毛で織った席（しきもの）。　○懸ける：ぶらさげる。○頃：しばらく。　○礱：もみすりをする。　○捞る：採る。掬い上げる。○中分：半分に分ける。　○極まる：疲労が極まる。　○稍稍：少しずつ。○接ぐ：継ぐ。　○搐く：引く。ひきつける。

【通釈】　《諸病源候論》では、「徐々に捧（ささ）げて降ろし、その陰陽や経絡は暴かに塞がって閉じているが、臓腑の真気は元々いまだ尽きていないことがあるので、なお救って治療することができる。そこで、活きるようになる者がある。もしその柱に懸っているのを見れば、直ちに忽ちその縄を切断すると、元々は「即ち、救うことができない」と言う。これは、気が既に塞がって閉じているが、縄を忽ち暴かに切ると、その気は通じるが、奔走して運り悶える。そこで、気は還ることができず、また生きることができない」と言う。

　《千金》に記載される自ら首を吊って死亡した場合を治療する方法。およそ自ら首を吊って死亡したのを救う場合は、極めてその心を按じて一定させるべきであり、縄を切ってはならない。手で抱いて起こし、徐々にこれを解く。心下部がなお温かい場合は、毛で織った敷物で口と鼻を覆い、両人がその両耳を吹く。

　《肘後》では、自ら首を吊って死亡した場合を治療する。心下部がなお微かに温かい場合は、久しくなっているが、なお治療できる方法。徐々に抱いてその縄を解き、これを切ってはならない。その髪を引っ掛けて足を地面から五寸ほど去るようにし、両側の鼻孔を塞いで蘆の管をもってその口の中に入れ、咽に入れて人にこれを吹かせ、暫くしてその腹中が籾をするように音がするのは、あるいは気が通じている。その手を挙げて病人を引っ張り、益々堅く捉（とら）えて持ち、更に互いにこれを吹くべきである。もし活き返り、よく言葉を喋る場合は、放置できる。もし髪を引っ掛けることができない場合は、髪を半分に分けて両

雑療方第二十三

手で強く引くべきである。別の方法。皂莢の粉末や葱の葉を用いてその両側の鼻孔の中に吹き、逆に出る場合はまたこれを入れる。別の方法。蘆の管をもってその両耳を吹き、疲労が極まる場合は人を易えて吹き、活き返れば止める。もし気が通じる場合は、少量の桂湯を用い、少しずつこれを飲み、徐々に少量の重湯をもってこれに与える（《外台》に出ている。今本の《肘後》では考えるところがない）。

　菅氏の《五絶治法》では、「徐々に放って降ろし、喉の気管を捻って丸め、髪を束ね、上に向かって揉んで擦り、口を用いて病人の口に向かって気をつなぎ、肛門は火筒を用いてこれを吹き、半夏、皂角を用い、鼻を引きつけ、生姜汁を用いて蘇合香丸を調えてこれに注ぎ、あるいは煎じた木香細辛湯で調えて注ぐのもまたよい。もし甦（よみがえ）る場合は、治療できる。縄の小さな痕が深く、時を過ぎて身体が冷えている者は、治療できない」と言う。程氏の《医学心悟》では、「私は、かつて夕方より朝方に至って首を吊り、なお救って活き返った者を見た。軽々しく棄てるべきでない」と言う。顧氏の《瘍医大全》では、「必ず心と口がなお温かく、大便がいまだ下らず、舌がいまだ伸びて外に出ていない者は、治療すべきである」と言う。

　案じるに、桂湯は、諸々の書物に考えるところがない。思うに、これは単味の桂枝を煎じた湯液に過ぎない。しかし、《洗冤録》では本経の文を引用し、後に官桂湯方を記載する。いまだどのような本から引用したのかは解らない。左に記録して考察に備える。

　《洗冤録》の官桂湯。

　広陳皮（八分）　厚朴　半夏（各々一銭）　肉桂　乾姜（各々五分）　甘草（三分）

【解説】　本条文は、自縊死（じいし）の治療法について論述している。

　仲景は人々を思いやる心が強いので、ここに自縊死を治療する方法を丁寧に告げている。この方法は、かつて試みるに十に八九はうまくいったので、仲景の言葉に誤りはない。胸を揉み、腹を按摩し、臂や脛を按摩して屈伸するのは、いずれも気を引導する方法である。

【原文】　凡中暍死、不可使得冷。得冷便死。療之方：(14)

　屈草帯、繞暍人臍、使三両人尿其中、令温亦可。用熱泥和屈草亦可。扣瓦椀底按、及車缸以著暍人、取令尿、須得流去。此謂道路窮、卒無湯、当令尿其中。

欲使多人尿、取令温。若湯便可与之。不可泥及車缸。恐此物冷。暍既在夏月、得熱泥土、煖車缸、亦可用也。

【本文】　凡そ中暍死は、冷を得せしむ可からず。冷を得れば便ち死す。之を療するの方（《外台》は、《肘後》を引く。今本の《肘後》は、攷うること無し）：

草帯を屈し、暍人の臍に繞らせ、三両人をして其の中に尿せしめ、温ならしむるも亦可なり。熱泥を用いて屈草に和するも亦可なり。瓦椀の底を扣_{たたきわ}りて按じ、及び車缸以て暍人に著け、尿せしむるを取り、須らく流れ去るを得るべし。此れ、道路窮まり、卒かに湯無ければ、当に其の中に尿せしむべきを謂う。多人をして尿せしめんと欲するは、温ならしむるを取る。若し湯あらば、便ち之を与う可し。泥及び車缸は、可ならず。恐らくは此の物は冷ゆ。暍既に夏月に在り、熱き泥土、煖かき車缸を得れば、亦用う可きなり（《外台》は、「屈草帯」を「屈革帯」に作り、「按及」を「若脱」に作り、「著暍人」を「著暍人臍上」に作り、「須得」を「不得」に作り、「令尿其中」を「令人尿其中」に作り、「欲使」の上に「仲景云」の三字有り、「若」と「湯」の間に「有」の字有り、「与之」の下に「仲景云」の三字有り、「不可」の下に「用」の字有り）。

【語釈】　〇凡そ中暍死云々：陳紀藩の説「夏月に中暑で意識が昏んで倒れ、仮死になるのは、名づけて中暍と言う。多くは正気が虚し、あるいは飲食が不摂生であり、労役が過度になることによって、暑熱が侵す所となり、客邪が蓄滞して閉ざし、関竅が塞がって引き起こされる。冷水や冷たいものを用いて冷たい敷物や冷水浴をするのを忌む。そうでなければ、暑熱が内に蓄遏し、宣発することができず、寒熱が相互に争い、その病は更に劇しくなる。李彣はまた、「中暍で冷を得ると直ちに死亡する。冷と熱が拒み合って患いとなるだけではなく、夏月は伏陰が内にあるからである」《金匱要略広注》と言う。屈草帯を用いて暍の病人の臍の周囲に置き、人に尿をさせて湿らせ、あるいは熱証では車缸を臍に着け、瓦の碗の底をたたき割るなどし、いずれも貧しい片田舎で遽かに薬物を準備して救急措置をし難い場合である。用いる所は均しく温熨の方法であり、気海、関元などの臍下の穴位が熱を得る場合は、気が通じるので、竅が開いて治癒する」陳紀藩主編《金匱要略》。　〇「草帯を屈し」より以下は、《金匱要略輯義》の句読点に従って読む。元々の訓読は、《金匱要略大成》を参照のこと。

－ 1210 －

雑療方第二十三

【通釈】　そもそも中暍死は、身体を冷やしてはならない。身体を冷やすと、病人は死亡する。これを治療する方法（《外台》では、《肘後》を引用している。今本の《肘後》では、考えるところがない）：

　草の帯を曲げ、中暍を発症した病人の臍の周囲に置き、二三人に草の輪の中に尿をさせ、腹部を温めるものまたよい。また、熱い泥を用いて折り曲げた草に混ぜるのもまたよい。瓦で作った椀の底を割って底を除き、これを俯せにして臍部に被せ、あるいは車に使用する鉄のくさびを中暍を発症した病人に載せ、この中に尿をさせ、尿を流れ去るようにすべきである（《外台》では、「流れ去るようにしてはならない」とある）。これは、道ばたで中暍を発症し、急に湯を使用できない場合に、その中に尿をさせる救急の治療法を述べたものである。多くの人に尿をさせようとするのは、病人を温めようとするからである。もし湯がある場合は、これを与えるのがよい。泥や鉄のくさびは、よくない。恐らくはこの物は冷えているからである。中暍が発症するのは夏季であるので、熱い泥土や温かいくさびが得られる場合は、またこれらを用いることも可能である（《外台》では、「屈草帯」を「屈革帯」に作り、「按及」を「若脱」に作り、「著暍人」を「著暍人臍上」に作り、「須得」を「不得」に作り、「令尿其中」を「「令人尿其中」に作り、「欲使」の上に「仲景云」の三字があり、「若」と「湯」の間に「有」の字があり、「与之」の下に「仲景云」の三字があり、「不可」の下に「用」の字がある）。

【本文】　［程］　中暍は、冷を得る可からず。猶凍を被れば、次ぐに熱湯を以てす可からざるがごとし。寒熱拒み隔て、反って大害を為す（《本草》に車轄は、一に車缸と名づく。即ち、車軸の鉄鐥の頭なり）。

【語釈】　○轄：くさび。　○鐥：くさび。

【通釈】　［程］　中暍は、冷えを得るべきでない。丁度凍傷を被る場合は、次いで熱湯を用いるべきでないようなものである。寒熱が拒んで隔て、反って大きな害を生じる（《本草》では、車轄は、一つには車缸と名づける。即ち、車軸の鉄のくさびの頭である）。

【本文】　《巣源》に云う、「夏月の炎熱、人途路を冒し渉り、熱毒内に入り、五藏と相い弁い、客邪熾盛し、或は欝痰して宣ぜず、陰気卒かに絶し、陽気暴かに壅がり、経絡通ぜざるを致す。故に奄然として悶絶す。之を暍と謂う。然らば此れ乃ち外邪の撃つ所にして、真藏未だ壊れず。若し便ち治し救うに遇い、気宣ぶれば、則ち蘇る。夫れ熱暍は冷を得る可からず。冷を得れば、便

- 1211 -

ち死す。此れ、外は卒かに冷を以てして、其の熱に触れ、内に蘊積して宣発するを得ざるが故を謂うなり」と。

《三因方》に云う、「中暑にて悶え倒れ、急ぎて扶け、陰の涼しき処に在り、切に冷を与う可からず。当に布巾衣物等を以て熱湯に蘸し、臍の中、及び気海を熨し、続きて湯を以て布の上に淋ぎ、臍腹に徹せしめ、暖かなれば即ち漸く惺る。如し倉卒に湯無き処なれば、道の上の熱き土を掬い、臍の上に於いてし、仍お撥き開けて窩子を作り、人をして更に其の中に尿せしめ、以て湯に代う。急ぎて生姜一大塊を嚼み、冷水もて送り下す。如し已に迷乱して悶えれば、大蒜一大弁を嚼み、冷水もて送り下す。如し嚼むこと能わざれば、即ち水を用い研りて之を灌げば、立ちどころに醒む」と。

葉氏の《避暑録話》に云う、「道路、城市の間、中暑にて昏み仆れて死する者は、此れ皆虚人、労人、或は饑飽にて節を失し、或は素疾有り、一に暑気の中る所と為す。泄することを得ざれば、則ち関竅皆窒がり、暑気の然らしむるに非ず、気閉じて死するなり。大蒜一握り、道の上の熱き土もて雑ぜて研りて爛て、新水を以て之に和し、濾して滓を去り、其の歯を刿りて之を灌げば、頃有りて即ち蘇る」と。

【語釈】　○途路：途と路は、ともに「道」。　○奄然：にわかに。　○惺る：ここでは、「覚醒する」の意。　○倉卒：にわかなさま。　○窩子：窩は、穴。子は、小さい意を表わす。　○弁：果肉の一片。　○爛る：煮る。

【通釈】　《諸病源候論》では、「夏季の炎熱下で人が路を冒して歩き、熱毒が内に入り、五臓と相互に争い、客邪が旺盛になり、あるいは欝滞し瘀滞して宣びず、陰気が卒かに途絶え、陽気が暴かに塞がり、経絡が通じなくなる。そこで、突然悶絶する。これを暍と言う。そうであれば、これは外邪の撃つ所であり、真の臓はいまだ壊れていない。もし直ちに治療に遇い、気が宣びる場合は、蘇る。そもそも熱暍では、冷を得るべきでない。冷を得ると、直ちに死ぬ。これは、外は卒かに冷をもってその熱に触れると、熱が内に蓄積して宣びて外に発することができなくなることを言う」と言う。

《三因方》では、「中暑で悶えて倒れ、急いで扶け、日蔭の涼しい処に移し、切に冷を与えるべきでない。布巾や衣類などを熱湯に浸し、臍の中や、および気海を熨し、続いて湯を布の上に注ぎ、臍や腹に行き渡るようにし、暖かくなると、漸く意識が戻る。もし遽かに湯がない所であれば、道の上の熱い土を掬って臍の上に置き、なお土を除いて小さな穴を作り、人に更にその中に尿をさ

せ、湯に代える。急いで生姜の大きな塊一個を嚙み、冷水で呑み込む。もし意識が既に昏迷して悶える場合は、大蒜の大きな一片を嚙み、冷水で呑み込む。もし嚙むことができない場合は、水を用い、研ってこれを注ぐと、立ちどころに覚醒する」と言う。

　葉氏の《避暑録話》では、「道路や市内の中で、中暑に罹患して昏み倒れて人事不省になる場合は、いずれも虚した人や疲労した人であり、あるいは飢餓や飽食で節制せず、あるいは元々疾患があり、一に暑気が中る所となる。邪気を泄らすことができない場合は、関竅がいずれも塞がるが、これは暑気がそのようにするのではなく、気が閉じて人事不省になるのである。大蒜を一握り用い、道の上の熱い土と混ぜて研って煮詰め、新たな水を用いてこれに混和し、濾過して滓を除き、その歯を抉ってこれを注ぐと、暫くして「蘇（よみがえ）る」と言う。

【解説】　本条文は、中暍死の治療法について論述している。

　中暍に罹患し、人事不省になる場合は、冷やすべきでない。凍傷に罹患する場合に熱湯を使用すべきでないようなものである。もし中暍に罹患し、これを冷やす場合は、寒熱が拒んで隔てるので、大きな害を生じる。

【原文】　救溺死方：(15)

　取竈中灰両石余、以埋人、従頭至足。水出七孔、即活。

【本文】　溺死を救うの方（《外台》に《小品》を引きて云う、「溺死を療（でき）す。若し身尚お暖かき者の方」と）：

　竈中灰、両石余りを取り、以て人を埋め、頭従り足に至る。水七孔より出づれば、即ち活く。

【語釈】　○溺死を救うの方云々：陳紀藩の説「人が水に溺れ、水が孔竅より入り、臓腑に注ぎ、その気が塞がって閉じ、窒塞して死亡する。そこで、温暖で乾燥した竈の中の灰（新たに焼いた草木の灰）を取ってこれに埋め、外は陽気を温め、内は水湿を滲ませ、気血が流通し、水が孔竅から出ると、治癒する。この救急の方法は、一定の治療効果がある」陳紀藩主編《金匱要略》

【通釈】　溺死を救う方法（《外台》では《小品》を引用し、「溺死を治療する。もし身体がなお暖かい場合の方法である」と言う）：

　竈の中の灰二石余りを取り、この灰で溺死した病人の頭から足に至るまで埋める。水が口、鼻、前陰、後陰などの七孔から出る場合は、蘇生する。

【本文】　［鑑］　嘗て蠅の子水に墜ちて死する者に試みる。竈の灰を用い、

- 1213 -

之を埋むれば、自ら活く（案ずるに、《本草綱目》の冬灰の条に出づ）。李蛈曰く、「竈の灰は、火土相生の気を得。以て人を埋むれば、則ち外は衛気を温めて内は水湿を滲ます。故に能く水をして七孔に出だしむれば、而ち活く」と。

【通釈】　［鑑］　かつて蠅の子が水に墜ちて死亡した場合に試みた。竈の灰を用い、これを埋めると、自然に活き返った（案じるに、《本草綱目》の冬灰の条に出ている）。李蛈は、「竈の灰は、火と土が相生する気を得ている。これをもって人を埋める場合は、外は衛気を温め、内は水湿を滲ませる。そこで、よく水を七孔に出させると、活き返る」と言う。

【本文】　《巣源》に云う、「人は水の為に没溺せられ、水は孔竅従り入り、府藏に灌注し、其の気壅がり閉づ。故に死す。若し早く拯救して出だすを得れば、即ち其の水を泄らし瀝ぎ、気血をして通ずるを得せしむれば、便ち活くるを得。半日及び一日を経ても、猶活く可し。気若し已に絶し、心上暖かきも亦治す可し」と。

　《千金》は、水に墜ちて死するを治するの方。竈の中の灰を以て、地に布き、厚さ五寸ならしめ、甑の側を以て、灰の上に著け、死者をして甑の上に伏せしめ、頭をして少しく垂れ下せしめ、炒めし塩二方寸匕を竹管の中に内れ、吹きて孔中に下せば、即ち当に水を吐すべし。水下れば、因りて甑を去り、死者を下して灰中に著け、身を壅ぎ、鼻口より出だしむれば、即ち活く。又の方。地を堀り坑を作り、数斛の灰を熬り、坑の中に内れ、死人を下し、灰を覆い、湿り徹すれば即ち易え、大熱をして人を燺かしむること勿れ。灰冷ゆれば更に易え、半日すれば即ち活く。

【語釈】　○拯救：救いめぐむ。　○燺く：爆に同じ。焼く。火の粉が飛んで焼く。

【通釈】　《諸病源候論》では、「人は水のために溺れ、水は孔竅より入り、臓腑に注ぎ、その気は塞がって閉じる。そこで、死ぬ。もし早く救い出すことができれば、直ちにその水を泄らして注ぎ、気血を通じるようにすると、活きることができる。半日、および一日を経ても、なお活きることができる。気がもし既に途絶え、心の上が暖かい場合もまた治療できる」と言う。

　《千金》は、水に墜ちて死亡するのを治療する方法。竈の中の灰を用いて地面に布き、厚さ五寸にし、甑の一側をもって灰の上に着け、死者を甑の上に俯せにし、頭をして少し垂れさせ、炒めた塩二方寸匕を竹管の中に入れ、これを吹いて孔の中に下すと、直ちに水を吐出するはずである。水が下れば、これ

によってて甑を除き、死者を下して灰の中に着け、身体を塞ぎ、鼻や口より出させると、活きる。別の方法。地面を掘って坑を作り、数斛の灰を熬り、坑の中に入れ、死人を下し、灰を覆い、充分に湿ればこれを換え、大熱で人を焼いてはいけない。灰が冷えれば更に換え、半日すると活き返る。

【解説】　本条文は、溺死の治療法について論述している。

　竈の灰は、火と土が相生する気を得ている。溺死した病人に竈の灰で頭から足まで埋め、外は衛気を温め、内は水湿を滲ませ、水を七竅より出すと、病人は生き返る。

【原文】　右療自縊、溺、暍之法、並出自張仲景為之。其意殊絶、殆非常情所及、本草所能関。実救人之大術矣。傷寒家数有暍病。非此遇熱之暍。

【本文】　右の自縊、溺、暍を療するの法は、並びに張仲景の之を為す自り出づ。其の意殊絶し、殆んど常情の及ぶ所、本草の能く関わる所に非ず。実に人を救うの大術なり。傷寒家に数しば暍病有り。此れ熱に遇うの暍に非ず（原註は、「《外台》、《肘後》の目に見わる」と。〇案ずるに、《外台》は《肘後》を引く。今本の《肘後》は、攷うること無し。「意」の下に「理」の字有り。程は「所能」の下の句の「実」を「係る」に作る。《外台》は「亦本草の能く開悟する所に非ず」に作り、「実」の下に「拯」の字有り。程本は、「数」の字無し。《外台》は、「別」と「復」の二字に作る。又「暍病」より下は「上の仲景の論中に在り」の六字有り。程は、「之暍」の下に「之を詳らかにす」の二字有り。沈本、《金鑑》は、此の条を載せず。原註の「目」の字は、疑うらくは是れ「同じ」の字の訛りなり。兪本に「目」の字無きは、是なり）

【通釈】　右に記載された自縊死、溺死、中暍死を治療する方法は、いずれも張仲景によって始められた方法である。その考え方は誠に優れたものであり、普通の人が思いつくものではなく、薬物から理解できるものでもない。実に人を救い得る素晴らしい方法である。傷寒に罹患した者の中には、数々暍病がある。これは、熱に出会って発症した暍病ではない（原註では、「《外台》、《肘後》の項目に記載されている」とある。〇案じるに、《外台》では、《肘後》を引用する。今本の《肘後》では、考えるところがない。「意」の字の下に「理」の字がある。程本では、「所能」の下の句の「実」の字を「係る」の字に作る。《外台》では、「また、本草がよく悟る所でない」に作り、「実」

の字の下に「拯」の字がある。程本では、「数」の字がない。《外台》では、「別」と「復」の二字に作る。また、「暍病」より下は「上の仲景の論中に在る」の六字がある。程本では、「之暍」の下に「之を詳らかにする」の二字がある。沈本、《医宗金鑑》では、この条を記載していない。原註の「目」の字は、恐らくは「同じ」の字の誤りである。兪本に「目」の字がないのは、正しい）。

【本文】　案ずるに、《三因方》に云う、「傷暑、中暍は、其の実一病なり。但だ軽重同じからず。新たに《要略》を校正せし者、乃ち「傷寒家は別に暍病有り」と云うは、非なり」と。又《本草綱目》の人尿の附方に此の条を引き、亦林億の語と為す。殊に知らず、此れ《肘後》の文は、《外台》已に之を引くも、疎なること亦甚だし。

【語釈】　○疎：疏に同じ。粗略。おろそか。

【通釈】　案じるに、《三因方》では、「傷暑と中暍は、その実一つの病である。ただ、軽重は同じでない。新たに《金匱要略》を校正した者が「傷寒を罹患した人には、別に暍病がある」と言うのは、誤りである」と言う。また、《本草綱目》の人尿の附方にこの条を引用し、また林億の言葉とする。殊に一体、ここの《肘後》の文章は《外台》で既にこれを引用するが、粗略であるのはまた甚だしい。

【解説】　本条文は、自縊死、溺死、中暍死の治療法の意義について論述している。

　本条文は、《本草綱目》に引用され、林億の言葉とする。《肘後》のこの文章は《外台》に引用されているが、甚だ粗略であり、理解できない。

【原文】　治馬墜及一切筋骨損方：(16)
　大黄（一両、切、浸、湯成下）　緋帛（如手大、焼灰）　乱髪（如鶏子大、焼灰用）　久用炊単布（一尺、焼灰）　敗蒲（一握、三寸）　桃仁（四十九枚、去皮尖、熬）　甘草（如中指節、炙、剉）
　右七味、以童子小便量多少煎湯成、内酒一大盞、次下大黄、去滓、分温三服。先剉敗蒲席半領、煎湯浴、衣被盖覆。斯須通利数行、痛楚立差。利及浴水赤。勿怪。即瘀血也。

【本文】　馬墜、及び一切の筋骨損ずるを治するの方：（原註は、「《肘後》の方に見わる」と。○案ずるに、今本の《肘後》は考うること無し。《千金・

- 1216 -

傷損門》に腕折れ瘀血するを治す、三味桃仁湯方の註に《肘後》を引きて云う、「仲景方。大黄を用う云々」と。詳らかなること左に註す）。

　大黄（一両、切り、浸し、湯成りて下す。〇《肘後》は、三両を用う）　緋帛（手大の如きを、焼きて灰とす）　乱髪（鶏子大の如きを、焼きて灰として用う）　久用炊単布（一尺、焼きて灰とす。〇《肘後》は、「一尺」の上に「方」の字有り）　敗蒲（一握り、三寸。〇《肘後》は、「寸」の下に「切る」の字有り）　桃仁（四十九枚、皮尖を去り、熬る）　甘草（中指の節の如きを、炙り、剉む）

　右七味、童子の小便を以て、多少を量りて煎じ湯成り、酒一大盞を内れ、次に大黄を下し、滓を去り、分かち温め三服す。先ず敗蒲席半領を剉み、湯に煎じて浴し、衣被もて蓋覆す。斯須にして通利すること数行、痛楚立ちどころに差ゆ。利及び浴水赤し。怪しむ勿れ。即ち瘀血なり（《肘後》は、「先」の字を「別」に作り、「斯」の字を「服薬」の二字に作る）。

【語釈】　〇馬墜、及び一切の筋骨損ずるを云々：陳紀藩の説「患者が馬の背の高い所より下に墜ち、筋骨の内外を損傷するのは、いずれも瘀血による患いである。治療は、必ず始めに先ず活血行瘀鎮痛する。そこで、逐瘀の桃仁、大黄をもって主とする。緋帛の赤色は、多くは茜で染められ、茜草は血を治療する。そこで、それが血を治療し瘀を去る効能を取り、金瘡の出血を治療し、消腫止痛する。乱髪は血の余であり、消瘀止血補陰の効能がある。童便は、消瘀下降し動きが速い。炊布は、停滞した気を散じ、消腫する。甘草は緩急して通じ、諸薬を和し、酒は薬力を助け、煎じて服用し、よく内臓の瘀血や停滞した気を治療する。更に敗蒲席の灰を加えて破血して気を引き、煎じた湯で沐浴し、衣類で温め、更に全身の経絡の気血の運行を促進し、内は消し外は散じる効能を収める。そこで、痛楚は立ちどころに除かれる。方後に言う「浴水赤し」は、敗蒲席の色であり、決して瘀血ではない。後世では、急性の創傷を治療する場合に立方は多くがここに法を取る」陳紀藩主編《金匱要略》。　〇痛楚：痛み苦しむ。ひどい苦しみ。

【通釈】　馬の背中から落下し、および種々の原因で筋骨を損傷した場合を治療する方法：（原註では、「《肘後》の処方に記載されている」とある。〇案じるに、今本の《肘後》では、考えるところがない。《千金・傷損門》では、腕が折れ瘀血が出現する場合を治療する三味桃仁湯方の注釈に《肘後》を引用し、「仲景の処方である。大黄を用いる云々」と言う。詳細は左に注釈する）。

- 1217 -

大黄（一両、切って浸し、湯液ができてから入れる。○《肘後》では、三両を用いる）　緋帛（手拳大の大きさのものを焼いて灰にする）　乱髪（鶏卵大の大きさのものを焼いて灰にして用いる）　久用炊単布（一尺、焼いて灰にする。○《肘後》では、「一尺」の字の上に「方」の字がある）　敗蒲（一握り、三寸。○《肘後》では、「寸」の字の下に「切る」の字がある）　桃仁（四十九枚、渋皮と胚芽を除き、熬る）　甘草（中指の節の大きさのものを炙って刻む）

　右の七味に子供の小便を用い、適当な量を用いて煎じ、湯液ができてから、酒一盞余りを入れ、次いで大黄を入れ、滓を除き、三回に分けて温めて服用する。先ず蒲の席（むしろ）の半分を刻み、湯で煎じて浴（ゆあみ）し、衣服を掛けて身体を覆う。暫くして大小便が数回出ると、激しい痛みは直ちに治癒する。出た大小便や浴した水は、赤くなる。怪しむ必要はない。これは、瘀血が出たのである（《肘後》では、「先」の字を「別」の字に作り、「斯」の字を「服薬」の二字に作る）。

【本文】　［徐］　高き従り下に墜つれば、当に筋骨を損傷するを救うを主と為すべし。然れども頓跌（とんてつ）の勢いなれば、内外の血は必ず瘀さざること無く、瘀去らざれば則ち気行らず、気行らざれば則ち傷愈えず。故に桃仁、大黄を以て瘀を逐うを主と為す。緋帛は紅花の余、乱髪は血の余にして、童便と合して以て瘀血を消す。敗蒲も亦能く血を破り気を行らす。故に入れて煎じ、能く腹中の損傷、瘀血を療す。湯浴みすれば、能く周身の血気を活かす。然れども筋骨の瘀血は、必ず熱気の停蓄有り。故に炊単布の気を受くること最も多くして消し易き者を以て、以て滞を散じ気を通ずるは、其の類に従えばなり。少しの炙甘草を加えて中を補い、以て諸薬を和するなり。

【語釈】　○頓跌：頓と跌は、ともに「つまずく」。

【通釈】　［徐］　高いところより下に墜ちる場合は、筋骨の損傷を救うことを主とすべきである。しかし、つまずいて倒れる勢いであれば、内外の血は必ず瘀滞しないことがなく、瘀が去らない場合は気は行らず、気が行らない場合は傷は治癒しない。そこで、桃仁、大黄をもって瘀を逐うことを主とする。緋帛は紅花の余、乱髪は血の余であり、童便と合わせて瘀血を消す。敗蒲もまたよく血を破り気を行らせる。そこで、入れて煎じ、よく腹中の損傷や瘀血を治療する。湯浴みすると、よく周身の血気を活かす。しかし、筋骨の瘀血は、必ず熱気の停滞と蓄滞がある。そこで、気を最も多く受け、消し易い炊単布をも

－ 1218 －

って、停滞を散じ気を通じるのは、その類に従うからである。少量の炙甘草を加えて中を補い、諸薬を調和する。

【本文】　《千金》の桃仁湯は、腕折れ瘀血するを治するの方。

　桃仁（四十枚）　乱髪（一握り）　大黄（指節大の如き、一枚）

　右三味、布の方広四寸を以て、以て乱髪を繞み、之を焼きて㕮咀し、大黄、桃仁は酒三升を以て、煮て一升を取り、尽く服すれば、血尽く出づ。

【通釈】　《千金》の桃仁湯は、腕が折れ瘀血がある場合を治療する処方。

　桃仁（四十枚）　乱髪（一握り）　大黄（指の関節の大きさのようなもの、一枚）

　右の三味は、一方の広さが四寸の布を用いて乱髪を囲み、これを焼いて㕮咀し、大黄と桃仁は酒三升をもって煮て一升を取り、尽く服用すると、血は尽く出る。

【解説】　本条文は、落馬、あるいは種々の筋骨の損傷の治療法について論述している。

　落馬し、高い部位より下に墜ちる場合は、筋骨の損傷を救うことを主とする。つまずいて倒れると、内外の血は瘀滞し、気が行らなくなる。そこで、桃仁と大黄は、逐瘀する。緋帛は紅花の余であり、乱髪は血の余であり、童便とともに瘀血を消す。敗蒲は、破血行気する。炊単布は、気を最も多く受け、消し易く、停滞を散じ、気を通じる。少量の甘草は、補中して諸薬を調和する。

禽獣魚虫禁忌并治第二十四

論辨二首　合九十法　方二十一首

【本文】　（《金鑑》に云う、「《金匱要略》の廿四、廿五の両門は、原列して巻末に在り。其の文、後人の補入に似たり。註家は或は註し、或は刪る。但だ世に伝わりて已に久しく、以て削り去ること難ければ、茲に仍お原文を附し、另に一篇と為し、以て参考に存すと云う」と）

【通釈】　（《医宗金鑑》では、「《金匱要略》の二十四と二十五の両つの門は、元々の配列は巻末にあった。その文は、後人が補って入れたようである。注釈家はあるいは注釈し、あるいは削っている。ただ、世に伝わって既に久しくなり、削り去るのが難かしいので、ここになお原文を附し、別に一篇とし、参考に温存する」と言う）

【原文】　凡飲食滋味、以養於生。食之有妨、反能為害。自非服薬煉液、焉能不飲食乎。切見時人、不閑調攝、疾疢競起。若不因食而生、苟全其生、須知切忌者矣。所食之味、有与病相宜、有与身為害。若得宜則益体、害則成疾。以此致危、例皆難療。凡煮薬飲汁、以解毒者、雖云救急、不可熱飲。諸毒病得熱更甚。宜冷飲之。(1)

【本文】　凡そ滋味を飲食して、以て生を養う。之を食して妨げ有れば、反って能く害を為す。煉液を服薬するに非ざる自りは、焉くんぞ能く飲食せざらんや。切に時人を見るに、調攝に閑わずして、疾疢競い起こる。食に因らずして生ずること莫（若）く、苟くも其の生を全うせんとすれば、須らく切に忌む者を知るべきなり。食する所の味は、病に相い宜しきこと有り、身に害を為すこと有り。若し宜しきを得れば則ち体を益し、害すれば則ち疾を成す。此れを以て危きを致すは、例て皆療し難し。凡そ薬を煮て汁を飲み、以て毒を解する者は、急を救うと云うと雖も、熱飲す可からず。諸毒の病は熱を得れば更に甚だし。宜しく之を冷飲すべし（「若不因食」の「若」の字は、徐云う「恐らくは是れ「無」の字なり」と。沈云う、「恐らくは是れ「莫」の字なり」と）。

【語釈】　〇凡そ滋味を飲食して以て生を養う云々：陳紀藩の説「本条は、飲食が人体に対して影響すること、および解毒薬は冷やして飲むべきである原則を論述している。およそ飲食の精華は養生できるが、もし禁忌を知らない場合は、これを食べると無益であり、反ってよく害を生じる。練丹を服薬して穀物を避ける、いわゆる道家で飲食しない例を除いては（道教では、人体の中の「三虫」は欲望を産生する根源であり、毒で人体を害する病魔であり、これら

は穀気に頼って生じると認識する。例えば人が五穀を食べない場合は、三虫は
人体の中では生存できず、「三虫」が既に亡びると、長く思い苦慮することが
なく、人は長く生きて死なないはずである。そこで、道家は世を避けて山林に
住み、五穀と肉類を食べないが、ただ黄精、百合、拘杞子、茯苓、何首烏、霊
芝、および松果、朮、麻子仁を服食し、これによって長く生きて老いることの
ない方法を期待し、これを「辟穀」、「服食」と呼ぶ。その方法は、《千金翼
方・巻十三》に詳らかに記載されている）、いかなる人も全てが飲食に頼って
生存を維持している。常々当時の人を見ると、調養し摂生する方法に習熟して
おらず、これによって疾病が生じるので、飲食が害となって疾病を生じてはな
らない。もし自分の身体を充分安全で病がなく、健康で長寿でありたいと思う
場合は、飲食の服用と禁忌に対しては、当然承知している所があるべきである。
食べる所の食物は、ある場合は適宜病を治療し（いわゆる「五藏の病、各々得
る所有る者は、愈ゆ」である）、ある場合は身体に害になる。もしこれを食べ
て好ましい場合は、身体に有益であるが、これを食べて好ましくない場合は、
よく害を生じて疾病が引き起こされる。並びにかつ飲食の不当によって疾病の
転機が危険になるので、おしなべて皆治療は困難である。また、およそ（湯液
を服用する場合は）熱に乗じて飲む。およそ邪毒は必ず熱しているので、これ
を熱飲する場合は、諸々の毒は熱を得て更に甚だしくなる。そこで、解毒薬は
冷やした後に服用すべきであり、多くは甘寒に偏り、辛熱は好ましくない」陳
紀藩主編《金匱要略》

【通釈】　そもそも人は滋養がある食物を摂取し、それによって生命を維持す
る。ところが、食物を摂取しても有益ではなく、むしろ妨げになる場合は、反
って人体に害になる。いわゆる道家の煉丹を服用しないのであれば、どうして
飲食をしないでおられようか。近頃の人をよく見ると、摂生して自分の身体を
養うことも知らないでいるので、病は次々と発生する。これらの病は飲食によ
らないで発症することがなく、もし生命を維持して天寿を全うしようとするの
であれば、飲食物の服用方法と食物の禁忌を知っておくべきである。食物の気
味は、病に有益なものもあるが、身体に有害なものもある。もし有益な食物を
摂取する場合は身体は益々丈夫になるが、有害な食物を摂取する場合は病を引
き起こす。このことを理解せず、不適切な飲食を摂取して重病になる場合は、
いずれも治療は困難になる。一般に薬を煎じてその汁を飲み、毒邪を解しよう
とする場合は、緊急の場合ではあっても熱いうちに服用してはならない。毒邪

- 1222 -

禽獣魚虫禁忌并治第二十四

によって引き起こされる種々の病は、熱い湯液を服用すると病は更に甚だしくなる。即ち、解毒薬は冷ましてから服用すべきである（「若不因食」の「若」の字は、徐氏は「恐らくは「無」の字である」と言い、沈氏は「恐らくは「莫」の字である」と言う）。

【本文】　［程］　凡そ物の毒なる者は、必ず熱す。熱飲すれば、則ち其の毒勢を助くるなり。

【通釈】　［程］　およそ物の中で毒であるものは、必ず熱する。熱くして飲む場合は、その毒の勢いを助ける。

【本文】　案ずるに、王允の《論衡》の毒を言う篇に云う、「夫れ毒は、太陽の熱気なり。人に中るは、人の毒なり。人食して懑を湊むる者は、其れ任に堪えざるなり。任に堪えざれば、則ち之を毒と謂う」と。又云う、「天下の万物は、太陽の気を含む。而して生くる者は、皆毒螫有り。虫に在りては則ち蝮、蛇、蜂、蠆と為し、草に在りては巴豆、冶葛と為し、魚に在りては則ち鮭と鮄鯸と為す。乃ち、毒物は皆熱なるを知るなり」と。

【語釈】　○懑：もだえる。　○螫：どく。害毒。　○鮄鯸：毒魚の名。

【通釈】　案じるに、王允の《論衡》で毒を言う篇では、「そもそも毒は、太陽の熱気である。人に中るのは、人の毒である。人が食べて悶えが多くなる場合は、それは任に堪えない。任に堪えない場合は、これを毒と言う」と言い、また「天下にある万物は、太陽の気を含む。そして生きるものは、皆害毒がある。虫にあっては、蝮、蛇、蜂、蠆であり、草にあっては巴豆、冶葛であり、魚にあっては鮭と鮄鯸である。即ち、毒物は皆熱であることが解る」と言う。

【解説】　本条文は、飲食物が人体に及ばす影響と解毒薬の服用方法について論述している。

　一般に毒のあるものは、必ず熱する。もし湯液を煎じて熱いままで服用する場合は、その毒の勢いを助けるので、熱飲は禁忌である。

【原文】　肝病禁辛、心病禁鹹、脾病禁酸、肺病禁苦、腎病禁甘。春不食肝、夏不食心、秋不食肺、冬不食腎、四季不食脾。弁曰、春不食肝者、為肝気王、脾気敗。若食肝、則又補肝、脾気敗尤甚、不可救。又肝王之時、不可以死気入肝。恐傷魂也。若非王時即虚、以肝補之佳。余藏準此。(2)

【本文】　肝の病は辛を禁じ、心の病は鹹を禁じ、脾の病は酸を禁じ、肺の病は苦を禁じ、腎の病は甘を禁ず。春は肝を食せず、夏は心を食せず、秋は肺を

- 1223 -

食せず、冬は腎を食せず、四季は脾を食せず。弁じて曰く、春肝を食せざる者
は、肝気王じ、脾気敗らるると為す。若し肝を食すれば、則ち又肝を補い、脾
気敗るること尤も甚だしく、救う可からず。又肝王ずるの時、死気を以て肝に
入らしむ可からず。恐らくは魂を傷るなり。若し王ずる時に非ずして即ち虚せ
ば、肝を以て之を補いて佳なり。余藏は此れに準ず（「傷」は、原本、徐、沈
は「復」に作る。今趙本、《金鑑》に依りて改定す）。

【語釈】　〇肝の病は辛を禁じ云々：陳紀藩の説「肝は、木に属している。肝
が病み、もし辛味を食べる場合は、辛はよく肺を助け肝を傷る。そこで、肝の
病は辛を禁じる。心は、火に属している。心が病み、もし鹹味を食べる場合は、
鹹はよく腎を助けて心を傷る。そこで、心の病は鹹を禁じる。脾は、土に属し
ている。脾が病み、もし酸味を食べる場合は、酸はよく肝を助け脾を傷る。そ
こで、脾の病は酸を禁じる。肺は、金に属している。肺が病み、もし苦味を食
べる場合は、苦はよく心を助けて肺を傷る。そこで、肺の病は苦を禁じる。腎
は、水に属している。腎が病み、もし甘味を食べる場合は、甘はよく脾を助け
て腎を傷る。そこで、腎の病は甘を禁じる。四時はまた食べるのに好ましくな
いものがある。例えば春季は肝が盛んで脾が弱いが、もし肝を食べる場合は、
肝は補を得、肝が盛んになり、脾が剋を受けて更に弱くなる。そこで、「救う
可からず」と言う。これが春は肝を食べない機序である。肝が盛んになる時に
肝を食べると、ただ脾を傷るだけではなく、また肝木の藏する所の魂が、死気
が肝に入ることによって傷られる。もし肝が盛んでなく、即ち虚している時は、
肝を食べてその肝の虚を補うのがよい。その他の臓はまたこれによって類推す
る。…病によって口を忌むのは、中医における飲食の禁忌の重要な原則である。
本条は、《霊枢・五味篇》の「肝の病は辛を禁じ、心の病は鹹を禁じ、脾の病
は酸を禁じ、肺の病は苦を禁じ、腎の病は甘を禁ず」の原則を根拠とし、五臓
の病は各々が忌む所の飲食の禁忌に関する基本的な規則のあることを重ねて述
べている」陳紀藩主編《金匱要略》

【通釈】　肝の病は辛いものを禁止し、心の病は鹹いものを禁止し、脾の病は
酸っぱいものを禁止し、肺の病は苦いものを禁止し、腎の病は甘いものを禁止
する。春は動物の肝を食べてはならず、夏は動物の心を食べてはならず、秋は
動物の肺を食べてはならず、冬は動物の腎を食べてはならず、四季の後半の十
八日は動物の脾を食べてはならない。その理由は、次の通りである。春に動物
の肝を食べてはならないのは、春は肝気が旺盛になり、脾気が敗られるからで

- 1224 -

禽獣魚虫禁忌并治第二十四

ある。もし春に動物の肝を食べる場合は、また旺盛になった肝を補い、その結果、脾気が更に著しく敗られるからであり、そうなると病人を救うことができなくなる。また、肝気が旺盛になる季節では、動物の死気を食べて肝に入らせてはならない。動物の肝を食べると、恐らくは肝の藏する魂を傷る。もし肝気が旺盛になる季節ではなく、反って肝気が虚している場合は、動物の肝を食べて肝虚証を補うのがよい。その他の臓については、この例に準じて類推する（「傷」の字は、原本、徐本、沈本では「復」に作る。今趙本、《医宗金鑑》によって改定する）。

【本文】　　［程］　上段は生剋を以て言い、下段は禁忌を以て言う。六畜、六獣は、聖人之を以て生を養い死を事とす。其の食忌むも亦察せざる可からず。

【語釈】　○六畜：六種類の家畜。馬、牛、羊、豚、犬、鶏。

【通釈】　　［程］　　上段では生剋をもって言い、下段では禁忌をもって言う。六種類の家畜や獣は、聖人はこれをもって生を養い死を事とする。その摂取を忌むのもまた察知しない訳にはいかない。

【本文】　　案ずるに、《漢書・芸文志》の神農黄帝食禁十二巻、此の篇の載す所は豈其れ遺なるか。

【通釈】　　案じるに、《漢書・芸文志》には神農黄帝食禁十二巻があるが、この篇に記載する所は実際それの遺稿であろうか。

【解説】　　本条文は、五臓の病と食物の五味、および四時の食物の禁忌について論述している。

　本条文の前半は、生剋をもって五臓の病と五味の禁忌を言う。本条文の後半は、五臓の病と四時の食物の禁忌を言う。家畜は、人の生を養うが、死とも関わる。そこで、動物の臓器を摂取する場合の禁忌を熟知すべきである。

【原文】　　凡肝藏自不可軽噉。自死者彌甚。(3)

【本文】　　凡そ肝藏は自ら軽々しく噉らう可からず。自死せる者は彌々甚だし（《肘後》に云う、「附子末を擣き、一刀圭を服し、日に三服す」と）。

【語釈】　○凡そ肝藏は自ら軽々しく噉らう可からず云々：陳紀藩の説「古人は、元々の家畜や獣は、殺される時に臨んでは、必ず驚く所があり、驚気が心に入り、肝は怒る所があり、怒気は肝に帰るので、これを食べるのは不利であるとする。その実、肝臓は身体の中では主に代謝し、解毒する器官であり、解毒する器官は必ず毒の物質を藏する所となる。そこで、軽々しく食べてはなら

- 1225 -

ない。もし獣が自然に死亡する場合は、必ず肝臓が毒に中り、あるいは疫癘に
罹患して死亡しているので、更に食用にすべきでない」陳紀藩主編《金匱要
略》。　〇刀圭：薬を盛る匙。

【通釈】　そもそも動物の肝臓は、軽率に食べてはならない。もし病気等で自
然に死亡した肝臓は、尚更食べてはならない（《肘後》では、「附子末を搗き、
匙一杯を服用し、日に三回服用する」と言う）。

【本文】　　［鑑］　謂うに、諸々の畜獣、殺に臨むの時は、必ず驚く所有り、
肝は忿る所有り。之を食するは倶に不利なり。故に曰く、「軽々しく噉らう可
からず」と。如し獣自死する者は、必ず毒に中り、或は疫癘にて死す。更に食
す可からざるなり。

【通釈】　　［鑑］　思うに、諸々の家畜や獣では、殺される状態に臨む時は、
必ず驚く所があり、肝は怒る所がある。これを食べるのは、ともに不利である。
そこで、「軽々しく食べるべきでない」と言う。もし獣が自然に死亡する場合
は、必ず毒に中り、あるいは疫癘で死亡する。更に食べるべきでない。

【本文】　《外台》に《張文仲》を引きて云う、「又生の肝を食して毒に中る
の方。附子方寸匕を服し、日に三たびす。須く生姜湯を以て之を服すべし。然
らずんば、自ら其の毒を生ず」と。

　案ずるに、《三元延壽書》に云う、「死に臨み、驚気心に入り、絶気肝に帰
す。倶に多食す可からず。必ず人を傷る」と。

【通釈】　《外台》では、《張文仲》を引用し、「また、生の肝を食べて毒に
中る場合の処方。附子方寸匕を服用し、日に三回服用する。生姜湯をもってこ
れを服用すべきである。そうでなければ、自然にその毒を生じる」と言う。

　案じるに、《三元延壽書》では、「死に臨み、驚気が心に入り、絶気が肝に
帰る。ともに多食すべきでない。必ず人を傷る」と言う。

【解説】　本条文は、動物の肝臓を摂取する場合の注意点について論述してい
る。

　家畜や獣などの動物が殺される時は、必ず驚き、肝は怒る。そこで、動物の
肝は、軽々しく摂取すべきでない。もし獣が自然に死亡する場合は、必ず毒に
中って死亡し、あるいは疫癘で死亡するので、更に摂取すべきでない。

【原文】　凡心皆為神識所舎。勿食之。使人来生復其報対矣。（4）
【本文】　凡そ心は皆神識の舎る所と為す。之を食すること勿かれ。人の来生

をして其の報対を復せしむ。

【語釈】　〇凡そ心は皆神識の舍る所と為す云々：陳紀藩の説「報いを取る義は、仏家より出る。仏教は、西漢の末年から東漢の初年にかけて中国に伝入した。本来仏教が主張する三世因果の説、あるいは「仏性と報いが応じる」は、般若の性は空であるの理論の上に建立した。…仏教が初めて伝わった後は、漢の土地の人々は元々あった魂魄の説に結びつけ、三世因果と結合させ、これによって仏教では人が死んでも精神は変わらず再生するとした。この種の解釈は、仏教の基本的な教義と符合しない。…仏教徒の日常生活は、肉食あるいは菜食を区分しない。かつ仏家は並びに畜獣の心を神識（霊魂）の舍る所としない。そこで、この条は、林億が《金匱要略方論》を詮次した時に儒医の誤解を附して入れたものであり、実は迷信の色彩があるので、批判を与えるべきである」陳紀藩主編《金匱要略》

【通釈】　そもそも心臓は、いずれも霊魂の舍る所である。そこで、これを食べてはならない。もし心臓を食べる場合は、人の来世に報いがある。

【本文】　［程］　畜獣は、人に異なると雖も、其の心は亦神識の舍る所なり。之を食すること勿れ。生殺の果報は、諒（まこと）に誣（し）いざるなり。

【語釈】　〇果報：報い。　〇誣いる：いつわる。あざむく。

【通釈】　［程］　畜獣は人と異なるが、その心はまた霊魂が舍る所である。これを食べてはならない。生かす場合と殺す場合の報いは、真にあざむくことがない。

【解説】　本条文は、動物の心臓と摂取の禁忌について論述している。

　畜獣は人と異なるが、その心は霊魂が舍る。そこで、心を食べてはならない。もし動物の心を食べる場合は、来世に報いがある。

【原文】　凡肉及肝、落地不着塵土者、不可食之。猪肉落水浮者、不可食。
(5)

【本文】　凡そ肉及び肝、地に落ちて塵土着かざる者は、之を食す可からず。猪肉水に落ちて浮かぶ者は、食す可からず。

【語釈】　〇凡そ肉及び肝、地に落ちて塵土着かざる者云々：陳紀藩の説「肉類、および肝は、伝染性の中毒で腐敗し水腫が生じる。そこで、地面に落としても塵や土が着かないので、食べるべきでない。諸々の肉類は豚肉に限らず、日が久しくなって腐敗し気を産生し、細胞内および組織の間に気体がある。そ

こで、水中に置くと浮いて外に鼓動するので、また食べるべきでない」陳紀藩
主編《金匱要略》。

【通釈】　そもそも動物の肉と肝を地面に落として塵や土が付着しないものは、
これを食べてはならない。豚肉を含めた種々の動物の肉を水に落として浮くも
のは、食べてはならない。

【本文】　［程］　皆怪異に渉る。之を食すれば、必ず非常の害有り。下の水
を見て自ら動き（第7条）、熱血断えず（第9条）、塵土汚れざる（第11条）は、
並びに同じ。

【通釈】　［程］　いずれも怪異な現象である。これを食べると、必ず通常で
ない害がある。下の水に入れて自然に動き（第7条）、熱血が途絶えず（第9
条）、地面に投げて塵や土で汚れない（第11条）のは、並びに同じである。

【解説】　本条文は、地面に落ちた肉や肝臓に土が付着しない場合、水に落ち
た肉が浮く場合の摂取の禁忌について論述している。

　動物の肉と肝を地面に落とし、塵や土が付着せず、豚肉を含めた種々の動物
の肉を水に落としても浮く場合は、いずれも怪異な現象であるので、これを食
べてはならない。これを食べると、必ず通常でない害がある。

【原文】　諸肉及魚、若狗不食、鳥不啄者、不可食。(6)

【本文】　諸肉及び魚、若し狗食わず、鳥啄まざる者は、食す可からず。

【語釈】　○諸肉及び魚、若し狗食わず云々：陳紀藩の説「飛ぶ鳥や禽獣では、
視覚、味覚、聴覚、嗅覚などが人類に比較して鋭敏である。そこで、犬や鳥な
どが食べない肉、あるいは魚は必ず腐敗して毒があるので、絶対に食べてはな
らない」陳紀藩主編《金匱要略》

【通釈】　種々の肉と魚をもし犬が食べず、鳥も啄まない場合は、食べては
ならない。

【本文】　［鑑］　凡そ禽獣食わざるの肉は、必ず毒有り。之を食す可からず。

【通釈】　［鑑］　およそ禽獣が食べない肉は、必ず毒がある。これを食べて
はならない。

【解説】　本条文は、犬や鳥が食べない肉や魚の摂取の禁忌について論述して
いる。

　禽獣が食べず、鳥も啄まない肉や魚は、必ず毒があるので、絶対に食べては
ならない。

- 1228 -

禽獣魚虫禁忌并治第二十四

【原文】　諸肉不乾、火炙不動、見水自動者、不可食之。(7)

【本文】　諸肉乾かず、火に炙りて動かず、水を見て自ら動く者は、之を食す可からず（「諸」を徐、沈は「猪」に作るは、非なり。下に同じ）。

【語釈】　〇諸肉乾かず、火に炙りて動かず云々：陳紀藩の説「肉類を久しく放置すると、必ず自然に乾く。もし久しく放置して乾かない場合は、既に腐敗して水腫を生じていることを説明する。そこで、食べるべきでない。肉が火で炙られると、収縮して動く。もし腐敗し水腫がある場合は、火で炙っても動かない。肉が腐ると気を産生し、水に入れると気が出て動く。これを総合すると、これは物理的に異常な現象であり、毒と関連がある。そこで、均しく食べるべきでない」陳紀藩主編《金匱要略》

【通釈】　種々の肉で乾かないもの、火であぶって動かないもの、水に入れて自然に動くものは、これを食べてはならない（「諸」の字を徐本、沈本に「猪」の字に作るのは、誤りである。下に同じである）。

【解説】　本条文は、乾燥しない肉、火であぶって収縮しない肉、および水の中で動く肉と摂取の禁忌について論述している。

　《金匱要略輯義》では、本条文に対する注釈がない。第5条の程林の注釈は、本条の内容も包含している。

【原文】　肉中有如朱點者、不可食之。(8)

【本文】　肉中に朱點の如き者有るは、之を食す可からず。

【語釈】　〇肉中に朱點の如き者云々：陳紀藩の説「肉の中に朱点があるのは、悪い血が集まり、瘀斑や出血点を形成しているので、必ず疫癘の畜肉であり、あるいは包嚢虫に感染した肉であり、均しく毒があり、食べるべきでない」陳紀藩主編《金匱要略》

【通釈】　肉の中に朱色の斑点のようなものがある場合は、これを食べてはならない。

【本文】　［鑑］　朱點は、悪血の聚まる所なり。此の色悪ければ、食せざるなり。

【通釈】　［鑑］　朱点は、悪い血が集る所である。この色が悪いので、食べない。

【解説】　本条文は、朱色の斑点がある肉と摂取の禁忌について論述している。

- 1229 -

肉の中にある朱点は、悪い血が集っている。この色は悪いので、食べてはならない。

【原文】　六畜肉熱血不断者、不可食之。父母及身本命肉、食之令人神魂不安。(9)

【本文】　六畜の肉、熱血断えざる者は、之を食す可からず。父母、及び身の本命の肉、之を食すれば人の神魂をして安からざらしむ。

【語釈】　〇六畜の肉、熱血断えざる者云々：陳紀藩の説「家畜を屠殺し、血熱の気がまた消散していない場合は、食べるのは心に忍びない。父母、および自分が生まれた時刻にかたどって所属する肉（例えば丑の刻に生まれた場合は、丑は牛に属している）は、たとえ牛肉のように無毒であっても食べるべきでない。これは一定の心理的な素因があるので、これを食べると神魂が不安になる。古人は、これは仁愛のある人や孝行の子供の心であるとしたが、実は必ずしもこの説に拘泥しない」陳紀藩主編《金匱要略》

【通釈】　牛、馬、豚、羊、鶏、犬等の六畜の肉から熱血が途絶えていない場合は、これを食べてはならない。父母と自分が生まれた時刻に所属する動物の肉を食べると、精神が落ち着かなくなる。

【本文】　［程］　仁人、孝子は、当に自ら之を識るべし。

【通釈】　［程］　仁愛のある人や孝行の子供は、自らこれを識るべきである。

【本文】　隋の蕭吉の《五行大義》に云う、「十二属は、並びに是れ斗星の気、散じて人の命と為り、北斗に係る。是の故に用いて以て属と為す」と。《春秋運斗枢》に曰く、「枢星散じて龍馬と為り、施星散じて虎と為り、機星散じて狗と為り、催星散じて蛇と為り、玉衡散じて鶏、兎、鼠と為り、闥陽散じて羊、牛と為り、揺光散じて猴猿と為る。此れ等は皆上は天星に応じ、下は年令に属するなり」と。

【語釈】　〇斗星：北斗七星の別名。　〇猴猿：猿。

【通釈】　隋の蕭吉の《五行大義》では、「十二属は、並びに北斗七星の気が散じて人の本命となり、北斗七星に係わっている。このゆえに用いて属となる」と言う。《春秋運斗枢》では、「北斗七星の第一星が散じると龍馬となり、第二星が散じると虎となり、第三星が散じると犬となり、第四星が散じると蛇となり、第五星が散じると鶏、兎、鼠となり、第六陽が散じると羊、牛となり、第七星が散じると猿となる。これらは、皆上は北斗七星に応じ、下は本命に属

- 1230 -

している」と言う。

【解説】　本条文は、熱血が途絶えていない家畜の肉、あるいは両親や自分の生まれた時刻に所属する動物の肉と摂取の禁忌について論述している。

　《金匱要略輯義》では、本条文の前半に注釈がないのは、第7条と同じである。父母や自分が生まれた時刻に所属する動物の肉は、精神が落ち着かなくなるので、これを食べてはならない。仁愛のある人や親孝行の子供は、これを知るべきである。

【原文】　食肥肉及熱羹、不得飲冷水。(10)

【本文】　肥肉及び熱羹を食して、冷水を飲むを得ず。

【語釈】　〇肥肉及び熱羹を食し云々：陳紀藩の説「肉の脂身、熱くて油ぎったスープや肉汁を飲むと、濃厚で脂ぎった脂肪に係わるので、同時に冷水を飲んではならず、これによって脂肪が冷えて凝固して除かれず、熱が相互に胃腸の間で打ち、容易に消化器系統の疾病を引き起こすことから免れる」陳紀藩主編《金匱要略》

【通釈】　肉の脂身や熱い吸い物を食べた場合は、冷たい水を飲んではならない。

【本文】　［鑑］　肥肉、熱羹を食し、継いで冷水を飲めば、冷熱相い搏ち、膈に膩して行らず、腹痛、吐利せざれば、必ず癥変を成す。之を慎め。之を慎め。

【語釈】　〇膩：ねばねばする。

【通釈】　［鑑］　肉の脂身や熱い吸い物を食べ、継いで冷水を飲むと、冷と熱が打ち合い、膈に粘って行らなくなり、腹痛や吐利がなければ、必ず癥証の病変を形成する。これを慎むべきである。

【解説】　本条文は、肥肉やあつものを食べる場合の注意事項について論述している。

　肉の脂身や熱い吸い物を食べ、次いで冷水を飲む場合は、冷と熱が打ち合うので、膈に粘って行らなくなり、腹痛、嘔吐、下痢がなければ、必ず癥証を形成する。そこで、冷水を飲んではならない。

【原文】　諸五藏及魚、投地塵土不汚者、不可食之。(11)

【本文】　諸々の五藏及び魚、地に投じて塵土汚れざる者は、之を食す可から

ず。

【語釈】　〇諸々の五藏及び魚云々：陳紀藩の説「本条の精神の実質は、第5条と相同するので、更にくどくどと解釈しない」陳紀藩主編《金匱要略》

【通釈】　種々の動物の五臓と魚を地面に投げて塵や土で汚れない場合は、これを食べてはならない。

【解説】　本条文は、地面に投げた動物の五臓や魚に塵や土が付着しない場合の摂取の禁忌について論述している。

　《金匱要略輯義》では、第7条と同様に、木条文に対する注釈がない。

【原文】　穢飯、餲肉、臭魚、食之皆傷人。(12)

【本文】　穢飯、餲肉、臭魚は、之を食すれば皆人を傷る。

【語釈】　〇穢飯、餲肉、臭魚云々：陳紀藩の説「《高注金匱要略》に「「餲肉、臭魚」は、「餲魚、臭肉」のはずである」と言うのは、従うべきである。およそ汚い飯、爛れた魚、および臭いのある肉は、皆細菌の毒素がある。そこで、臓腑には不利であり、病を生じる。これは、最も基本的な衛生の常識である。そこで、戒めて「之を食すれば皆人を傷る」と言う」陳紀藩主編《金匱要略》

【通釈】　汚くなった飯、臭いのある肉、あるいは腐った魚は、これを食べるといずれも害が人に及ぶ。

【本文】　［程］　物已に敗れ腐れば、必ず藏府に宜しからず。之を食すれば、則ち能く人を傷る。臭悪は、食せざるなり。

【通釈】　［程］　物が既に腐敗している場合は、必ず臓腑に好ましくない。これを食べる場合は、よく人を傷る。臭いの悪いものは、食べない。

【解説】　本条文は、腐敗した飯、肉、魚と摂取の禁忌について論述している。

　汚くなった飯、臭いのある肉、腐った魚は、これを食べると臓腑に好ましくない。そこで、臭いの悪いものは、これを摂取しない。

【原文】　自死肉、口閉者、不可食之。(13)

【本文】　自死の肉、口閉づる者は、之を食す可らず。

【語釈】　〇自死の肉、口閉づる者云々：陳紀藩の説「およそ自然に死亡した動物の肉は、中毒でなければ疫病に感染している。口を閉じているかどうかを論じることなく、全て食べるべきでない。口を閉じている場合は、毒が外に送

禽獣魚虫禁忌并治第二十四

られないので、更に食べるべきでない」陳紀藩主編《金匱要略》

【通釈】　自然に死亡した動物の肉は、動物が口を閉じている場合は、これを食べてはならない。

【本文】　［程］　自死すれば、既已に毒有り。口閉づれば、則ち其の毒泄するを得ず。之を食す可からず。

【通釈】　［程］　自然に死亡する場合は、既に毒がある。口を閉じている場合は、その毒は泄れることができない。これを食べるべきでない。

【解説】　本条文は、自然に死亡した動物の肉と摂取の禁忌について論述している。

　　動物が自然に死亡する場合は、既に毒がある。口を閉じている場合は、毒は泄れることができない。そこで、自然に死亡した動物の肉を食べてはならない。

【原文】　六畜自死、皆疫死、則有毒。不可食之。(14)

【本文】　六畜自死するは、皆疫死なれば、則ち毒有り。之を食す可からず。

【語釈】　〇六畜自死するは、皆疫死云々：陳紀藩の説「疫毒は、よく六畜を死亡させる。その肉には必ず毒があるので、食べてはならない」陳紀藩主編《金匱要略》

【通釈】　牛、馬、豚、羊、鶏、犬などの六畜が自然に死亡するのは、いずれも疫病で死んでいるので、毒がある。これを食べてはならない。

【本文】　［鑑］　疫毒は能く六畜を死し、其の肉は必ず疫毒有り。故に之を食す可からず。

【通釈】　［鑑］　疫毒はよく六畜を死亡させ、その肉には必ず疫毒がある。そこで、これを食べてはならない。

【解説】　本条文は、六畜の死因と摂取の禁忌について論述している。

　　六畜が自然に死亡する場合は、疫病で死んでいるので、その肉には必ず毒がある。そこで、これを食べてはならない。

【原文】　獣自死、北首及伏地者、食之殺人。(15)

【本文】　獣、自死して北に首し、及び地に伏する者は、之を食すれば人を殺す。

【語釈】　〇獣、自死して北に首し云々：陳紀藩の説「「獣」は、《千金方・巻二十六》では「野獣」に作る。古人は、およそ獣が北に向かって死亡し、お

- 1233 -

よび死亡するが硬直せず、斜めに倒れて地面に伏せる場合は、一つは北方の陰寒毒厲の気を感じて暴かに死亡したのであり、二つは死亡した獣には不思議な知恵があると認識した。そこで、これを食べると人を殺す。この条は、研究を待つ」陳紀藩主編《金匱要略》

【通釈】　獣が自然に死亡して頭を北に向け、および地面に伏せたものは、これを食べると死亡する。

【本文】　［程］　首は、頭向かうなり。獣、殺方に向かい、以て自死し、及び死して僵直し斜めに倒れずして地に伏する者は、皆獣に霊知有り。檀公曰く、「狐死して正しく丘に首し、豹死して山に首するは、其の生、本を忘れざるを楽しめばなり。獣は豈霊知無き者ならんや」と。

【語釈】　○僵直：硬直に同じ。僵は、強張る。　○霊知：霊は、不思議。知は、知恵。

【通釈】　［程］　首は、頭が向かうことである。獣が死と関わる殺方に向かって自然に死亡し、および死亡するが硬直せず斜めに倒れず、地面に伏せる場合は、いずれも獣に不思議な知恵がある。檀公は、「狐が死ぬと正しく頭を丘に向け、豹が死ぬと頭を山に向けるのは、その生が本を忘れないことを楽しむからである。獣は、どうして不思議な知恵のないことがあろうか」と言う。

【解説】　本条文は、獣が頭を北に向け地面に伏せて死亡する場合の摂取の禁忌について論述している。

　獣が自然に死亡し、頭を殺方である北に向け、あるいは死亡して地面に伏せ、硬直せず、斜めに倒れない場合は、獣には不思議な知恵があるので、これを食べるべきでない。

【原文】　食生肉、飽飲乳、変成白虫。(16)

【本文】　生肉を食し、乳を飽飲すれば、変じて白虫を成す（原註は、「一に血蟲に作る」と）。

【語釈】　○生肉を食し、乳を飽飲す云々：陳紀藩の説「生肉を食べ、あるいは飽きるまで乳酪を飲む場合は、湿熱を形成し（生肉、あるいは乳の中には虫卵、あるいは幼虫があり、いまだ煮沸消毒を経ていない）、変化して寸白虫（条虫）を生じる」陳紀藩主編《金匱要略》。　○血蟲：《説文・蟲部》では、「蟲は、腹中の虫である」とある。蓄血、および寄生虫で引き起こされる膨張は、血蟲と名づけ、また血膨と称される。

- 1234 -

禽獣魚虫禁忌并治第二十四

【通釈】　生肉を食べ、乳汁を飽きるまで飲むと、変化した条虫（サナダムシ）になる（原註では、「一説に血蠱に作る」とある）。

【本文】　［程］　生肉は、人の食する所に非ず。生肉を食して乳汁を飲むは、西北の人は則ち之有り。脾胃弱き者は、未だ虫を為さざること有らず、蠱を為す。

　　［鑑］　生肉を食して飽き、即ち乳酪を飲めば、則ち湿熱を成し、必ず変じて白虫を生ず。

【通釈】　［程］　生肉は、人が食べる所でない。生肉を食べて乳汁を飲むのは、西北の人にこれがある。脾胃が弱い場合は、いまだ虫を生じないことがなく、蠱を発生する。

　　［鑑］　生肉を食べて飽き、直ちに乳酪を飲む場合は、湿熱を形成し、必ず変化して白虫を生じる。

【解説】　本条文は、生肉を食べ乳汁を沢山飲む場合の転機について論述している。

　生肉を食べ、乳製品を飲む場合は、湿熱が形成されるので、必ず白虫を生じる。

【原文】　疫死牛肉、食之令病洞下、亦致堅積。宜利薬下之。(17)

【本文】　疫死の牛肉は、之を食すれば洞下を病ましめ、亦堅積を致す。宜しく利薬もて之を下すべし。

【語釈】　○疫死の牛肉は、之を食すれば洞下を病ましめ云々：陳紀藩の説「疫病で死亡した牛の肉は、毒があるので、食べるべきでない。これを食べ、もし水様性の下痢が出現する場合は、毒を除き自然に下る反応である。もし肉毒が塞がって阻み、気滞血瘀が生じ、あるいは堅い痞聚（腸管が痙攣し、腹部の硬い塊を生じる）を生じる場合は、いずれも下薬を用いてこれを攻下すべきであり、これを借りて消積導滞し、疫毒を体外に排除する」陳紀藩主編《金匱要略》

【通釈】　疫病で死亡した牛肉は、これを食べると水様性の下痢を病み、また堅い痞えや積聚になる。この場合は、下剤を用いて下すべきである。

【本文】　［鑑］　疫死の牛肉は、毒有り。食す可からず。之を食し、若し洞瀉すれば、其の毒自ら下ると為す。或は堅積を致す。宜しく下薬もて之を利すべし。

- 1235 -

【通釈】　［鑑］　疫病で死亡した牛肉には、毒がある。食べるべきでない。これを食べ、もし水様性の下痢が出現する場合は、その毒は自然に下る。あるいは堅い積聚を生じる。下薬を用いてこれを通利すべきである。

【解説】　本条文は、疫病に罹患した牛肉を摂取した場合に出現する症状と治療原則について論述している。

　疫病で死亡した牛肉には毒があるので、これを食べるべきでない。もしこれを食べ、水様性の下痢が出現する場合は、毒は自然に下る。もし堅い積聚が形成される場合は、下剤を用いてこれを通利すべきである。

【原文】　脯藏米甕中、有毒。及経夏食之、発腎病。(18)

【本文】　脯、米甕の中に藏するは、毒有り。及び夏を経て之を食すれば、腎病を発す。

【語釈】　○脯、米甕の中に藏す云々：陳紀藩の説「乾し肉を米甕の中に貯蔵し、日が久しくなると湿熱が欝蒸し、あるいは夏季に毒を発生して腐敗する場合は、いずれも毒がある。腐気が腎に入る場合は腎病を発生し、脾胃に入ると腸が病む」陳紀藩主編《金匱要略》

【本文】　乾し肉を米を入れる甕の中に貯蔵すると、毒が発生する。および一夏が過ぎてこれを食べると、腎病を発症する。

【本文】　［鑑］　脯肉、米甕中に藏し、湿熱欝蒸するの気を受け、及び夏を経て已に腐る者は、之を食すれば腐気腎に入る。故に腎病を発す。

【通釈】　［鑑］　乾し肉を米を入れる甕の中に貯蔵し、湿熱が欝蒸する気を受け、および夏を経て既に腐っている場合は、これを食べると腐気が腎に入る。そこで、腎病を発症する。

【解説】　本条文は、乾し肉の貯蔵法と発病との関係について論述している。

　乾し肉を米を入れる瓶の中に貯蔵すると、湿熱が欝蒸する気を受けるので、毒が発生する。乾し肉が一夏過ぎると、既に腐る。もしこれを食べる場合は、腐敗した気が腎に入るので、腎病を発生する。

【原文】　治自死六畜肉中毒方：(19)

　黄柏屑、搗服方寸匕。

【本文】　自死せる六畜の肉の毒に中るを治するの方（案ずるに、《千金》に據れば、「治」の下に「食」の字を脱す）：

- 1236 -

黄柏屑、搗きて方寸匕を服す（《千金》に云う、「水もて黄柏末方寸匕を服す」と）。

【語釈】　○自死せる六畜の肉の毒に中る云々：陳紀藩の説「六畜が自然に死亡するのは、必ず毒疫によって六畜の肉は変質しているので、これを食べる場合は、毒に中る。苦寒の黄柏は熱毒を清する薬であり、利下して膀胱を瀉し、よく熱毒を導いて外に出すので、これを用いて方剤とし、熱毒を散じて清する」陳紀藩主編《金匱要略》

【通釈】　自然に死亡した六畜の肉を食べて中毒を発生した場合を治療する処方（案じるに、《千金》によれば、「治」の字の下に「食」の字を脱している）：

黄柏の削った粉末を搗き、一寸四方の用量を服用する（《千金》では、「水で黄柏の粉末一寸四方の用量を服用する」と言う）。

【解説】　本条文は、疫病で死亡した家畜の肉で中毒を発生した場合の治療法について論述している。

《金匱要略輯義》では、本条文に対する注釈がない。

【原文】　治食欝肉漏脯中毒方：(20)

焼犬屎、酒服方寸匕、毎服人乳汁亦良。飲生韮汁三升、亦得。

【本文】　欝肉、漏脯を食して毒に中るを治するの方（原註は、「欝肉は、密器に之を盖し、宿を隔つる者是れなり。漏脯は、茅屋漏下の沾着する者是れなり」と）：

犬屎を焼き、酒もて方寸匕を服し、毎に人の乳汁を服するも亦良し。生韮の汁三升を飲むも、亦得（《肘後》は、「犬」を「人」に作り、「韮」を「薤」に作り、「升」の下に「小水を以て之に和す」の五字有り）。

【語釈】　○欝肉、漏脯を食して毒に中る云々：陳紀藩の説「密器に蓋をし、一晩を経た肉は、細菌の汚染を受ける。あるいは茅屋から雨が滴って汚染された脯肉は、いずれも食中毒を引き起こすはずである。焼いた犬の糞、人乳の汁、生の韮汁は、いずれも解毒作用がある。《肘後方》では、野生の葛芋の毒、山中の毒茸で死にそうになる場合を治療し、「屎の汁一升を飲むと、直ちに活きた」とあり、《別録》では、人の屎は苦寒で無毒であり、時行の大熱で狂走するのを主治し、諸々の毒を解し、米を搗いて沸騰させ、勢いよくこれを服用させると言う。韮汁を飲み、壊れた肉（六畜の変質した肉）の中毒を治療する方

法は、今に至るまで臨床の医家ではなお運用している。犬屎の効用に関しては、《雑療方》の第10条を参照すべきである」陳紀藩主編《金匱要略》

【通釈】　酢肉や漏脯を食べて中毒を発生した場合を治療する処方（原註では、「酢肉は、密閉した容器に入れて蓋をし、一晩経った肉である。漏脯は、茅葺きの家屋から雨が滴って湿った乾し肉である」とある）：

犬の糞を焼き、酒で一寸四方の用量を服用し、その都度人の乳を服用するのもよい。生の韮の汁を三升を飲むのもまた有効である（《肘後》では、「犬」の字を「人」の字に作り、「韮」の字を「薤」の字に作り、「升」の字の下に「少量の水をもってこれに混和する」の五字がある）。

【本文】　《巣源》に云う、「酢肉の毒なる者は、謂うに諸々の生肉、及び熟肉、器中に内れて頭を密閉し、其の気壅がり積もりて泄れざれば、則ち酢肉と為り、毒有り。不幸にして之を食せば、乃ち人を殺す。其の軽き者は亦吐利し煩乱して安からず」と。又云う、「凡そ諸々の肉脯、若し久しく故き茅草の屋漏ると為し浸れば、則ち大毒有り。之を食して三日は、乃ち暴癥を成して治す可からず」と。《千金》の註に張文仲云う、「茅室の諸々の水、脯に迷うを漏脯と為す」と。又云う、「肉閉じて密器の中に在り、宿を経る者は、漏脯と為す」と。

【語釈】　〇茅室：かやぶきの粗末な部屋、その家。

【通釈】　《諸病源候論》では、「酢肉の毒は、思うに、諸々の生肉、および熟肉を器の中に入れて頭を密閉し、その気が塞がり積もって泄れなくなる場合は、酢肉となり、毒がある。不幸にしてこれを食べると、人を殺す。それが軽い場合は、また嘔吐と下痢が出現し、煩乱して不安になる」と言い、また「およそ諸々の乾し肉がもし非常に古い茅葺きの屋根から雨が漏ってこれを浸す場合は、大毒がある。これを食べて三日すると、暴かに癥病を形成して治療できなくなる」と言う。《千金》の注釈では、張文仲は「茅屋から漏れる諸々の水が乾し肉に迷って落ちるのを漏脯とする」と言い、また「肉が密閉した容器の中にあり、一晩を経る場合は、漏脯とする」と言う。

【解説】　本条文は、酢肉や漏脯を摂取して中毒を発生した場合の治療法について論述している。

諸々の生肉、および熟肉を密閉した容器の中に入れ、その気が塞がり積もって泄れなくなる場合が酢肉であり、毒がある。あるいは茅屋から漏れた水が乾し肉に落ちる場合が漏脯である。酢肉や漏脯を食べ、中毒が発生した場合は、

- 1238 -

犬の糞を焼いて服用する。また、人の乳を服用するのもよい。あるいは生の韮の汁を飲むのもよい。

【原文】　治黍米中藏乾脯食之中毒方：(21)
　大豆、濃煮汁飲数升即解。亦治狸肉漏脯等毒。

【本文】　黍、米の中に藏せる乾脯、之を食して毒に中るを治するの方（《肘後》に云う、「此れ是れ鬱脯なり」と）：
　大豆、濃く煮たる汁、数升を飲めば、即ち解す。亦諸々の（狸）肉、漏脯等の毒を治す（「狸」は、《肘後》、及び《外台》に《張文仲》を引き、「諸」に作る。《千金》は此の方を載せずに云う、「麹一両、塩二撮、水一升を以て、煮て之を服すれば、良し」と）。

【語釈】　○黍、米の中に藏せる乾脯云々：陳紀藩の説「本条の精神は、第18条、第20条と基本的に同じである。大豆の汁は、またよく解毒する」陳紀藩主編《金匱要略》

【通釈】　黍や米の中に貯蔵した乾脯を食べて中毒を発生した場合を治療する処方（《肘後》では、「これは、鬱脯である」と言う）：
　大豆を濃く煮た汁数升を飲むと、直ちに緩解する。また、種々の（狸の）肉や漏脯等の中毒を治療する（「狸」の字は、《肘後》、および《外台》に《張文仲》を引用し、「諸」の字に作る。《千金》ではこの処方を記載せず、「麹一両、塩二つかみに水一升を用い、煮てこれを服用するのがよい」と言う）。

【解説】　本条文は、黍や米の中に貯蔵した乾脯を摂取して中毒を発生した場合の治療法について論述している。
　黍や米の中に貯蔵した乾脯を摂取し、中毒を発生する場合は、大豆を濃く煮た汁数升を飲む。また、この汁は、種々の肉や漏脯などの中毒を治療する。あるいは麹一両、塩二つかみを水で煮て服用するのがよい。

【原文】　治食生肉中毒方：(22)
　掘地深三尺、取其下土三升、以水五升、煮数沸、澄清汁、飲一升、即愈。

【本文】　生肉を食して毒に中るを治するの方：
　地を掘ること深さ三尺、其の下の土三升を取り、水五升を以て、煮ること数沸、澄清の汁、一升を飲めば、即ち愈ゆ。

【語釈】　○生肉を食して毒に中るを治す云々：陳紀藩の説「これは、黄土湯

で解毒する方法である。清の莫枚士は、「これは黄土湯であり、地漿ではない。…もし黄土であれば、臓器では「三尺以上は土と言う」とあり、また「乾燥した土を取り、水で煮て三回から五回沸騰させ、土を除き、温かくして一二升を服用し、肉の毒、口を合わせた山椒の毒、野生の茸の毒に中るのを解する」と言う。彼の文は全てがこの方法によるので、地漿とは異なる。しかし、その作用は相い通じる。そこで、また山椒、茸の毒を主治する」（《経方例釈》）と言う。その説は、従うべきである」陳紀藩主編《金匱要略》

【通釈】　生肉を食べて中毒を発生した場合を治療する処方：

　地面を三尺の深さに掘り、その下の土三升を取り、水五升を用い、煮て数回沸騰させ、澄んだ上清の汁一升を飲むと、直ちに治癒する。

【本文】　　［程］　三尺以上は糞と曰い、三尺以下は土と曰う。土は能く一切の毒を解し、止肉毒を解するのみに非ざるなり。

　［鑑］　地漿は、能く諸毒を解す。堀りて黄土を得、泉有りて滲出するは、之を地漿と謂う。三尺は、大概にして言うなり。未だ黄土を見ざれば、皆穢土なり。黄土を得れば、乃ち取りて用う可し。

【通釈】　　［程］　三尺以上は糞と言い、三尺以下は土と言う。土は、よく一切の毒を解し、ただ肉毒だけを解するのではない。

　［鑑］　地漿は、よく諸々の毒を解する。堀って黄土を得、泉があって滲出する場合は、これを地漿と言う。三尺は、大概を言う。いまだ黄土を見ない場合は、皆汚れた土である。黄土を得る場合は、取って用いるべきである。

【本文】　案ずるに、《証類本草》の弘景の地漿の註に云う、「此れ地を堀り坎を作り、深さ三尺、新たに汲みたる水を以て入れて撹濁し、少頃にして清を取り之を用う。故に地漿と曰う。亦土漿と曰う」と。《金鑑》の説は、未だ本づく所を見ず。

【語釈】　○少頃：しばらくして。

【通釈】　案じるに、《証類本草》の弘景の地漿の注釈では、「これは地面を掘って孔を作り、深さ三尺にし、新たに汲んだ水をもって入れて撹拌混濁し、暫くして上清を取ってこれを用いる。そこで、地漿と言う。また、土漿と言う」と言う。《医宗金鑑》の説は、いまだ基づく所を見ていない。

【解説】　本条文は、生肉を摂取して中毒を発生した場合の治療法について論述している。

　地面を掘り、黄土を得、泉が滲出する場合は、これを地漿と言う。地面を三

－ 1240 －

禽獣魚虫禁忌并治第二十四

尺掘るのは、大概を言う。生肉を食べて中毒になる場合は、地漿を飲み、諸々の毒を解する。

【原文】　治六畜鳥獣肝中毒方：(23)
　水浸豆豉、絞取汁、服数升愈。
【本文】　六畜鳥獣の肝の毒に中るを治するの方（《外台》は、《張文仲》を引きて同じ）：
　水に豆豉を浸し、絞りて汁を取り、数升を服すれば愈ゆ。
【語釈】　○六畜鳥獣の肝の毒に中る云々：陳紀藩の説「六畜や鳥獣の肝を食べると、中毒は胃にある。豆豉は黒大豆で造られ、よく諸毒を解し、並びに一定の涌吐作用がある」陳紀藩主編《金匱要略》
【通釈】　六畜や鳥獣の肝で中毒を発生した場合を治療する処方（《外台》では、《張文仲》を引用して同じである）：
　水に豆豉を浸し、絞って汁を取り、数升を服用すると、病は治癒する。
【本文】　［程］　豆豉は、黒大豆の造る所と為し、能く六畜胎子諸毒を解す（案ずるに、《別録》の豆豉の主治に本づく）。
【通釈】　［程］　豆豉は、黒大豆で造られ、よく六畜や胎児の諸々の毒を解する（案じるに、《別録》の豆豉の主治に基づいている）。
【解説】　本条文は、六畜や鳥獣の肝を摂取して中毒を発生した場合の治療法について論述している。
　六畜や鳥獣の肝を食べて中毒を発生する場合は、豆豉の汁を服用し、六畜や胎児の諸々の毒を解する。

【原文】　馬脚無夜眼者、不可食之。(24)
【本文】　馬脚、夜眼無き者は、之を食う可からず。
【語釈】　○馬脚、夜眼無き者云々：陳紀藩の説「馬脚に夜眼がなければ、夜行くことができない。その形は奇異で、肝毒が全身に閉ざされて結んでいるので、食べることを戒める。その道理は、研究討論を待つ」陳紀藩主編《金匱要略》
【通釈】　馬の前足に夜眼がないものは、これを食べてはならない。
【本文】　［程］　夜眼は、馬の前の両足の膝の上に在り。馬此れ有れば、能く夜に行く。一に附蝉尸と名づく。

- 1241 -

［鑑］　凡そ馬は皆夜眼有り。若し無き者は、其の形異なる。故に之を食すること勿れ。

【通釈】　　［程］　夜眼は、馬の前の両足の膝の上にある。馬にこれがあると、よく夜に走る。一つには附蝉尸と名づける。

　　［鑑］　およそ馬には皆夜眼がある。もしない場合は、その形が奇異である。そこで、これを食べてはならない。

【本文】　《本綱》の《張鼎》に云う、「馬に角を生じ、馬に夜眼無く、白馬に青蹄、白馬に黒頭の者は、並びに食す可からず。人をして癲せしむ」と。

【通釈】　《本草綱目》の《張鼎》では、「馬に角が生じ、馬に夜眼がなく、白馬に青い蹄があり、白馬に黒い頭である場合は、並びに食べるべきでない。人に癲癇を発生させる」と言う。

【解説】　本条文は、夜眼のない馬と摂取の禁忌について論述している。

　　馬の前の両足の膝の上には、夜眼がある。馬に夜眼がある場合は、よく夜に走る。もし夜眼がない場合は、奇異な馬であるので、これを食べてはならない。

【原文】　食酸馬肉、不飲酒、則殺人。(25)

【本文】　駿（酸）馬の肉を食して酒を飲まざれば、則ち人を殺す（魏本は、「酸」を「駿」に作る。徐、沈云う、「「酸」は当に「駮」に作るべし」と。《秦穆公岐下野人伝》に出づ。蓋し、馬肉は、酸ならざる者無し。《外台》は、《張文仲》を引き、亦「駿」に作る）。

【語釈】　○駿（酸）馬の肉を食し云々：陳紀藩の説「馬肉は辛、冷で酸であり、毒がある。食べた後は、心が悶え、消化し難い。そこで、酒を飲んで運脾解毒する」陳紀藩主編《金匱要略》。　○駮：まだら。ぶち。

【通釈】　よく走る馬の肉を食べた後に酒を飲まない場合は、死亡する（魏本では、「酸」の字を「駿」の字に作る。徐氏、沈氏は、「「酸」の字は、「駮」の字に作るはずである」と言う。《秦穆公岐下野人伝》に出ている。思うに、馬肉は、酸でないものはない。《外台》では、《張文仲》を引用し、また「駿」の字に作る）。

【本文】　　［程］　馬肉は、苦冷にて毒有り。故に酒を飲みて以て之を解す。孟詵曰く、「馬肉を食し、毒心間に発する者は、清酒を飲めば、則ち解す。濁酒を飲めば、則ち加う」と。《韓非子》に曰く、「秦の穆公、駿馬を亡い、人の之を食うを見る。繆公曰く、「駿馬の肉を食いて酒を飲まざる者は、人を殺

－ 1242 －

禽獣魚虫禁忌并治第二十四

す」と。即ち、之に酒を飲ましむ。居ること三年、駿馬の肉を食いし者は、死力を出して繆公の囲いを解く」と。

【通釈】　［程］　馬肉は、苦冷で毒がある。そこで、酒を飲んでこれを解する。孟詵は、「馬肉を食べ、毒が心の間に発生する場合は、清酒を飲むと解され、濁酒を飲むと病状は増悪する」と言う。《韓非子》では、「秦の穆公は駿馬を失い、人がこれを食べるのを見た。繆公は、「駿馬の肉を食べて酒を飲まない場合は、死亡する」と言い、直ちにこれに酒を飲まさせた。三年の後、駿馬の肉を食べた者は、死力を出して繆公の囲いを解いた」と言う。

【本文】　案ずるに、穆公の事は、又《呂氏春秋》に見わる。而して《巣源》も亦云う、「凡そ駿馬の肉、及び鞍の下の肉は、皆毒有り。之を食す可からず。之を食すれば、則ち死す」と。程註を是と為す。

【通釈】　案じるに、穆公の事は、また《呂氏春秋》に見われている。そして《諸病源候論》もまた「およそ駿馬の肉、および鞍の下の肉は、皆毒がある。これを食べるべきでない。これを食べる場合は、死亡する」と言う。程氏の注釈が正しい。

【解説】　本条文は、駿馬の肉を摂取した後の飲酒の有無と予後について論述している。

　駿馬の肉は、苦冷で有毒であるので、これを食べた場合は酒を飲んで解毒する。

【原文】　馬肉不可熱食。傷人心。(26)

【本文】　馬肉は、熱食す可からず。人の心を傷る。

【語釈】　○馬肉は、熱食す可からず云々：陳紀藩の説「馬は火に属し、よく心に走り、心は火の臓である。火気が甚だ太過であるのを食べると、人の心臓に妨害がある。冷やして食べるべきである。本条は、思うに当然熱くして食べても人の心を傷らない場合がある。疑いがあるので、考察を待つ」陳紀藩主編《金匱要略》

【通釈】　馬肉は、熱くして食べてはならない。もし誤って熱くした馬肉を摂取する場合は、人の心を損傷する。

【本文】　［鑑］　馬は火に属し、肉熱ければ火甚だし。恐らくは心を傷る。当に之を冷食すべし。

【通釈】　［鑑］　馬は火に属し、肉が熱くなると、火が甚だしくなる。恐ら

－ 1243 －

くは、心を傷る。これを冷やして食べるべきである。

【解説】　本条文は、馬肉と熱食の禁忌について論述している。

　馬は、火に属している。馬の肉が熱い場合は、火が甚だしくなる。もし馬肉を熱くして食べる場合は、心を傷るので、熱くして食べるべきでない。

【原文】　馬鞍下肉、食之殺人。(27)

【本文】　馬の鞍の下の肉は、之を食すれば人を殺す（《外台》は《文仲》を引き、「《千金》に黄帝云う、「白馬の鞍の下、烏色肉裏に徹する者は、之を食すれば人の五藏を傷る」と」と）。

【語釈】　〇馬の鞍の下の肉云々：陳紀藩の説「馬の鞍の下の肉は、久しく汗で漬かると、臭く爛れて有毒である。これを食べると、人体に有害である。もしその腐った肉を除く場合は、食べることができる」陳紀藩主編《金匱要略》

【通釈】　馬の鞍の下の肉は、これを食べると死亡する（《外台》では、《文仲》を引用し、「《千金》では、黄帝は、「白馬の鞍の下で黒い色が肉の裏に徹する場合は、これを食べると人の五臓を傷る」と言う」とある）。

【本文】　［程］　馬の鞍の下の肉は、多く臭い爛れて毒有り。之を食すれば、必ず人を殺す。

【通釈】　［程］　馬の鞍の下の肉は、多くが臭って爛れ、毒がある。これを食べると、必ず死亡させる。

【解説】　本条文は、馬の鞍の下の肉と摂取の禁忌について論述している。

　馬の鞍の下の肉は、多くが臭い爛れて毒がある。そこで、これを食べると、必ず死亡する。

【原文】　白馬黒頭者、不可食之。(28)

【本文】　白馬、黒頭の者は、之を食す可からず（《外台》は、《肘後》を引きて下に同じ）。

【語釈】　〇白馬、黒頭の者云々：陳紀藩の説「およそ馬の全身が白色で頭が黒い場合は、毒がある。もしその脳を食べると、人に癲癇を発生させる。その道理は、考察を待つ」陳紀藩主編《金匱要略》

【通釈】　白馬の頭が黒色である場合は、これを食べてはならない（《外台》では、《肘後》を引用し、下に同じである）。

【解説】　本条文は、頭が黒色の白馬と摂取の禁忌について論述している。

禽獣魚虫禁忌并治第二十四

《金匱要略輯義》では、本条文に対する注釈がない。

【原文】　白馬青蹄者、不可食之。(29)

【本文】　白馬、青蹄の者は、之を食す可からず。

【語釈】　〇白馬、青蹄の者云々：陳紀藩の説「およそ馬の全身が白で、ただ蹄が青黒色と言う場合は、毒があるので、食べてはならない。その道理は、考察を待つ」陳紀藩主編《金匱要略》

【通釈】　白馬の蹄が青色である場合は、これを食べてはならない。

【本文】　［程］　《虎鈐経》に曰く、「白馬、青蹄は、皆馬の毛の利害の者なり。之に騎れば、人を利せず。若し之を食すれば、必ず能く害を取るなり」と。

【通釈】　［程］　《虎鈐経》では、「白馬で青い蹄の場合は、皆馬の毛に利害があるものである。これに乗ると、人には不利である。もしこれを食べる場合は、必ずよく害を取る」と言う。

【解説】　本条文は、蹄が青色の白馬の摂取の禁忌について論述している。

　白馬の蹄が青色である場合は、馬の毛に利害があるので、これを食べてはならない。

【原文】　馬肉、犵肉共食、飽酔臥、大忌。(30)

【本文】　馬肉、犵肉共に食し、飽き酔臥するは、大いに忌む。

【語釈】　〇馬肉、犵肉共に食し云々：陳紀藩の説「馬肉と豚肉を一塊にして食べる場合は、必ずしも病を生じない。ただ、もし腹一杯食べ、大いに酔って眠る場合は、容易に脾気を損傷し、急性の胃腸病を引き起こすはずである。そこで、禁忌にすべきである」陳紀藩主編《金匱要略》

【通釈】　馬肉と豚肉をともに腹一杯食べ、酒に酔って寝込むことは、大いに避けるべきである。

【本文】　［鑑］　馬肉は火に属し、犵肉は水に属し、共に食すれば已に不和に属す。若し酔飽して即ち臥せば、則ち脾気を傷る。故に曰く、「大いに忌む」と。

【通釈】　［鑑］　馬肉は火に属し、豚肉は水に属しているので、共に食べると既に調和しない。もし酔って食べ飽き、直ちに寝込む場合は、脾気を傷る。そこで、「大いに忌む」と言う。

- 1245 -

【本文】　《本綱》に孟詵云う、「馬肉は犿肉と同じく食すれば、霍乱を成す」と。

【通釈】　《本草綱目》では、孟詵は、「馬肉は豚肉と同じく食べると、霍乱を形成する」と言う。

【解説】　本条文は、馬肉と豚肉を同時に摂取し、更に飲酒することの禁忌について論述している。

　馬肉は火に属し、豚肉は水に属しているので、馬肉と豚肉を同時に食べるのは調和しない。更に酔って食べ飽き、直ちに寝込むと、脾気を傷り、霍乱を生じるので、大いに摂取を忌む。

【原文】　驢、馬肉、合猪肉食之、成霍乱。(31)

【本文】　驢、馬の肉は、猪肉に合して之を食すれば、霍乱を成す。

【語釈】　〇驢、馬の肉は、猪肉に合し云々：陳紀藩の説「《本草綱目》では、宗奭を引用し、「驢馬の肉を食べると風を動かし、脂肪が最も甚だしく、屡々試みると屡々明らかである。《日華子》では、一切の風狂を止めるとするが、いまだ頼るべきでない」と言い、驢馬の肉の性は発散であり、馬肉の性は慓悍であり、豚肉の性は陰であり、諸々の性は相互に逆であると説明する。そこで、雑じえてこれを食べると、臓腑を乱すので、嘔吐、腹瀉などの胃腸病を引き起こすはずである」陳紀藩主編《金匱要略》

【通釈】　驢馬と馬の肉を豚肉とともに食べると、霍乱になる。

【本文】　[程]　諸肉雑食すれば、腸胃を傷り損じ、藏府を撩乱す。故に霍乱を成す。

【語釈】　〇撩乱：入り乱れる。

【通釈】　[程]　諸々の肉を雑じえて食べると、腸胃を損傷し、臓腑を乱す。そこで、霍乱を形成する。

【解説】　本条文は、驢馬と馬の肉、および豚肉を同時に摂取した場合の転機について論述している。

　驢馬と馬の肉を豚肉に合わせて食べると、胃腸を損傷し、臓腑を乱すので、霍乱を形成する。

【原文】　馬肝及毛、不可妄食。中毒害人。(32)

【本文】　馬の肝、及び毛は、妄りに食す可からず。毒に中れば人を害す。

- 1246 -

禽獣魚虫禁忌并治第二十四

【語釈】　〇馬の肝、及び毛は、妄りに食す可からず云々：陳紀藩の説「馬の肝臓に毒があり、更に食物が不潔で、馬の毛が付着している場合は、食べて中毒になり、人体に害があるのを謹んで予防する」陳紀藩主編《金匱要略》

【通釈】　馬の肝に毛が付着している場合は、妄りに食べてはならない。中毒になると、人に害が及ぶ。

【本文】　［程］　馬の肝、及び毛は、皆大毒有り。妄りに食す可からず。馬肝は、一に懸烽と名づく。

【通釈】　［程］　馬の肝と毛は、皆大毒がある。妄りに食べるべきでない。馬肝は、一つには懸烽と名づける。

【本文】　王允の《論衡》に云う、「馬肝は、気勃こりて毒盛んなり。故に走馬の肝を食すれば人を殺す」と。

【通釈】　王允の《論衡》では、「馬の肝は、気が起こり毒が盛んである。そこで、走る馬の肝を食べると、人を殺す」と言う。

【解説】　本条文は、馬の肝に毛が付着している場合の摂取の禁忌について論述している。

　馬の肝と毛には、いずれも大毒があるので、妄りに食べてはならない。もし中毒になる場合は、人に害が及ぶ。

【原文】　治馬肝毒中人未死方：(33-1)

　雄鼠屎二七粒、末之、水和服、日再服。

【本文】　馬肝の毒、人に中り、未だ死せざるを治するの方（《外台》は、《張文仲》を引き、「仲景に同じ」と）：

　雄の鼠屎二七粒、之を末とし、水に和して服し、日に再服す（原註は、「屎の尖れる者是れなり」と。〇「是」は、程は「雄」に作る。《肘後》、《千金》、《外台》は、並びに「両頭尖る」に作る）。

【語釈】　〇馬肝の毒、人に中り、未だ死せざるを治す云々：陳紀藩の説「李時珍は、本品の気味は甘、微寒で無毒であり、足少陰経に入り、それが治療する所はいずれも少陰の血分の病であると言う。程雲来は、馬が鼠屎を食べると腹が張るので、鼠屎を用いて馬肝の毒を治療するのは、物の性が相互に制する意を取るとするのは、参考にすべきである。臨床応用より見れば、雄の鼠屎は、活血化瘀、解毒消積の作用がある」陳紀藩主編《金匱要略》

【通釈】　馬の肝を食べて中毒を発生したが、まだ死なない場合を治療する処

- 1247 -

方（《外台》では、《張文仲》を引用し、「仲景に同じである」とある）：

雄の鼠の糞二十七粒を粉末にし、水に混和して服用し、日に二回服用する（原註では、「糞が尖ったものが、これである」とある。○「是」の字は、程本では「雄」の字に作る。《肘後》、《千金》、《外台》では、並びに「両側の頭が尖る」に作る）。

【本文】　［程］　馬は、火気を裹けて生ず。火は、水を生ずること能わず。故に肝有りて胆無く、而して木藏は不足す。故に其の肝を食する者は、死す。漢の武帝云う、「肉を食するも、馬の肝を食すること無かれ」と。又云う、「文成は、馬の肝を食して死す」と。韋荘云う、「馬を食するも肝を留むるは、則ち其の毒知る可し」と。馬は鼠屎を食すれば、則ち腹脹る。故に鼠屎を用いて馬肝の毒を治するは、物の性相い制するを以てなり。

【通釈】　［程］　馬は、火気を受けて生じる。火は、水を生じることができない。そこで、肝はあるが、胆はなく、木の臓は不足する。そこで、その肝を食べる場合は、死亡する。漢の武帝は、「肉を食べても、馬の肝を食べてはならない」と言い、また「文成は、馬の肝を食べて死んだ」と言う。韋荘は、「馬を食べるが、肝を食べずに留めるのは、それに毒があるのを知るべきである」と言う。馬が鼠屎を食べると、腹が脹る。そこで、鼠屎を用いて馬肝の毒を治療するのは、物の性が相互に制するからである。

【本文】　案ずるに、肉を食して馬の肝を食すること無きは、《史記・儒林伝》に見われ、景帝の語なり。程は、誤る。又云う、「乃ち、是れ武帝の語なり」と。

【通釈】　案じるに、肉を食べるが、馬の肝を食べないのは、《史記・儒林伝》に見われていて、景帝の言葉である。程氏は、誤っている。また、「即ち、これは武帝の言葉である」と言う。

【解説】　本条文は、馬肝を摂取して中毒を発生した場合の治療法について論述している。

馬は火気を受けるが、水を生じることができないので、肝木の臓は不足する。馬の肝には毒があるので、これを食べるべきでない。馬が鼠屎を食べると、腹部は脹満する。もし馬の肝を食べて中毒になる場合は、物の性が相互に制するので、鼠屎を服用する。

【原文】　又方：（33-2）

禽獣魚虫禁忌并治第二十四

人垢取方寸匕、服之佳。

【本文】　又の方：

人の垢、方寸匕を取り、之を服して佳なり。

【語釈】　○又の方云々：陳紀藩の説「頭の垢は、気味が鹹、苦温で毒があり、肥えた人の汗や汚れが結ぶ所である。服用した後に嘔吐を催す。これは、馬肝で中毒になった場合を治療し、また毒をもって毒を解する意である」陳紀藩主編《金匱要略》

【通釈】　別の処方：

人の頭の垢一寸四方の用量を取り、これを服用するのがよい。

【本文】　［程］　人の垢は、汗の結ぶ所なり。味鹹、毒有るも亦毒を以て毒を解するの意なり。

　　［鑑］　人の垢は、即ち人の頭の垢なり。方寸匕を用い、酒もて化して下し、吐を得れば、佳しと為す。

【通釈】　［程］　人の垢は、汗が結んだ所である。味は鹹で毒があるのもまた毒をもって毒を解する意である。

　　［鑑］　人の垢は、人の頭の垢である。方寸匕を用い、酒に入れて飲み、嘔吐を得るのがよい。

【本文】　案ずるに、《千金》に云う、「野菜、馬肝の肉、諸々の脯肉を食して毒を治するの方。頭の垢を取り、棗の核の大きさの如く、之を呑み、死人を起こす」と。《肘後》に云う、「六畜、鳥獣を食し、幞頭の垢一銭匕」と。《外台》は《張文仲》を引きて云う、「頭垢一銭匕を服すれば、差ゆ。仲景、《千金》に同じ」と。又《本草附方》に、自死せる肉毒は、故き頭巾の中の垢一銭、熱水もて服して吐を取ると。《大明》に云う、「頭の垢は、虫毒、蕈毒に中れば、米飲し、或は酒もて化して下し、並びに吐を取りて度と為す」と。以上の諸方に依れば、則ち《金鑑》を是と為す。然して人の垢も亦人を吐すは、《儒門事親》に見わる。

【語釈】　○幞：ずきん。　○蕈：きのこ。

【通釈】　案じるに、《千金》では、「野菜、馬肝の肉、諸々の乾し肉を食べて毒を治療する処方。頭の垢を取り、棗の核の大きさのようなものを呑み、死人を起こす」と言う。《肘後》では、「六畜、鳥獣を食べる場合は、ずきんの中の垢一銭匕を用いる」と言う。《外台》では《張文仲》を引用し、「頭垢一銭匕を服用すると、治癒する。仲景や《千金》に同じである」と言う。また、

- 1249 -

《本草附方》では、自然に死んだ動物の肉を摂取して中毒になった場合は、古い頭巾の中の垢一銭をお湯で服用して嘔吐を取るとある。《大明》では、「頭の垢は、虫の毒や茸の毒に中る場合は、重湯で飲み、あるいは酒に入れて飲み、並びに嘔吐を取る量を適度とする」と言う。以上の諸々の方法によれば、《医宗金鑑》が正しい。そして人の垢もまた人を嘔吐させるのは、《儒門事親》に見われている。

【解説】　本条文は、馬肝を摂取して中毒を発生した場合の別の治療法について論述している。

　人の垢は、汗が結んだ所である。馬の肝臓を摂取して毒に中った場合は、人の頭の垢を酒に入れて飲み、嘔吐を取るのがよい。垢は、味鹹で毒があり、毒をもって毒を解する。

【原文】　治食馬肉中毒欲死方：(34-1)

　香豉（二両）　杏仁（三両）

　右二味、蒸一食頃、熟、杵之服、日再服。

【本文】　馬肉を食して毒に中り死せんと欲するを治するの方（《外台》は《張文仲》を引きて云う、「馬肉を食し、洞下して死せんと欲する者の方。仲景に同じ」と。案ずるに、《肘後》も亦同じ）：

　香豉（二両。〇《外台》は、「二百粒」に作る）　杏仁（三両。〇《外台》は、「二十枚」に作る）

　右二味、蒸すこと一食頃、熟して之を杵きて服し、日に再服す（《外台》は、「右二味、炊飯の中に於いて之を蒸し、搗きて丸にして服し下す。熟し合して之を搗く。両朝に服して尽くせしむ」に作る）。

【語釈】　〇馬肉を食して毒に中り云々：陳紀藩の説「馬肉を食べて中毒になり、死にそうになって腹部の脹満を兼ねる場合は、香豉で解毒し、杏仁で利気すると、毒による脹満は自然に消える」陳紀藩主編《金匱要略》

【通釈】　馬肉を食べて中毒を発生し、今にも死にそうになる場合を治療する処方（《外台》では、《張文仲》を引用し、「馬肉を食べ、下痢が出現して死にそうになる場合の処方である。仲景に同じである」と言う。案じるに、《肘後》もまた同じである）：

　香豉（二両。〇《外台》では、「二百粒」に作る）　杏仁（三両。〇《外台》では、「二十枚」に作る）

- 1250 -

右の二味を食事をする程度の僅かの間蒸し、熟した後、これを杵で搗いて服用し、日に二回服用する（《外台》では、「右の二味を炊飯の中でこれを蒸し、搗いて丸剤にして服用する。熟した後に合わせてこれを搗く。二日間の朝に服用し、飲み尽くす」に作る）。

【本文】　　［程］　　香豉は解毒し、杏仁は利気すれば、則ち毒は除かる可し。

【通釈】　　［程］　　香豉が解毒し、杏仁が利気する場合は、毒は除かれるはずである。

【解説】　　本条文は、馬肉を摂取して中毒を発生した場合の治療法について論述している。

　　馬肉を摂取し、中毒が発生して死にそうになる場合は、香豉で解毒し、杏仁で利気する。

【原文】　　又方：（34-2）

　　煮蘆根汁、飲之良。

【本文】　　又の方（《千金》に云う、「蘆根汁を飲み、以て浴（ゆあみ）すれば、即ち解す」と）：

　　蘆根の汁を煮て、之を飲めば良し。

【語釈】　　〇又の方云々：陳紀藩の説「馬の性は芦を好み、芦根は味甘性寒で、よく諸々の肉毒を解し、最も馬の毒で病むのを解し、利尿解毒の効能がある」陳紀藩主編《金匱要略》

【通釈】　　別の処方（《千金》では、「芦根の汁を飲み、更に湯浴みすると、直ちに解される」と言う）：

　　芦根の汁を煮て、これを飲むのがよい。

【本文】　　［鑑］　　芦根は味甘性寒にて、諸々の肉毒を解す。

【通釈】　　［鑑］　　芦根は味甘、性寒で、諸々の肉毒を解する。

【解説】　　本条文は、馬肉を摂取して中毒を発生した場合の別の治療法について論述している。

　　馬肉を摂取して中毒が発生し、死にそうになる場合は、芦根汁を煮て服用し、味甘性寒で諸々の肉毒を解する。

【原文】　　疫死牛、或目赤、或黄、食之大忌。（35）

【本文】　　疫死せる牛、或は目赤く、或は黄なるは、之を食するを大いに忌む。

【語釈】　〇疫死せる牛、或は目赤く云々：陳紀藩の説「牛が疫病に感染して死亡し、両目があるいは赤く、あるいは黄になるのは、湿熱の毒気が内は肝胆、脾胃に伝わって比較的重いことを説明する。最も多いに忌むべきであり、食べてはならない」陳紀藩主編《金匱要略》

【通釈】　疫病で死亡した牛の目が赤色になり、あるいは黄色になる場合は、これを食べるのは大いに禁忌である。

【本文】　［程］　牛疫死して目赤黄なる者は、疫厲の毒去らざるなり。之を食するは、大いに忌む。

【通釈】　［程］　牛が疫病で死亡し、目が赤や黄になる場合は、疫癘の毒が去っていない。これを食べるのは、大いに忌む。

【解説】　本条文は、疫病で死亡した牛の目が赤色になり、あるいは黄色になる場合の摂取の禁忌について論述している。

　疫病で死亡した牛の目が赤色になり、あるいは黄色になる場合は、疫癘の毒が去っていないので、これを摂取するのは大いに禁忌である。

【原文】　牛肉共猪肉食之、必作寸白虫。(36)

【本文】　牛肉は、猪肉と共に之を食すれば、必ず寸白虫を作す（《千金》は、「黄帝云う」と）。

【語釈】　〇牛肉は、猪肉と共に之を食す云々：陳紀藩の説「本条は、第16条と互いに参考にすべきである。牛肉と豚肉を一塊にして食べ、もし煮たり甚だ熱することがなく、生で食べるのと異なることがなければ、寸白虫などの寄生虫病に感染する可能性がある」陳紀藩主編《金匱要略》

【通釈】　牛肉と豚肉を同時に食べると、必ず条虫になる（《千金》では、「黄帝が言う」とある）。

【本文】　［程］　牛肉の性は滞り、猪肉は風を動かす。胃に入り、消えず、湿熱を醸成すれば、則ち虫生ずるなり。亦共に食して虫を生ぜざる者有り、人の胃気の何如を視るのみ。

【通釈】　［程］　牛肉の性は停滞し、豚肉は風を動かす。胃に入り、消えずに湿熱を醸成する場合は、虫が発生する。また、同時に摂取し、虫が発生しない場合があり、人の胃気の強弱を視るだけである。

【解説】　本条文は、牛肉と豚肉を同時に摂取した場合の転機について論述している。

- 1252 -

禽獣魚虫禁忌并治第二十四

牛肉と豚肉を同時に摂取すると、牛肉は停滞し、豚肉は風を動かし、湿熱を醸成するので、必ず条虫が発生する。

【原文】　青牛腸、不可合犬肉食之。(37)
【本文】　青牛の腸は、犬肉に合して之を食す可からず。
【語釈】　○青牛の腸云々：陳紀藩の説「水牛の腸は性温であり、犬肉は性熱である。もし合わせて食べる場合は、熱が腸の中に積もり、消化し難くなる。本条は、なお一歩の研究が待たれる」陳紀藩主編《金匱要略》
【通釈】　水牛の腸は、犬の肉に合わせて食べてはならない。
【本文】　［程］　青牛は、水牛なり。其の腸は性温、犬肉は性熱なり。温熱の物は、合して食す可からず。
【通釈】　［程］　青牛は、水牛である。その腸は性温であり、犬肉は性熱である。温と熱のものは、合わせて食べるべきでない。
【解説】　本条文は、水牛の腸と犬の肉を同時に摂取することの禁忌について論述している。
　　水牛の腸は性温であり、犬肉は性熱であるので、水牛の腸の性温と犬肉の性温を合わせて食べるべきでない。

【原文】　牛肺従三月至五月、其中有虫如馬尾、割去勿食。食則損人。(38)
【本文】　牛肺は三月従り五月に至り、其の中に虫有りて馬尾の如きは、割きて去りて食すること勿かれ。食すれば則ち人を損ず。
【語釈】　○牛肺は三月従り五月に至り云々：陳紀藩の説「三月から五月にかけては、春と夏の季節が交わり、湿熱が欝蒸する季節であり、昆虫は繁殖してはびこり、水草に付着する。牛が食べて胃に入ると、虫が肺に入り（肺吸虫、あるいは蛔虫の幼虫がある）、肺を腐敗させて粘性で馬の毛のようになる。この時は、肺臓を割いて除くべきである。食べると人体を傷害する。ただ、牛の肺で三月より五月にかけて虫がない場合があり、そうであれば食べることができる」陳紀藩主編《金匱要略》
【通釈】　牛の肺は三月から五月になり、その中に虫があり、馬の尾のように粘性で糸状になる場合は、肺を除去し、肺を食べてはならない。もし肺を食べる場合は、人体を損傷する。
【本文】　［程］　春夏の交は、湿熱蒸欝し、牛は草の湿熱を感ずれば、則ち

- 1253 -

虫胃に生じて縁りて肺竅に入る。故に之を食すること勿れ。

【通釈】　　［程］　　春夏が交わる時期は、湿熱が薫蒸し欝滞し、牛が草の湿熱を感じる場合は、虫が胃に生じ、これによって肺の竅に入る。そこで、これを食べてはならない。

【解説】　　本条文は、牛の肺に粘性の糸状物がある場合の摂取の禁忌について論述している。

　三月から五月にかけては、春と夏が交わる季節であり、湿熱が薫蒸して欝滞する。牛が草を食べて湿熱を感じると、胃の中に虫が生じ、肺の竅に入り、馬の尾のようになる。そこで、牛の肺の中に馬の尾のような糸状のものがある場合は、これを切除し、肺を食べてはならない。もしこの肺を食べる場合は、人を損傷する。

【原文】　　牛、羊、猪肉、皆不得以楮木、桑木蒸炙。食之、令人腹内生虫。(39)

【本文】　　牛、羊、猪肉は、皆楮木、桑木を以て蒸し炙るを得ず。之を食すれば、人をして腹内に虫を生ぜしむ。

【語釈】　　○牛、羊、猪肉は、皆楮木、桑木を以て云々：陳紀藩の説「牛、羊、豚の肉は、いずれも楮実子の木の燃料や、あるいは桑の木の柴を用いて蒸したり焼いたりしてはならない。これを食べると、腹中に虫を生じる。その道理は理解し難く、尽くは信じるべきでない」陳紀藩主編《金匱要略》

【通釈】　　牛、羊、あるいは豚の肉は、いずれもこうぞの木や桑の木で蒸したりあぶったりしてはならない。このようにして料理した肉を食べると、腹中に虫が発生する。

【本文】　　［鑑］　　古人は薬を錬るに、多くは桑と柴の火を用う。楮実子は、能く健脾消水す。楮木も亦焼きて用う可し。何を以てか諸肉を蒸し炙りて之を食し、即ち虫を生ずるや。其れ或は物の性相反すればなり。

【通釈】　　［鑑］　　古人は薬を錬るのに、多くは桑と柴の火を用いる。楮実子は、よく健脾消水する。楮木もまた焼いて用いることができる。どうして諸々の肉を蒸したりあぶったりしてこれを食べ、即ち虫を生じるのであろうか。それは、あるいは物の性が相反するからである。

【解説】　　本条文は、牛、羊、豚の肉をこうぞの木や桑の木であぶって摂取した場合の転機について論述している。

牛、羊、豚の肉は、いずれもこうぞの木や桑の木を用いて蒸したり炙ったりしてはならない。これらの肉を摂取すると、腹中に虫が発生する。その理由は、物の性が相反するからである。

【原文】　噉蛇牛肉殺人。何以知之。噉蛇者、毛髪向後順者、是也。（40）

【本文】　蛇を噉らえる牛の肉は、人を殺す。何を以てか之を知るや。蛇を噉らう者は、毛髪後ろに向いて順く者、是れなり。

【語釈】　〇蛇を噉らえる牛の肉は、人を殺す云々：陳紀藩の説「誤って食べて蛇の毒を被って死亡した牛（あるいは牛が毒蛇のいた草を食べる）は、人がこの種の牛肉を食べると、中毒になる。どうして牛が蛇の毒を食べて死亡したことが解るのであろうか。死んだ牛の全身の毛を看ると、後ろに向かってなびいていて（即ち、牛の毛は前を指す）、皮の毛髪が引き締まり、毛や骨がぞっとするものがこれである」陳紀藩主編《金匱要略》

【通釈】　蛇を食べた牛の肉は、人を殺傷する。どうして、これが解るのであろうか。蛇を食べた牛は全身の毛が後ろに向ってなびくので、これが解る。

【本文】　《巣源》に云う、「牛肉を食して毒有る者は、毒蛇草に在りて牛食し、誤りて蛇を噉らえば、則ち死するに由る。亦蛇は毒を吐き草に著き、牛其の草を食して亦死すること有り。此れ、牛肉に大毒有り」と。

【通釈】　《諸病源候論》では、「牛肉を食べて毒がある場合は、毒蛇が草にあって牛が食べ、誤って蛇を噉らう場合は、死亡することによる。また、蛇は毒を吐いて草に着き、牛がその草を食べてまた死亡することがある。これは、牛肉に大毒がある」と言う。

【解説】　本条文は、蛇を食べた牛肉で中毒を発生した場合の牛の鑑別点について論述している。

毒蛇が草の中にあり、牛が草を食べて誤って蛇も食べる場合は、牛は死亡する。あるいは蛇が毒を草に吐き、牛がその草を食べる場合は、牛はまた死亡する。この牛の肉には毒がある。この肉を食べると、人を殺傷する。蛇を食べた牛は、全身の毛が後ろになびくので、蛇を食べたことが解る。

【原文】　治噉蛇牛肉、食之欲死方：（41）

飲人乳汁一升、立愈。

又方：

泔を以て頭を洗い、一升を飲めば愈ゆ。

牛肚細切、以水一斗、煮取一升、煖飲之。大汗出者愈。

【本文】　蛇を噉える牛の肉、之を食して死せんと欲するの方：

人の乳汁一升を飲めば、立ちどころに愈ゆ。

又の方：

泔を以て頭を洗い、一升を飲めば愈ゆ。

牛の肚を細切し、水一斗を以て、煮て一升を取り、煖めて之を飲む。大いに汗出づる者は愈ゆ。

【語釈】　○蛇を噉える牛の肉、之を食して死せんと欲す云々：陳紀藩の説「蛇を食べた牛の肉には毒があり、これを食べると、死にそうになる。そこで、人乳の汁を飲み、甘寒で解毒すると、治癒する。米のとぎ汁は甘涼であり、これで洗って垢を去り、頭の垢の入った米のとぎ汁を飲むと、既に頭の垢で嘔吐を引き、米のとぎ汁でかつよく解毒するのを取る。牛の胃は甘温であり、既に補中益気して脾胃を養い、またよく解毒する。暖めて飲み、大いに汗が出るのは、また毒を排出する意である」陳紀藩主編《金匱要略》

【通釈】　蛇を食べて死亡した牛の肉を人が食べて死にそうになる場合を治療する処方：

人の乳汁一升を飲むと、直ちに治癒する。

別の処方：

米のとぎ汁で頭を洗い、頭の垢の入ったとぎ汁一升を飲むと、治癒する。

牛の胃を細かく切り、水一斗を用いて一升に煮詰め、温めて服用する。汗が多量に出る場合は、治癒する。

【本文】　［程］　《藏器》に曰く、「北人、牛痩せるは、多くは蛇を以て鼻従り之を灌げばなり。其の肝は、則ち獨なり。乳汁は、能く獨肝牛の肉毒を解す。蛇を噉らえる牛は、当に是れ獨肝牛なるべきなり」と。泔を以て頭を洗い飲む者は、頭垢は能く其の毒を吐すを取るなり。牛肚を以て煮て服する者は、其れ同類は相い親しみ、同気は相い求め、大いに其の汗を発し、以て其の毒を出だすを取るなり。

　　［鑑］　牛肚を用うるは、甚だ善からず。

【語釈】　○獨：他と異なる。

【通釈】　［程］　《藏器》では、「北の人は、牛が痩せるのは、多くは蛇が鼻よりこれに注ぐからであるとする。その肝は、獨である。乳汁は、よく獨肝

－ 1256 －

牛の肉毒を解する。蛇を食べた牛は、獨肝牛であるはずである」と言う。米の
とぎ汁で頭を洗って飲むのは、頭の垢はよくその毒を吐出するのを取る。牛の
胃を煮て服用する場合は、同類が相互に親しみ、同気が相互に求め、大いにそ
の汗を発し、その毒を出すのを取る。

　　[鑑]　　牛の胃を用いるのは、甚だよくない。

【本文】　　《本草》の人乳の条に《別録》に云う、「毒肝牛の肉毒を解するは、
濃豉汁を合して之を服すれば、神のごとく効く」と。案ずるに、牛肚は、即ち
牛の胃なり。《本綱》の牛胃の附方に本方を引く。

【通釈】　　《本草》の人乳の条では、《別録》では、「毒肝牛の肉毒を解する
場合に、濃い香豉の汁を合わせてこれを服用すると、神のように効果がある」
と言う。案じるに、牛肚は、牛の胃である。《本草綱目》の牛胃の附方では、
本処方を引用する。

【解説】　　本条文は、蛇を食べて中毒死した牛肉を摂取して死にそうになる場
合の三種類の治療法について論述している。

　　蛇が鼻から入った牛は、痩せる。その牛の肉を摂取して死にそうになる場合
は、乳汁を飲んで肉毒を解する。米のとぎ汁で頭を洗い、その水を飲んで毒を
吐出させる。あるいは牛の胃を細かく切り、これを煮て服用し、大いに汗を発
して毒を出す。

【原文】　　治食牛肉中毒方：(42)

　　甘草煮汁、飲之即解。

【本文】　　牛肉を食して毒に中るを治するの方：

　　甘草の煮汁、之を飲めば即ち解す（《肘後》に云う、「一二升を飲む」と）。

【語釈】　　○牛肉を食して毒に中る云々：陳紀藩の説「甘草は、よく百毒を解
し、また牛肉を食べて中毒になった場合を治療する。今日に至るまで臨床の医
家は、広範囲に甘草を用いて各種の薬物の中毒を解している」陳紀藩主編《金
匱要略》

【通釈】　　牛肉を食べて中毒を発生した場合を治療する処方：

　　甘草の煮汁を飲むと、直ちに緩解する（《肘後》では、「一二升を飲む」と
言う）。

【本文】　　[程]　　甘草は、能く百毒を解す。

【通釈】　　[程]　　甘草は、よく百毒を解する。

【解説】　本条文は、牛肉を摂取して中毒を発生した場合の治療法について論述している。

　牛肉を摂取して中毒が発生した場合は、甘草の煮汁を飲んで百毒を解する。

【原文】　羊肉其有宿熱者、不可食之。(43)

【本文】　羊肉、其の宿熱有る者は、之を食す可からず。

【語釈】　○羊肉、其の宿熱有る者云々：陳紀藩の説「羊肉の性は、大熱である。もし元々伏熱の病があり、あるいは熱性の体質に属している場合は、羊肉を食べるのは好ましくない。これを食べると、必ず発熱する」陳紀藩主編《金匱要略》

【通釈】　羊の肉は、元々熱のある人はこれを食べてはならない。

【本文】　［程］　羊の五藏は、皆平温なるも、唯だ肉のみ火に属して大熱なり。人宿めて熱有る者は、之を食す可からず。

【通釈】　［程］　羊の五臓は、いずれも平温であるが、ただ肉だけは火に属して大熱である。人に元々熱がある場合は、これを食べるべきでない。

【本文】　時珍云う、「羊の肉は、大熱なり。熱病、及び天行病、瘧疾病の後、之を食すれば、必ず熱を発し、危うきを致す」と。

【通釈】　李時珍は、「羊の肉は、大熱である。熱病、および流行病、瘧疾の病に罹患した後、これを食べると、必ず熱を発生し、危険な状態になる」と言う。

【解説】　本条文は、元々体内に熱のある人と羊肉の摂取の禁忌について論述している。

　羊の肉は火に属して大熱であるので、元々内熱のある人は、これを食べてはならない。

【原文】　羊肉不可共生魚、酪食之。害人。(44)

【本文】　羊肉は、生魚、酪と共に之を食す可からず。人を害す（《千金》は、「黄帝云う」と）。

【語釈】　○羊肉は、生魚、酪と共に之を食す可からず云々：陳紀藩の説「羊肉と生鮓の魚（ある種の塩と麹を用いて塩漬けにした魚）、乳酪（動物の乳汁で作った半凝固の品）を混ぜて一塊にして食べると、容易に寄生虫病を得、人体に対して有害である」陳紀藩主編《金匱要略》

- 1258 -

禽獣魚虫禁忌并治第二十四

【通釈】　羊の肉は、塩と麹に漬けた生魚と酪製品を同時に食べてはならない。これを食べると、人を損傷する（《千金》では、「黄帝が言う」とある）。

【本文】　［程］　生魚は、鮓の属なり。酪は、乳の属なり。生魚と酪と食すれば、尚内瘕を成す。加うるに羊肉を以て之を食すれば、必ず益せざるなり。

【語釈】　〇鮓：酢に漬けた魚。　〇瘕：腹内の痞塊。集ったり散ったりして、痛みも一定の場所にないもの。

【通釈】　［程］　生魚は、鮓の属である。酪は、乳の属である。生魚と酪を食べると、なお腹内の瘕を形成する。これに加えて羊肉を食べると、必ず有益でない。

【解説】　本条文は、羊肉、生魚、酪製品を同時に摂取することの禁忌について論述している。

　生魚は鮓の属であり、酪は乳の属であり、生魚と酪をともに食べると、腹中に瘕を形成する。更に羊肉を合わせて摂取する場合は、有害であり、人を損傷する。

【原文】　羊蹄甲中有珠子白者、名羊懸筋。食之令人癲。(45)

【本文】　羊の蹄甲の中に珠子白き者有るは、羊懸筋と名づく。之を食すれば、人をして癲せしむ（徐、沈は、「懸」の上に「羊」の字無し。《千金》は、「黄帝云う」と）。

【語釈】　〇羊の蹄甲の中に珠子白き者云々：陳紀藩の説「羊の蹄の中にもし白色の斑点を生じる場合は、羊懸筋証と名づける。この種の羊肉を食べると、人に害が及び癲癇になる。その道理は、不明である」陳紀藩主編《金匱要略》

【通釈】　羊の蹄の甲の中に白色の斑点がある場合は、羊懸筋と称している。これを食べると、癲病になる（徐本、沈本では、「懸」の字の上に「羊」の字がない。《千金》では、「黄帝が言う」とある）。

【本文】　［程］［鑑］　此の義、未だ詳らかならず。

【通釈】　［程］［鑑］　この義は、いまだ詳らかでない。

【解説】　本条文は、羊懸筋を摂取した場合の転機について論述している。

　蹄の甲の中に白色の斑点がある羊を食べる場合に癲癇になる意義は、いまだ詳らかでない。

【原文】　白羊黒頭、食其脳、作腸癰。(46)

- 1259 -

【本文】　白羊黒頭は、其の脳を食すれば、腸癰を作す（《千金》は、「黄帝云う」と。下に同じ）。

【語釈】　○白羊黒頭は、其の脳を食すれば云々：陳紀藩の説「李時珍は、羊の脳は「気味は毒がある」と言い、並びに孟詵を引き、「風病を発生する。酒に混和して服用すると、人の心を迷わせ、風疾を形成する。男子がこれを食べると、精気を損傷し、子供が少なくなる。白い羊で黒い頭の脳を食べると腸癰を生じる」と言う。その道理は、一歩研究討論するのを待つ」陳紀藩主編《金匱要略》

【通釈】　白色の羊で頭が黒色の羊の脳を食べると、腸癰を発生する（《千金》では、「黄帝が言う」とある。下に同じである）。

【本文】　［程］　羊の脳は毒有り。之を食すれば、風疾を発し、精気を損じ、唯だ腸癰を作すのみならざるなり。《方書》は、祗_{ただ}用いて外敷薬と為す。

【通釈】　［程］　羊の脳は、毒がある。これを食べると、風疾を発生し、精気を損傷し、ただ腸癰を発生するだけではない。《方書》では、ただ用いて外に敷布する薬とする。

【解説】　本条文は、身体は白色で頭が黒色の羊の脳を摂取した後の転機について論述している。

羊の脳は毒があるので、これを食べると、腸癰を発生するだけではなく、風疾を発生し、精気を損傷する。

【原文】　羊肝共生椒食之、破人五藏。（47）

【本文】　羊肝は、生椒と共に之を食すれば、人の五藏を破る。

【語釈】　○羊肝は、生椒と共に之を食すれば云々：陳紀藩の説「羊の肝と生の蜀椒はいずれも辛温の品に属し、混合して食べる場合は、風火が閉じて結び暴毒が深く五臓に入るので、健康を損なうことがある。この条は、恐らくは実際を言い過ぎている」陳紀藩主編《金匱要略》

【通釈】　羊の肝は、生の蜀椒と同時に食べると、人の五臓を損傷する。

【本文】　［鑑］　羊肝と生椒は、皆火に属す。共に食すれば、恐らくは人の五藏を損傷す。

【通釈】　［鑑］　羊の肝と生の蜀椒は、いずれも火に属している。同時に食べると、恐らくは人の五臓を損傷する。

【解説】　本条文は、羊の肝と生の蜀椒を同時に摂取した後の転機について論

－ 1260 －

述している。

　羊の肝と生の蜀椒はいずれも火に属しているので、同時に摂取すると、人の五臓を損傷する。

【原文】　猪肉共羊肝和食之、令人心悶。(48)

【本文】　猪肉は、羊肝と共に和して之を食すれば、人をして心悶せしむ。

【語釈】　〇猪肉は、羊肝と共に和して之を食す云々：陳紀藩の説「豚肉は血脈を停滞させて閉ざし、羊の肝は粘る。ともに食べる場合は、気が滞り、胸膈は痞悶する。ただ、二つを同時に食べても、一般にはいまだ問題を発生しない」陳紀藩主編《金匱要略》

【通釈】　豚肉は、羊の肝と混和して食べると、心煩を発生する。

【本文】　〔程〕　猪肉は、能く血脈を閉づ。羊肝と合して食すれば、則ち気を滞らす。故に人をして心悶せしむ。

【通釈】　〔程〕　豚肉は、よく血脈を閉ざす。羊の肝と合わせて食べる場合は、気を滞らせる。そこで、人に心悶を生じる。

【解説】　本条文は、豚肉と羊の肝を同時に摂取した場合の転機について論述している。

　豚肉はよく血脈を閉ざすので、羊の肝と合わせて食べると、気が滞り、心煩を発生する。

【原文】　猪肉以生葫荽同食、爛人臍。(49)

【本文】　猪肉は、生葫荽を以て同食すれば、人の臍を爛らしむ。

【語釈】　〇猪肉は、生葫荽を以て同食す云々：陳紀藩の説「生の胡荽は辛熱で気が重く、膩で結ぶ豚肉を得てこれに固く恋する場合は、辛熱が中に集り、また気の重い性が外に透る。そこで、熱の重い人が多く食べると、偶然に腹部の臍に糜爛を発生する」陳紀藩主編《金匱要略》

【通釈】　豚肉は、生の胡荽と同時に食べると、臍が爛れる。

【本文】　〔程〕　胡荽は、精神を損ない、痼疾を発す。猪肉は、人をして乏気少精せしめ、痼疾を発す。宜しく其れ共に食す可からず。臍を爛らすが若きは、則ち解す可からず。

【通釈】　〔程〕　胡荽は、精神を損ない、痼疾を発生する。豚肉は、人の気を乏しくし、精を少なくし、痼疾を発生する。それは、共に食べるべきでない。

- 1261 -

臍を爛らせるようなものは、理解できない。

【解説】　本条文は、豚肉と生の胡荽を同時に摂取した場合の転機について論述している。

　豚肉は気を乏しくし、精を少なくし、痼疾を発生し、胡荽は精神を損ない、痼疾を発生するので、同時に摂取すべきでない。豚肉と胡荽を同時に摂取すると臍が爛れるのは、理解できない。

【原文】　猪脂不可合梅子食之。(50)

【本文】　猪脂は、梅子に合して之を食す可からず。

【語釈】　○猪脂は、梅子に合して云々：陳紀藩の説「豚は滑利で膈に粘り、梅の実は酸渋で收斂し、二つの性は相い反する。もし同時にこれを食べる場合は、斂め渋り膈に粘る性が留恋して去らなくなり、胃脘部の気が濁って快適でない。そこで、これを忌む」陳紀藩主編《金匱要略》

【通釈】　豚の脂は、梅の実と合わせて食べてはならない。

【本文】　［鑑］　猪脂は滑利、梅子は酸澀、性相い反するなり。故に合して食す可からず。

【通釈】　［鑑］　豚の脂は滑らかで通利し、梅の実は酸で渋り、性が相互に反する。そこで、合わせて食べるべきでない。

【解説】　本条文は、豚の脂と梅の実を同時に摂取することの禁忌について論述している。

　豚の脂は滑利であり、梅の実は酸澀であり、性が相互に反するので、同時に食べてはならない。

【原文】　猪肉和葵食之、少気。(51)

【本文】　猪肉は、葵に和して之を食すれば、少気す。

【語釈】　○猪肉は、葵に和して云々：陳紀藩の説「豚肉は粘って気を停滞させ、葵菜は滑らかで気を粘らせる。粘るものと滑らかなものを同時に食べると、腸胃は疏鬆になって下に注ぎ、気が乏しくなった感覚を生じる」陳紀藩主編《金匱要略》

【通釈】　豚肉は葵<ruby>葵<rt>あおい</rt></ruby>に混和して食べると、息切れが出現する。

【本文】　［程］　葵の性は冷利にて、痰を生じ風を動かし、猪肉は人をして乏気せしむ。合して之を食すれば、止<ruby>止<rt>ただ</rt></ruby>少気するのみに非ざるなり。

- 1262 -

〔鑑〕　此の義は、未だ詳らかならず。

【通釈】　〔程〕　葵の性は冷えて通利し、痰を生じて風を動かし、豚肉は人に息切れをさせる。合わせてこれを食べると、ただ息切れがするだけではない。

　　〔鑑〕　この義は、いまだ詳らかでない。

【解説】　本条文は、豚肉と葵を同時に摂取した場合の転機について論述している。

　葵の性は冷えて通利し、痰を生じ風を動かす。豚肉は、息切れをさせる。葵と豚肉を合わせて食べると、息切れだけが出現するのではない。あるいはこの義は、詳らかでない。

【原文】　鹿肉不可和蒲白作羹。食之発悪瘡。（52）

【本文】　鹿肉は、蒲白に和して　羹^{あつもの}　を作る可からず。之を食すれば、悪瘡を発す（「肉」は、原本は「人」に作る。今徐、程、沈、《金鑑》に依りて改む。「和」は、《金鑑》は「合」に作る。《千金》は、「黄帝云う」と）。

【語釈】　〇鹿肉は、蒲白に和して云々：陳紀藩の説「鹿肉の性は温であり、調理した鹿肉を単独で食べる場合は、心煩、不眠、口や舌の乾燥などの反応があるはずである。蒲白は、性辛である。二つをあつものに作ってこれを食べると、辛熱が肉や腠理に行り、よく悪瘡を発生できる。この条は、活かして看るべきである」陳紀藩主編《金匱要略》

【本文】　鹿の肉は、蒲の新芽に混ぜてあつものを作ってはならない。これを食べると、悪瘡を発生する（「肉」の字は、原本では「人」の字に作る。今徐本、程本、沈本、《医宗金鑑》によって改める。「和」の字は、《医宗金鑑》では、「合」の字に作る。《千金》では、「黄帝が言う」とある）。

【本文】　〔程〕　鹿肉は、九月已後より正月已前に至りては、食するに堪えるも、他月に之を食すれば、則ち冷痛を発す。蒲白は、想うに蒲　筍^{ほじゅん}　の類なり。当に之を詳らかにせよ。

　　〔鑑〕　悪瘡を発すは、此の義未だ詳らかならず。

【語釈】　〇筍：たけのこ。

【通釈】　〔程〕　鹿肉は、九月以後より正月以前に至っては、食べるのに堪えられるが、他の月にこれを食べる場合は、冷痛を発生する。蒲白は、思うに蒲筍^{がま}の類である。これを詳らかにすべきである。

　　〔鑑〕　悪瘡を発生するこの義は、いまだ詳らかでない。

【本文】　案ずるに、《本草》に蘇敬云う、「香蒲は、薦を作る可き者なり。春初に生じ、白を取りて菹を為る」と。又蘇頌は「其の中心は地に入り、白蒻大にて匕の柄の如き者は、生にて之を啖らう」と云えば、是れ蒲白なるを知る。乃ち、蒲蒻は、一に蒲筍と名づく。

【語釈】　〇菹：漬け物。酢づけの菜。　〇蒻：蒲の芽。

【通釈】　案じるに、《本草》では、蘇敬は、「香蒲は、薦を作ることができるものである。初春に生じ、白を取って漬け物を作る」と言う。また、蘇頌が「その中心は地面に入り、白の蒲の芽の大きさで匕の柄のようなものは、生でこれを食べる」と言えば、これが蒲白であることが解る。即ち、蒲蒻は、一つには蒲筍と名づける。

【解説】　本条文は、鹿の肉と蒲白を同時に摂取した場合の転機について論述している。

　鹿の肉は九月から正月にかけては食べられるが、その他の月にこれを食べる場合は、冷痛を発生する。鹿の肉と蒲白を混和してあつものを作るべきでない。これを食べると、悪瘡を発生する。蒲白は、蒲筍の類である。悪瘡を発生する義は、いまだ詳らかでない。

【原文】　麋脂及梅季子、若妊婦食之、令子青盲。男子傷精。(53)

【本文】　麋脂、及び梅季子は、若し妊婦之を食すれば、子をして青盲ならしむ。男子は、精を傷る（《外台》に《肘後》を引きて云う、「麋脂は、梅季に合して食す可からず」と）。

【語釈】　〇麋脂、及び梅季子は云々：陳紀藩の説「なれ鹿の脂は辛寒で滑利であり、梅や李の実は清涼で酸渋である。もし妊婦がこれを過食する場合は、肝気が虧損し、胎児の眼睛を損傷し、めくらの病に罹患する可能性があるので、胎教ではこれを慎む。もし男子がこれを過食する場合は、腎精が消耗するので、精気を損傷して陽痿を引き起こす可能性がある」陳紀藩主編《金匱要略》

【通釈】　なれ鹿の脂、および梅や季の実は、もし妊婦がこれを食べると、子供は緑内障になる。男子が食べると、精気を損傷する（《外台》では、《肘後》を引用し、「なれ鹿の脂は、梅や季に合わせて食べるべきでない」と言う）。

【本文】　[程]　麋脂は、梅李を忌む。故に合して食す可からず。按ずるに、麋の蹄の下は二竅有り、夜目と為す。《淮南子》に曰く、「孕女麋を見れば、

－ 1264 －

禽獣魚虫禁忌并治第二十四

而ち子は四つ目なり」と。今麋脂を食して子をして青盲ならしむに、物の類相い感ずるは、了に知る可からず。其の胎教に於いては、慎まざる可からざるなり。又麋脂は能く陽を痿し精を傷り、麋角は能く陽を興し髄を益す。何ぞ一体の中にして性治は頓に異なるや。

【語釈】　○痿：なえる。

【通釈】　［程］　なれ鹿の脂は、梅や李を忌む。そこで、合わせて食べるべきでない。按じるに、なれ鹿の蹄の下には二竅があり、夜目である。《淮南子》では、「妊婦がなれ鹿を見ると、子は四つ目になる」と言う。今なれ鹿の脂を食べて子供が緑内障になるが、物の類が相互に感じるのかどうかは、遂に知ることはできない。胎教においては、慎まないでいてはならない。また、なれ鹿の脂はよく陽を痿えさせて精を傷り、なれ鹿の角はよく陽を興して髄を益す。どうして一つの体の中で性や治療が遽かに異なるのであろうか。

【本文】　案ずるに、李時珍云う、「麋は鹿に似るも、而れども色は青黒にして大きさ子牛の如く、肉蹄と目の下に二竅有り夜目と為す」と。程云う、「蹄の下に二竅有り」は、恐らくは誤りなり。

【通釈】　案じるに、李時珍は、「なれ鹿は鹿に似るが、色は青黒で、大きさは子牛のようであり、肉の蹄と目の下に二竅があり、夜目である」と言う。程氏が「蹄の下に二竅がある」と言うのは、恐らくは誤りである。

【解説】　本条文は、なれ鹿の脂と梅や李の実を同時に摂取することの禁忌について論述している。

　なれ鹿の脂は梅や李を忌むので、合わせて食べるべきでない。妊婦がなれ鹿を見ると、子供は四つ目になる。なれ鹿の脂を食べると子供が緑内障になるのは、物の類が相互に感じることによるのかどうかは、不明である。ただ、胎教では、なれ鹿の脂と梅や李の実を妊婦が同時に食べるべきでない。もし男子がこれを食べる場合は、なれ鹿の脂が精を傷るので、陽痿になる。

【原文】　麞肉不可合蝦及生菜、梅李果食之。皆病人。(54)

【本文】　麞肉は、蝦、及び生菜、梅李果と合して之を食す可からず。皆人を病ましむ。

【語釈】　○麞肉は、蝦、及び生菜、梅李果と合し云々：陳紀藩の説「のろの肉はこれを食べると気を動かし、蝦はよく風熱を動かし、生菜、梅、李は痰を動かすので、合わせてこれを食べると、人は風痰、熱気の病に罹患する」陳紀

－ 1265 －

藩主編《金匱要略》

【通釈】　のろの肉は、蝦、および生菜、梅や李の果実と合わせて食べてはならない。これらを同時に食べると、病気になる。

【本文】　［程］　麕肉は、十二月より七月に至りて之を食すれば、気を動ず。蝦は、能く風熱を動ず。生菜、梅、李は、痰を動ず。合して之を食すれば、皆人をして病しむ。

【通釈】　［程］　のろの肉は、十二月より七月に至ってこれを食べると、気を動かす。蝦は、よく風熱を動かす。生菜、梅、李は、痰を動かす。合わせてこれを食べると、皆人は病になる。

【解説】　本条文は、のろの肉と蝦、生菜、梅や李の果実と同時に摂取することの禁忌について論述している。

　のろの肉は十二月から七月にかけてこれを食べると気を動かし、蝦は風熱を動かし、生菜、梅、李の果実は痰を動かすので、合わせてこれを食べると、病に罹患する。

【原文】　瘤疾人不可食熊肉、令終身不愈。(55)

【本文】　瘤疾の人は、熊肉を食す可からず。終身愈えざらしむ。

【語釈】　〇瘤疾の人は、熊肉を食す可からず云々：陳紀藩の説「積が久しく治癒せず、頑固な病に罹患する場合は、原因を審らかにして治療を論じるべきであり、熊の肉を食べるのは好ましくない。熊の肉は甘で滋膩であるので、虚羸を補う効能はあるが、ただ恋邪の弊害があり、食べると病根を除き難い。本条の論じる所は、また活かして看るべきである」陳紀藩主編《金匱要略》

【通釈】　持病のある人は、熊の肉を食べてはならない。もしこれを食べると、一升治癒しない。

【本文】　［程］　張鼎云う、「腹中に積聚、寒熱有る者は、熊肉を食すれば、永く除かれず」と。

【通釈】　［程］　張鼎は、「腹中に積聚や寒熱がある場合は、熊の肉を食べると、永く除かれなくなる」と言う。

【解説】　本条文は、持病のある人と熊の肉の摂取の禁忌について論述している。

　持病があり、腹中に積聚や寒熱がある場合は、熊の肉を食べてはならない。もし熊の肉を食べる場合は、持病は永く除かれず、病は一生治癒しない。

禽獣魚虫禁忌并治第二十四

【原文】　白犬自死、不出舌者、食之害人。(56)
【本文】　白犬自死して、舌を出ださざる者は、之を食すれば人を害す。
【語釈】　○白犬自死して、舌を出ださざる者云々：陳紀藩の説「犬が死ぬと、必ず舌を吐出する。白い犬が訳もなく自然に死んだ。死んだ後に舌の尖端を外に吐露しない場合は、多くは中毒の現象である。この種の犬の肉を食べるのは、人体に害がある」陳紀藩主編《金匱要略》
【通釈】　白犬が自然に死亡して舌を出さない場合は、これを食べると人に害を及ぼす。
【本文】　［鑑］　凡そ犬死すれば、必ず舌を吐す。惟だ毒に中りて死すれば、其の舌吐せず、毒内に在るなり。故に之を食せば、人を害す。
【通釈】　［鑑］　およそ犬が死ぬと、必ず舌を吐出する。ただ、毒に中って死ぬ場合は、その舌は吐出せず、毒が内にある。そこで、これを食べると、人に害を及ぼす。
【解説】　本条文は、白犬が自然に死亡し舌を出さない場合の摂取の禁忌について論述している。
　犬が死亡する場合は、必ず舌を出すが、中毒で死亡する場合は、舌を出さず、毒は体内にある。そこで、白犬が自然に死亡し、舌を出さない場合は、中毒で死亡しているので、これを食べると人体に有害である。

【原文】　食狗鼠余、令人発瘻瘡。(57)
【本文】　狗鼠（くそ）の余を食すれば、人をして瘻瘡（るそう）を発せしむ。
【語釈】　○狗鼠の余を食す云々：陳紀藩の説「犬あるいは年を取った鼠が食べ残した飲食を食べると、それには涎の毒があるので、人がもしこれを食べる場合は、筋や絡に散じ、往々にして人に瘰癧の病を発生し、甚だしくなると潰瘍を生じる（ただ、並びに瘻瘡を発生するのを肯定するのではない）」陳紀藩主編《金匱要略》
【通釈】　犬や鼠の食べ残した食物を食べると、瘰癧になる。
【本文】　［程］　余は、狗鼠の剰食なり。其の涎毒は、食中に在り。人之を食すれば、則ち毒筋絡に散じ、瘻瘡を発せしむ。
【語釈】　○剰：余り。
【通釈】　［程］　余は、犬や鼠の食べ残しである。その涎や毒は、食物の中

- 1267 -

にある。人がこれを食べる場合は、毒が筋や絡に散じ、瘻瘡を発生する。

【本文】　《巣源・養生方》に云う、「正月は、鼠の残食を食すること勿れ。瘻瘡を作し、頸項に発し、或は毒腹に入り、下血止まず、或は口は瘡を生じ、虫有りて食するが如し」と。

【通釈】　《諸病源候論・養生方》では、「正月は、鼠の食べ残しを食べてはならない。瘻瘡を生じ、頸項部に発生し、あるいは毒が腹に入り、下血が止まず、あるいは口は瘡を生じ、虫があって食べるようになる」と言う。

【解説】　本条文は、犬や鼠の食べ残した食物を摂取した場合の転機について論述している。

　犬や鼠が食べ残した食物を食べると、涎や毒が食物の中にあり、毒が筋や絡に散じるので、瘻瘡が発生する。

【原文】　治食犬肉不消、心下堅、或腹脹、口乾大渇、心急発熱、妄語如狂、或洞下方：(58)

　杏仁（一升、合皮、熟研用）

　右一味、以沸湯三升、和取汁、分三服。利下肉片、大験。

【本文】　犬肉を食して消えず、心下堅く、或は腹脹り、口乾き大いに渇し、心急して発熱し、妄語すること狂の如く、或は洞下するを治するの方（《千金》は同じ）：

　杏仁（一升、皮を合し、熟研して用う）

　右一味、沸湯三升を以て、和して汁を取り、分けて三服す。肉片を利下して、大いに験あり。
しるし

【語釈】　○犬肉を食して消えず云々：陳紀藩の説「およそ犬の肉は性は甚だ燥熱であり、過食して消えず、熱邪が阻滞する場合は、心下は堅く満ち、腹は脹満し、火熱が傷陰して心を乱す場合は、口は乾き大いに渇し、忽ち（《金匱玉函要略述義》では、「心急」を「忽ち」に作る）発熱し、あるいは狂ったように譫語し、熱毒が下に注ぐ場合は、洞下が出現する。李時珍は、犬の肉は杏仁を畏れると言う。そこで、杏仁は、よく犬の肉が消化されない諸々の疾患を治療する。思うに、杏仁には寛中下気、解毒消食の効能がある。方後の「肉片を利下す」は、《千金方》巻二十四に「犬の肉は、皆完全な塊が出ると、直ちに静かになる」に作るのもまた従うべきである」陳紀藩主編《金匱要略》

【通釈】　犬の肉を食べて消化されず、心下は堅く、あるいは腹部は脹満し、

- 1268 -

口は乾いて口渇が甚だしく、忽ち発熱し、狂ったように譫語し、あるいは腹痛や腹鳴を伴う水様性の下痢を発生する場合を治療する処方（《千金》では、同じである）：

杏仁（一升、皮を合わせ、充分に磨りつぶして用いる）

右の一味に沸騰した湯三升を用い、混和して汁を取り、三回に分けて服用する。肉片は下痢によって下り、非常に有効である。

【本文】　［程］　犬肉は、杏仁を畏る。故に能く犬肉消えざるを治す。近人は、之を以て狂犬の咬むを治す。皆此の意なり。

【通釈】　［程］　犬の肉は、杏仁を畏れる。そこで、よく犬の肉が消化されない場合を治療する。最近の人は、これを用いて狂った犬が咬む場合を治療する。いずれもこの意である。

【解説】　本条文は、犬の肉を過食した場合に出現する症状と治療法について論述している。

犬の肉を過食して消化されず、心下が堅くなり、あるいは腹部が脹満し、口が乾き、口渇が甚だしくなり、忽ち発熱し、狂ったように譫語し、あるいは水様性の下痢が出現する場合は、犬の肉は杏仁を畏れるので、杏仁の粉末に沸騰した湯を混和して汁を取り、これを服用して犬の肉が消化されないのを治療する。

【原文】　婦人妊娠、不可食兔肉、山羊肉、及鱉、鶏、鴨。令子無声音。(59)

【本文】　婦人妊娠するは、兔の肉、山羊の肉、及び鱉、鶏、鴨を食す可からず。子をして声音無からしむ。

【語釈】　〇婦人妊娠するは、兔の肉、山羊の肉云々：陳紀藩の説「本条は、妊娠して飲食が好ましい場合と忌む場合、および胎教の内容に及んでいる。常用しない異なった味は、妊婦は食べない。もし合わせて相反するものを食べる場合は、皆無益であり、反って有害である。子供は声が出なくなる説に至っては、同類が相い感じて引き起こされることを言い、またいまだ全く信じるべきでない」陳紀藩主編《金匱要略》

【通釈】　婦人が妊娠した場合は、兔の肉、山羊の肉、およびスッポン、鶏、鴨を食べてはならない。子供は、声が出なくなる。

【本文】　［程］　妊娠し、兔の肉を食すれば、則ち子をして欠唇せしめ、羊の肉を食すれば、則ち子をして熱多からしめ、鱉の肉を食すれば、則ち子をし

て項短ならしめ、声音無からしめざるなり。若し犬の肉を食すれば、則ち子を
して声音無からしむ。鶏、鴨の肉は、胎産は需めて以て補益す。二者は、必ず
しも之を忌まず。

　　　［鑑］　此の数なる者は、妊婦は皆当に食すべからざるなり。

【通釈】　　［程］　妊娠し、兎の肉を食べる場合は、子供は唇を欠き、羊の肉
を食べる場合は、子供は熱が多くなり、スッポンの肉を食べる場合は、子供は
項が短かくなるが、声が出なくなることはない。もし犬の肉を食べる場合は、
子供は声が出なくなる。鶏と鴨の肉は、妊娠と出産の時は求めて補益する。二
つは、必ずしもこれを禁止しない。

　　　［鑑］　この幾つかは、妊婦はいずれも食べてはならない。

【本文】　　案ずるに、二説は未だ孰れが是なるかを詳らかにせず。故に之を両
つながら存す。

【通釈】　　案じるに、二つ説は、いまだどちらが正しいかが詳らかでない。そ
こで、これをともに温存する。

【解説】　　本条文は、妊娠時の飲食の禁忌について論述している。

　婦人が妊娠した場合は、兎の肉を食べると子供は唇を欠き、羊の肉を食べる
と子供は熱が多くなり、スッポンの肉を食べると子供は項が短くなり、犬の肉
を食べると子供は声が出なくなるので、いずれも摂取することは禁忌である。
鶏と鴨の肉は、妊娠中と出産時は求めて摂取し、身体を補益するので、摂取す
るのは禁忌でない。あるいはこれらの幾つかは、妊婦ではいずれも摂取しては
ならない。

【原文】　　兎肉不可合白鶏肉食之。令人面発黄。(60)

【本文】　　兎肉は、白鶏の肉に合して之を食す可からず。人をして面に黄を発
せしむ（《外台》に《肘後》を引きて云う、「兎の肉は、獺の肉、及び白鶏
の心を雑じえて食す可からず」）。

【語釈】　　〇兎肉は、白鶏の肉に合して云々：陳紀藩の説「兎の肉は、白の鶏
の肉に混和して食べてはならない。食べると湿熱を動かし、最も容易に人の顔
面を発黄させる。この条に言う所は、並びに尽くはそのようにならない。これ
を記録して参考に備える」陳紀藩主編《金匱要略》

【通釈】　　兎の肉は、白い鶏の肉に合わせて食べてはならない。これを食べる
と、顔面に黄疸を発生する（《外台》では《肘後》を引用し、「兎の肉は、

禽獣魚虫禁忌并治第二十四

獺_{かわうそ}の肉、および白い鶏の心を雑じえて食べてはならない」と言う）。

【本文】　［鑑］　二物合して食すれば、脾気を動かして黄を発す。故に合して食す可からず。

【通釈】　［鑑］　二つのものを合わせて食べると、脾気を動かして黄疸を発生する。そこで、合わせて食べてはならない。

【本文】　《千金》に黄帝云う、「兎の肉は、獺の肝に和して之を食すれば、三日に必ず遁尸を成し、白の鶏の肝と心を共にして之を食すれば、人をして面に色を失せしめ、一年にて癉黄を成す」と。

【通釈】　《千金》では、黄帝は、「兎の肉は、獺の肝に混和してこれを食べると、三日で必ず遁尸を形成し、白の鶏の肝と心をともにこれを食べると、人の顔面から色を失わせ、一年で黄疸を形成する」と言う。

【解説】　本条文は、兎の肉と白い鶏の肉を同時に摂取することの禁忌について論述している。

　兎の肉と白い鶏の肉を合わせて食べると、脾気を動かして黄疸を発生するので、これらを同時に摂取してはならない。

【原文】　兎肉着乾姜食之、成霍乱。(61)

【本文】　兎肉は、乾姜を着けて之を食すれば、霍乱を成す。

【語釈】　〇兎肉は、乾姜を着けて云々：陳紀藩の説「兎の肉は酸寒で陰に属し、乾姜は辛熱で陽に属し、性味が相反する。そこで、兎の肉と乾姜を一塊で食べると、胃気が調和せず、容易に霍乱で吐瀉する病が引き起こされる。もし料理が法を得ている場合は、霍乱を形成しないはずである。筆者は兎の肉と乾姜を合わせて食べ、嘔吐が停止しなかった経験があるので、この条もまた信じない訳にはいかない」陳紀藩主編《金匱要略》

【通釈】　兎の肉は、乾姜をつけて食べると、霍乱になる。

【本文】　［程］　兎肉は味酸、乾姜は味辛、辛は能く酸に勝つ。故に合して之を食すれば、霍乱を成す。陶弘景曰く、「並びに橘_{たちばな}、芥_{からし}と同じく食す可からず。二物も亦辛物なればなり」と。

【通釈】　［程］　兎の肉は味酸、乾姜は味辛であり、辛はよく酸に勝つ。そこで、これを合わせて食べると、霍乱を形成する。陶弘景は、「並びに橘_{たちばな}、芥_{からし}と同時に食べるべきでない。二つもまた辛の品であるからである」と言う。

【解説】　本条文は、兎の肉と乾姜を同時に摂取した場合の転機について論述

- 1271 -

している。

　兎の肉は味酸であり、乾姜は味辛であり、辛はよく酸に勝つので、これを合わせて食べると、霍乱を形成する。

【原文】　凡鳥自死、口不閉、翅不合者、不可食之。(62)

【本文】　凡そ鳥自死して、口閉じず、翅（つばさ）合わざる者は、之を食す可からず（《外台》は《肘後》を引き、「閉」を「開」に作る）。

【語釈】　〇凡そ鳥自死して、口閉じず云々：陳紀藩の説「鳥が自然に死亡する場合は、必ず翼を斂め口を閉じる。今口は大いに張り、翼を収めない場合は、その死は異常である。即ち、伝染し中毒で死亡した象であり、これによって死亡した鳥であるので、食べるべきでない」陳紀藩主編《金匱要略》

【通釈】　およそ鳥が自然に死亡し、口を閉じず、翼を合わさない場合は、これを食べてはならない（《外台》では《肘後》を引用し、「閉」の字を「開」の字に作る）。

【本文】　［程］　鳥自死すれば、必ず翅を斂め口を閉づ。若し翅を張り口を開くは、其の死するや異なり、其の肉や必ず毒あり、之を食す可からざるなり。

【通釈】　［程］　鳥が自然に死亡すると、必ず翼を斂め、口を閉じる。もし翼を張り、口を開く場合は、その死は異常であり、その肉には必ず毒があるので、これを食べるべきでない。

【解説】　本条文は、鳥が自然に死亡し口を閉じず翼を合わさない場合の摂取の禁忌について論述している。

　鳥が自然に死亡する場合は、必ず翼を斂め、口を閉じる。もし鳥が自然に死亡し、翼を張り、口を開く場合は、異常な死に方であり、必ず毒があるので、これを摂取してはならない。

【原文】　諸禽肉、肝青者、食之殺人。(63)

【本文】　諸々の禽の肉、肝青き者は、之を食すれば人を殺す。

【語釈】　〇諸々の禽の肉、肝青き者云々：陳紀藩の説「およそ各種の禽獣の肉類の肝臓に青黒色が出現し、光り輝いている場合は、皆伝染性の中毒で引き起こされているので、人がこれを食べると中毒になる」陳紀藩主編《金匱要略》

【通釈】　種々の鳥の肉と肝臓が青色である場合は、これを食べると死亡する。

- 1272 -

【本文】　　［程］　　青き者は、必ず毒物の傷る所なり。故に之を食すれば能く人を殺す。

【通釈】　　［程］　　青い場合は、必ず毒物で傷られている。そこで、これを食べると、よく人を殺す。

【解説】　　本条文は、鳥の肉と肝臓が青色である場合の摂取した後の転機について論述している。

　諸々の鳥の肉と肝臓が青色の場合は、毒物で傷られているので、これを摂取すると、死亡する。

【原文】　　鶏有六翮四距者、不可食之。（64）

【本文】　　鶏に六翮、四距有る者は、之を食す可からず（《千金》は黄帝を引き、「六距」に作る。《本草》は《食療》を引き、「六指」に作る）。

【語釈】　　○鶏に六翮、四距有る者云々：陳紀藩の説「鶏に六個の羽根の茎が生じ、脚の爪がただ四個である場合は、古人はこの種の怪異な鳥には毒があると認識した。そこで、食べるべきでない。この条もまた活かして看るべきである」陳紀藩主編《金匱要略》

【通釈】　　鶏に六個の羽根と四個のけづめがある場合は、これを食べてはならない（《千金》では黄帝を引用し、「六距」に作る。《本草》では《食療》を引用し、「六指」に作る）。

【本文】　　［鑑］　　距は、鶏の脚の爪なり。形に怪異有る者は、毒有り。故に食す可からず。

【通釈】　　［鑑］　　距は、鶏の脚の爪である。形が奇怪である場合は、毒がある。そこで、食べるべきでない。

【解説】　　本条文は、六個の羽根と四個のけづめのある鶏と摂取の禁忌について論述している。

　鶏に六個の羽根と四個のけづめがある場合は、形が奇怪であり、毒があるので、これを摂取してはならない。

【原文】　　烏鶏白首者、不可食之。（65）

【本文】　　烏鶏、白首の者は、之を食す可からず。

【語釈】　　○烏鶏、白首の者云々：陳紀藩の説「黒い鶏は、黒い首であるはずである。ところが、頭が反って白色になるは、その色彩が怪異であり、恐らく

－ 1273 －

は毒があるので、最もよいのは食べないことである。第46条の白い羊で頭が黒い意と互いに参照すべきである。拘泥すべきでない」陳紀藩主編《金匱要略》

【通釈】　黒い鶏で首が白い場合は、これを食べてはならない。

【本文】　　［鑑］　色に相合せざる者有れば、毒有り、食す可からず。

【通釈】　　［鑑］　色が相互に合致しない場合は、毒があるので、食べるべきでない。

【解説】　本条文は、首が白色で身体が黒色の鶏と摂取の禁忌について論述している。

　黒い鶏で首が白い場合は、色が相互に合致せず、毒があるので、これを摂取すべきでない。

【原文】　鶏不可共胡蒜食之、滞気。(66)

【本文】　鶏は胡蒜と共に之を食す可からず。気を滞らす（原註は、「一に鶏子と云う」と。○案ずるに、胡蒜は即ち大蒜なり）。

【語釈】　○鶏は胡蒜と共に云々：陳紀藩の説「鶏の肉は、ニンニクに着けて食べてはならない。鶏はよく風を動かし、ニンニクはよく痰を動かし、食べると風痰を発動し、気機が塞がって滞り、息切れなどの症状が出現する。この条もまた活かして看るべきである」陳紀藩主編《金匱要略》

【通釈】　鶏は、ニンニクと共に食べてはならない。気を停滞させる（原註では、「一説に、鶏卵であると言う」とある。○案じるに、胡蒜は、ニンニクである）。

【本文】　　［程］　鶏は能く風を動じ、蒜は能く痰を動ず。風痰発動すれば、則ち気壅滞す。

【語釈】　○壅滞：塞がり滞る。

【通釈】　　［程］　鶏はよく風を動かし、ニンニクはよく痰を動かす。風と痰が発動する場合は、気は塞がる。

【解説】　本条文は、鶏と胡蒜を同時に摂取することの禁忌について論述している。

　鶏はよく風を動かし、ニンニクはよく痰を動かすので、共にこれを摂取すると、気が塞がって停滞する。

【原文】　山鶏不可合鳥獣肉食之。(67)

- 1274 -

禽獣魚虫禁忌并治第二十四

【本文】　山鶏は、鳥獣の肉と合して之を食す可からず。

【語釈】　〇山鶏は、鳥獣の肉と合し云々：陳紀藩の説「山鳥は常に虫や蟻を食べ、甚だしい場合に至っては烏頭や半夏を食べる。そこで、多くは毒があり、鳥獣の肉と相反するので、その他の好ましい鳥獣の肉の中に混和して同時に食べてはならない」陳紀藩主編《金匱要略》

【通釈】　山鳥は、鳥獣の肉と合わせて食べてはならない。

【本文】　［程］　山鶏は、鸐鶏なり。雉より小さくして尾長し。人多く之を樊の中に畜す。性は虫と蟻を食して毒有り。唯だ鳥獣の肉と共に同じく食す可からざるのみならず、即ち単食も亦忌む所に在るなり。

【語釈】　〇鸐：キジ科の山鳥。　〇樊：まがき。垣根。

【通釈】　［程］　山鶏は、キジ科の山鳥である。雉より小さく尾が長い。人は、多くこれを垣根の中で飼育する。性は虫と蟻を食べ、毒がある。ただ、鳥獣の肉と共に同時に食べるべきでないだけではなく、単独で食べることもまた忌む所にある。

【解説】　本条文は、山鳥と鳥獣の肉を同時に摂取することの禁忌について論述している。

　山鳥は虫と蟻を食べ、毒があるので、鳥獣の肉と同時に摂取すべきでないだけではなく、単独でも摂取すべきでない。

【原文】　雉肉久食之、令人瘦。(68)

【本文】　雉肉は、久しく之を食すれば、人をして瘦せしむ。

【語釈】　〇雉肉は、久しく之を食す云々：陳紀藩の説「雉の肉は酸で微寒であり、小毒があり、よく虫や蟻を食べ、蛇と交わり、変化して毒があり、よく痔、および瘡、疥を発生する。そこで、常に食べるべきでなく、久しく食べると人は瘦せる。この条は、活かして看るべきである」陳紀藩主編《金匱要略》

【通釈】　雉の肉は、長期に渡ってこれを摂取すると、羸瘦が出現する。

【本文】　［程］　雉肉は、小毒有り、瘡疥を発し、諸虫を生ず。此れを以て、則ち人を瘦せしむ。

【語釈】　〇瘡疥：瘡は、きず。ふきでもの。疥は、ひぜん。皮膚にできる湿疹の一種で、ひどく痒い。

【通釈】　［程］　雉の肉は、小毒があり、瘡や疥を発生し、諸々の虫を生じる。これをもって、人に羸瘦を生じる。

－ 1275 －

【解説】　本条文は、長期に渡って雉の肉を摂取した場合の転機について論述している。

　雉の肉を長期に渡って摂取すると、小毒があり、瘡や疥を発生し、諸々の虫を生じるので、羸痩が出現する。

【原文】　鴨卵不可合鱉肉食之。(69)

【本文】　鴨卵は、鱉肉に合して之を食す可からず。

【語釈】　○鴨卵は、鱉肉に合し云々：陳紀藩の説「鴨の卵は性寒で冷気を発生し、鱉魚の肉は性冷でまた冷気を発生する。そこで、合わせて食べるべきでない」陳紀藩主編《金匱要略》

【通釈】　鴨の卵は、スッポンの肉と同時に食べてはならない。

【本文】　［程］　鴨卵は性寒にて冷気を発し、鱉肉は性冷にて亦冷気を発すれば、合して食す可からず。

【通釈】　［程］　鴨の卵は性寒で冷気を発生し、スッポンの肉は性冷でまた冷気を発生するので、合わせて食べるべきでない。

【解説】　本条文は、鴨の卵とスッポンの肉を同時に摂取することの禁忌について論述している。

　鴨の卵は性寒で冷気を発生し、スッポンの肉は性冷で同じく冷気を発生するので、合わせて摂取してはならない。

【原文】　婦人妊娠、食雀肉、令子淫乱無恥。(70)

【本文】　婦人妊娠し、雀肉を食すれば、子をして淫乱にして恥づること無からしむ（《金鑑》は、「肉」の下に「飲酒」の二字有り。案ずるに、此れ陶弘景の註に依りて之を補う）。

【語釈】　○婦人妊娠し、雀肉を食す云々：陳紀藩の説「《医宗金鑑》では、「肉」の後ろに「酒を飲む」の二字がある。従うべきである。雀の性は淫らであり、酒はよく性を乱す。古は、胎教を慎む。そこで、妊娠すればこれを食べることを戒めるべきである。また、「胎養」の内容に属するので、研究に提供すべきである」陳紀藩主編《金匱要略》

【通釈】　婦人が妊娠中に雀の肉を食べると、子供は淫乱で恥知らずになる（《医宗金鑑》では、「肉」の字の下に「飲酒」の二字がある。案ずるに、これは陶弘景の注釈によってこれを補っている）。

- 1276 -

禽獣魚虫禁忌并治第二十四

【本文】　［程］　雀の性は、最も淫なり。《周書》に云う、「季秋は雀、大水に入りて蛤と為る。雀、水に入らざれば、国は淫洪多し」と。物の類相い感ずれば、理は必ず然る所なり。妊娠すれば、当に之を食するを戒むべし。古は、胎教を慎むなり。

【語釈】　○淫：みだらな。　○季秋：陰暦の九月。　○淫洪：みだら。わがまま。

【通釈】　［程］　雀の性は、最も淫らである。《周書》では、「九月になると雀は大水に入り、蛤になる。雀が水に入らないと、国は淫らなことが多い」と言う。物の類が相互に感じるので、道理からすると必ずそのようになる所である。妊娠する場合は、これを食べるのを戒めるべきである。古は、胎教を慎む。

【解説】　本条文は、妊娠時に雀の肉を摂取した場合の転機について論述している。

　雀の性は、最も淫らである。妊娠中に雀の肉を食べると、子供は淫乱で恥知らずになるので、これを摂取してはならない。

【原文】　雀肉不可合李子食之。(71)

【本文】　雀肉は、李子に合して之を食す可からず。

【語釈】　○雀肉は、李子に合し云々：陳紀藩の説「雀肉の性は温熱で味甘であり、壮陽益気の効能があるが、ただ李子の酸渋を得る場合は、熱性は行らず、気が滞る。そこで、共に食べるべきでない。本条は、なお一歩の研究を待つ」陳紀藩主編《金匱要略》

【通釈】　雀の肉は、李の実と同時に食べてはならない。

【本文】　［程］　雀肉は、壮陽益気す。李子の酸濇を得れば、則ち熱性行らず。故に共に食す可からず。

【通釈】　［程］　雀の肉は、陽気を壮んにして気を益す。李の実の酸濇を得る場合は、熱性が行らなくなる。そこで、共に食べるべきでない。

【解説】　本条文は、雀の肉と李の実を同時に摂取することの禁忌について論述している。

　雀の肉は壮陽益気するが、李の実は酸濇であり、合わせて食べると熱性が行らなくなるので、同時に摂取してはならない。

【原文】　燕肉勿食。入水為蛟龍所噉。(72)

【本文】　燕肉は、食すること勿かれ。水に入れば、蛟龍の噉らう所と為す。

【語釈】　○燕肉は、食すること勿かれ云々：陳紀藩の説「李時珍は、燕の肉は酸平で毒があるので、これを食べると人の神気を損なうと認識する。そこで、食べるべきでない。本条は、なお一歩の研究を待つ」陳紀藩主編《金匱要略》

【通釈】　燕の肉は、食べてはならない。もし食べて水に入ると、うろこのある龍に食べられる。

【本文】　[程]　《淮南子》に曰く、「燕、水に入れば、蜃蛤と為る」と。高誘の註に謂う、「蛟龍は、燕を嗜む。人、燕を食する者は、水に入る可からず。而して祈祷家は、燕を用いて龍を召し、能く波を興し雨を祈る。故に游波と名づく」と。雷公曰く、「海竭き、江枯れ、游波を投ずれば、而ち立ちどころに泛く」と。其れ龍を召すの説は、亦之有るに似るなり。

【語釈】　○蜃：おおはまぐり。　○蛤：はまぐり。

【通釈】　[程]　《淮南子》では、「燕が水に入ると、蛤になる」と言う。高誘の注釈では、「蛟龍は、燕を嗜む。人が燕を食べる場合は、水に入るべきでない。そして祈祷家は、燕を用いて龍を召し、よく波を興し、雨を祈る。そこで、游波と名づける」と言う。雷公は、「海が竭き、江が枯れ、游波を投げると、立ちどころに浮かぶ」と言う。それが龍を召す説は、またこれがあるようである。

【解説】　本条文は、燕の肉と摂取の禁忌について論述している。

　蛟龍は、燕を嗜む。もし燕の肉を食べて水に入る場合は、蛟龍に食べられるので、燕の肉は摂取してはならない。

【原文】　鳥獣有中毒箭死者、其肉有毒。解之方：(73)

　大豆煮汁及塩汁、服之解。

【本文】　鳥獣、毒箭に中ること有りて死する者は、其の肉に毒有り。之を解するの方：

　大豆の煮汁、及び藍（塩）汁、之を服すれば解す。

【語釈】　○鳥獣、毒箭に中ること有り云々：陳紀藩の説「矢じりの薬は、多くが射罔薬である。「射罔」は、実は草の烏頭の汁で制成した膏剤であり、苦熱で大毒がある。そこで、鳥や獣が毒矢に中って死亡する場合は、大豆汁を用いて烏頭の毒を解すべきである。藍汁は、即ち藍実（タデアイの果実）の汁で

－ 1278 －

あり、その葉、あるいは全草（大青）、および葉の加工制成品（青黛、藍）、その根（板藍根）は均しく解毒の効能がある。《品彙精要》では、藍実は「毒薬、毒矢、金石の薬毒、狼毒（ナットウダイ、イモガンヒ）、射罔毒を解する」と言う。そして塩汁は烏頭の毒を解することはできない（僅かに毒虫やサソリの刺し傷による毒を解する）」陳紀藩主編《金匱要略》

【通釈】　鳥獣が毒矢に当たって死ぬと、その肉には毒がある。この肉を食べて中毒を発生した場合を治療する処方：

大豆の煮汁、および藍実の（塩）汁を服用すると、解毒できる。

【本文】　［程］　箭薬の多くは是れ射罔の毒なり。射罔は、乃ち烏頭の熬る所なり。大豆汁は、能く烏頭の毒を解するが故なり。鹹は、能く熱に勝つ。故に塩も亦其の毒を解す。

【語釈】　〇罔：あみ。鳥獣を捕らえるあみ。

【通釈】　［程］　矢の薬の多くは射罔の毒である。射罔は、烏頭を煮詰める。大豆の汁は、よく烏頭の毒を解するからである。鹹は、よく熱に勝つ。そこで、塩もまたその毒を解する。

【本文】　《巣源》に云う、「射猟の人は、多く射罔薬を用う。箭の頭に塗り、以て虫鹿を射て、皮を傷れば、則ち死す。其れ毒有るを以ての故なり。人此の肉を獲、箭の処を除くも、毒肉尽きず、之を食すれば、則ち毒を被りて死を致す。其の死せざる者は、誤りて食する所の肉の処は、毒箭を去ること遠く、毒気深からず、其の毒則ち軽く、死せずと雖も、猶能く人をして困悶吐利し、身体痺れて安らかならざらしむ。茵薬は、生の烏頭を以て汁に搗き、用いて之を作る是れなり」と。

案ずるに、《肘後》に云う、「肉に箭毒有れば、藍汁、大豆を以て射罔の毒を解す」と。又《外台》に《張文仲》を引きて云う、「禽獣、毒箭に中りて死する者有り、其の肉に毒有り。藍汁、大豆を以て射罔を解す可きなり」と。此れに依れば、則ち塩は是れ藍の訛なり。字形相似すればなり。

《千金》に云う、「甘草は、百薬の毒を解す。方に大豆汁は百薬の毒を解すと称す」と。余之を試みるに、大いに懸絶にして甘草に及ばず。又能く之に加えて甘草湯と為す。其の験尤も奇なり。

【語釈】　〇茵：罔に同じ。　〇懸絶：遙かに隔たる。　〇奇：奇異。不思議である。珍しい。

【通釈】　《諸病源候論》では、「狩りをする人は、多くがトリカブトの汁で

作った射罔薬を用いる。矢じりに塗り、これで動物を射抜き、皮を傷ると、動物は死亡する。それに毒があるからである。人がこの肉を食べ、矢じりの処を除くが、毒肉は尽きず、これを食べると、毒を被って死亡する。死亡しない場合は、誤って食べた肉の部位は、毒矢を遠く去り、毒気が深くなく、その毒は軽く、死なないが、なおよく人は困しみ悶え吐利し、身体が痺れて不安になる。茴薬は、生の烏頭をもって汁に搗き、用いてこれを作ったものがこれである」と言う。

　案じるに、《肘後》では、「肉に矢じりの毒があれば、藍汁や大豆をもって射罔の毒を解する」と言う。また、《外台》では、《張文仲》を引用し、「鳥や獣が毒矢に当たって死亡する場合は、その肉に毒がある。藍汁や大豆をもって射罔を解すべきである」と言う。これによれば、塩は藍の誤りである。字形が類似するからである。

　《千金》では、「甘草は、百薬の毒を解する。まさに大豆汁は、百薬の毒を解すると称される」と言う。私はこれを試みたが、大いに懸け離れ、甘草には及ばなかった。また、よくこれに加えて甘草湯とする。その治験は最も不思議である。

【解説】　本条文は、毒矢に当たって死亡した鳥獣の肉を摂取して中毒を発生した場合の治療法について論述している。

　鳥獣が毒矢に当たって死ぬ場合は、その肉には烏頭の毒がある。この肉を摂取して中毒が発生した場合は、大豆の煮汁を服用し、烏頭の毒を解する。鹹はよく熱に勝つので、塩の汁を服用して解毒する。あるいは「塩」の字は「藍」の字の誤りであり、藍汁を服用して解毒する。

【原文】　魚頭正白如連珠至脊上、食之殺人。(74)

【本文】　魚頭、正白なること連珠の如く脊上に至るは、之を食すれば人を殺す（以下の四条は、《外台》は《肘後》を引く）。

【語釈】　〇魚頭、正白なること連珠の如く云々：陳紀藩の説「魚の頭の上に白色の斑点があり、珠のように連なって背骨の上に至る場合は、この種の怪しい魚には恐らくは毒があるので、食べると人に妨害がある。本条は、なお一歩の研究を待つ」陳紀藩主編《金匱要略》

【通釈】　魚の頭の上に真っ白な斑点があり、珠を連ねたように背骨の上に達するものは、これを食べると死亡する（以下の四条は、《外台》では《肘後》

禽獣魚虫禁忌并治第二十四

を引用する）。

【解説】　本条文は、頭の上から背骨にかけて真っ白な斑点のある魚を摂取した場合の転機について論述している。

　　《金匱要略輯義》では、本条文に対して注釈がない。

【原文】　魚頭中無鰓者、不可食之。殺人。（75）

【本文】　魚頭中に鰓無き者は、之を食す可からず。人を殺す（［程］能く人を殺すは、《酉陽雑俎》に詳らかなり）。

【語釈】　○魚頭中に鰓無き者云々：陳紀藩の説「古人は、魚の頭の上に鰓がない場合は、毒を散じることができず、また怪しい魚であり、食べることはできず、食べると人に対して妨害があると認識する。この条もまたなお一歩の研究を待つ」陳紀藩主編《金匱要略》

【通釈】　魚の頭の中に鰓がないものは、これを食べてはならない。もしこれを食べると、死亡する（［程］よく人を殺すのは、《酉陽雑俎》に詳らかに記載されている）。

【解説】　本条文は、頭に鰓がない魚と摂取の禁忌について論述している。

　　《金匱要略輯義》では、本条文に対して注釈がない。

【原文】　魚無腸胆者、不可食之。三年不起、女子絶生。（76）

【本文】　魚に腸胆無き者は、之を食す可からず。三年起たず、女子は生を絶す。

【語釈】　○魚に腸胆無き者：陳紀藩の説「腸管と胆嚢のない怪しい魚（例えば、ふぐの類）は食べてはならない。食べた後は陽痿、あるいは生育がないなどが引き起こされる。研究する価値がある」陳紀藩主編《金匱要略》

【通釈】　魚に腸管と胆嚢がないものは、これを食べてはならない。もし男子が食べると三年間勃起不能になり、女子が食べると妊娠不能になる。

【解説】　本条文は、腸管と胆嚢のない魚を摂取した場合の転機について論述している。

　　《金匱要略輯義》では、本条文に対して注釈がない。

【原文】　魚頭似有角者、不可食之。魚目合者、不可食之。（77）

【本文】　魚頭に角有るに似たる者は、之を食す可からず。魚の目、合する者

は、之を食す可からず。

【語釈】　〇魚頭に角有るに似たる者云々：陳紀藩の説「頭の上に長い角のようなものがあるのは奇怪な魚であり、目を開かないのは奇怪な魚であり、必ず毒があり、いずれも食べてはならない」陳紀藩主編《金匱要略》

【通釈】　魚の頭に角状の突起があるものは、これを食べてはならない。魚の目が閉じている場合は、これを食べてはならない。

【本文】　［鑑］　以上は、皆怪異の形色なれば、必ず毒有るなり。

【通釈】　［鑑］　以上は、いずれも奇怪な形や色をしているので、必ず毒がある。

【解説】　本条文は、頭に角状の突起のある魚、および目を閉じた魚と摂取の禁忌について論述している。

　　第74条から第77条までの4条では、いずれも奇怪な形や色をしているので、必ず毒がある。そこで、これらの魚は摂取してはならない。

【原文】　六甲日、勿食鱗甲之物。(78)

【本文】　六甲の日は、鱗甲の物を食すること勿かれ。

【語釈】　〇六甲の日は、鱗甲の物を食す云々：陳紀藩の説「古人は、六甲の日には六甲の神が当直しているので、甲子の日には亀、スッポン、魚などの鱗や甲羅のあるものを食べてはならず、これを食べると禁忌を犯し、人の心神を害すると認識した。これは、迷信に属する説であり、必ずしも拘泥しない。鱗や甲羅のあるものは、もし処理が適切であれば、いつでもいずれも食べられる」陳紀藩主編《金匱要略》

【通釈】　六甲の日は、鱗や甲羅のあるものを食べてはならない。

【本文】　［程］　六甲の日は、六甲の神有り、直日を以て鱗甲を食すれば、則ち其の忌を犯すなり。

【語釈】　〇直日：当直の日。

【通釈】　［程］　六甲の日は、六甲の神があり、当直の日に鱗や甲羅のあるものを食べる場合は、それを忌むのを犯している。

【本文】　《本草》に思邈云う、「人の神を損す」と。

【通釈】　《本草》では、孫思邈は、「人の神を損なう」と言う。

【解説】　本条文は、六甲の日と鱗や甲羅のあるものの摂取の禁忌について論述している。

禽獣魚虫禁忌并治第二十四

　　六甲の日には六甲の神があり、当直の日に当たっているので、この日に鱗や甲羅のあるものを食べると、禁忌を犯し、精神を損傷する。

【原文】　魚不可合鶏肉食之。（79）

【本文】　魚は、鶏肉に合して之を食す可からず（《外台》は、《肘後》を引く）。

【語釈】　○魚は、鶏肉に合し云々：陳紀藩の説「魚は鶏の肉と一塊にして多く食べてはならず、これによって風熱を動かすことから免れる。この条は、活かして看るべきである」陳紀藩主編《金匱要略》

【通釈】　魚は、鶏の肉に合わせてこれを食べてはならない（《外台》では《肘後》を引用する）。

【本文】　［程］　今人常に合して之を食するも、亦害を為すを見ず。あるいは飛び潜むの物、合して食すれば、当に忌むべき所ならんや。或は之を過ぎて消えざれば、則ち魚は能く火を動じ、鶏は能く風を動じ、能く病を作さしむるや。

【通釈】　［程］　今の人は常に合わせてこれを食べるが、また害を生じるのを見ない。あるいは空を飛び水に潜むものを合わせて食べる場合は、忌むべき所なのであろうか。あるいはこれを食べ過ぎて消えない場合は、魚はよく火を動かし、鶏はよく風を動かし、よく病を発生するからであろうか。

【本文】　《本草》に弘景云う、「鶏は、魚の汁と同じく食すれば、心瘕を成す」と。

【語釈】　○心瘕：不明。「心下部の聚病」の意か。

【通釈】　《本草》では、弘景は、「鶏は、魚の汁と同時に食べると、心瘕を形成する」と言う。

【解説】　本条文は、魚と鶏の肉を同時に摂取することの禁忌について論述している。

　　今の人は魚と鶏の肉を同時に摂取するが、害は生じない。あるいは空を飛ぶ鶏と水に潜る魚を同時に摂取すると、忌む所を犯すので、摂取してはならない。あるいは食べ過ぎて消化されなくなると、魚は火を動かし、鶏は風を動かし、よく病を発生するので、摂取してはならない。

【原文】　魚不得合鸕鷀肉食之。（80）

- 1283 -

【本文】　魚は、鸕鷀の肉と合して之を食するを得ず。

【語釈】　○魚は、鸕鷀の肉と合し云々：陳紀藩の説「カワウは、魚を食べる野生の鳥であり、相互に制し相互に犯すので、魚と混和し一塊にして食べてはならない。この条は、活かして看るべきである」陳紀藩主編《金匱要略》

【通釈】　魚は、カワウの肉に合わせてこれを食べてはならない。

【本文】　［程］　鸕鷀は、魚物を食すれば、相い制して相い犯すなり。合して食す可からず。

【通釈】　［程］　カワウは魚を食べるので、相互に制して犯し合う。合わせて食べるべきでない。

【本文】　《本草》に孟詵云う、「鸕鷀の性は、魚を制す。若し合して食すれば、人に利せず」と。

【通釈】　《本草》では、孟詵は、「カワウの性は、魚を制する。もし合わせて食べる場合は、人に有利でない」と言う。

【解説】　本条文は、魚とカワウの肉を同時に摂取することの禁忌について論述している。

　カワウは魚を食べ、相互に制するので、同時に摂取してはならない。

【原文】　鯉魚鮓不可合小豆藿食之。其子不可合猪肝食之。害人。(81)

【本文】　鯉魚の鮓は、小豆藿に合して之を食す可からず。其の子は、猪肝に合して之を食す可からず。人を害す。

【語釈】　○鯉魚の鮓は、小豆藿に合し云々：陳紀藩の説「鯉の鮨と小豆の葉は、その味は皆鹹であり、鹹はよく血に勝つ。もし合わせてこれを食べる場合は、消渇を形成する。鯉の卵は、豚の肝と合わせて食べてはならない。もし合わせて食べる場合は、人の神を傷る。この条は、活かして看るべきである」陳紀藩主編《金匱要略》

【通釈】　鯉の鮨は、赤小豆の葉に合わせてこれを食べてはならない。鯉の卵は、豚の肝臓に合わせてこれを食べてはならない。人に害を及ぼす。

【本文】　［程］　鯉魚の鮓、小豆藿は、味皆鹹、鹹は能く血に勝つ。故に陶弘景云う、「合して食すれば、消渇を成す。其の子、猪肝に合して食すれば、人の神を傷る」と。

　　　［鑑］　小豆藿は、小豆の葉なり。

【通釈】　［程］　鯉魚の鮨と赤小豆の葉は、味がいずれも鹹であり、鹹はよ

－ 1284 －

く血に勝つ。そこで、陶弘景は、「合わせて食べると、消渇を形成する。その卵を豚の肝臓に合わせて食べると、人の神を傷る」と言う。

　　　［鑑］　小豆藿は、小豆の葉である。

【解説】　本条文は、鯉の鮨と赤小豆の葉、あるいは鯉の卵と豚の肝臓と同時に摂取することの禁忌について論述している。

　　鯉の鮨と赤小豆の葉は、いずれも味は鹹であり、鹹は血に勝つので、合わせて食べると消渇になる。あるいは鯉の卵と豚の肝臓を合わせて食べると、心神を傷る。そこで、いずれも同時に摂取してはならない。

【原文】　鯉魚不可合犬肉食之。(82)

【本文】　鯉魚は、犬肉に合して之を食す可からず（《外台》は《肘後》を引き、「犬」の上に「白」の字有り）。

【語釈】　○鯉魚は、犬肉に合し云々：陳紀藩の説「鯉魚の性は熱であり、生の犬の肉と一塊にして食べてはならず、これによって熱毒の患いを生じることから免れる。この条は、活かして看るべきである」陳紀藩主編《金匱要略》

【通釈】　鯉は、犬の肉に合わせてこれを食べてはならない（《外台》では、《肘後》を引用し、「犬」の字の上に「白」の字がある）。

【本文】　　［程］　鯉魚と犬肉は、倶に熱中せしむ。合して食す可からず。

【語釈】　○熱中：よく飢え、よく食べ、小便が多い病証。中消に属する。

【通釈】　　［程］　鯉と犬の肉は、ともに熱中を発生する。合わせて食べるべきでない。

【解説】　本条文は、鯉と犬の肉を同時に摂取することの禁忌について論述している。

　　鯉と犬の肉は、共に中消を発生するので、同時に摂取すべきでない。

【原文】　鯽魚不可合猴雉肉食之。一云、不可合猪肝食。(83)

【本文】　鯽魚は、猴雉の肉に合して之を食す可からず。一に云う、猪肝に合して食す可からずと（《外台》は《肘後》を引き、「雉肉」を「猪肝」に作る）。

【語釈】　○鯽魚は、猴雉の肉に合し云々：陳紀藩の説「鮒は、猿の肉、野生の鶏の肉と同時に一塊にして食べてはならない。食べると、瘡、腸の秘結、あるいは吐瀉を発生する。また、一説に豚の肝臓と同時に食べてはならず、これ

- 1285 -

によって癩疽を生じることから免れる。この条は、なお活かして看るべきである」陳紀藩主編《金匱要略》

【本文】　鮒は、猿と雉の肉に合わせてこれを食べてはならない。一説に、豚の肝臓に合わせて食べてはならないと言われている（《外台》では、《肘後》を引用し、「雉肉」を「猪肝」に作る）。

【本文】　［程］　鯽魚は、猴雉の肉、猪肝と同じく食すれば、癩疽を生ず。

【通釈】　［程］　鮒は、猿と雉の肉、および豚の肝臓と同時に食べると、癩疽を発生する。

【解説】　本条文は、鮒と猿や雉の肉、あるいは鮒と豚の肝臓と同時に摂取することの禁忌について論述している。

　鮒は、猿と雉の肉、あるいは豚の肝臓と同時に摂取すると、癩疽を発生するので、摂取してはならない。

【原文】　鰮魚合鹿肉生食、令人筋甲縮。(84)

【本文】　鰮魚は、鹿肉に合して生食すれば、人をして筋甲を縮まらしむ（《外台》に《肘後》を引きて云う、「鰮魚は、鹿肉と合して之を食す可からず」と）。

【語釈】　○鰮魚は、鹿肉に合し云々：陳紀藩の説「ナマズは元々風冷の冷痺で動く場合を治療する。ただ、もし鹿の肉と一塊にして生で食べると、反って容易に風病を引動し、損傷が筋脈に及び、筋脈や爪甲の攣縮が引き起こされる」陳紀藩主編《金匱要略》

【通釈】　ナマズは、鹿の肉に合わせて生で食べると、筋脈と爪の甲が痙攣する（《外台》では《肘後》を引用し、「ナマズは、鹿の肉と合わせてこれを食べるべきでない」と言う）。

【本文】　［程］　鰮魚は、鮎魚なり。鰮魚、鹿肉は、皆能く風を治す。生食すれば、反って其の筋脈を傷り、筋甲をして縮まらしむを致す。

【語釈】　○鮎：ナマズ。

【通釈】　［程］　ナマズは、鮎魚である。ナマズと鹿の肉は、皆よく風を治療する。生で食べると、反ってその筋脈を傷り、筋と甲を痙攣させる。

【解説】　本条文は、ナマズと鹿の肉を同時に摂取した場合の転機について論述している。

　ナマズと鹿の肉は、いずれも風を治療する。ナマズと鹿の肉を同時に生で摂

禽獣魚虫禁忌并治第二十四

取すると、筋脈が傷られるので、筋脈と爪の甲が痙攣する。

【原文】　青魚鮓、不可合生葫荽及生葵并麦醬食之。(85)
【本文】　　青魚の鮓は、生葫荽、及び生葵、并びに麦醬に合して之を食す可からず（「醬」は、原本は「中」に作る。今程本、《金鑑》に依りて之を改む。《外台》は《肘後》を引き、「醬」に作る）。
【語釈】　○青魚の鮓は、生葫荽、及び生葵云々：陳紀藩の説「鯖の鮨は、生の胡荽、生の葵菜、麦醬など（《外台》では、「麦中」を「麦醬」に作る。従うべきである）と合わせて食べるべきでなく、これによって風熱を動かすことから免れる。食べると、痼疾を発生し、消渇を生じ、虫積を生じる」陳紀藩主編《金匱要略》
【通釈】　鯖の鮨は、生のコエンドロ、および生の葵、並びに麦醬に合わせてこれを食べてはならない（「醬」の字は、原本では「中」の字に作る。今程本、《医宗金鑑》によってこれを改める。《外台》では、《肘後》を引用し、「醬」の字に作る）。
【本文】　　[程]　青魚の鮓は、人を益さず。胡荽、生葵は、能く風を動じ、痼疾を発す。必ず青魚の鮓と相い宜しからず。鮓は味鹹、麦醬も亦鹹、合して食すれば、必ず消渇を作す。
【通釈】　　[程]　鯖の鮨は、人を益さない。胡荽と生の葵は、よく風を動かし、痼疾を発生する。必ず鯖の鮨とは相互に好ましくない。鮨は味が鹹であり、麦醬もまた鹹であり、合わせて食べると、必ず消渇を発生する。
【解説】　　本条文は、鯖の鮨、生の胡荽、生の葵、麦醬を同時に摂取することの禁忌について論述している。
　　鯖の鮨は、人に有益でない。生の胡荽と生の葵は、いずれも風を動かし、痼疾を発生するので、鯖の鮨と同時に摂取してはならない。鮨は味が鹹であり、麦醬も味が鹹であり、同時に食べると消渇を発生するので、同時に摂取してはならない。

【原文】　鰍鱓不可合白犬血食之。(86)
【本文】　　鰍鱓は、白犬の血に合して之を食す可からず。
【語釈】　○鰍鱓は、白犬の血に合し云々：陳紀藩の説「ドジョウは、暖胃壮陽する効果がある。鱓は、またドジョウと名づける。鱓魚は、通常は「黄鱓」

- 1287 -

を指し、性味は甘熱で「多く食べると、風を動かし、疥を発生し、霍乱を患い、人を損なう。時病の前後、瘰疬、脹満の諸病では、均しく大いに忌む」（王士雄の《随息居飲食譜》に見られる）。そして白犬の血は、性熱で火を動かす。そこで、ドジョウやカワヘビは、白犬の血と一塊にして食べてはならない。合わせて食べると、容易に風熱を動かす」陳紀藩主編《金匱要略》

【本文】　ドジョウやカワヘビは、白犬の血に合わせてこれを食べてはならない。

【本文】　［程］　鰌鱔は、無鱗魚と為す。白犬の血は、地厭と為す。唯だ合して食す可からざるのみならず、抑も衛生家は当に忌むべき所なり。又鰌鱔は善く竄れ、能く風を動ず。白犬の血は、性熱、能く火を動ず。是れ合して食す可からず。

【語釈】　○厭：鎮める。はらう。　○竄：かくれる。のがれる。

【通釈】　［程］　ドジョウとカワヘビは、鱗のない魚である。白犬の血は、地面に注いで土地を鎮めるものである。ただ、合わせて食べるべきでないだけではなく、抑も衛生を重視する人では忌むべき所である。また、ドジョウとカワヘビはよく隠れ、よく風を動かす。白犬の血は、性が熱で、よく火を動かす。これは、合わせて食べるべきでない。

【解説】　本条文は、ドジョウ、カワヘビ、白犬の血を同時に摂取することの禁忌について論述している。

　ドジョウとカワヘビは、よく隠れ、よく風を動かし、白犬の血は性熱で、よく火を動かすので、同時に摂取してはならない。

【原文】　亀肉不可合酒果子食之。(87)

【本文】　亀肉は、酒、果子に合して之を食す可からず（《外台》に《肘後》を引きて云う、「瓜を合し、及び酒を飲む可からず」と）。

【語釈】　○亀肉は、酒、果子に合し云々：陳紀藩の説「亀の性は潜み、酒の性は散じ、果子は多くが酸斂であり、その性は異なるので、これを食べると人は寒熱を生じる。そこで、合わせて食べるべきでない」陳紀藩主編《金匱要略》

【通釈】　亀の肉は、酒と果実に合わせてこれを食べてはならない（《外台》では、《肘後》を引用し、「瓜を合わせ、および酒を飲むなどをすべきでない」と言う）。

- 1288 -

禽獣魚虫禁忌并治第二十四

【本文】 ［程］ 仲景、亀肉を以て酒、果子を忌む。而れども蘇恭は亀肉を以て酒を醸し、大風を治す。陶弘景曰く、「亀は神霊多く、軽々しく殺す可からず。更に軽々しく噉らう可からざるなり」と。菓子も亦何れの菓なるかを知らず。

【語釈】 ○菓子：果物。果子に同じ。

【通釈】 ［程］ 仲景は、亀の肉をもって酒と果実を忌む。しかし、蘇恭は亀の肉をもって酒を醸し、大風を治療する。陶弘景は、「亀は神のように霊妙なことが多いので、軽々しく殺すべきでない。更に軽々しく食べるべきでない」と言う。果実もまたどのような果実であるのかが解らない。

【解説】 本条文は、亀の肉、酒、果実を同時に摂取することの禁忌について論述している。

亀は神のように霊妙なことが多いので、亀の肉は軽々しく食べるべきでなく、酒や果実と同時に摂取してはならない。

【原文】 鱉目凹陥者、及厭下有王字形者、不可食之。(88)

【本文】 鱉目凹陥する者、及び厭下に王の字形有る者は、之を食す可からず（「凹」を趙は「回」に作るは、非なり。「厭」は、趙、及び《外台》は《肘後》を引きて「壓」に作り、程、《金鑑》は「腹」に作る）。

【語釈】 ○鱉目凹陥する者云々：陳紀藩の説「スッポンで両目が陥凹しているものと腹の下の甲羅の上に王の字の形があるものは、怪異の形に属し、毒があるので、これを食べると有害である。本条は、なお一歩の研究を待つ」陳紀藩主編《金匱要略》

【通釈】 スッポンの目が陥凹しているもの、および腹の下の甲羅に王の字の形があるものは、これを食べてはならない（「凹」の字を趙本に「回」の字に作るのは、誤りである。「厭」の字は、趙本、および《外台》では《肘後》を引用して「壓」の字に作り、程本、《医宗金鑑》では「腹」の字に作る）。

【本文】 ［程］ 《淮南子》に曰く、「鱉は、耳無く、目を以て聴を為す。目凹陥すれば、則ち年を歴ること多くして神内を守る。故に名づけて神守と曰う」と。若し王の字有れば、則ち物已に霊異なり。之を食すれば害有り。

【通釈】 ［程］ 《淮南子》では、「スッポンは、耳がなく、目で音を聴く。目が陥凹している場合は、年を歴ていることが多く、神が内を守る。そこで、名づけて神守と言う」と言う。もし王の字がある場合は、物は既に不思議で通

- 1289 -

常とは異なる。これを食べると、害がある。

【本文】　案ずるに、厭と壓は、並びに黶と同じ。唐韻は、黶は於琰の反、腹の下は黶なり。

【通釈】　案じるに、厭と壓は、並びに黶と同じである。唐の韻では、黶は於琰の反であり、腹の下は黶である。

【解説】　本条文は、目が陥凹し、同時に腹の下の甲羅に王の字の形があるスッポンと摂取の禁忌について論述している。

　スッポンの目が陥凹している場合は、歳を歴ていることが多く、神が内を守り、あるいは腹の下の甲羅に王の字形がある場合は、このスッポンは既に不思議で通常とは異なるので、摂取してはならない。

【原文】　其肉不得合鶏、鴨子食之。(89)

【本文】　其の肉は、鶏、鴨子に合して之を食す可からず（《外台》は、《肘後》を引く。趙は、「其」の上に「又」の字有り）。

【語釈】　〇其の肉は、鶏、鴨子に合し云々：陳紀藩の説「スッポンの肉を多食すると、脾に滞り湿を恋し、鶏の卵を多食すると熱を生じて風を動かし、鴨の卵を多食すると気を滞らせ腸を滑らかにする。そこで、三つは合わせて食べるべきでない」陳紀藩主編《金匱要略》

【通釈】　スッポンの肉は、鶏や鴨の卵に合わせてこれを食べてはならない（《外台》では、《肘後》を引用する。趙本では、「其の」の字の上に「又」の字がある）。

【本文】　［程］　鱉肉は、人をして水を患えしむ。鶏子は、人をして風を動ぜしむ。鴨の子は、人をして気短ならしむ。合して食す可からず。

【通釈】　［程］　スッポンの肉は、人に水を患わさせる。鶏の卵は、人に風を動かせる。鴨の卵は、人に息切れをさせる。合わせて食べるべきでない。

【解説】　本条文は、スッポンの肉と鶏や鴨の卵を同時に摂取することの禁忌について論述している。

　スッポンの肉は水を患い、鶏の卵は風を動かし、鴨の卵は息切れをさせるので、同時に摂取してはならない。

【原文】　亀、鱉肉不可合莧菜食之。(90)

【本文】　亀、鱉の肉は、莧菜に合して之を食す可からず（《外台》は、《肘

－ 1290 －

禽獣魚虫禁忌并治第二十四

後》を引く）。

【語釈】　○亀、鼈の肉は、莧菜に合し云々：陳紀藩の説「亀の肉とスッポンの肉は、その性は渋斂である。莧菜は、その性は滑利である。その性が相い反するので、同時に食べてはならない。古人の経験であるので、研究に提供すべきであるが、ただ尽くは信じるべきでない」陳紀藩主編《金匱要略》

【通釈】　亀とスッポンの肉は、ヒユに合わせてこれを食べてはならない（《外台》では、《肘後》を引用する）。

【本文】　［程］　亀、鼈の肉は、皆莧菜に反す。之を食すれば、鼈瘕を成す。

【通釈】　［程］　亀とスッポンの肉は、いずれもヒユに反する。これを食べると、鼈瘕を形成する。

【本文】　陶弘景云う、「昔に人有り、鼈を剉み、赤莧を以て同じく包み、湿地に置き、旬を経れば、皆生鼈と成る」と。

【語釈】　○旬：十日。

【通釈】　陶弘景は、「昔ある人がスッポンを刻み、赤莧を用いて同じく包み、湿地に置いて十日が過ぎると、いずれも生きたスッポンになった」と言う。

【解説】　本条文は、亀やスッポンの肉とヒユを同時に摂取することの禁忌について論述している。

　亀とスッポンの肉はいずれもヒユに反し、同時に食べると鼈瘕を形成するので、同時に摂取してはならない。

【原文】　鰕無鬚、及腹下通黒、煮之反白者、不可食之。(91)

【本文】　鰕に鬚無く、及び腹の下通じて黒く、之を煮て反って白き者は、之を食す可からず（《外台》は、《肘後》を引く）。

【語釈】　○鰕に鬚無く、及び腹の下云々：陳紀藩の説「海老に鬚がないのは、海老の形を失う。腹の下面が全て黒色であるのは、必ず海老の毒である。煮た後にまた白色に変色するのは、海老の色に反する。物は既に通常に反しているので、決して一般の海老ではなく、必ず毒気が内に集っているので、食べてはならない。本条は、なお一歩の研究を待つ」陳紀藩主編《金匱要略》

【通釈】　海老にひげがなく、および腹の下が全て黒く、これを煮ると反って白くなるものは、これを食べてはならない（《外台》では、《肘後》を引用する）。

【本文】　［程］　鬚無きは、鰕の形を失う。腹黒きは、必ず鰕の毒なり。色

- 1291 -

白きは、鰕の色に反す。物既に常に反すれば、必ず食す可からず。

【通釈】　［程］　ひげがないのは、海老の形を失う。腹が黒いのは、必ず海老の毒である。色が白いのは、海老の色に反する。物が既に常に反している場合は、必ず食べるべきでない。

【解説】　本条文は、ひげがなく、腹の下が黒く、煮ると白くなる海老と摂取の禁忌について論述している。

　海老に鬚がないのは、海老の形を失う。海老の腹の下が通じて黒いのは、海老の毒である。海老を煮て反って白くなるのは、海老の色に反する。そこで、この種の海老を摂取してはならない。

【原文】　食膾、飲乳酪、令人腹中生虫為瘕。(92)

【本文】　膾を食し、乳酪を飲めば、人をして腹中に虫を生じ瘕と為らしむ。

【語釈】　○膾を食し、乳酪を飲めば云々：陳紀藩の説「生の膾で生臭いものと、乳酪の酸寒で粘滞するもの（もし消毒が充分でない場合）を食べると、最も容易に人に寄生虫を発生し、重篤な場合は更に変化して瘕聚証（胃腸が痙攣して瘕塊に似る）を生じるはずである」陳紀藩主編《金匱要略》

【通釈】　細切りにした肉を食べ、乳製品を飲むと、腹中に虫を生じ、塊状物を形成する。

【本文】　［程］　鱠は、乃ち生魚の作す所にして、胃弱きは宜しき所に非ず。乳酪の性は、粘滞す。合して之を食すれば、則ち胃に停留し、瘕を為し虫を為すなり。

【語釈】　○鱠：なます。膾に同じ。

【通釈】　［程］　鱠は、生魚で作ったものであり、胃が弱い場合は好ましい所でない。乳酪の性は、粘滞する。合わせてこれを食べる場合は、胃に停留し、瘕を生じ、虫を生じる。

【解説】　本条文は、細切りにした肉を食べ、乳製品を飲んだ場合の転機について論述している。

　生魚で作った膾は、胃が弱い場合は摂取するのが好ましくない。乳製品の性は、粘滞する。そこで、細切りにした魚のなますと乳製品を同時に摂取すると、胃に停滞し、腹中に虫を生じ、塊状物を形成するので、同時に摂取してはならない。

禽獣魚虫禁忌并治第二十四

【原文】　鱠食之、在心胸間不化、吐復不出、速下除之。久成癥病。治之方：
(93)
　　橘皮（一両）　大黄（二両）　朴消（二両）
　　右三味、以水一大升、煮至小升、頓服即消。
【本文】　鱠、之を食し、心胸の間に在りて化せず、吐すれども復た出でず、
速やかに下して之を除け。久しければ癥病を成す。之を治するの方：
　　橘皮（一両）　大黄（二両。○《肘後》、《千金》は、三両を用う）　朴消
（二両）
　　右三味、水一大升を以て、煮て小升に至り、頓服すれば即ち消ゆ（案ずるに、
《千金》に據れば、「大升」は二升に当たり、小升は一升に当たる）。
【語釈】　○鱠、之を食し、心胸の間に在り云々：陳紀藩の説「魚のナマスを
食べ過ぎ、生で冷たい魚の毒が胃脘部に停留して集り、気が滞り食が積もり、
久しくなると癥瘕を形成する。そこで、主るに行気解毒、消食導滞し、積聚を
攻下する薬をもってする。橘皮は行気して並びに魚毒を解し、大黄、朴消は癥
瘕を攻下して食積を消し、不消化の鱠食を大便より下す」陳紀藩主編《金匱要
略》
【通釈】　魚のナマスを食べたが、心胸部の間につかえて消化されず、吐こう
とするがまた出ない場合は、速やかに下してこれを除くべきである。慢性に持
続すると、癥病になる。これを治療する処方：
　　橘皮（一両）　大黄（二両。○《肘後》、《千金》では、三両を用いる）
朴消（二両）
　　右の三味に水一升余りを用い、一升弱に煮詰め、頓服すると直ちに消失する
（案じるに、《千金》によると、「大升」は二升に相当し、小升は一升に相当
する）。
【本文】　［程］　橘皮は、能く魚毒を解す。硝、黄は、能く癥瘕を下す。
【通釈】　［程］　橘皮は、よく魚毒を解する。芒硝、大黄は、よく癥瘕を下
す。
【本文】　《千金》は、魚鱠、及び生肉を食し、胸膈の中に在りて化せず、之
を吐すれども出でず、便ち癥瘕を成すを治するの方。
　　厚朴（三両）　大黄（二両）
　　右二味、㕮咀し、酒二升を以て、煮て一升を取り、尽く服すれば立ちどころ
に消ゆ。人強き者は、大黄を倍す。酒三升を用い、煮て二升を取り、再び之を

- 1293 -

服す。

　又魚鱠を食して消えざるを治するの方。

　大黄（三両、切る）　朴消（二両）

　右二味、酒二升を以て、煮て一升を取り、之を頓服す。註に云う、「仲景方は、橘皮一両有り」と。

　《肘後》に猪肉を食し、冷えに遇いて消えざれば、必ず虫瘕を成す。之を下すの方。

　大黄、朴消、各一両。芒硝も亦佳し。煮て一升を取り、尽く之を服す。若し消えざれば、皮を并せ、杏子を研りたる湯三升もて和し、三服し、吐出づれば、神験あり。

【通釈】　《千金》では、魚のナマス、および生肉を食べ、胸膈の中にあって除かれず、これを吐くが出ず、直ちに癥瘕を形成する場合を治療する処方。

　厚朴（三両）　大黄（二両）

　右の二味を咬咀し、酒二升を用い、煮て一升を取り、尽く服用すると立ちどころに消える。人が強い場合は、大黄を二倍用いる。酒三升を用い、煮て二升を取り、再びこれを服用する。

　また、魚のナマスを食べて消えない場合を治療する処方。

　大黄（三両、切る）　朴消（二両）

　右の二味に酒二升を用い、煮て一升を取り、これを頓服で服用する。注釈では、「仲景の処方は、橘皮一両がある」と言う。

　《肘後》では、豚肉を食べ、冷えに遇って消えない場合は、必ず虫の塊状物を形成する。これを下す処方。

　大黄、朴消は、各々一両である。芒硝もまたよい。煮て一升を取り、尽くこれを服用する。もし消えない場合は、皮を遇わせて杏子を研った湯三升を用いて混和し、三回服用し、嘔吐が出ると、神のように有効である。

【解説】　本条文は、魚のナマスを摂取した後に出現する症状と治療法について論述している。

　魚のナマスを食べ、心胸部の間がつかえて消化されず、吐こうとするが出ない場合は、速やかに攻下すべきである。もし病が慢性に持続する場合は、癥病を形成する。

　本方は、橘皮、大黄、芒硝からなる。方中の橘皮は魚毒を解し、大黄、芒硝は癥瘕を下す。

禽獣魚虫禁忌并治第二十四

【原文】　食鱠多不消、結為癥病。治之方：(94)

　　馬鞭草

　　右一味、搗汁飲之。或以姜葉汁飲之一升、亦消。又可服吐薬吐之。

【本文】　鱠を食すること多くして消えず、結んで癥病と為る。之を治するの方（《外台》は《肘後》を引き、「鱠を食すること過多、冷えて消えざるを療す。療せざれば、必ず虫瘕を成す」に作る）：

　　馬鞭草

　　右一味、搗きて汁とし之を飲む。或は姜葉の汁を以て之を飲むこと一升、亦消ゆ。又吐薬を服して之を吐す可し（《外台》は《肘後》を引き、「馬鞭草、搗きて絞り、汁を取り、一升を飲めば、即ち消え去る。亦宜しく諸々の吐薬を服して之を吐すべし」に作る。《千金》は同じにして云う、「生姜も亦良し」と）。

【語釈】　〇鱠を食すること多く云々：陳紀藩の説「魚のナマスを過食し、魚毒が結集すると癥瘕を形成する。馬鞭草の苦寒を用い、破血消癥、解毒殺虫する。あるいは生姜の葉の汁を用いて魚毒を解し、理気消積する。あるいは魚のナマスを涌吐する薬、例えば瓜蒂散の類を用いる」陳紀藩主編《金匱要略》

【通釈】　魚のナマスを多食して消化されず、集結して癥病になる。これを治療する処方（《外台》では、《肘後》を引用し、「魚のナマスを食べて過多になり、冷えて消えない場合を治療する。治療しない場合は、必ず虫瘕を形成する」に作る）：

　　馬鞭草

　　右の一味を搗いて汁にし、これを飲む。あるいは生姜の葉の汁を一升飲むと、また消える。また、吐薬を服用してこれを吐出させることも可能である（《外台》では、《肘後》を引用し、「馬鞭草を搗いて絞り、汁を取り、一升を飲むと、直ちに消え去る。また、諸々の吐薬を服用してこれを吐かせるべきである」に作る。《千金》は同じで、「生姜もまた良い」と言う）。

【本文】　［程］　馬鞭草は、味苦寒、癥瘕破血を下す。姜葉も亦能く魚毒を解す。

【通釈】　［程］　馬鞭草は、味苦寒で癥瘕、破血を下す。生姜の葉もまたよく魚毒を解する。

【解説】　本条文は、魚のナマスを摂取した後に出現する癥病の三種類の治療

- 1295 -

法について論述している。

　魚のナマスを多食して消化されなくなると、集結して癖病になる。本証の治療は、馬鞭草を搗いて汁を飲み、味苦寒で癖瘕、破血を下す。あるいは生姜の汁を飲み、魚毒を解する。あるいは諸々の吐薬を服用してこれを涌吐する。

【原文】　　食魚後食毒、両種煩乱。治之方：(95)
　橘皮
　濃煎汁服之、即解。
【本文】　　魚を食して後、毒を食すれば、両種煩乱す。之を治するの方（《千金》の註に《肘後》を引きて云う、「魚を食して毒に中り、面腫れ煩乱する者を治す」と。今本は、「面腫る」以下無し）：
　橘皮
　濃煎せる汁之を服すれば、即ち解す（《千金》に云う、「橘皮を煮て停めて極めて冷飲すれば、立ちどころに験あり」と）。
【語釈】　　○魚を食して後、毒を食す云々：陳紀藩の説「橘皮は、魚を食べた後に毒に中って引き起こされる顔面の腫脹、煩乱、逆気を治療し、魚の毒を消して解し、除煩降逆の効能がある」陳紀藩主編《金匱要略》
【通釈】　　魚を食べた後に毒に中ると、魚と毒の二種類が影響して煩悶を生じ気が逆上する。これを治療する処方（《千金》の注釈では、《肘後》を引用し、「魚を食べて毒に中り、顔面が腫れ、心煩して乱れる場合を治療する」と言う。今本では、「面が腫れる」以下がない）：
　橘皮
　濃煎した汁を服用すると、直ちに治癒する（《千金》では、「橘皮を煮て停め、極めて冷やして飲むと、立ちどころに効果がある」と言う）。
【本文】　　［程］　《神農経》に曰く、「橘皮は、胸中の癖熱、逆気を主り、神明を通ず」と。魚毒、食毒は、倶に解す可し。
【語釈】　　○胸中の癖熱：熱が胸中に集って癖を形成することを指す。症状は、痞満、欝悶し、集まり散じて一定しないなどである。　○魚毒、食毒は、倶に解す可し：《本経》では、「水穀を利す」に作る。脾胃を助けて食物の消化を進めるの意。
【通釈】　　［程］　《神農本草経》では、「橘皮は、胸中に集った熱や逆気を主治し、神明を通じる」と言う。魚毒や食毒は、ともに解することができる。

禽獣魚虫禁忌并治第二十四

【解説】　本条文は、魚を摂取して中毒を発生した場合の治療法について論述している。

　魚を食べて毒に中り、魚と毒が影響して煩悶し気が逆上する場合は、橘皮を濃煎した汁を飲み、逆気を降ろし、魚毒や食毒を解する。

【原文】　食鯸鮧魚中毒方：（96）
　蘆根
　煮汁服之、即解。
【本文】　鯸鮧魚を食して毒に中るの方（徐、沈に「鮧」の字無きは、非なり）：

　蘆根
　煮汁、之を服すれば、即ち解す（《肘後》に云う、「鱸魚の肝、及び鯸鮧魚を食して毒に中れば、蘆根を剉みて煮汁一二升を飲めば良し」と）。
【語釈】　〇鯸鮧魚を食して毒に中る云々：陳紀藩の説「鯸鮧魚は、フグであり、毒がある。そしてフグは、芦根を畏れる。そこで、芦根の汁で利水解毒、清熱除煩する。その方法は極めて効果があり、この処方は民間に広く流伝している」陳紀藩主編《金匱要略》。　〇鱸：すずき。
【通釈】　フグを食べて中毒を発生した場合の処方（徐本、沈本に「鮧」の字がないのは、誤りである）：

　芦根
　煮汁を服用すると、直ちに治癒する（《肘後》では、「スズキの肝、およびフグを食べて毒に中る場合は、芦根を刻み、煮汁一二升を飲むのがよい」と言う）。
【本文】　［鑑］　鯸鮧は、即ち河豚魚なり。味は美く、其の腹は腴え、呼は西施乳と為し、頭に腮無く、身に鱗無く、其の肝の毒血は人を殺し、脂は舌をして麻せしめ、子は腹をして脹らしめ、眼は目花せしむ。惟だ芦根汁は能く之を解す。
　　［程］　河豚は、芦根を畏る。故に其の汁は、其の毒を解す可し。
【通釈】　［鑑］　鯸鮧は、フグである。味は美味く、その腹は肥え、呼吸は西施の乳であり、頭にエラがなく、身体に鱗がなく、その肝の毒血は人を殺し、脂は舌を麻痺させ、卵は腹を脹満させ、眼は眼花を生じる。ただ、芦根汁だけは、よくこれを解する。

- 1297 -

［程］　フグは、芦根を畏れる。そこで、その汁は、その毒を解することが
できる。

【本文】　《巣源》に云う、「此の魚の肝、及び腹の内の子は、大毒有り。食
す可からず。之を食すれば、往往にして死を致す」と。

【通釈】　《諸病源候論》では、「この魚の肝、および腹の中の卵は、大毒が
ある。食べるべきでない。これを食べると、往々にして死亡する」と言う。

【解説】　本条文は、フグを摂取して中毒を発生した場合の治療法について論
述している。

　フグを摂取して中毒を発生した場合は、フグは芦根を畏れるので、芦根汁を
服用してその毒を解する。

【原文】　蟹目相向、足班目赤者、不可食之。(97)

【本文】　蟹の目相い向かい、足 班 にして目赤き者は、之を食す可からず
（《外台》は、《肘後》を引く）。

【語釈】　○蟹の目相い向かい云々：陳紀藩の説「蟹の両目が相互に向かい合
い、足の上に斑紋があり、目が赤い場合は、いずれも一般の蟹ではなく、中毒
に気を付けるべきであり、食べてはならない。この条は、なお一歩の研究を待
つ」陳紀藩主編《金匱要略》

【通釈】　蟹の目が向かい合い、足が班になり目が赤いものは、これを食べて
はならない（《外台》では、《肘後》を引用する）。

【本文】　［程］　蟹は骨眼にして相い背く。相い向く者は、其の蟹異なり。
足班に目赤き者は、其の蟹毒あり。故に食す可からず。

【通釈】　［程］　蟹は骨の中に眼があって相互に背く。向かい合う場合は、
その蟹は異常である。足に斑があり、目が赤い場合は、その蟹は毒がある。そ
こで、食べるべきでない。

【解説】　本条文は、目が向かい合い、足が班になり、目が赤い蟹と摂取の禁
忌について論述している。

　蟹の目は、相互に背く。蟹の目が向かい合う場合は異常であり、足に斑があ
り、目が赤い場合は毒があるので、摂取してはならない。

【原文】　食蟹中毒。治之方：(98-1)
紫蘇

禽獣魚虫禁忌并治第二十四

煮汁飲之三升。紫蘇子搗汁飲之、亦良。

【本文】　蟹（かい）を食して毒に中る。之を治するの方：

紫蘇

煮汁、之を飲むこと三升。紫蘇子、搗きて汁とし之を飲むも亦良し（徐、沈は、「子」の字を脱す）。

【語釈】　○蟹を食して毒に中る云々：陳紀藩の説「李時珍は、《本草綱目》に紫蘇は「魚や蟹の毒を解する」と記載する。並びに甄権（けん）を引用し、「葉は生で食べ、あつものを作り、一切の魚や肉の毒を殺す」と言い、紫蘇の実は「膈を通利し腸を寛くし、魚や蟹の毒を解する」と称する。《酉陽雑俎》（ゆう）では、「蟹の腹の下に毛があれば、人を殺す」とあり、蟹中毒の参考に提供できる。その中毒の症状は、《諸病源候論》に見われている」陳紀藩主編《金匱要略》

【通釈】　蟹を食べて中毒を発生する。これを治療する処方：

紫蘇

煮汁を三升飲む。紫蘇の実を搗いて汁にし、これを飲むのもまた良い（徐本、沈本では、「子」の字を脱している）。

【本文】　《外台》は《肘後》を引き、「蟹、及び諸々の肴膳（こうぜん）を食して毒に中るを療するの方。濃く煮たる紫蘇、汁を飲むこと一升にて解す。本仲景の方なり」と。《証類本草》に《金匱》方を引き、「三升」の下に云う、「子汁を以て之を飲むも亦凡そ蟹未だ霜を経ずして毒多きを治す」と。

【語釈】　○肴膳：肴は、さかな。ご馳走。膳は、よく料理した食物。料理。

【通釈】　《外台》では《肘後》を引用し、「蟹、および諸々の魚料理を食べて中毒になる場合を治療する処方。濃く煮た紫蘇の汁一升を飲むと解される。元々は仲景の処方である」とある。《証類本草》では《金匱要略》の処方を引用し、「三升」の字の下に「実の汁を用い、これを飲むのもまたおよそ蟹がいまだ霜を経ずおらず毒が多い場合を治療する」と言う。

【解説】　本条文は、蟹を摂取して中毒を発生した場合の治療法について論述している。

蟹を摂取して中毒を発生した場合は、紫蘇の煮汁、あるいは紫蘇の実を搗いた汁を飲んで蟹の毒を解する。

【原文】　又方：（98-2）

冬瓜汁飲二升。食冬瓜亦可。

- 1299 -

【本文】　又の方：

冬瓜の汁二升を飲む。冬瓜を食するも亦可なり。

【語釈】　〇又の方云々：陳紀藩の説「冬瓜汁は、魚や蟹の毒、および酒の毒を解することができ、利水排毒の治法を具体的に表現した」陳紀藩主編《金匱要略》

【通釈】　別の処方：

冬瓜の汁を二升飲む。冬瓜を食べるのもまた可能である。

【本文】　［程］　紫蘇、冬瓜は、并びに魚、蟹の毒を解す。

【通釈】　［程］　紫蘇と冬瓜は、並びに魚や蟹の毒を解する。

【本文】　《伝肱蟹譜》に云う、「柿子と同じく食す可からず。霍乱を発す」と。孟詵云う、「大黄、紫蘇、冬瓜汁は、之を解し即ち差ゆ」と。

【通釈】　《伝肱蟹譜》では、「柿の実と同時に食べてはならない。霍乱を発生する」と言う。孟詵は、「大黄、紫蘇、冬瓜汁は、これを解して直ちに治癒する」と言う。

【解説】　本条文は、蟹を摂取して中毒を発生した場合の別の治療法について論述している。

蟹を摂取して中毒を発生した場合は、冬瓜の汁を飲み、あるいは冬瓜を食べ、蟹の毒を解する。

【原文】　凡蟹未遇霜、多毒。其熟者乃可食之。(99)

【本文】　凡そ蟹未だ霜に遇わざるは、毒多し。其の熟せる者は、乃ち之を食す可し（《外台》は《肘後》を引き、「者」を「煮る」に作る）。

【語釈】　〇凡そ蟹未だ霜に遇わざる云々：陳紀藩の説「およそ蟹が霜を被っていない場合は、水莨菪を食べているので、多くは毒気がある。霜を被った後は稲を食べるので毒は小さい。生で食べてはならない。もし煮て熟す場合は、毒がないので、また食べることができる」陳紀藩主編《金匱要略》

【通釈】　そもそも蟹はいまだ霜に出会わない時期では、毒が多い。もし蟹を充分に煮る場合は、これを食べてもよい（《外台》では《肘後》を引用し、「者」の字を「煮る」の字に作る）。

【本文】　［程］　未だ霜に遇わざる者は、霜降節の前なり。節の前は水莨菪を食す。故に毒有り。霜降節の後は、稲を食す。将に蟄れんとすれば、則ち熟して味美く、乃ち食す可きなり。莨菪は水浜に生じ、大毒有り。

- 1300 -

禽獣魚虫禁忌并治第二十四

【通釈】　［程］　いまだ霜に遇わないのは、霜降節の前である。霜降節の前は、水莨菪を食べる。そこで、毒がある。霜降節の後は、稲を食べる。今にも冬ごもりをしようとする場合は、熟して味は美味く、食べることができる。莨菪は水辺に生じ、大毒がある。

【本文】　《巣源》に云う、「此れ、蟹は水莨を食す。水莨は、大毒有り。故に蟹は亦毒有り、則ち悶乱して死せんと欲す。若し霜を経て已後は、毒に遇うも、即ち人を害すること能わず。未だ霜を被らざる蟹、煮て之を食すれば、多くは毒に中り、人をして悶乱し精神不安ならしむこと有り」と。《肘後》に云う、「是れ水莨の為す所なり。彭蜞も亦毒有り。蔡謨之を食して幾んど死す」と。《本草》に云う、「未だ霜を被らざるは、甚だ毒有り。水莨菪を食して致す所なり。人之に中れば、死すること多し。霜の後は、将に蟄れんとす。故に味美く、乃ち之を食す可し」と。案ずるに、「熟」の字は、《外台》、《巣源》は「熟して煮る」の義と為す。然れども蟹は生食す可き物に非ざれば、則ち其の熟して煮ざる者は、人も亦食せず。因りて疑うらくは、「熟」は或は是れ「蟄」の訛りならん。

【語釈】　〇彭：膨に同じ。　〇蜞：ひる。水蛭。　〇蔡謨：人名。

【通釈】　《諸病源候論》では、「蟹は、水莨を食べる。水莨は、大毒がある。そこで、蟹はまた毒があり、悶乱して死にそうになる。もし霜を経た以後は、毒に遇うが、人を害することはできない。いまだ霜を被っていない蟹を煮て食べると、多くは毒に中り、人は悶乱し、精神は不安になる」と言う。《肘後》では、「これは、水莨が引き起こす所である。彭蜞（ヒル）にもまた毒がある。蔡謨はこれを食べ、幾んど死にそうになった」と言う。《本草》では、「いまだ霜を被らない場合は、甚だ毒がある。水莨菪を食べて引き起こす所である。人がこれに中ると、死亡することが多い。霜の降りた後は、蟹は今にも隠れようとする。そこで、味は美味しく、これを食べることができる」と言う。案じるに、「熟」の字は、《外台》、《諸病源候論》では「熟して煮る」の義とする。しかし、蟹は生で食べるべきものではないので、それが熟して煮ていない場合は人もまた食べない。これにより、恐らく「熟」の字は、あるいは「蟄」の字の誤りであろう。

【解説】　本条文は、蟹に毒がある時期と料理法について論述している。

　蟹は、霜降節の前では、水辺に生じる有毒の水莨菪を食べて毒があるので、摂取してはならない。蟹は、霜降節の後では、稲を食べ、熟していて味が美味

－ 1301 －

しいので、摂取してよい。

【原文】　蜘蛛落食中、有毒。勿食之。（100）
【本文】　蜘蛛、食中に落つるは、毒有り。之を食すること勿かれ。
【語釈】　○蜘蛛、食中に落つ云々：陳紀藩の説「蜘蛛は、毒虫である。もし食物の中に落ちる場合は、食物の粘った上に毒があるのを謹んで予防し、食べてはならない」陳紀藩主編《金匱要略》
【通釈】　蜘蛛が食物の中に落ちた場合は、毒がある。これを食べてはならない。
【本文】　［程］　蜘蛛は毒有り、食中に落つれば、或は尿有り、糸有り、食上に粘る。故に食す可からず。
【通釈】　［程］　蜘蛛には毒があり、食物の中に落ちると、あるいは尿があり、糸があり、食物の上で粘る。そこで、食べるべきでない。
【解説】　本条文は、蜘蛛が落ちた食物と摂取の禁忌について論述している。
　蜘蛛が食物に落ちる場合は、蜘蛛は毒があり、尿や糸が食物の上に粘るので、摂取してはならない。

【原文】　凡蜂、蝿、虫、蟻等多集食上。食之致瘻。（101）
【本文】　凡そ蜂、蝿、虫、蟻等は多く食上に集まる。之を食すれば瘻を致す。
【語釈】　○凡そ蜂、蝿、虫、蟻等云々：陳紀藩の説「蜂、蝿、虫、蟻は、いずれも毒がある。また、伝染性の各種の疾病を媒介し、喜んで食物の上に集まる。人が誤って食べた後に湿熱の毒が肌肉や経絡に流伝すると、容易に各種の瘻瘡を発生し、更に流行性の霍乱、疫瘴の病を発生するはずである」陳紀藩主編《金匱要略》
【本文】　そもそも蜂、蝿、虫、蟻等は、多くが食物の上に集まる。これを食べると、種々の瘻瘡を発生する。
【本文】　［程］　蜂、蝿、虫、蟻は、湿熱を裏けて毒有り、食上に集まる。而して人之を食すれば、湿熱の毒肌肉に伝わり、瘻瘡を生ずるを致す。
【通釈】　［程］　蜂、蝿、虫、蟻は、湿熱を受けて毒があり、食物の上に集まる。そして人がこれを食べると、湿熱の毒が肌肉に伝わり、瘻瘡を発生する。
【本文】　案ずるに、《巣源》に蜂瘻、蝿瘻、蟻瘻有り。皆飲食の内に蜂、蝿等有り、因りて誤りて之を食するに由り、毒五藏に入り、経絡に流出し、変じ

－ 1302 －

禽獣魚虫禁忌并治第二十四

て諸瘻を生ず。証証各々異なる。今贅引せず。

【通釈】　案じるに、《諸病源候論》では、蜂瘻、蝿瘻、蟻瘻がある。皆飲食の中に蜂、蝿などがあり、これによって誤ってこれを食べることにより、毒が五臓に入り、経絡に流出し、変化して諸々の瘻を生じる。証候は、各々が異なる。今くだくだと引用しない。

【解説】　本条文は、蜂、蝿、虫、蟻等が集った食物を摂取した場合に出現する転機について論述している。

　蜂、蝿、虫、蟻などは、湿熱を受けて毒がある。食物の上に集まり、人がこれを摂取すると、湿熱の毒が肌肉に伝わるので、瘻瘡が形成される。

果実菜穀禁忌并治第二十五

【原文】　果子生食、生瘡。(1)
【本文】　果子は、生食すれば、瘡を生ず。
【語釈】　〇果子は、生食すれば云々：陳紀藩の説「果実の実を生で食べ、いまだ清潔さや消毒に注意しない場合は、細菌の病毒に感染する機会が比較的多くなり、容易に瘡、癤、あるいは湿熱病を発生する」陳紀藩主編《金匱要略》
【通釈】　果物を生で食べると、瘡を発生する。
【本文】　［程］　諸果の実は、皆夏秋に成り、湿熱の性を稟く。之を食するが故に瘡を生ぜしむ。
【通釈】　［程］　諸々の果物の実は、皆夏と秋に成熟し、湿熱の性を受ける。これを食べるので、瘡を発生する。
【解説】　本条文は、果物を生で摂取した場合の転機について論述している。
　諸々の果物はいずれも夏と秋に成熟し、湿熱の性を受けるので、これを食べる場合は、瘡を発生する。

【原文】　果子落地経宿、虫蟻食之者、人大忌食之。(2)
【本文】　果子、地に落ちて宿を経、虫蟻之を食う者は、人大いに之を食することを忌む。
【語釈】　〇果子、地に落ちて宿を経云々：陳紀藩の説「果物が地面に落ち、一晩経過すると、果物はまた腐敗するはずである。虫や蟻が食べると、果物には毒がある。人がもしこれを食べる場合は、恐らくはリンパ結腫などの疾患を患う。そこで、大いに忌む」陳紀藩主編《金匱要略》
【通釈】　果物が地面に落ちて一夜が経ち、虫や蟻が食べたものは、人は決して食べてはならない。
【本文】　［程］　地に落ちて宿を経れば、則ち果壊る。虫蟻之を食すれば、則ち果は毒あり。人に在りては大いに之を食するを忌む。人をして九漏を患わしむ。
【語釈】　〇九漏：狼漏、螻蛄漏、虫漏、蚍蜉漏、蜻蛉漏、浮疽漏、瘰癧漏、転脈漏、鼠漏を指す。形がいずれも石癰に煮て、頸項腋下に生じ、痛みも熱もなく、累々として串を形成する。
【通釈】　［程］　地面に落ちて一夜を経る場合は、果物は破壊される。虫や蟻がこれを食べる場合は、果物には毒がある。人にあっては、大いにこれを食

－ 1305 －

べることを忌む。人に九漏を患わさせる。

【解説】　本条文は、地面に落下して一夜が経ち虫や蟻が食べた果物と摂取の禁忌について論述している。

　果物が地面に落ちて一晩が経つと、果物は腐敗する。虫や蟻がこれを食べると、果物には毒がある。そこで、人はこの種の果物を摂取してはならない。

【原文】　生米停留多日、有損処。食之傷人。(3)

【本文】　生米、停留すること多日、損処有り。之を食すれば人を傷る。

【語釈】　○生米、停留すること多日云々：陳紀藩の説「生米を長期に渡り放置し、もし虫や鼠でかじられた痕跡がある場合は、その米には必ず毒があり、食べると人体に有害である。陳修園は、「米」は「果」に作ると言う（《金匱要略浅注》）。高学山は、湿熱や酵素が変化して引き起こされることに係わると言う。参考にすべきである」陳紀藩主編《金匱要略》

【通釈】　長い間貯留した生米に食われた跡がある。これを食べると、害がある。

【本文】　［程］　損処有るは、虫鼠の為に食さるるを謂う。皆毒有り。故に人を傷る。

【通釈】　［程］　「損じた処がある」とは、虫や鼠に食べられていることを言う。いずれも毒がある。そこで、人を損傷する。

【解説】　本条文は、長く貯蔵し食われた跡のある生米と摂取の禁忌について論述している。

　長い間貯留した生米に虫や鼠に食べられた後がある場合は、いずれも毒があるので、これを摂取すると人に有害である。

【原文】　桃子多食、令人熱。仍不得入水浴。令人病淋瀝寒熱病。(4)

【本文】　桃子は、多食すれば、人をして熱せしむ。仍お水に入りて浴するを得ず。人をして淋瀝、寒熱の病を病ましむ（沈は、「寒」の字無し。程、《金鑑》に「寒熱淋瀝病」に作るは、並びに非なり）。

【語釈】　○桃子は、多食すれば云々：陳紀藩の説「酸甘で性熱の桃の実を多く食べると、消化不良になり、心の裏にたとえ煩熱があっても、なお冷水に沐浴してはならず、これによって更に感冒に罹患することから免れる。衛気と水寒の気が相互に争うと、人に長期に渡って連綿として悪寒発熱を生じる。ある

- 1306 -

果実菜穀禁忌并治第二十五

いは兼ねて湿熱が内は膀胱に欝滞すると、淋病を患う」陳紀藩主編《金匱要
略》

【通釈】　桃の実を多食すると、煩熱が発生する。この場合は、水に入って沐
浴してはならない。もし沐浴すると、悪寒発熱が持続して治癒しなくなる（沈
本では、「寒」の字がない。程本、《医宗金鑑》に「寒熱淋瀝病」に作るのは、
並びに誤りである）。

【本文】　［程］　桃の実は、酸甘辛、春に生ずれば、則ち味酸、夏に成れば、
則ち酸甘、秋に成れば、則ち酸辛、其の性は熱す。故に多食すれば、人をして
熱せしむるなり。若し多食して水に入りて浴すれば、則ち酸味は内に泄るるを
得ず、多くは人をして癃せしめ、水寒の気は因りて外に客す。故に人をして寒
熱せしむるなり。

【通釈】　［程］　桃の実は酸甘辛であり、春に生じる場合は味酸であり、夏
になる場合は酸甘であり、秋になる場合は酸辛であり、その性は熱する。そこ
で、多食すると、人を熱する。もし多食して水に入って沐浴する場合は、酸味
は内に泄れることができず、多くは人を尿閉にし、水寒の気はこれによって外
に客する。そこで、人に寒熱を生じる。

【本文】　案ずるに、淋瀝は、寒熱連綿として已えざるの謂いなり。《肘後》
に尸の注を云い、「大略は人をして寒熱淋瀝せしめ、悗悗黙黙として其の苦
しむ所を的らかに知らず」と。又《外台》に云う、「労極の病は、呉楚は之を
淋瀝と謂う」是れなり。程、及び《金鑑》に以て癃と為すは、誤りなり。《千
金》に、「黄帝云う、「桃を飽食して水に入りて浴すれば、淋病を成す」と」
と。此れ是れ別の義なり。

【語釈】　〇連綿：続いて絶えないさま。　〇悗悗：気抜けしてぼんやりする。

【通釈】　案じるに、淋瀝は、寒熱が連続して治癒しないことを言う。《肘
後》では尸を注釈して「大略は人に寒熱淋瀝させ、気抜けしてぼんやりし、言
葉を喋らず、それが苦しむ所を明らかに知らない」と言う。また、《外台》に
「労が極まる病は、呉楚ではこれを淋瀝と言う」と言うのがこれである。程本、
および《医宗金鑑》で尿閉とするのは、誤りである。《千金》では、「黄帝は、
「桃を飽食して水に入り湯浴みすると、淋病を形成する」と言う」とある。こ
れは別の義である。

【解説】　本条文は、桃の実を多食した場合の転機について論述している。
　桃の実は酸甘辛であり、春に生じると味は酸であり、夏に成熟すると酸甘で

－ 1307 －

あり、秋に成熟すると酸辛であり、性は熱であるので、多食すると、発熱する。もし桃の実を多食して水に入り沐浴する場合は、酸味が内で泄れなくするので、尿閉になる。尿閉になり、水寒の気が外に客すると、悪寒発熱が出現する。あるいは淋瀝は、寒熱が連続して治癒しないことを言う。即ち、もし桃の実を多食して水に入り沐浴する場合は、水寒の気が外に客するので、悪寒発熱が連続して治癒しなくなる。

【原文】　杏酪不熟、傷人。(5)

【本文】　杏酪熟せざるは、人を傷る（《金鑑》に、「一に云う、「人を殺す」と」と）。

【語釈】　〇杏酪熟せざる云々：陳紀藩の説「杏酪は、杏仁を原料として加工して生成したものであり、よく五臓を潤し、肺の乾燥を清し、痰や喘を除く。ただ、もし醸造して成熟していない場合（例えば杏仁を水に浸していまだ充分でなく、いまだその苦味を除かない場合）は、苦杏仁には毒があるので、これを食べた後は種の中味による中毒症状（例えば悪心、頭が昏む、眼花、呼吸困難、唇が赤黒くなる、突然昏倒するなど）が出現し、健康には有害であり、甚だしい場合は中毒で死亡することがある」陳紀藩主編《金匱要略》

【通釈】　杏を醸造した飲物が熟していない場合は、害がある（《医宗金鑑》では、「ある本では、「人を殺す」と言う」とある）。

【本文】　［程］　古人は、杏酪は酒と蜜とを以て醸成し、亦甘草、生姜の汁もて熬りて成る者有り。杏仁に毒有るを以て、半生半熟なれば、皆能く人を害するなり。今の人は、另に製法有り。

【語釈】　〇熬る：火にかけて水分を取り除く。

【通釈】　［程］　古人は杏酪を酒と蜜をもって醸成し、また甘草や生姜の汁で熬って作るものがある。杏仁に毒があるので、半生で半熟であると、いずれもよく人を害する。今の人は、別に製法がある。

【本文】　案ずるに、杏酪は一に杏酥と名づく。藏器云う、「之を服すれば五藏を潤し、痰嗽を去る。生熟にて噉らうは、倶に可なり。若し半生、半熟にして之を服すれば、人を殺す」と。《金鑑》に杏酪を二物と為すは、誤りなり。

【通釈】　案じるに、杏酪は、一つには杏酥と名づける。藏器は、「これを服用すると五臓を潤し、痰や嗽を除く。生や熟して食べるのは、ともに可能である。もし半生や半熟でこれを服用する場合は、人を殺す」と言う。《医宗金

《鑑》に杏酪を二つの物とするのは、誤りである。

【解説】　本条文は、熟していない杏酪を摂取した場合の転機について論述している。

　　杏酪は酒と蜜で醸成し、あるいは甘草や生姜の汁で熬って作る場合がある。杏仁には毒があるので、半生や半熟の杏酪を摂取すると、人に害がある。

【原文】　梅多食、壊人歯。(6)

【本文】　梅は、多食すれば、人の歯を壊る（《千金・食治》に同じ）。

【語釈】　○梅は、多食すれば云々：陳紀藩の説「梅の実は、味が酸である。もし食べ過ぎると、容易に腐蝕し歯の表面の牙質を損傷する」陳紀藩主編《金匱要略》

【通釈】　梅は多食すると、虫歯になる（《千金・食治》は、同じである）。

【本文】　［程］　梅の実は、能く津液を致す。津液出づれば、則ち骨傷る。腎は五液を主り、歯は腎の標と為すを以ての故なり（案ずるに、時珍の《発明》に詳らかに此の理を論ず。程註は、之に本づく。当に参考とすべし）。

【通釈】　［程］　梅の実は、よく津液を生じる。津液が出る場合は、骨が傷られる。腎は五液を主り、歯は腎の標であるからである（案じるに、李時珍の《発明》で詳らかにこの道理を論述している。程氏の注釈は、これに基づいている。参考にすべきである）。

【本文】　案ずるに、《本草》に梅を食して歯齲の者は、胡桃肉を嚼みて之を解す。蓋し、胡桃は腎を補えばなり。

【語釈】　○齲：齗に同じ。歯がしくしく痛む。

【通釈】　案じるに、《本草》では、梅を食べて歯がしくしく痛む場合は、胡桃肉を嚼んでこれを解するとある。思うに、胡桃肉は腎を補うからである。

【解説】　本条文は、梅を多食した場合の転機について論述している。

　　梅の実を多食すると、津液が生じ、骨が傷られるので、腎の標である歯は虫歯になる。

【原文】　李不可多食。令人臚脹。(7)

【本文】　李は、多食す可からず。人をして臚脹せしむ。

【語釈】　○李は、多食す可からず云々：陳紀藩の説「「李」は、《千金方・巻二十六》に「李子」に作る。従うべきである。李の実は、味苦酸渋で肝に走

る。苦味を食べて過多になると、肝気が欝滞し、脾気が健運を失い、中を脹満させるので、肚腹部を膨張し脹満させる」陳紀藩主編《金匱要略》

【通釈】　李は、多食してはならない。多食すると、腹部が脹満する。

【本文】　［鑑］　李は、味酸渋なり。若し多食すれば、則ち中気舒びず。故に人をして腹脹せしむ。

【通釈】　［鑑］　李は、味が酸渋である。もし多食する場合は、中気が舒びなくなる。そこで、人の腹部を脹満させる。

【解説】　本条文は、李を多食した場合の転機について論述している。

　李は味酸渋であり、多食すると、中気が舒びず、腹部は脹満する。

【原文】　林檎不可多食。令人百脈弱。(8)

【本文】　林檎は、多食す可からず。人をして百脈を弱からしむ（《千金》は、同じ）。

【語釈】　○林檎は、多食す可からず云々：陳紀藩の説「林檎は、酸渋で甘である。もし多く食べる場合は、人の全身の血脈を通暢させなくする。そこで、脈は弱くなる」陳紀藩主編《金匱要略》

【通釈】　林檎は、多食してはならない。多食すると、百脈が弱くなる（《千金》では、同じである）。

【本文】　［程］　林檎は、酸濇にして百脈を閉ざす。故に多食すれば、人をして百脈を弱からしむ。

【通釈】　［程］　林檎は、酸濇で百脈を閉ざす。そこで、多食すると、人の百脈を弱くする。

【解説】　本条文は、林檎を多食した場合の転機について論述している。

　林檎は酸渋で百脈を閉ざすので、多食すると百脈は弱くなる。

【原文】　橘柚多食、令人口爽、不知五味。(9)

【本文】　橘柚は多食すれば、人をして口爽わせて、五味を知らざらしむ。

【語釈】　○橘柚は多食すれば云々：李克光の説「橘の実や柚の実の肉は、いずれも性は寒、味は酸であり、よく膈に留窓し、痰を生じ、飲を集める。飲が膈上に集る場合は、人の口は味覚がなくなり、その他の滋味を弁別できなくなる」《金匱要略譯釋》

【通釈】　橘と柚は多食すると、口中は味を失い、五味が解らなくなる。

果実菜穀禁忌并治第二十五

【本文】　　［程］　　橘柚は、味酸にて能く膈に恋し、痰を生じ、飲を聚む。飲
膈上に聚まれば、則ち口をして淡く味を知らざらしむ。

　　［鑑］　　《尚書》の註に、小を橘と曰い、大を柚と曰う。二者は、其の味皆
酸にして性寒なり。若し過食すれば、則ち口爽（さわ）やかと雖も、五味は知らず。

【語釈】　　○口淡：口は味覚がなくなることを指す。

【通釈】　　［程］　　橘と柚は、味が酸でよく膈に留恋し、痰を生じ、飲を集め
る。飲が膈上に集る場合は、口は味覚をなくする。

　　［鑑］　　《尚書》の注釈では、小を橘と言い、大を柚と言う。二つは、その
味はいずれも酸で性が寒である。もし過食する場合は、口は爽やかであるが、
五味は解らなくなる。

【本文】　　案ずるに、時珍云う、「橘皮は、気を下し痰を消し、其の肉は痰を
生じ、飲を聚め、表裏の異なること此くの如し」と。程註は、之に本づく。但
だ「爽」の字は、未だ妥（おだ）やかならず。案ずるに、《爾雅・釈言》に言う、「爽
は、差（たが）うなり。忒（たが）うなり」と。《老子》に「五味は人の口をして爽わしむ」と。
乃ち、口は味を失うの義と為す。

【通釈】　　案じるに、李時珍は、「橘皮は、気を下し、痰を消し、その肉は痰
を生じ、飲を集め、表裏の異なるのはこのようなものである」と言う。程氏の
注釈は、これに基づく。ただ、「爽」の字は、いまだ穏やかでない。案じるに、
《爾雅・釈言》では、「爽は、差（たが）うことであり、忒（たが）うことである」と言う。
《老子》では、「五味は、人の口を爽うようにする」とある。即ち、口が味を
失う義である。

【解説】　　本条文は、橘と柚を摂取した場合の転機について論述している。

　　橘と柚は味が酸で膈に留恋し、痰を生じて飲を集めるので、多食すると口は
味覚がなくなる。

【原文】　　梨不可多食。令人寒中。金瘡、産婦、亦不宜食。（10）

【本文】　　梨は、多食す可からず。人をして寒中せしむ。金瘡、産婦も亦食す
るに宜しからず（《千金》に云う、「金瘡、産婦は、食すること勿れ。人を
して萎（つか）れ困しみ寒中せしむ」と）。

【語釈】　　○梨は、多食す可からず云々：陳紀藩の説「梨の実は甘酸で性は涼
であり、緩やかに瀉下する作用がある。脾胃に虚寒がある場合は、多食すべき
でない。多食すると、中焦の寒飲の病証に罹患させる。梨は寒で血脈を凝滞さ

- 1311 -

せるので、創傷のある人や産婦では、これによって気血が不足する場合は、食べるのは好ましくない。ただ、肺と胃に壮熱がある場合は、除外する」陳紀藩主編《金匱要略》

【通釈】　梨は、多食してはならない。多食すると、寒飲の病になる。切瘡のある者や産婦もまた食べるのは好ましくない（《千金》では、「切瘡のある者や産婦は、食べてはならない。人を衰弱させ困しませ寒えに中らせる」と言う）。

【本文】　［程］　梨の性は、大寒なり。故に人をして寒中せしむ。寒は、能く血脈を凝らす。故に金瘡、産婦は、食するに宜しからず。

【通釈】　［程］　梨の性は、大寒である。そこで、人に寒を中らせる。寒は、よく血脈を凝滞させる。そこで、金瘡のある者や産婦では、食べるのは好ましくない。

【解説】　本条文は、梨を摂取した後の転機と摂取の禁忌について論述している。

　梨の性は大寒であるので、多食すると寒に中らせる。寒はよく血脈を凝滞させるので、金瘡のある者や産婦では食べるのは好ましくない。

【原文】　櫻桃、杏、多食、傷筋骨。(11)

【本文】　櫻桃、杏（あんず）は、多食すれば、筋骨を傷る。

【語釈】　○櫻桃、杏は、多食すれば云々：陳紀藩の説「サクランボと杏の実は、いずれも酸寒の果物であり、酸は筋を傷り、寒は骨を傷る。そこで、これを過食する場合は、筋骨を傷る」陳紀藩主編《金匱要略》

【通釈】　サクランボと杏は、多食すると筋骨を損傷する。

【本文】　［鑑］　桜桃、杏は、味酸、性寒なり。若し過食すれば、則ち筋骨を傷る。《内経》に云う、「酸は則ち筋を傷る」と。寒は、骨を傷るを主る。故に筋骨を傷る。

【語釈】　○酸は則ち筋を傷る：出典は、《素問・陰陽応象大論》。

【通釈】　［鑑］　サクランボと杏は、味は酸、性は寒である。もし過食する場合は、筋骨を傷る。《内経》では、「酸は、筋を傷る」と言う。寒は、骨を傷ることを主る。そこで、筋骨を傷る。

【解説】　本条文は、桜桃と杏を多食した場合の転機について論述している。

　サクランボと杏は味酸、性寒であるので、過食すると酸が筋を傷り、寒が骨

- 1312 -

果実菜穀禁忌并治第二十五

を傷り、筋骨を損傷する。

【原文】　安石榴不可多食。損人肺。(12)
【本文】　安石榴は、多食す可からず。人の肺を損なう（「肺」は、徐、沈は「腹」に作る。《千金》は、原文と同じ）。
【語釈】　○安石榴は、多食す可からず云々：陳紀藩の説「安石榴は、味酸渋である。酸渋である場合は、気が滞り痰を生じる。肺は気を主り、通利するのが好ましく、滞るのが好ましくない。滞る場合は、肺気を傷り、またよく歯を損ない黒くする。そこで、多食するのは好ましくない」陳紀藩主編《金匱要略》
【通釈】　ザクロは、多食してはならない。多食すると、肺が損傷される（「肺」の字は、徐本、沈本では「腹」の字に作る。《千金》では、原文と同じである）。
【本文】　［鑑］　安石榴は、味酸渋なり。酸渋なれば、則ち気滞る。肺は、気を主る。利するに宜しくして滞るに宜しからず。滞れば、則ち損傷す。故に過食す可からざるなり。
【通釈】　［鑑］　安石榴は、味は酸渋である。酸渋である場合は、気は滞る。肺は、気を主る。通利するのは好ましく、停滞するのは好ましくない。停滞する場合は、損傷される。そこで、過食すべきでない。
【本文】　《本草》に震亨云う、「榴なる者は、留まるなり。其の汁は酸、性は滞恋して痰を成す」と。
【通釈】　《本草》では、震亨は、「安石榴の榴は、留まることである。その汁は酸、性は滞恋し、痰を形成する」と言う。
【解説】　本条文は、安石榴を多食した場合の転機について論述している。
　ザクロの味は酸渋であり、多食すると気が滞り、肺気が通利しなくなるので、多食してはならない。もし多食する場合は、一身の気を主る肺が損傷される。

【原文】　胡桃不可多食。令人動痰飲。(13)
【本文】　胡桃は、多食す可からず。人をして痰飲を動かしむ（《千金》に云う、「痰飲を動かし、悪心し水を吐し、食を吐せしむ」と）。
【語釈】　○胡桃は、多食す可からず云々：陳紀藩の説「胡桃は元々よく肺を潤し痰を消す。ただ、その性は熱であり、味は膩滞であるので、多食する場合

- 1313 -

は火を動かし、津液を煎熬して痰飲を生じ、悪心、水を吐出するなどの諸証が
出現する」陳紀藩主編《金匱要略》

【通釈】　クルミは、多食してはならない。多食すると、痰飲が動かされる
（《千金》では、「痰飲を動かし、悪心し、水を吐出し、食物を吐出させる」
と言う）。

【本文】　［程］　胡桃は、能く肺を潤し痰を消す。今人をして痰飲を動かし
むるは、何ぞや。胡桃の性熱を以て、多食すれば、則ち津液を煎熬して痰飲を
成す。

【通釈】　［程］　胡桃は、よく肺を潤し痰を消す。今人の痰飲を動かすのは、
どうしてであろうか。胡桃の性は熱であるので、多食する場合は、津液を煎熬
して痰飲を形成するからである。

【解説】　本条文は、胡桃を多食した場合の転機について論述している。
　胡桃は性熱であるので、多食すると、津液を煎熬し、痰飲が形成されて動か
される。

【原文】　生棗多食、令人熱渇気脹。寒熱羸痩者、彌不可食。傷人。（14）

【本文】　生棗は、多食すれば、人をして熱渇、気脹せしむ。寒熱し羸痩の者
は、彌いよ食す可からず。人を傷る（《千金・食治》は、同じ）。

【語釈】　○生棗は、多食すれば云々：陳紀藩の説「生の大棗は、味甘で気は
辛熱である。もし多食する場合は、辛熱で津を傷ると人は口が渇き、甘でよく
中を塞ぐと人は気が脹満する。時に寒熱を生じ、また肌肉が痩せ衰える場合に
至っては、往々にして多くが脾胃陰虚に属し、虚熱が更に重い。そこで、更に
食べてはならない。食べると、健康に害がある」陳紀藩主編《金匱要略》

【通釈】　生の棗を多食すると、熱が発生して口が渇き、腹部は気機が停滞し
て脹満する。寒熱が出現し、肌肉が痩せ衰えた者は、益々食べてはならない。
人に害がある（《千金・食治》では、同じである）。

【本文】　［程］　生棗は、味は甘辛、気は熱す。辛熱を以てすれば、則ち人
をして渇せしめ、甘なれば則ち人をして気脹せしむるなり。羸痩の者は、内熱
必ず盛んにして脾胃必ず虚す。故に彌いよ食す可からず。

【通釈】　［程］　生の棗は、味は甘辛であり、気は熱する。辛熱を摂取する
と、人に口渇を生じ、甘であると、人に気を脹満させる。羸痩する者は、内熱
が必ず盛んであり、脾胃は必ず虚している。そこで、更に食べるべきでない。

- 1314 -

果実菜穀禁忌并治第二十五

【解説】　本条文は、生の棗を多食した場合の転機と摂取の禁忌について論述している。

　生の棗は、味は甘辛、性は熱である。生の棗を多食すると、辛熱で口渇が生じ、甘で気が脹満する。痩せ衰える者は、内熱が盛んであるが、脾胃は必ず虚しているので、更に生の棗を摂取してはならない。

【原文】　食諸果中毒。治之方：(15)
　猪骨（焼過）
　右一味、末之、水服方寸匕。又治馬肝、漏脯等毒。

【本文】　諸果を食して毒に中る。之を治するの方：
　猪骨（焼きて過ぐ。〇「過」は、趙は「灰」に作る。《金鑑》は、二字を「煆え黒くす」に作る）。
　右一味、之を末とし、水もて方寸匕を服す。又馬肝、漏脯等の毒を治す。

【語釈】　〇諸果を食して毒に中る云々：陳紀藩の説「本条は、多くが五行の生剋をもって解釈している」陳紀藩主編《金匱要略》。　〇煆：鍛に同じ。きたえる。金属にやきをいれて打ちきたえる。

【通釈】　種々の果物を食べて中毒を発生する。これを治療する処方：
　猪骨（強く焼く。〇「過」の字は、趙本では「灰」の字に作る。《医宗金鑑》では、二字を「煆えて黒くする」に作る）。
　右の一味を粉末とし、水で一寸四方の用量を服用する。また、馬の肝臓や雨漏りで濡れた肉等を摂取して中毒を発生した場合を治療する。

【本文】　［程］　猪骨、諸果の毒を治し、亦馬肝、漏脯の毒を治すは、其の義は暁る可からず。
　［鑑］　猪骨を以て果子の毒を治するは、物の性相い制して然らしむ。馬肝の毒を治する者は、猪畜は水に属し、馬畜は火に属し、此れ水は火を剋するの義なり。漏脯の毒を治する者は、亦骨肉相い感ずるの義なり。

【通釈】　［程］　猪骨が諸々の果物の毒を治療し、また馬の肝臓や漏脯の毒を治療するのは、その義をさとることはできない。
　［鑑］　猪骨をもって果物の毒を治療するのは、物の性が相互に制してそのようにする。馬肝の毒を治療するのは、家畜の豚は水に属し、家畜の馬は火に属し、水が火を剋する義である。漏脯の毒を治療するのは、また骨と肉が相互に感じる義である。

- 1315 -

【解説】 本条文は、種々の果物で中毒を発生した場合の治療法について論述している。

種々の果物を摂取して中毒を発生した場合は、物の性が相互に制するので、猪骨を用いて果物の毒を解する。家畜の豚は水に属し、家畜の馬は火に属している。馬の肝臓を摂取して中毒を発生した場合は、猪骨を服用し、水剋火で馬の毒を解する。漏脯を摂取して中毒を発生した場合は、猪骨と乾し肉が相互に感じるので、猪骨を服用してこれを治療する。

【原文】 木耳赤色及仰生者、勿食。菌仰巻及赤色者、不可食。(16)

【本文】 木耳、赤色、及び仰ぎ生ずる者は、食すること勿れ。菌、仰ぎ巻き、及び赤色の者は、食す可からず（《証類》に《金匱》を引く。《玉函》は、「耳」の下の「赤」の字を「青」に作る）。

【語釈】 ○木耳、赤色、及び仰ぎ生ずる者云々：陳紀藩の説「きくらげ、および諸々の菌は、いずれも覆って巻いて生える。もし仰向けに巻く場合は、変異であり、紅色を呈する場合は毒があるので、いずれも食べるのは好ましくない」陳紀藩主編《金匱要略》

【通釈】 キクラゲが赤色であり、および仰向けに生えているものは、食べてはならない。菌 が仰向けに巻き、および赤色のものは、食べてはならない（《証類本草》では、《金匱要略》を引用している。《玉函》では、「耳」の字の下の「赤」の字を「青」の字に作る）。

【本文】 ［程］ 木耳、諸菌は、皆覆いて巻く。仰ぎ巻けば、則ち変異なり。色赤は、則ち毒有り。故に食す可からず。

【通釈】 ［程］ キクラゲや諸々の菌は、いずれも覆い被さって巻く。仰向けに巻く場合は、変異である。色が赤である場合は、毒がある。そこで、食べてはならない。

【解説】 本条文は、赤色で仰向けに生えた木耳、菌 と摂取の禁忌について論述している。

キクラゲや諸々の菌はいずれも覆い被さって巻くが、仰向けに巻く場合は変異株であり、赤色の場合は毒があるので、摂取してはならない。

【原文】 食諸菌中毒、悶乱欲死。治之方：(17)

人糞汁飲一升、土漿飲一二升、大豆濃煮汁飲之、服諸吐利薬、並解。

－ 1316 －

果実菜穀禁忌并治第二十五

【本文】　諸菌を食して毒に中り、悶乱して死せんと欲す。之を治するの方：
　人糞汁一升を飲み、土漿一二升を飲み、大豆の濃く煮たる汁之を飲み、諸々の吐利薬を服し、並びに解す。

【語釈】　○諸菌を食して毒に中り、悶乱し云々：陳紀藩の説「諸々のキノコで中毒を発生し、悶乱して死にそうになる場合は、熱毒が胃にあることを知るべきである。人の糞汁をもって熱毒を解し、あるいは催吐するはずである。地漿水をもって清熱解毒する。大豆の汁をもって腫毒を消す。あるいはその他の吐利薬を服用し、毒気を上下に分消させる。上述した諸法は、均しくよく諸々のキノコの中毒を解する」陳紀藩主編《金匱要略》

【通釈】　種々の菌（きのこ）を食べて中毒を発生し、悶え苦しみ、死にそうになる。これを治療する処方：
　人糞の汁一升を飲み、土漿一二升を飲み、大豆の濃く煮た汁を飲み、諸々の吐利薬を服用すると、いずれも方法でも治癒する。

【本文】　［鑑］李彣曰く、「悶乱し死せんと欲するは、毒胃に在ればなり。吐利薬を服して並びに解するは、毒気をして上下に分消せしむればなり」と。

【通釈】　［鑑］李彣は、「悶乱し、死にそうになるのは、毒が胃にあるからである。吐利薬を服用して並びに解するのは、毒気を上下に分消させるからである」と言う。

【本文】　《巣源》に云う、「凡そ園圃に種えし所の菜は、本毒無し。但だ蕈（しん）菌等の物は、皆是れ草木の変化にて生ずる所なり。樹に出づる者を蕈と為し、地に生ずる者を菌と為す。並びに是れ欝蒸せし湿気の変化して生ずる所なり。故に或は毒の者有り。人食して此の毒に遇えば、多くは死を致すこと甚だ疾速なり。其の死せざる者は、猶能く煩悶吐利せしめ、良久しくして始めて醒（さ）む」と。

　《千金》は、山中の樹菌を食して毒に中るを治するの方。
　人屎の汁、一升を服すれば、良し。
　又諸菌の毒を解す。
　地を堀り坑を作り、水を以て中に沃（そそ）ぎ、撹（かきみだ）して濁らしめ、澄清之を飲む。地漿と名づく。

　《本草》に陳蔵器云う、「菌は、冬春は毒無く、秋は毒有り。蛇、虫下従り過ぐること有ればなり。夜中に光有る者、爛（ただ）れんと欲して虫無き者、之を煮て熟せざる者、煮訖えて人を照らし影無き者、上に毛有り、下に紋無き者、仰ぎ

- 1317 -

て捲き、赤色の者は、並びに毒有り、人を殺す。其の毒に中る者は、地漿、及び糞清之を解す」と。

《宋周密癸辛雑識》に云う、「嘉定乙亥の歳、楊和王の墳上の感慈庵の僧徳明、山に遊び奇しき菌を得、帰りて糜を作り、家に供し、毒発す。僧の行、死者は十余人なり。徳明、亟かに糞を嘗めて免るるを得。日本僧定心なる者有り、寧ろ死して汚れず、膚理折れて裂けるに至りて死す」と。

清の呉林の《呉蕈譜》に云う、「鏡水忍可禅師、寧国の山中に在り。一日僧三四人と蕈を食して倶に毒に中り、刹那の間に二便頻りに遺り、身軟らかくロ呿く。窘急の時、歘かに薬を市る者有り、山に上る。僧衆、其の故を云う。随いて甘草を以て濃く煎じて之を灌げば、同時に愈ゆるを獲たり。又陽山西花の巷に人有り、一荒墩の上に在り、菌一叢を采り、煮て之を食し、卒然として毒発し、膚は琉璃の如し。人をして蕈を采りし処に往きて之を察せしむるに菌叢の生ずること故の如きを見る。即ち、堀りて一古塚を見れば、中に満ちて是れ蛇なり。即ち、甘草の煎湯を以て之を啜れば、尋いで愈ゆ。故に余毎に臘月中の糞坑の内に置いて甘草の人中黄を浸し、以て蕈の毒、及び天行の疫毒、伏気熱病、痘科の毒甚だしく漿を貫くこと能わざる者を治し、悉く神効有り（其の法は、甘草を用いて末と為し、毛竹の筒一段を将って両頭の節を留め、刮りて青皮を去り、節の上に一竅を開け、中に甘草を納め、乃ち芭蕉の葉の柄を以て針に削り、竅を閉じ、糞坑の中に浸し、四十九日にして須く立春の日に至り取り出だして陰乾しし用に任すべし）」と。

【語釈】　○園圃：果実や野菜の畑。　○蕈：きのこ。菌に同じ。　○刹那：極めて短い時間。　○呿：口を開ける。　○窘急：差し迫った状態になる。　○市：売る。　○墩：平地の小高い丘。　○叢：あつまる。群がる。　○琉璃：玉の名。紺青色の美玉。　○塚：墓。　○尋いで：まもなく。　○臘月：陰暦十二月。

【通釈】　《諸病源候論》では、「およそ果実や野菜の畑に植えた野菜は、本来は毒がない。ただ、キノコなどのものは、いずれも草木が変化して生じる。樹に出るものが蕈であり、地に生じるものが菌である。並びに蔚蒸した湿気が変化して生じる。そこで、あるいは毒の場合がある。人が食べてこの毒に遇うと、多くは甚だ急速に死亡する。それが死亡しない場合は、なおよく煩悶し嘔吐や下痢を出現させ、幾らか久しくなって始めて覚醒する」と言う。

　《千金》では、山中の樹に生じるキノコを食べて中毒を発生するのを治療す

る処方。

人の屎汁一升を服用するのがよい。

また、諸々のキノコの毒を解する。

地面を堀って坑を作り、水をもって中に注ぎ、撹拌して混濁させ、上清を飲む。地漿と名づける。

《本草》では、陳藏器は、「菌は、冬と春は毒がなく、秋は毒がある。蛇や虫が下より通り過ぎることがあるからである。夜中に光があるもの、爛れようとして虫がないもの、これを煮て熟さないもの、煮るのが終わり、人を照らして影がないもの、上に毛があり、下に紋がないもの、仰向いて巻き、赤色のものは、並びに毒があり、人を殺す。その毒に中る場合は、地漿、および糞の上清がこれを解する」と言う。

《宋周密癸辛雑識》では、「嘉定の乙亥の年に、楊和王の墓の上の感慈庵の僧の徳明が山に遊んで珍しい菌を取り、帰って粥を作り、家人に提供し、毒が発生した。僧の仲間では、死者は十数人であった。徳明は、速やかに糞を嘗めて中毒から免れた。日本の僧で定心と言う者があり、むしろ死亡して汚れることがなく、皮膚の紋理は折れて裂け、死亡した」と言う。

清の呉林の《呉蕈譜》では、「鏡水忍可禅師は、寧国の山中にいた。ある日僧三四人と蕈を食べてともに毒に中り、僅かの間に二便が頻りに出て、身体は力が入らず、口を開いた。事態が差し迫った時、遽かに薬を売る者があり、山に上ってきた。僧達は、その理由を言った。これによって甘草をもって濃く煎じてこれを口に注ぐと、同時に治癒した。また、陽山西花の町に人があり、荒れた小高い丘に住み、キノコ一塊を採取し、煮てこれを食べ、突然中毒を発生し、膚は琉璃色のようになった。人にキノコを採取した処に往かせてこれを観察させると、キノコの塊が生じているのは元のようであった。直ちに地面を堀ると、古い墓が見われ、中に蛇が満ちていた。そこで、直ちに甘草の煎じ液をもってこれを啜らせると、間もなく治癒した。そこで、私は常に十二月の糞便の坑の中には甘草からなる人中黄を浸し、これによってキノコの毒、および天行の疫毒、伏気熱病、痘科の毒が甚だしく、漿を貫くことができない場合を治療し、悉く神のような効果があった（その方法は、甘草を用いて粉末とし、毛竹の筒の一段を用い、両頭の節を留め、削って青い皮を除き、節の上に一つの穴を開け、中に甘草を入れ、芭蕉の葉の柄を針のように細く削り、これで穴を閉じ、糞便の坑の中に浸し、四十九日目で立春の日になってから取り出して陰

乾しし、使用に任せるべきである）」と言う。

【解説】　本条文は、種々の菌を摂取して中毒を発生した場合の治療法について論述している。

　種々のキノコを摂取し、中毒が発生する場合は、毒が胃にあるので、悶乱して死にそうになる。本証の治療は、人の糞汁を服用して毒を解する。あるいは地面を掘って坑を作り、水を注いで撹拌し、その上清を服用して毒を解する。あるいは濃く煮た大豆の汁を服用して毒を解する。あるいは吐利薬を服用し、毒気を上下に分消させて毒を解する。

【原文】　食楓樹菌而笑不止。治之以前方。(18)

【本文】　楓樹の菌を食して笑い止まず。之を治するは前方を以てす（「樹」、「笑」は、並びに原本は「柱」、「哭」に作る。今程本、《金鑑》に據りて之を改む）。

【語釈】　○楓樹の菌を食して笑い止まず云々：李克光の説「楓の木の上に生じるキノコを食べて笑いが止まらないのは、心は笑いを主るので、毒気が心に入るからである。治療は、第17条に用いる処方を用いる。例えば地漿の類でその毒を解すべきである」《金匱要略譯釋》

【通釈】　楓（かえで）の木に生えた菌（きのこ）を食べて笑いが止まらなくなる。これを治療するには前の処方を用いる（「樹」、「笑」の字は、並びに原本では「柱」、「哭」の字に作る。今程本、《医宗金鑑》によってこれを改める）。

【本文】　［程］　弘景曰く、「楓の木の上に生ずる者は、人をして笑い止まらざらしむ。地漿を以て之を解す」と。

　　［鑑］　李彣曰く、「心は、笑を主る。笑い止まざるは、是れ毒気心に入るなり」と。

【通釈】　［程］　弘景は、「楓の木の上に生じるものは、人に笑いを停止させなくする。地漿をもってこれを解する」と言う。

　　［鑑］　李彣は、「心は、笑いを主る。笑いが止まらない場合は、毒気が心に入っている」と言う。

【本文】　《張氏医説》に云う、「四明温台間の山谷は、多く菌を生ず。然して種類一ならず。之を食すれば、間々毒に中ること有り、往々にして人を殺すに至る者は、蓋し蛇の毒気の熏蒸する所なればなり。僧有り、教うるに地を堀り、冷水を以て之を撹して濁らしめ、少頃に取りて飲む者は、皆全活を得。此

の方、《本草》に見わる。陶隠居の註に之を地漿と謂い、亦楓樹の菌、之を食して笑い止まざるを治す。俗に言う笑菌を食する者は、山間に居れば、此の法を知らざる可からず」と。案ずるに、《陶穀清異録》に云う、「菌蕈に一種有り。之を食すれば、人をして乾笑疾を得せしむ。士人、戯れに呼びて笑矣乎と為す」と。此れ、間に楓樹無し。然れども間に菌を食して笑い止まざる者有り。此れ、豈所謂笑矣乎の者ならんや。

【語釈】　○少頃：しばらくして。　○菌蕈：きのこ。　○士人：学問・修養をつんだ人。

【通釈】　《張氏医説》では、「四明温台の間の山谷では、多く菌を生じる。そして種類は一つではない。これを食べると、間々毒に中ることがあり、往々にして人を殺すに至るのは、思うに蛇の毒気が薫蒸する所であるからである。僧があり、教えるのに、地面を堀り、冷水をもって撹拌して混濁させ、暫くして取って飲む場合は、いずれも全てが活きた。この処方は、《本草》に見われている。陶隠居の注釈では、これを地漿と言い、また楓の木の菌を食べて笑いが止らない場合を治療する。世俗に言う笑菌を食べる者は、山間に住んでいるので、この方法を知らないでいてはならない」と言う。案じるに、《陶穀清異録》では、「キノコの中に一つの種類がある。これを食べると、人に口が乾いて笑う疾患を発症させる。学識のある人は、戯れにこれを呼んで笑矣乎とする」と言う。これは、間に楓の木がない。しかし、間に菌を食べて笑いが止まらない者がある。これは、実際はいわゆる「笑矣乎」のものであろうか。

【解説】　本条文は、楓の木に生えた菌を摂取して中毒を発生した場合の治療法について論述している。

　楓の木に生えた菌を摂取し、笑いが停止しなくなる場合は、菌の毒気が心に入っているので、地漿を服用して菌の毒を解する。

【原文】　誤食野芋、煩毒欲死。(19)

【本文】　誤りて野芋を食し、煩毒死せんと欲す。之を治するの方（原註は、「前方を以てす。其の野芋の根を、山東人は魁芋と名づく。人芋を種え、三年収めざるも、亦野芋と成る。並びに人を殺す」と）。

【語釈】　○誤りて野芋を食し云々：陳紀藩の説「野芋は、辛冷で毒がある。人がもしこれを食べてその毒に中る場合は、毒気が肺に入り、煩乱して死にそうになる。土漿、豆汁、糞汁は、ともにその毒を解することができる」陳紀藩

主編《金匱要略》。 ○前方を以てす：《金匱要略輯義》では、「前方を以て
す」を原註とするが、通常は「其の野芋の根を…並びに人を殺す」を原註とし
ている。

【通釈】 誤って野芋を食べ、毒に中って悶え苦しみ、死にそうになる。これ
を治療する処方（原註では、「前の処方を用いる。その野芋の根を、山東の人
は魁芋と名づける。人が芋を種えて三年収穫しないものもまた野芋になる。い
ずれも食べると死亡する」とある）。

【本文】 ［程］ 野芋三年収めざれば、又栖芋と名づく。味辛冷、毒有り。
只瘡腫に敷きて摩る可し。人若し之を食し、其の毒に中れば、土漿、豆汁、糞
汁は、倶に解す可きなり。

【通釈】 ［程］ 野芋を三年収穫しない場合は、また栖芋と名づける。味は
辛冷で、毒がある。ただ、瘡で腫れた部位に敷布して摩るべきである。人がも
しこれを食べ、その毒に中る場合は、土漿、豆汁、糞汁は、ともに毒を解する
ことができる。

【本文】 《本草》に陶弘景云う、「野芋は、形と葉は芋に相似す。芋の種三
年採らざれば、栖（音呂）に成る。並びに能く人を殺す。誤りて之を食し、煩
悶して死に垂とする者は、惟だ土漿、及び糞汁、大豆汁を以て之を飲めば、
則ち活く」と。程註の瘡腫に摩して傅すは、時珍に出づ。

【通釈】 《本草》では、陶弘景は、「野芋は、形と葉が芋に類似する。芋の
種を三年採取しない場合は、栖（音は呂）になる。並びによく人を殺す。誤っ
てこれを食べ、煩悶して死にそうになる場合は、ただ土漿、および糞汁、大豆
汁をもってこれを飲むと、生き返る」と言う。程氏の注釈する瘡で腫れた部位
に摩って敷布するのは、李時珍に出ている。

【解説】 本条文は、誤って野芋を摂取して中毒を発生した場合の治療法につ
いて論述している。

野芋を三年収穫しない場合は、味辛冷で毒がある。人が食べて中毒を発生し
た場合は、土漿、豆汁、あるいは糞汁を服用して解毒する。

【原文】 蜀椒閉口者有毒。誤食之、戟人咽喉、気病欲絶、或吐下白沫、身体
痺冷。急治之方：(20)
　肉桂煎汁飲之。多飲冷水一二升。或食蒜。或飲地漿。或濃煮豉汁飲之。並解。

【本文】 蜀椒、口を閉づる者は、毒有り。誤りて之を食すれば、人の咽喉を

- 1322 -

果実菜穀禁忌并治第二十五

戴し、気閉（病）じて絶せんと欲し、或は白沫を吐下し、身体痺冷す。急に之を治するの方（「病」は、《肘後》に「便ち」に作る。《外台》は、「人の咽を戴し、気を出だすを得ざらしめ、便ち絶せんと欲す」に作る。《肘後》は「下」の字無し）：

　肉桂の煎汁之を飲む（《肘後》は、「肉」の字無し）。多く冷水一二升を飲む（《肘後》は、「多く」を「若し」に作る。《外台》は、同じ）。或は蒜を食す（《肘後》は、「大蒜」に作る）。或は地漿を飲む（《肘後》に云う、「慎みて熱きを飲む可からず。人を殺す」と）。或は濃く煮たる豉汁之を飲む。並びに解す（《外台》に《肘後》を引きて云う、「又急ぎて酢を飲む。又椒を食すれば、熱きを飲む可からず。熱きを飲めば、人を殺す」と）。

【語釈】　○蜀椒、口を閉づる者は、毒有り云々：陳紀藩の説「《本草綱目・巻二十六》」には、「口を閉じた山椒は、毒があり、気が閉じて途絶えようとする場合は、ニンニクを煮てこれを食べる」とある。張仲景方の「元々の原文の「病」の字は、「閉じる」の字のはずである。蜀椒の乾燥した果皮の腹面は裂け目があり、あるいは背面は幾らか裂け目があり、二つの花弁状を呈し、形は切り開いたゴムまりのようであり、その味は辛辣で性は熱で毒があり、閉じた蜀椒はその毒は更に勝る。およそ蜀椒を用いる場合は、口を閉じたものを除くべきである。辛であると人の咽喉を刺激し、甚だしい場合は脾肺腸胃の気機が閉ざされて阻まれ、麻痺して刺激すると白い泡沫を吐下し、気が閉じ営衛が阻まれ隔てられると身体は痺れて冷える。そこで、冷水、地漿の寒涼で熱毒を解する。濃い豆豉を飲み、吐いて毒を除く。肉桂とニンニクは、いずれも大辛大熱の品であり、それが血脈を通じ、邪穢を辟き、熱をもって熱を治療するのは、従治の方法である。そこで、これを合用して蜀椒の毒を解する」陳紀藩主編《金匱要略》

【通釈】　山椒の実が開かないものは、毒がある。誤ってこれを食べると、人の咽喉を刺激し、気が閉（病）じて絶えそうになり、あるいは白い泡沫を吐下し、身体が痺れて冷めたくなる。急いでこれを治療する処方（「病」の字は、《肘後》では「便ち」の字に作る。《外台》では、「人の咽を刺激し、気を出すことをできなくし、直ちに気絶しようとする」に作る。《肘後》では、「下」の字がない）：

　肉桂の煎じた汁を飲む（《肘後》では、「肉」の字がない）。多く冷水一二升を飲む（《肘後》では、「多く」の字を「若し」の字に作る。《外台》では、

- 1323 -

同じである）。あるいはニンニクを食べる（《肘後》では、「大蒜」に作る）。あるいは地漿を飲む（《肘後》では、「慎んで熱いものを飲むべきでない。人を殺す」と言う）。あるいは濃く煮た納豆の汁を飲む。いずれの方法でも治癒する（《外台》では、《肘後》を引用し、「また、急いで酢を飲む。また、山椒を食べる場合は、熱いものを飲むべきでない。熱いものを飲むと、人を殺す」と言う）。

【本文】　［程］　蜀椒は、気大熱にて毒有り、味辛にて麻る。口を閉づる者は、毒更に甚だし。辛なれば、則ち人の咽喉を戟し、麻なれば、則ち人をして白沫を吐下し、身体痺れ冷えしむるなり。冷水、地漿、豉汁は寒涼にて能く熱毒を解し、其の桂、蒜は大熱にして《肘後》の諸方に亦云う、「椒毒を解す」と。其の義を知らず。豈其の気絶せんと欲し、身体冷痺するに因りて用うるや。

　　［鑑］　桂と蒜との如きは、皆大辛大熱の物にして血脈を通じ、邪穢を辟き、熱を以て熱を治するは、是れ従治の法なり。

【語釈】　〇穢：けがらわしい。

【通釈】　［程］　蜀椒は、気が大熱で毒があり、味は辛で麻れる。口を閉じたものは、毒が更に甚だしい。辛である場合は、人の咽喉を刺激し、麻である場合は、人に白い泡沫を吐下させ、身体は痺れて冷えさせる。冷めたい水、地漿、納豆の汁は寒涼でよく熱毒を解し、その肉桂、ニンニクは大熱であり、《肘後》の諸々の処方ではまた「蜀椒の毒を解する」と言う。その義は解らない。実際はその気が絶えようとし、身体が冷えて痺れることによって用いるのであろうか。

　　［鑑］　肉桂とニンニクのようなものは、いずれも大辛大熱の品であり、血脈を通じ、邪穢を辟き、熱をもって熱を治療するのは、従治の方法である。

【解説】　本条文は、蜀椒を摂取して中毒を発生した場合に出現する症状と治療法について論述している。

　蜀椒は気が大熱で毒があり、味は辛で麻痺させ、口を開いたものは毒が更に甚だしい。誤って蜀椒を食べると、味辛で咽喉を刺激し、麻で人に白い泡沫を吐下させ、身体は痺れて冷えさせる。本証の治療は、肉桂を煎じた汁を飲み、あるいはニンニクを食べ、大辛大熱で血脈を通じ、邪穢を辟く。あるいは冷たい水を飲み、地漿を飲み、濃く煮た納豆の汁を飲み、寒涼で熱毒を解する。

【原文】　正月勿食生葱。令人面生游風。(21)

果実菜穀禁忌并治第二十五

【本文】　正月は、生葱を食すること勿れ。人をして面に游風を生ぜしむ。

【語釈】　○正月は、生葱を食すること勿れ云々：陳紀藩の説「正月の間は風気が発動するので、生の葱を多く食べてはならない。葱の味は辛散で、陽気を通じて顔面に走るので、生の葱を食べて発散し過ぎると、反って風邪を引動し、頭面が病み游風を生じる」陳紀藩主編《金匱要略》

【通釈】　正月は、生の葱（ねぎ）を食べてはならない。顔面に発疹が発生する。

【本文】　［程］　正月は甲木始めて生じ、人気始めて発す。葱は、能く頭面に走りて陽気を通じ、反って風邪を引きて頭面を病む。故に游風を生ぜしむ。

【通釈】　［程］　正月は甲木が始めて生じ、人気が始めて発生する。葱は、よく頭や顔面に走って陽気を通じるが、反って風邪を引いて頭や顔面を病む。そこで、游風を生じる。

【本文】　案ずるに、游風は、未だ詳らかならず。《千金》の頭面風鴟頭酒（し）は、風にて頭眩み転じ、面上の遊風を治するの方。又菊花散は、頭面遊風を治するの方。又《本事方》の知母湯は、遊風、頭面を攻め、或は四肢に腫塊を作すを治す。此れ、頭風眩運を指すに似たり。又《千金》の面薬門に、面上風を治するの方有り。即ち、鼻皰等を指す。此れ、「遊風を生ず」と云えば、則ち当に是れ鼻皰（ほう）、面䵟（かん）、粉刺等の謂いなるべし。

【語釈】　○鴟：鳶。ふくろう。　○皰：ニキビ。　○䵟：顔面が黒くなる皮膚病。　○粉刺：面疱（ニキビ）。

【通釈】　案じるに、游風は、いまだ詳らかでない。《千金》の頭面風鴟頭酒（し）は、風で頭が眩んで転じ、顔面の上の遊風を治療する処方である。また、菊花散は、頭や顔面の遊風を治療する処方である。また、《本事方》の知母湯は、遊風が頭や顔面を攻め、あるいは四肢に腫塊を生じる場合を治療する。これは、頭風による眩暈を指すようである。また、《千金》の面薬門では、顔面の上の風を治療する処方がある。即ち、鼻皰などを指す。ここで「遊風を生じる」と言えば、鼻皰、面䵟（かん）、粉刺などのことを言うはずである。

【解説】　本条文は、正月に生の葱を摂取することの禁忌と摂取後の転機について論述している。

　正月は、甲木が始めて生じ、人気が始めて発生する。葱は頭や顔面に走って陽気を通じるが、風邪を引いて頭や顔面に病を生じる。そこで、正月は、生の葱を摂取してはならない。もし正月に生の葱を摂取する場合は、游風を発生する。

- 1325 -

【原文】　二月勿食蓼。傷人腎。(22)

【本文】　二月は、蓼を食すること勿かれ。人の腎を傷る。

【語釈】　〇二月は、蓼を食すること勿かれ云々：陳紀藩の説「蓼には水蓼、馬蓼、毛蓼などの多くの種類があり、一般にはその蓼の茎を食べることが多い。二月の間は、肝木が正しく旺盛になる時である。そして蓼は味辛散で、辛はよく腎に走り、腎は閉蔵を主る。そこで、蓼を食べて過多になると、反って腎精を傷り、並びに肝木の滋生と繁栄に影響する」陳紀藩主編《金匱要略》

【通釈】　二月は、蓼を食べてはならない。腎を損傷する。

【本文】　［程］　扁鵲云う、「蓼を食すれば、髄を損じ気を少なくし精を減ず」と。二月は、木正しく王ず。若し蓼を食して以て腎水を傷れば、則ち木生ぜず。故に二月は食すること勿かれ。

【通釈】　［程］　扁鵲は、「蓼を食べると、髄を損傷し、気を少なくし、精を減少させる」と言う。二月は、木が正しく旺盛になる。もし蓼を食べて腎水を傷る場合は、木が生じなくなる。そこで、二月は食べてはならない。

【解説】　本条文は、二月に蓼を摂取することの禁忌と摂取後の転機について論述している。

　　二月は、木が正しく旺盛になる季節である。蓼を食べて腎水を傷ると、木が生じなくなるので、二月は蓼を摂取してはならない。もし蓼を摂取する場合は、腎を傷り、髄を損傷し、気を少なくし、精を減少させる。

【原文】　三月勿食小蒜。傷人志性。(23)

【本文】　三月は、小蒜を食すること勿かれ。人の志性を傷る（《千金》は、「黄帝云う」と）。

【語釈】　〇三月は、小蒜を食すること勿かれ云々：陳紀藩の説「小蒜は辛熱臭濁で毒があり、気を奪い神を傷る。三月は、陽気が盛んになる。志は腎にあり、性は心に統べられる。これを食べる場合は、人の腎の志と心の性を傷る」陳紀藩主編《金匱要略》

【通釈】　三月は、ニンニクを食べてはならない。志と性を損傷する（《千金》では、「黄帝が言う」とある）。

【本文】　［程］　小蒜は、辛熱にて毒有り。三月は、陽気長養の時と為す。此の気を奪い神を傷るの物を食す可からず。

- 1326 -

果実菜穀禁忌并治第二十五

【通釈】　・［程］　小蒜は、辛熱で毒がある。三月は、陽気が長養する時である。この気を奪い神を傷る品を食べるべきでない。

【解説】　本条文は、三月に小蒜を摂取することの禁忌と摂取後の転機について論述している。

　三月は、陽気が長養する時である。三月に小蒜を摂取すると、小蒜は辛熱で毒があり、気を奪い神を傷るので、摂取してはならない。

【原文】　四月、八月勿食胡荽。傷人神。（24）

【本文】　四月、八月は、胡荽を食すること勿かれ。人の神を傷る。

【語釈】　○四月、八月は、胡荽を食すること勿かれ云々：陳紀藩の説「四月は陽気が盛んになり、心火が正しく旺盛になる。八月は陰気が斂められ、肺気が正しく盛んになる。胡荽は、辛温で芳香があって竅に走る。もしこの走散の品を過食すると、必ずよく人の神を傷るのは、心が神を藏し、肺が魄を藏するからである」陳紀藩主編《金匱要略》

【本文】　四月と八月は、コエンドロを食べてはならない。神を損傷する。

【本文】　［程］　胡荽は、葷菜なり。辛芳の気は、人の精神を損なう。四月は、心火正しく王ず。八月は、肺将に斂めんとす。心は神を藏して肺は魄を藏するを以て、此の走散の物を食すれば、必ず能く神を傷るなり。

【語釈】　○葷菜：臭い野菜。ニラ・ニンニクの類。

【通釈】　［程］　胡荽は、臭い野菜である。辛で芳ばしい気は、人の精神を損なう。四月は、心火が正しく旺盛になる。八月は、肺が今にも収斂しようとする。心は神を藏し、肺は魄を藏するので、この走散の品を食べると、必ずよく神を傷る。

【解説】　本条文は、四月と八月に胡荽を摂取することの禁忌と摂取後の転機について論述している。

　胡荽は臭いの強い野菜であり、辛で芳ばしい気が人の精神を損傷する。四月は心火が旺盛になる時であり、八月は肺が今にも収斂しようとする時である。心は神を藏し、肺は魄を藏する。四月と八月は、胡荽を摂取してはならない。もし走散する胡荽を摂取すると、必ず心の藏する神を損傷する。

【原文】　五月勿食韮。令人乏気力。（25）

【本文】　五月は、韮を食すること勿かれ。人をして気力を乏しからしむ。

- 1327 -

【語釈】　○五月は、韭を食すること勿かれ云々：陳紀藩の説「思うに、韭菜は春に食べると香ばしいが、五月の間は臭味が非常に重く、夏に食べると臭うので、最も好んで食べてはならない。脾は臭いを悪み、四肢を主る。そこで、人に気力を乏しくさせる」陳紀藩主編《金匱要略》

【通釈】　五月は、韭を食べてはならない。気力を少なくさせる。

【本文】　［程］　韭菜は、春食すれば則ち香ばしく、夏食すれば則ち臭う。脾は、臭いを悪みて四肢を主る。是を以て人をして気力を乏しからしむ。

【通釈】　［程］　韭菜は、春に食べる場合は香ばしいが、夏に食べる場合は臭いがある。脾は、臭いを悪み、四肢を主る。ここをもって人に気力を乏しくする。

【本文】　案ずるに、春に香ばしく夏に臭うは、冠宗奭に出づ。

【通釈】　案じるに、春に香ばしく夏に臭うのは、冠宗奭より出ている。

【解説】　本条文は、五月に韭を摂取することの禁忌と摂取後の転機について論述している。

　　　韭は春に食べると香ばしいが、夏に食べると臭う。脾は臭いを悪み、四肢を主るので、五月に韭を食べると、気力を乏しくさせる。そこで、五月に韭を摂取してはならない。

【原文】　五月五日勿食一切生菜。発百病。(26)

【本文】　五月五日は、一切生菜を食すること勿かれ。百病を発す（《千金》は、「黄帝云う」と）。

【語釈】　○五月五日は、一切生菜を云々：陳紀藩の説「五月五日は端午の節句であり、陽気が旺盛になる季節である。人は、陽気を養って時令を待つべきである。もし生菜を食べる場合は、苦寒が中を傷り、天の調和を伐つ。そこで、百病を生じる。ただ、この条もまた必ずしも拘泥してはならず、活かして看るべきである」陳紀藩主編《金匱要略》

【通釈】　五月五日は、一切生菜を食べてはならない。種々の病を発生する（《千金》では、「黄帝が言う」とある）。

【本文】　［程］　五月五日は、天中節と為し、純陽の日と為す。人は、当に陽を養いて以て令節に順うべし。若し生菜を食すれば、則ち天の和を伐つ。故に百病を生ず。

【語釈】　○令節：よい節日。

- 1328 -

果実菜穀禁忌并治第二十五

【通釈】　［程］　五月五日は、天中節であり、純陽の日である。人は、陽を養ってよい節句の日に順うべし。もし生菜を食べる場合は、天の調和を伐つ。そこで、百病を生じる。

【解説】　本条文は、五月五日に生菜を摂取することの禁忌と摂取後の転機について論述している。

　五月五日は端午の節句であり、純陽の日である。この日は、陽気を養うべきである。もし五月五日に生菜を摂取すると、天の調和を伐ち、百病が生じるので、生菜を摂取してはならない。

【原文】　六月、七月勿食茱萸。傷神気。(27)

【本文】　六月、七月は、茱萸を食すること勿かれ。神気を傷る（《千金》は黄帝を引き、「気」の下に「伏気を起こす」の三字有り）。

【語釈】　○六月、七月は、茱萸を食すること勿かれ云々：陳紀藩の説「六月は陽気が盛んに張り、七月は陰気が微かに収斂しようとする。もし辛熱で気を走らせる茱萸を食べる場合は、神気を損傷する」陳紀藩主編《金匱要略》

【通釈】　六月と七月は、食用の茱萸を食べてはならない。神気を損傷する（《千金》では黄帝を引用し、「気」の字の下に「伏気を起こす」の三字がある）。

【本文】　［程］　六七月は、陽気尽く発す。呉茱萸は辛熱、辛は能く気を走らす。故に神気を傷る。

【通釈】　［程］　六七月は、陽気が尽く発する。呉茱萸は辛熱であり、辛はよく気を走らせる。そこで、神気を傷る。

【解説】　本条文は、六月と七月に食茱萸を摂取することの禁忌と摂取後の転機について論述している。

　六月と七月は、陽気が尽く発する季節である。この時期は、呉茱萸は辛熱であり、辛はよく気を走らせ、神気を損傷するので、食茱萸を摂取してはならない。

【原文】　八月、九月勿食姜。傷人神。(28)

【本文】　八月、九月は、姜を食すること勿かれ。人の神を傷る。

【語釈】　○八月、九月は、姜を食すること勿かれ云々：陳紀藩の説「八月と九月は、秋令で収斂と清粛を主る時に当たる。そして姜は性が熱であり、味は

- 1329 -

辛辣であり、多食する場合は、著しく辛で散じて気を走らせ、肺を瀉して人の神を傷る」陳紀藩主編《金匱要略》

【通釈】　八月、九月は、生姜を食べてはならない。人の神を損傷する。

【本文】　［程］　八九月は、人気収斂す。姜は、味辛にて発す。之を食すれば、則ち神を傷るなり。《雲笈七籤》に曰く、「九月に生姜を食すれば、痼疾を成す」と。孫真人曰く、「八九月に姜を食すれば、春に至りて多く眼を患い、筋力を損ない、壽を減ず」と。朱晦菴は、秋姜は人の天年を夭すの語有り。其れ辛は気を走らせ肺を瀉すを謂うなり。

【語釈】　〇天年：寿命。

【通釈】　［程］　八九月は、人の気が収斂する。生姜は、味が辛で発する。これを食べる場合は、神を傷る。《雲笈七籤》では、「九月に生姜を食べると、痼疾を形成する」と言う。孫真人は、「八九月に生姜を食べると、春になって多く眼を患い、筋力を損ない、寿命を減らす」と言う。朱晦菴は、「秋の生姜は、人の寿命を若死させる」の言葉がある。それは、辛が気を走らせて肺を瀉すことを言う。

【本文】　案ずるに、「秋は、姜を食さず。人をして気を瀉せしむ」は、《本綱》の李杲の説に出づ。

【本文】　案じるに、「秋は、生姜を食べてはならない。人の気を瀉す」は、《本草綱目》の李杲の説に出ている。

【解説】　本条文は、八月と九月に生姜を摂取することの禁忌と摂取後の転機について論述している。

　八月と九月は、人の気が収斂する時期である。この時期に生姜を摂取すると、味辛で発し、神を損傷するので、摂取してはならない。

【原文】　十月勿食椒。損人心、傷心脈。(29)

【本文】　十月は、椒を食すること勿かれ。人の心を損じ、心脈を傷る（《千金》は、「黄帝云う」と。案ずるに、「正月」自り「椒を食すること勿かれ」に止まるは、《外台》は仲景方を引く）。

【語釈】　〇十月は、椒を食すること勿かれ云々：陳紀藩の説「十月は、正しく心陽が全て衛気を保持する時である。そして蜀椒は性が熱であり、味は辛辣であり、よく気を走らせて心を傷る。もしこれを過食する場合は、心陽と衛気を操作し、消耗が心脈に及ぶ」陳紀藩主編《金匱要略》

- 1330 -

果実菜穀禁忌并治第二十五

【通釈】　十月は、山椒を食べてはならない。人の心と心脈を損傷する（《千金》では、「黄帝が言う」とある。案じるに、「正月」より「山椒を食べてはならない」までは、《外台》では仲景方を引用する）。

【本文】　［程］　《内経》に曰く、「九月十月は、人気は心に在り」と。椒は、能く気を走らせ心を傷る。故に心脈を傷る。

【語釈】　〇九月十月は、人気は心に在り：出典は、《素問・診要経終論》。

【通釈】　［程］　《内経》では、「九月と十月は、人の気は心にある」と言う。山椒は、よく気を走らせて心を傷る。そこで、心脈を傷る。

【解説】　本条文は、十月に蜀椒を摂取することの禁忌と摂取後の転機について論述している。

　九月と十月は、人の気は心にある。山椒は気を走らせて心を傷り、心脈を損なうので、この時期は摂取してはならない。

【原文】　十一月、十二月勿食薤。令人多涕唾。（30）

【本文】　十一月、十二月は、薤（がい）を食すること勿かれ。人をして涕唾多からしむ。

【語釈】　〇十一月、十二月は、薤を食すること勿かれ云々：陳紀藩の説「生の薤の気味は冷滑であり、辛で散じて肺と胃の気を走らせる。そこで、過食する場合は、多く鼻水や唾液を出させる。十一月と十二月は寒冷の季節に属するので、更に好ましくない」陳紀藩主編《金匱要略》

【通釈】　十一月と十二月は、ラッキョウを食べてはならない。鼻水やよだれが多く出る。

【本文】　［程］　薤白は、気味冷滑にして能く涕唾を引く。独り十一月十二月のみ然らしむに非ざるなり。

【通釈】　［程］　薤白は、気味が冷滑であり、よく涕唾を引く。十一月と十二月だけがそのようになるのではない。

【解説】　本条文は、十一月と十二月に薤白を摂取することの禁忌と摂取後の転機について論述している。

　薤白は気味が冷滑でよく涕唾を引くので、十一月と十二月のみならず、全ての月で摂取してはならない。

【原文】　四季勿食生葵。令人飲食不化、発百病。非但食中、薬中皆不可用。

- 1331 -

深宜慎之。(31)

【本文】　四季は、生葵を食すること勿かれ。人をして飲食化せず、百病を発せしむ。但だ食中のみに非ず、薬中も皆用う可からず。深く宜しく之を慎むべし。

【語釈】　〇四季は、生葵を食すること勿かれ云々：陳紀藩の説「脾は、四時の最後の月に旺盛になる。この時は、生葵を食べてはならない。それが滑利で脾を傷るからである。もしこれを食べる場合は、消化不良になり、更にその他の疾病を発生する。ただ、飲食に好ましくないだけではなく、薬として用いるのも慎重にすべきである」陳紀藩主編《金匱要略》

【通釈】　四季の末の十八日間は、生の葵（あおい）を食べてはならない。これを食べると飲食物が消化されず、更に種々の病が発生する。ただ、飲食物の中だけではなく、薬の中でも皆用いてはならない。深くこの使用を慎むべきである。

【本文】　［程］　脾は、四季に王ず。生葵は、冷滑にして脾の宜しき所に非ず。病を発するの物は、薬餌の中も皆宜しからざるなり。

【語釈】　〇薬餌：薬になる食物。

【通釈】　［程］　脾は、四季に旺盛になる。生の葵は冷滑であり、脾の好ましい所でない。病を発生する品は、薬の中でも皆好ましくない。

【解説】　本条文は、四季の末の十八日間に生の葵を摂取することの禁忌と摂取後の転機について論述している。

　　四季の末の十八日間は、脾が旺盛になる。この時期に生の葵を摂取すると、生の葵は冷滑で脾の好ましい所でなく、種々の病が発生するので、摂取してはならない。また、病を発生する葵は、飲食物だけではなく、薬の中に入れて使用してはならない。

【原文】　時病差未健、食生菜、手足必腫。(32)

【本文】　時病差えて未だ健ならざるに、生菜を食すれば、手足必ず腫る（《千金》は黄帝を引き、「必ず」の下に「青」の字有り）。

【語釈】　〇時病差えて未だ健ならざる云々：陳紀藩の説「時行の熱病に罹患して治癒したが、ただ体力がなおいまだ健やかで壮んでない場合に多くの生菜を食べると、生冷が脾陽を損傷し、脾陽が運らず、水湿が肌膚に留滞し、勢いは必ず手足に浮腫を発生する。人に病後はまさに消息を知るべきであることを示している」陳紀藩主編《金匱要略》

- 1332 -

果実菜穀禁忌并治第二十五

【通釈】　流行病が治ったが、まだ健康な状態に回復していない時期に生菜を食べると、手足が必ず腫れる（《千金》では黄帝を引用し、「必ず」の字の下に「青」の字がある）。

【本文】　［程］　時病は、熱病なり。熱病新たに差えて脾胃尚弱きに、生菜を食すれば、則ち脾を傷る。故に手足をして浮腫せしむ。

【通釈】　［程］　時病は、熱病である。熱病が新たに治癒したが、脾胃がなお弱い時に生菜を食べる場合は、脾を傷る。そこで、手足に浮腫を生じる。

【解説】　本条文は、流行病が完全に治癒していない時期に生菜を摂取した後の転機について論述している。

　熱病が新たに治癒したが、脾胃がなお弱い時期に生菜を食べると、脾を傷り、手足に浮腫を生じるので、生菜を摂取してはならない。

【原文】　夜食生菜、不利人。(33)

【本文】　夜生菜を食するは、人を利せず。

【語釈】　○夜生菜を食するは云々：陳紀藩の説「夜に苦寒の生菜を多く食べると、脾陽が運化し難くなり、消化に不利である」陳紀藩主編《金匱要略》

【通釈】　夜生菜を食べることは、身体によくない。

【本文】　［程］　夜生菜を食すれば、則ち停留し易くして転化し難く、人を利せざるなり。

【通釈】　［程］　夜に生菜を食べる場合は、停留し易くし、転化し難いので、人には有利でない。

【解説】　本条文は、夜に生菜を摂取することの是非について論述している。

　夜に生野菜を摂取すると、停留し易く、運化し難く、身体によくないので、摂取してはならない。

【原文】　十月勿食被霜生菜。令人面無光、目渋心痛、腰疼。或発心瘧、瘧発時、手足十指爪皆青、困委。(34)

【本文】　十月は、霜を被る生菜を食すること勿かれ。人をして面光無く、目渋り、心痛み、腰疼ましむ。或は心瘧を発し、瘧発する時、手足の十指の爪皆青く、困委す（《千金》は、「黄帝云う」と）。

【語釈】　○十月は、霜を被る生菜を云々：陳紀藩の説「十月は、初冬の季節で、心陽が衛気を主持する時であり、寒えた霜を被った生菜を食べてはならな

- 1333 -

い。生菜は性冷であり、霜を経ると更に寒になり、寒冷のものはよく心陽を傷る。そこで、顔面の血色は栄えずに光彩がなく、両目は乾いて渋り、心胸部と腰部に疼痛が出現し、客寒と心陽が相互に争い、甚だしくなると心瘤の病証を発生する。発作時は、手足の十指の頭と爪甲は瘀血性の青紫色を呈し、精神もまた疲れ果てて衰弱する」陳紀藩主編《金匱要略》

【通釈】　十月は、霜を被った生菜を食べてはならない。これを食べると、顔面は光がなくなり、目は渋り、心胸部が痛み、腰が疼む。あるいは心瘤を発生し、瘤が発生する時は、手足の十本の指の爪がいずれも青くなり、極度に衰弱する（《千金》では、「黄帝が言う」とある）。

【本文】　〔程〕　道蔵云う、「六陰の月は、万物此に至れば、根に帰り、命を復し、以て来復を待てば、寒冷を食して以て天の和を伐つ可からず」と。生菜は性冷、霜を経れば則ち寒ゆ。寒冷の物は、能く陽気を損なう。之を食すれば、能く上の証を発す。

【通釈】　〔程〕　道蔵は、「六陰の月は、万物がここに至ると、根に帰り、命を回復し、これによって来復を待つので、寒冷のものを食べて天の調和を伐つべきでない」と言う。生菜は性が冷であり、霜を経る場合は寒える。寒冷の品は、よく陽気を損なう。これを食べると、よく上の証を発生する。

【本文】　《素・刺瘤論》に云う、「心瘤なる者は、人をして煩心すること甚だしからしめ、清水を得んと欲して反って寒多く、甚だ熱せず。手少陰を刺す」と。《三因》に云う、「病者心煩し、清水を飲まんと欲して反って寒多く、甚だ熱せず、乍ち来り乍ち去り、喜を以て心を傷り、心気耗散して致す所なり。名づけて心瘤と曰う」と。

【通釈】　《素問・刺瘤論》では、「心瘤は、人にひどく心中の煩熱を感じさせ、冷水を飲みたくなるが、飲むと反って寒えが多くなり、甚だしくは熱しない。この場合は、手少陰経を刺す」と言う。《三因》では、「病人は心煩し、冷水を飲みたくなるが、反って寒えが多くなり、甚だしくは熱せず、忽ち発症し忽ち消退し、喜びが心を傷り、心気が耗散して引き起こされる。名づけて心瘤と言う」と言う。

【解説】　本条文は、十月に霜を被った生菜を摂取した後の転機について論述している。

　生菜は性冷であるが、霜を被った生菜は性寒になる。十月に霜を被った生菜を摂取すると、陽気が損傷され、顔面は光りがなくなり、眼は渋り、心胸部や

- 1334 -

腰が痛み、あるいは心瘶を発生し、瘻疾が発生する時は手足の十本の指の爪が
いずれも青くなり、極度に衰弱するので、摂取してはならない。

【原文】　葱、韭初生芽者、食之傷人心気。(35)

【本文】　　葱、韭、初めて芽を生ずる者は、之を食すれば人の心気を傷る。

【語釈】　○葱、韭、初めて芽を生ずる者云々：陳紀藩の説「辛熱の葱と韭菜
が始めて発芽する時は、更に長じて成熟していないので、その抑欝された気は
いまだ伸びておらず、心気は悪む。そこで、食べると、人の心気を損傷する。
この条もまた活かして看るべきである」陳紀藩主編《金匱要略》

【通釈】　　葱や韭で初めて芽が出たものを食べると、心気を損傷する。

【本文】　　［程］　萌芽は、抑欝の気を含み、未だ伸びず。之を食すれば、能
く心気を傷る。

【語釈】　○萌芽：始めて草木の芽が出ること。また、その芽。

【通釈】　　［程］　始めて出た芽は、抑欝の気を含み、いまだ伸びていない。
これを食べると、よく心気を傷る。

【解説】　本条文は、始めて芽を出した葱や韭を摂取した場合の転機について
論述している。

　始めて芽を出した葱や韭は抑欝の気を含み、摂取すると心気を損傷するので、
摂取してはならない。

【原文】　飲白酒食生韭、令人病増。(36)

【本文】　白酒を飲み、生韭を食すれば、人をして病を増さしむ。

【語釈】　○白酒を飲み、生韭を食す云々：陳紀藩の説「白酒は湿を生じ、韭
菜は熱を動かす。白酒と生の韭を食べると、湿熱が相互に合わさり、容易に人
に湿熱の病状を増加させ、喘咳、眩暈、衝気の類を引き起こすはずである」陳
紀藩主編《金匱要略》

【通釈】　　白酒を飲み、生の韭を食べると、病が増悪する。

【本文】　　［鑑］　酒は湿多く、韭の性は熱なり。湿熱相い合すれば、人をし
て病を増さしむ。

【通釈】　　［鑑］　酒は湿が多く、韭の性は熱である。湿熱が相互に合わさる
と、人の病は増す。

【解説】　本条文は、白酒を飲み生の韭を食べた後の転機について論述してい

- 1335 -

る。

　白酒は湿が多く、生の韮の性は熱であり、湿熱が相互に合わさるので、白酒
と生韮を摂取すると、病は増悪する。

【原文】　生葱不可共蜜食。殺人。独顆蒜、彌忌。（37）
【本文】　生葱は、蜜と共に食す可からず。人を殺す。独顆の蒜は、彌いよ忌
む。
【語釈】　○生葱は、蜜と共に食す可からず云々：陳紀藩の説「生の葱は、蜂
蜜と一塊にして食べてはならない。食べると、人に下痢を生じ、身体に影響が
ある。そして辛で臭い獨顆の蒜は、更に蜂蜜と一塊にして食べるのを忌むべき
である」陳紀藩主編《金匱要略》
【通釈】　生の葱は、蜂蜜と共に食べてはならない。食べると、死亡する。粒
が一つのニンニクは、更に好ましくない。
【本文】　［程］　孫真人曰く、「葱は、蜜と同じく食すれば、人をして利下
せしむ」と。獨蒜は、気味辛で臭い、蜜とは更に宜しからざるなり。
【通釈】　［程］　孫真人は、「葱は、蜜と同じく食べると、人に下痢をさせ
る」と言う。獨蒜は、気味が辛で臭うので、蜜と共に摂取するのは更に好まし
くない。
【本文】　案ずるに、《本草》に思邈曰く、「葱を焼き、蜜と同じく食すれば、
気を壅ぎ、人を殺す」と。又云う、「大蒜は、蜜と合して食すれば、人を殺
す」と。
【通釈】　案じるに、《本草》では、孫思邈は、「葱を焼き、蜜と同時に食べ
ると、気を塞ぎ、人を殺す」と言い、また「大蒜は、蜜と合わせて食べると、
人を殺す」と言う。
【解説】　本条文は、生の葱と蜂蜜を同時に摂取した場合の転機について論述
している。
　生の葱と蜜を同時に摂取すると、下痢を生じ、時に死亡するので、摂取して
はならない。獨蒜は気味が辛で臭うので、更に摂取するのは好ましくない。

【原文】　棗合生葱食之、令人病。（38）
【本文】　棗は、生葱に合して之を食すれば、人をして病ましむ。
【語釈】　○棗は、生葱に合して之を食す云々：陳紀藩の説「李時珍は、「生

－ 1336 －

果実菜穀禁忌并治第二十五

の棗は、気味は甘、辛熱で無毒であり、多食すると人に寒熱を生じる。およそ
羸痩の者は、食べるべきでない」と言い、並びに孫思邈が「多食すると、人は
熱渇し、膨脹し、臓腑を動かし、脾気を損じ、湿熱を助ける」と言うのを引用
する。もし辛温の生の葱と合わせてこれを食べる場合は、人の五臓を調和させ
なくする」陳紀藩主編《金匱要略》

【通釈】　　棗は、生の葱に合わせて食べると、病気になる。

【本文】　　［程］　　棗は葱と食すれば、人の五藏をして和せざらしむ。

　　［鑑］　　此の義は、未だ詳らかならず。

【通釈】　　［程］　　棗は葱と食べると、人の五臓を調和させなくする。

　　［鑑］　　この義は、いまだ詳らかでない。

【解説】　　本条文は、棗と生の葱を同時に摂取した場合の転機について論述し
ている。

　　棗と生の葱を同時に摂取すると、五臓が調和しなくなるので、摂取してはな
らない。

【原文】　　生葱和雄鶏、雉、白犬肉食之、令人七竅経年流血。(39)

【本文】　　生葱は、雄鶏、雉、白犬の肉と和して之を食すれば、人をして七竅
年を経て血を流さしむ。

【語釈】　　○生葱は、雄鶏、雉、白犬の肉と和し云々：陳紀藩の説「生の葱と
雄の鶏、雉、白犬などの肉は、皆大辛、温熱の性であり、風を生じ火を発生す
るものであるので、合わせて食べる場合は、血気が調和せず、風熱を動かし、
人の七竅から常に出血させるはずである（あるいは《千金方・巻二十六》によ
れば、「穀道は、終身血を流す」に作る）。この条は活かして看るべきであり、
陰虚で陽の旺盛な人では忌むべきである」陳紀藩主編《金匱要略》

【通釈】　　生の葱は、雄の鶏、雉、白犬の肉に混和して食べると、目、耳、鼻、
口等の七竅から常に出血する。

【本文】　　［鑑］　　李彣曰く、「此れ、皆風を生じ火を発するの物なり。若し
合して食すれば、則ち血気は更に淖溢して和せず。故に七竅は血を流す」と。

【語釈】　　○淖溢：淖は、おぼれる。濁る。溢は、あふれる。

【通釈】　　［鑑］　　李彣は、「これは、皆風を生じ、火を発生するものである。
もし合わせて食べる場合は、血気は更に濁って溢れ、調和しなくなる。そこで、
七竅は血を流す」と言う。

【解説】　本条文は、生の葱、雄の鶏、雉、白犬の肉を同時に摂取した場合の転機について論述している。

　　生の葱を雄の鶏、雉、白犬の肉に混和して摂取すると、風を生じ、火を発生し、血気が更に濁って溢れ、調和しなくなるので、七竅は血を流す。そこで、これらを混和して摂取してはならない。

【原文】　食糖、蜜後四日内食生葱、韮、令人心痛。(40)

【本文】　糖、蜜を食して後、四日の内に生葱、韮を食すれば、人をして心痛せしむ（「韮」は、趙は「蒜」に作る）。

【語釈】　〇糖、蜜を食して後云々：陳紀藩の説「糖と蜜は、葱、蒜と均しく相反する。そこで、糖あるいは蜂蜜を食べた四日以内に、もし生の葱と大蒜（原文の「蒜」は、徐容本、および程雲来、《金鑑》では並びに「韮」に作る）を食べると、人に心腹部の疼痛を生じる。これは、古人が食物の禁忌を慎むことを説明する」陳紀藩主編《金匱要略》

【通釈】　飴と蜂蜜を食べた後の四日間に生の葱と韮を食べると、心胸部に痛みが出現する（「韮」の字は、趙本では「蒜」の字に作る）。

【本文】　［程］　蜜は、葱、韮、蒜と皆相反す。蜜を食して四日の内と雖も、尤も之を忌む。相い犯し、仍お人をして心痛せしむ。

【通釈】　［程］　蜂蜜は、葱、韮、蒜といずれも相反する。蜂蜜を食べて四日以内であるが、最もこれを忌む。相互に犯し、なお人に心痛を出現させる。

【本文】　《千金》に黄帝云う、「生の葱を食し、即ち蜜を啖らえば、変じて下利を作す。焼き葱を食して并びに蜜を啖らえば、気を擁ぎて死す」と。案ずるに、「糖」は《説文》に「飴なり」と。《方言》に「餳は、之を糖と謂う」と。明らかに是れ糖は蜜と各々別なり。程、《金鑑》は、蜜を言いて糖に及ばざるは、何ぞや。

【通釈】　《千金》では、黄帝は、「生の葱を食べ、直ちに蜜を食べると、変化して下痢を発生する。焼いた葱を食べ、並びに蜜を食べると、気を塞いで死ぬ」と言う。案じるに、「糖」は、《説文》では「飴である」とある。《方言》では、「餳は、これを糖と言う」とある。明らかに糖は蜜と各々別である。程本や《医宗金鑑》では、蜜を言って糖に及ばないのは、どうしてであろうか。

【解説】　本条文は、飴と蜂蜜を摂取した四日以内に生の葱と韮あるいは蒜を摂取した場合の転機について論述している。

- 1338 -

果実菜穀禁忌并治第二十五

　　飴と蜂蜜を摂取して四日以内に生の葱、韮、大蒜を摂取すると、性が蜂蜜と相反し、人に心痛を発生するので、摂取してはならない。

【原文】　夜食諸姜、蒜、葱等、傷人心。(41)

【本文】　夜、諸々の姜、蒜、葱等を食すれば、人の心を傷る。

【語釈】　○夜、諸々の姜、蒜、葱等を食すれば云々：陳紀藩の説「人の気は昼は陽を行り、夜は陰を行る。夜に生姜、大蒜、大葱等の辛熱性の食物を多く食べると、最も容易に心陽を損傷し、あるいは乱し、刺激興奮作用を起こし、眠れなくさせる」陳紀藩主編《金匱要略》

【通釈】　夜、種々の生姜、ニンニク、葱等を食べると、心を損傷する。

【本文】　［程］　人の気は、昼は陽を行りて夜は陰を行る。夜に辛き物を食し、以て陽を擾だせば、則ち上焦の心膈の陽気を傷るなり。

【通釈】　［程］　人の気は、昼は陽を行り、夜は陰を行る。夜に辛い物を食べて陽を乱す場合は、上焦の心膈部の陽気を傷る。

【解説】　本条文は、夜に種々の生姜、蒜、葱等を摂取した場合の転機について論述している。

　　人の気は、昼は陽分を行り、夜は陰分を行る。夜に種々の生姜、蒜、葱などの辛味のものを摂取して陽気を乱すと、上焦の心膈部の陽気を傷るので、摂取してはならない。

【原文】　蕪菁根多食、令人気脹。(42)

【本文】　蕪菁の根は、多食すれば、人をして気脹せしむ（《千金》は、同じ）。

【語釈】　○蕪菁の根は、多食すれば云々：陳紀藩の説「蕪菁の根と葉は、苦温辛甘で、食用に供され、羊の肉を食べると甚だ美味しい。北方では、栽培が甚だ広い。ただ、もし多食する場合は、気を動かして中を塞ぐので、人の気を脹満させる」陳紀藩主編《金匱要略》

【通釈】　カブラの根は、多食すると、ガスが溜まって腹部が脹満する（《千金》では、同じである）。

【本文】　［程］　蕪菁は、即ち蔓菁なり。多食すれば、気を動ず。

【語釈】　○蔓菁：カブラ。

【通釈】　［程］　蕪菁は、カブラである。多食すると、気を動かす。

- 1339 -

【本文】　案ずるに、「多食すれば、気を動ず」は、宗奭に出づ。

【通釈】　案じるに、「多食すると、気を動かす」は、宗奭より出ている。

【解説】　本条文は、蕪菁の根を多食した場合の転機について論述している。

　蕪菁の根を多食すると、気を動かし、腹部を脹満させるので、多食してはならない。

【原文】　薤不可共牛肉作羹食之。成瘕病。韭亦然。(43)

【本文】　薤は、牛肉と共に羹を作りて之を食す可からず。瘕病を成す。韭も亦然り（《千金》は、「黄帝云う」と）。

【語釈】　○薤は、牛肉と共に羹を作り云々：陳紀藩の説「薤白、韭、牛肉は一塊にして肉の羹を作って食べてはならない。食べると消化し難く、容易に瘕積の病証が引き起こされる」陳紀藩主編《金匱要略》

【通釈】　ラッキョウは、牛肉と共にあつものを作って食べてはならない。瘕病を形成する。韭もまた同様である（《千金》では、「黄帝が言う」とある）。

【本文】　［程］　薤、韭、牛肉は、皆剋化し難きの物なり。積もりて消えざれば、則ち癥瘕を為す。

【語釈】　○剋：殺す。ここでは、「消」に同じ。

【通釈】　［程］　薤、韭、牛肉は、皆消化し難いものである。積もって消化されない場合は、癥瘕を形成する。

【解説】　本条文は、薤あるいは韭と牛肉を合わせた羹を摂取することの禁忌と摂取した後の転機について論述している。

　ラッキョウ、韭、牛肉は、いずれも消化し難く、積もって癥瘕を形成するので、羹を作って摂取してはならない。

【原文】　蓴多食、動痔疾。(44)

【本文】　蓴は多食すれば、痔疾を動ず（「食」を原本、沈に「病」に作るは、非なり。今之を改む。《千金》は、同じ）。

【語釈】　○蓴は多食すれば云々：陳紀藩の説「ジュンサイは、性甘寒で極めて滞膩であり、人の気を塞ぐことが多く、甚だしくなると胃気を敗って動かし、腹は冷えて痛み、直腸の血脈を瘀滞させ、痔疾を発生する」陳紀藩主編《金匱要略》

【通釈】　ジュンサイは、多食すると、痔疾患を悪化させる（「食」の字を原

- 1340 -

本、沈本に「病」の字に作るのは、誤りである。今これを改める。《千金》では、同じである）。

【本文】　［程］　李廷飛曰く、「蓴の性は、滑なり。故に痔疾を発す」と。

　［鑑］　滑して下し易し。故に痔疾を発す。

【通釈】　［程］　李廷飛は、「蓴の性は、滑である。そこで、痔疾を発生する」と言う。

　［鑑］　滑らかで下し易い。そこで、痔疾を発生する。

【解説】　本条文は、蓴を多食した場合の転機について論述している。

　蓴の性は滑で下し易いので、多食すると痔疾患を発生する。

【原文】　野苣不可同蜜食之。作内痔。(45)

【本文】　野苣は、蜜に同じて之を食す可からず。内痔を作す（《千金》は黄帝を引き、「内」の字無し。《本綱》は《本経》を引き、「肉痔」に作る）。

【語釈】　〇野苣は、蜜に同じて云々：陳紀藩の説「野苣は、苦寒で毒がなく、よく内痔を治療する。蜂蜜は熟すと性は温になり、多食すると容易に諸々の風湿熱を生じる。もし野苣と蜜を同時に食べる場合は、物の性が相互に忌み、陽熱に迫って下は直腸に達し、容易に内痔を発生する」陳紀藩主編《金匱要略》

【通釈】　ノチサは、蜂蜜と同時にこれを食べてはならない。内痔核になる（《千金》では、黄帝を引用し、「内」の字がない。《本草綱目》では《本経》を引用し、「肉痔」に作る）。

【本文】　［程］　野苣は、苦蕒なり。性は苦寒、能く痔を治す。蜜と同じく食すれば、復た内痔を生ず。物の性相い忌めば、則ち其の性を易うなり。

【語釈】　〇苦蕒：「蕒」の字は、諸橋轍次著の《大漢和辞典》にない。陳紀藩主編の《金匱要略》では、「苦蕒」に作る。《中日大辞典》では、苦蕒菜はヤクシソウ、苣蕒はハチジョウナとある。ここでは、「蕒」の字と理解する。

【本文】　［程］　野苣は、苦蕒である。性は苦寒であり、よく痔を治療する。蜜と同時に食べると、また内痔を生じる。物の性が相互に忌むので、その性を易える。

【解説】　本条文は、野苣と蜂蜜を同時に摂取することの禁忌と摂取後の転機について論述している。

　野苣は性が苦寒で痔を治療するが、蜂蜜と同時に摂取すると、物の性が相互に忌み、内痔核を生じるので、蜂蜜と同時に摂取してはならない。

【原文】　白苣不可共酪同食。作蟨虫。(46)

【本文】　白苣は、酪と共に同食す可からず。蟨虫を作す（《千金》は黄帝を引き、「蟨」の字無し）。

【語釈】　○白苣は、酪と共に同食す可からず云々：陳紀藩の説「白苣は味苦で性寒であり、乳酪は味甘で性熱である。もし合わせてこれを食べる場合は、一つは寒、一つは熱で湿を生じ、湿が完成する場合は、蝕蟨を生じる。そこで、共に食べるべきでない。蟨は、《集韵・入声識第二十四》に「蟨は、虫の名」とある。これは、虫が食う病を指す」陳紀藩主編《金匱要略》

【通釈】　アマチサは、乳製品と共に食べてはならない。蟨虫を発生する（《千金》では黄帝を引用し、「蟨」の字がない）。

【本文】　[程]　白苣は苦寒、乳酪は甘寒、合して食し、胃中に停まれば、則ち蝕蟨を生ず。

【通釈】　[程]　白苣は苦寒であり、乳酪は甘寒であり、合わせて食べ、胃中に停まる場合は、蝕蟨を生じる。

【本文】　時珍云う、「白苣は、処処に之有り。萵、苣に似て葉の色白、之を折るに白汁有り。四月に黄花を開き、苦蕒の如く子を結ぶ」と。

【語釈】　○処処：ここかしこ。あちらこちら。　○萵：レタス。

【通釈】　李時珍は、「白苣は、所々にこれがある。レタス、苣に類似して葉の色は白であり、これを折ると白い汁がある。四月に黄色の花を開き、苦蕒のように実を結ぶ」と言う。

【解説】　本条文は、白苣と酪を同時に摂取することの禁忌と摂取後の転機について論述している。

　白苣は苦寒、乳酪は甘寒であり、同時に摂取すると胃中に留まり、虫が食べる病を生じるので、同時に摂取してはならない。

【原文】　黄瓜食之、発熱病。(47)

【本文】　黄瓜は、之を食すれば、熱病を発す。

【語釈】　○黄瓜は、之を食すれば云々：陳紀藩の説「黄瓜は、また胡瓜とも名づけ、甘寒で小毒がある。生あるいは熟して食べることができるが、ただ多食すべきでない。李時珍は孟詵が「多食すべきでない。寒熱を動かし、瘧病が多くなり、瘀熱を積み、疰気を発し、人は虚熱を上逆させて息切れし、陰血を

- 1342 -

損傷し、瘡、疥、脚気、虚腫、百病を発生する。流行病の後は、これを食べるべきでない。小児は、切に忌む。中を滑らかにし疳虫を生じる。多く酢を用いるべきでない」（《本草綱目》）と言うのを引用する。参考に提供すべきである。今は黄瓜は広く行き渡っている食品であるが、ただ量に過ぎるのは好ましくない」陳紀藩主編《金匱要略》

【通釈】　キュウリを食べると、熱病を発生する。

【本文】　［程］　黄瓜は、寒熱、虚熱を動ず。天行の熱病の後は、皆食す可からず（案ずるに、此の註は、孟詵に本づく）。

【通釈】　［程］　黄瓜は、寒熱や虚熱を動かす。流行性の熱病の後は、いずれも食べるべきでない（案じるに、この注釈は、孟詵に基づいている）。

【本文】　案ずるに、藏器曰く、「胡瓜は、北人は石勒の諱を避け、改めて黄瓜と呼ぶ。今に至るは、之に因る」と。而して今此れ黄瓜と称すれば、則ち石勒の諱を避くるの説は、信じ難きや。

【通釈】　案じるに、藏器は、「胡瓜は、北方の人は石勒の諱を避け、改めて黄瓜と呼ぶ。今に至るのは、これによる」と言う。そして今ここで黄瓜と称する場合は、石勒の諱を避ける説は信じ難いようである。

【解説】　本条文は、黄瓜を摂取した後の転機について論述している。

　黄瓜を摂取すると、寒熱、虚熱を動かすので、流行性の熱病の後は摂取してはならない。

【原文】　葵心不可食。傷人。葉尤冷。黄背赤茎者、勿食之。(48)

【本文】　葵の心は、食す可からず。人を傷る。葉は、尤も冷ゆ。黄背、赤茎の者は、之を食すること勿れ。

【語釈】　○葵の心は、食す可からず云々：陳紀藩の説「葵の心は、葵菜の芯である。冬の葵の葉の若い芯、および背が黄色の葉、および赤い茎は、いずれも毒がある。それは苦冷滑であるので、食後は脾胃と心の陽気を損傷する。そこで、好ましくない」陳紀藩主編《金匱要略》

【通釈】　葵の芯は、食べてはならない。人を損傷する。葉は、最も冷える。葉の背が黄色く、茎が赤いものは、これを食べてはならない。

【本文】　［程］　葵は、毒有り。其の葉は黄背、赤き茎の者は、亦毒有り。食す可からず。

【通釈】　［程］　葵は、毒がある。その葉は背が黄色で、赤い茎のものは、

また毒がある。食べるべきでない。

【本文】　案ずるに、弘景云う、「葵の葉は、尤も冷利なれば、多食す可からず。葵の心は、此れ猶蓴の心、桃葉の心のごときなり。葵菜の嫩き心を謂うなり」と。

【語釈】　〇蓴：ジュンサイ。ぬなわ。

【通釈】　案じるに、弘景は、「葵の葉は、尤も冷えて通利するので、多食すべきでない。葵の芯は、丁度ジュンサイの芯、桃の葉の芯のようなものである。葵菜の嫩い芯を言う」と言う。

【解説】　本条文は、葵の芯と葉の背が黄色く茎が赤いものを摂取することの禁忌について論述している。

　葵の芯は毒があるので、摂取してはならない。葵の葉の背が黄色で茎が赤いものもまた毒があるので、摂取してはならない。

【原文】　胡荽久食之、令人多忘。(49)

【本文】　胡荽は、久しく之を食すれば、人をして多く忘れしむ（《千金》は、同じ）。

【語釈】　〇胡荽は、久しく之を食すれば云々：陳紀藩の説「胡荽は、辛温で走竄し、気を散らして竅を開く。久しく食べる場合は、心力を消耗し、人に記憶力を減退させ、多く忘れさせる」陳紀藩主編《金匱要略》

【通釈】　コエンドロは、長期にこれを食べると、健忘症になる（《千金》では、同じである）。

【本文】　［程］　胡荽は、心竅を開き、神を傷る。久しく之を食すが故に人をして多く忘れしむ。

【通釈】　［程］　胡荽は、心竅を開いて神を傷る。久しくこれを食べるので、人は多く忘れる。

【解説】　本条文は、胡荽を長期に摂取した場合の転機について論述している。

　胡荽を久しく摂取すると、心の竅を開いて心神を傷り、多くは健忘症を発生する。

【原文】　病人不可食胡荽及黄花菜。(50)

【本文】　病人は、胡荽、及び黄花菜を食す可からず。

【語釈】　〇病人は、胡荽、及び黄花菜を云々：李克光の説「病人は、気血が

- 1344 -

虚弱である。そこで、破気耗気耗血する胡荽と黄花菜を食べるのは好ましくない。そうでなければ、病状を増悪する」《金匱要略譯釋》

【通釈】　病人は、コエンドロ、およびコオニタビラコを食べてはならない。

【本文】　[鑑]　胡荽は、気を耗らす。黄花菜は、気を破り血を耗らす。皆病人は食を忌む。

【通釈】　[鑑]　胡荽は、気を消耗する。黄花菜は、気を破り、血を消耗する。いずれも病人は、食べることを忌むべきである。

【本文】　案ずるに、《本綱》に「黄瓜菜は、一に黄花菜と名づく」と。始めて汪頴の《食物本草》に出づ。本経の指す所は、未だ此の物か否かを知らず。

【通釈】　案じるに、《本草綱目》では、「黄瓜菜は、一つには黄花菜と名づける」とある。始めて汪頴の《食物本草》に出た。本経が指す所は、いまだこのものであるのかどうかが解らない。

【解説】　本条文は、胡荽と黄花菜を同時に摂取することの禁忌について論述している。

　胡荽は気を消耗し、黄花菜は気を破り血を消耗するので、病人は摂取してはならない。

【原文】　芋不可多食。動病。(51)

【本文】　芋は、多食す可からず。病を動ず（案ずるに、《千金》に云う、「宿冷を動ず」と）。

【語釈】　○芋は、多食す可からず云々：陳紀藩の説「芋は消化し難く、気を滞らせ脾を困しめ、脹満を生じるので、多食すると容易に腸胃の病に罹患する」陳紀藩主編《金匱要略》

【通釈】　芋は、多食してはならない。病を悪化させる（案じるに、《千金》では、「宿冷を動かす」と言う）。

【本文】　[程]　芋は、剋化し難く、気を滞らせ脾を困しめる（案ずるに、此の註は、宗奭に本づく）。

【通釈】　[程]　芋は、消化し難く、気を滞らせ、脾を困しめる（案じるに、この注釈は宗奭に基づいている）。

【解説】　本条文は、芋を多食することの禁忌と多食後の転機について論述している。

　芋は消化し難く、気を停滞させ、脾を困しめるので、多食してはならない。

【原文】　妊婦食姜、令子余指。(52)

【本文】　妊婦は、姜を食すれば、子をして余指ならしむ。

【語釈】　〇妊婦は、姜を食すれば云々：陳紀藩の説「本条は、実は妊娠の「胎教」、「胎養」の内容に属している。妊婦が視る所、思う所、およびその他の心理状態は胎児に作用し、その先天の発育に影響する。そこで、古人は妊婦の精神心理素因を非常に強調する。妊娠して生姜を食べる時は、心はこの物が枝の指のようであるのを感じ、関連してその子の指が生姜の形であるのを思う。このことで必ずしも胎児が発育して奇形になるのではないが、ただ妊娠期間中の飲食と栄養には注意しない訳にはいかない。そこで、後世の医家では多くが生姜を妊娠の禁忌薬に配列しているのは、一定の研究する価値があり、断じて否定すべきでない」陳紀藩主編《金匱要略》

【通釈】　妊婦が生姜を食べると、子供は指が多くなる。

【本文】　［程］　余指は、六指なり。姜の形は、指を列ぬるが如し。物の性相い感ずればなり。

【通釈】　［程］　余指は、六指のことである。生姜の形は、指を連ねるようである。物の性が相互に感じるからである。

【本文】　《博物誌》に云う、「妊娠し生姜を咬らえば、児をして多指ならしむ」と。

【通釈】　《博物誌》では、「妊娠して生姜を食べると、子供は指が多くなる」と言う。

【解説】　本条文は、妊婦が生姜を摂取した場合の転機について論述している。

　生姜の形は指を連ねるようであるので、妊婦が生姜を摂取すると、物の性が相互に感じ、子供の指が六本になる。そこで、妊婦は生姜を摂取してはならない。

【原文】　蓼多食、発心痛。(53)

【本文】　蓼は、多食すれば、心痛を発す。

【語釈】　〇蓼は、多食すれば云々：陳紀藩の説「蓼の実は辛温で、多く食べると損傷が心気と心血に及び、人に心気の痛みを発生させる」陳紀藩主編《金匱要略》

【通釈】　蓼を多食すると、心胸部に疼痛が発生する。

- 1346 -

果実菜穀禁忌并治第二十五

【本文】　［程］　孫真人曰く、「黄帝云う、「蓼を食すること過多なれば、毒有りて心痛を発す。気味辛温なるを以ての故なり」と」と。

【通釈】　［程］　孫真人は、「黄帝は、「蓼を食べて過多になると、毒があり心痛を発生する。気味が辛温であるからである」と言う」と言う。

【解説】　本条文は、蓼を多食した後の転機について論述している。
　蓼は気味が辛温で毒があるので、多食すると心痛を発生する。

【原文】　蓼和生魚食之、令人奪気、陰咳疼痛。(54)

【本文】　蓼は、生魚に和して之を食すれば、人をして気を奪い、陰核（咳）疼痛せしむ（「咳」を程、《金鑑》に「核」に作るは、是なり）。

【語釈】　〇蓼は、生魚に和して之を食す云々：陳紀藩の説「蓼と生魚を一塊にして多く食べると、蓼は気を降ろし、生魚は寒冷で人の肺気を脱出させて失わせ、気が脱出して失われると、陰咳（肺気が奪われて失われる咳を言う）が出現して痛む。李彣が「陰核が痛むのは、また湿熱で病を引き起こすだけである」（《金匱要略広注》）と言うのもまた参考にすべきである」陳紀藩主編《金匱要略》

【通釈】　蓼は生魚に混ぜてこれを食べると、気力が奪われ、睾丸が痛む（「咳」の字を程本、《医宗金鑑》に「核」の字に作るのは、正しい）。

【本文】　［程］　生魚は、鮓の属なり。合して食すれば、則ち相い犯し、人をして脱気し陰核痛ましむ。

　［鑑］　陰核痛むは、亦湿熱にて病を致すのみ。

【語釈】　〇鮓：鮨。

【通釈】　［程］　生魚は、鮨の属である。合わせて食べる場合は、相互に犯し、人に気を脱出させ、睾丸に痛みを生じる。

　［鑑］　睾丸が痛むのは、また湿熱で病を生じるだけである。

【本文】　案ずるに、《千金》に云う、「黄帝の書に曰く、「蓼を食すること過多なれば、毒有りて心痛を発す。生魚と和して食すれば、人をして脱気し陰核痛み死を求めしむ」と。又黄帝云う、「小蒜を食し、生魚を噉らえば、人をして気を奪わせ、陰核疼みて死を求めしむ」と」と。陰核は、即ち陰丸なり。

【通釈】　案じるに、《千金》では、「黄帝の書では、「蓼を食べて過多になると、毒があって心痛を発生する。生魚と混和して食べると、人は気を脱出し睾丸が痛み死にたくなる」と言う。また、黄帝は、「小蒜を食べ、生魚を食べ

- 1347 -

ると、人は気が奪われ、睾丸が疼み死にたくなる」と言う」と言う。陰核は、即ち睾丸である。

【解説】　本条文は、蓼と生魚を混ぜて摂取した場合の転機について論述している。

　蓼を鮨にした生魚と同時に摂取すると、物の性が相互に犯し、気力を奪い、睾丸に疼痛を生じるので、同時に摂取してはならない。

【原文】　芥菜不可共兎肉食之。成悪邪病。(55)

【本文】　芥菜は、兎肉と共に之を食す可からず。悪邪の病を成す。

【語釈】　〇芥菜は、兎肉と共に之を食す可からず云々：陳紀藩の説「芥菜は気味が辛熱であり、香りが激烈で発散する。これを過食する場合は、人の真元の神気を消耗する。兎の肉は、酸冷で甘寒であり、その物の性が相互に反するので、合わせて食べるべきでない。そうでなければ、悪邪の病を発生する」陳紀藩主編《金匱要略》

【通釈】　カラシナは、兎の肉と共にこれを食べてはならない。悪邪による病を形成する。

【本文】　［程］　芥菜は、人の眼目を昏ます。兎肉は、人の神気を傷る。合して食すれば、必ず悪邪の病を為す。

【通釈】　［程］　芥菜は、人の眼を昏ませる。兎の肉は、人の神気を傷る。合わせて食べると、必ず悪邪の病を発生する。

【解説】　本条文は、芥菜と兎の肉を同時に摂取することの禁忌と摂取後の転機について論述している。

　芥菜は目を昏ませ、兎の肉は神気を傷り、合わせて摂取すると悪邪の病を発生するので、同時に摂取してはならない。

【原文】　小蒜多食、傷人心力。(56)

【本文】　小蒜は、多食すれば、人の心力を傷る。

【語釈】　〇小蒜は、多食すれば云々：陳紀藩の説「小蒜は辛温で気を散じ、多食すると人の心力を損害する」陳紀藩主編《金匱要略》

【通釈】　ニンニクを多食すると、人の気力を損傷する。

【本文】　［程］　小蒜は、辛温にて小毒有り、瘤疾を発す。多食し気散ずれば、則ち心力を傷る。

- 1348 -

【通釈】　　［程］　　小蒜は、辛温で毒があり、癇疾を発生する。多食して気が散じる場合は、心力を傷る。

【解説】　　本条文は、小蒜を多食した場合の転機について論述している。

　小蒜は辛温で小毒があり、多食すると気が散じて心の気力を傷るので、多食してはならない。

【原文】　　食躁或躁方：(57)

　豉

　濃煮汁飲之。

【本文】　　食躁、或は躁の方（「或」は、趙、徐は「式」に作る）：

　豉

　濃く煮たる汁、之を飲む。

【語釈】　　〇食躁、或は躁の方云々：陳紀藩の説「「食躁」は、食菜の中毒、および生臭いものを食べることにより煩躁し、胸焼けがして悶えて乱れる症状である。即ち、食物が胃に入り、胃中の虚火が上は膈脘部に浮いて引き起こす所である。原文の「式躁」は、医統本、明仿宋本、兪橋本、および《論注》、《直解》、《金鑑》では、並びに「或躁」に作る。いわゆる「或躁」は、必ずしも食物によらないで自然に煩躁を発生する意であり、いずれも陰が虚して火が脘膈部を衝く証候である。香豉は、よく滋陰解毒、降火止躁する。そこで、煮た濃い汁を飲むと、煩躁は平らげられる」陳紀藩主編《金匱要略》

【通釈】　　野菜を食べて中毒を発生して煩躁し、あるいは食事によらないで煩躁を発生した場合の処方（「或」の字は、趙本、徐本では「式」の字に作る）：

　香豉

　濃くした煮汁を飲む。

【本文】　　［程］　　豉汁は、能く毒を解すと雖も、「躁」の字に誤り有り。

　［鑑］　　食躁、或は躁なる者は、即ち今の食後に時に或は悪心し、吐せんと欲して吐せざるの病なり。故に豉湯を以て之を吐す。

【通釈】　　［程］　　香豉の汁は、よく毒を解するが、「躁」の字に誤りがある。

　［鑑］　　「食躁、或は躁」とは、今の食後に時にあるいは悪心が出現し、嘔吐しそうになるが嘔吐しない病のことである。そこで、香豉の湯液を用いてこれを涌吐する。

【解説】　本条文は、野菜等を摂取して煩躁が出現した場合の治療法について論述している。

　　《金匱要略輯義》が引用する程林、および《医宗金鑑》の注釈では、本条文を正しく理解できない。そこで、ここでは解説しない。詳細は、《金匱要略大成》を参照のこと。

【原文】　鈎吻与芹菜相似。誤食之殺人。解之方：(58)
　薺苨（八両）
　右一味、水六升、煮取二升、分温二服。
【本文】　鈎吻は、芹菜と相い似たり。誤りて之を食すれば人を殺す。之を解するの方（原註は、「《肘後》に云う、「茱萸は、食芹と相い似たり」と」と。〇今本の《肘後》は、「芹」を「芥」に作り、「茱萸」の二字無し。《千金》に《肘後》を引きて云う、「鈎吻、茱萸、食芥は、相い似たり」と。《外台》に《肘後》を引きて云う、「鈎吻は、食芥と相い似たり」と。《肘後》に又云う、「此れ、鈎吻に非ず」と）：

　薺苨（八両）
　右一味、水六升もて、煮て二升を取り、分かち温め二服す（原註は、「鈎吻の生ずる地の傍は、他草無し。其の茎に毛有る者は、此れを以て之を別つ」と。〇案ずるに、此の註は、《千金》、《外台》は《肘後》を引き、前は「食芹相い似たり」と接して一条と為す。《千金》に云う、「煮て三升を取り、冷やして人体の如くし、五合を服し、日に三たび夜に二たびす。凡そ薺苨を煮るは、惟だ濃くせしむるは佳し」と。《肘後》、《外台》は、此の文無し）。
【語釈】　〇鈎吻は、芹菜と相い似たり云々：陳紀藩の説「鈎吻は、辛温で大毒がある。鈎吻は、それが口に入ると鈎が喉と吻（くちさき）に入ることを言う。別名は毛茛、水莽草、野葛、胡蔓草、断腸草であり、蔓で生じる食物であり、多くは嶺南に産生される。その毒は、《千金要方》によれば、「困しんで死にそうになり、顔面は青く、口噤し、逆冷し、身体は痺れる」などの症状を言う。薺苨は山野の多年生の生草であり、俗に甜桔梗と名づける。《本草》では、それが瘡毒を治療し、腫れ、蛇による咬傷を治療し、虫毒、矢じりの毒、鈎吻の毒、百薬の毒、五石の毒を解すると称される。薺苨は解毒薬であり、甘寒生津、清熱解毒の効果があることを見るべきである」陳紀藩主編《金匱要略》
【通釈】　ナベワリは、セリと類似している。誤ってナベワリを食べると、死

－ 1350 －

果実菜穀禁忌并治第二十五

亡する。これを解毒する処方（原註では、「《肘後》では、「茱萸は、食芹と
類似している」と言う」とある。〇今本の《肘後》では、「芹」の字を「芥」
の字に作り、「茱萸」の二字がない。《千金》では、《肘後》を引用し、「鈎
吻、茱萸、食芥は、類似している」と言う。《外台》では、《肘後》を引用し、
「鈎吻は、食芥と類似している」と言う。《肘後》では、また「これは、鈎吻
ではない」と言う）：

　ソバナ（八両）

　右の一味に水六升を用い、煮て二升を取り、二回に分けて温めて服用する
（原註では、「ナベワリの生えている地面の付近には、他の草が生えない。そ
の茎に毛がある場合は、これをもってこれを区別する」とある。〇案じるに、
この注釈は、《千金》、《外台》では《肘後》を引用し、前は「食芹が類似し
ている」と接続して一条となっている。《千金》では、「煮て三升を取り、冷
やして身体のようにし、五合を服用し、日に三回、夜に二回服用する。およそ
ソバナを煮る場合は、ただ濃く煮るのがよい」と言う。《肘後》、《外台》で
は、この文がない）。

【本文】　案ずるに、《外台》に《肘後》を引きて又云う、「此れ、多くは
籬、埒、水瀆の辺に生え、絶だ茶に似たり。人之を識りて敢えて食すること
無し。但だ之を知らざるは、必ず是れ鈎吻なり。按ずるに、《本草》に鈎吻
は、一に野葛と名づく。又秦鈎吻は、乃ち並びに薬に入れて用い、此れに非ず。
又一種に葉は黄精に似たり。唯だ花黄なるも茎紫は、亦呼んで鈎吻と為す。食
す可からず」と。故に経方は、引きて黄精とともに此の為に其の形色相似する
を言うなり。本経の謂う所の芹菜と相似する者は、別に是れ一種なり。陶氏は
《本草》に於いて則ち云う、「鈎吻は、是れ毛莨なり」と。而して《肘後》に
於いては則ち云う、「此れ、鈎吻に非ず」と。蓋し、蔓にて生ずる者を以て鈎
吻と為し、芹に似る者を以て毛莨と為すや。唐本の註に已に其の非を弁ず。当
に《本草》を攷うべし。蓋し、鈎吻は数種有り。故に古人の説う所は、一なら
ざる者なり。其の見わす所は各々同じならざるを以てなり。今此の間に有する
所を以て之を考うれば、藤本の外に草本、木本に黄精の葉、及び芹の葉は凡そ
五種、皆俚人誤りて食して毒に中る者有れば、則ち当に各書の論ずる所に據り
て其の物を弁ずべきなり。若し強いて併せて一草と為さんと欲すれば、則ち
謬る。

【語釈】　〇埒：かこい。低い土地のかきね。　〇瀆：みぞ。　〇莨：莨菪に

－ 1351 －

同じ。ヒヨス、シナヒヨス。多年生の草木でナス科、山中に自生し、果実・根ともに薬用となるが、毒がある。　〇俚人：リー族の旧称。

【通釈】　案じるに、《外台》では、《肘後》を引用し、また「これは、多くはまがき、垣根、溝のほとりに生え、甚だ茶に類似する。人はこれを識っていてあえて食べることがない。ただ、これを知らなければ、必ずこれは鈎吻である。按じるに、《本草》では、鈎吻は、一つには野葛と名づける。また、秦鈎吻は並びに薬に入れて用いるが、これではない。また、一つの種類に、葉は黄精に類似する。ただ、花は黄であるが茎が紫であるのもまた呼んで鈎吻とする。食べるべきでない」と言う。そこで、経方では、引用し、黄精とともにこのためにその形や色が類似することを言う。本経に言う所の芹菜と類似するものは、別に一つの種類である。陶氏は、《本草》では、「鈎吻は、毛茛である」と言う。そして《肘後》では、「これは、鈎吻ではない」と言う。思うに、蔓で生じるものが鈎吻であり、芹に似るものが毛茛であるのであろうか。唐本の注釈では、既にその誤りを弁じている。《本草》を考えるべきである。思うに、鈎吻には、数種類がある。そこで、古人が説う所は、一つでない場合である。それが見わす所は、各々に同じでないからである。今この間にある所をもってこれを考えると、藤本の外に、草本、木本では、黄精の葉、および芹の葉にはおよそ五種類があり、いずれもリー族の人が誤って食べて毒に中った者があるので、各々の書物の論じる所によってその品を弁じるべきである。もし強いて併せて一種類の草としようとすると、誤る。

【解説】　本条文は、鈎吻を摂取して中毒を発生した場合の治療法について論述している。

　《金匱要略輯義》が注釈する鈎吻の内容では、本条文を理解することはできない。そこで、ここでは解説しない。詳細は、《金匱要略大成》を参照のこと。

【原文】　菜中有水莨菪。葉円而光、有毒。誤食之、令人狂乱、状如中風、或吐血。治之方：(59)
　　甘草
　　煮汁服之、即解。

【本文】　菜中、水莨菪有り。葉円にして光り、毒有り。誤りて之を食すれば、人をして狂乱せしめ、状中風の如く、或は吐血す。之を治するの方：
　　甘草

- 1352 -

煮汁、之を服すれば、即ち解す。

【語釈】 〇菜中、水莨岩有り云々：陳紀藩の説「誤って食菜の中の莨岩の苗や葉を食べると、熱毒が大いに発生し、人の神明を昏ませ、心気を散じる。そこで、人を狂乱させ、中風の魔性で発狂する症状のようになり、血が気に随って涌いて吐血する。それらは、よく解毒清熱する。そこで、これをもって莨岩の毒を解する」陳紀藩主編《金匱要略》

【通釈】 野菜の中には、ウマノアシガタがある。葉は丸く光沢があり、毒がある。誤ってこれを食べると、狂乱させ、その病状は中風のようであり、あるいは吐血する。これを治療する処方：

甘草

煮汁を服用すると、直ちに解毒する。

【本文】 ［程］ 薺苨、甘草は、百薬の毒を解す。

【通釈】 ［程］ 薺苨と甘草は、百薬の毒を解する。

【本文】 蘇敬の《唐本》の註に云う、「毛莨は、是れ毛有り、石龍芮なり」と。《百一方》に云う、「菜中に水莨有り、葉圓くして光り、水旁に生じ、毒有り。蟹多く之を食す」と。案ずるに、此の草は、水旁に生じ、其の毒は莨岩の如し。故に之を水莨岩と名づく。蘇氏は、以て毛莨と為し、《百一方》を引くも、此れ豈水莨の下に「岩」の字を脱するや。《外台》に《肘後》を引きて亦云う、「蟹を食して毒に中る。或るひと云う、「是れ水莨の為す所」と」と。時珍は莨と莨を弁ぜず、水莨に作り、釈名中に附すは恐らくは疎なり。案ずるに、莨の音は浪、莨の音は艮、葉圓くして光有りと云えば、則ち水莨岩なり。即ち、是れ石龍芮なり。而して毛莨は葉に毛有りて光無し。

《千金》は、莨岩を食して悶乱し、卒中風の如く、或は熱盛んなるの狂病に似て、薬を服して即ち劇しきを療す。

甘草の汁、藍汁を飲む。

《肘後》は、野葛を食して已に死する者を療す。

甘草を飲む。但だ唯だ多ければ、更に善し。

《外台》の備急に、諸薬各各相い解すること有り、然れども常に儲え難し。今但だ一種を取りて兼ねて衆毒を解す。之を求めて得易き者にて療す。

甘草、濃く煮たる汁多く之を飲めば、生きざること無きなり。又少しの蜜を食するも佳し。

《千金》の甘草湯は、天下の毒気、及び山水の露霧の毒気を主る。地の風気、

瘴癘等の毒を去る方。

　甘草（二両）

　右一味、水二升を以て、煮て一升を取り、分かち服す。

【語釈】　○疎：疏闊。大まかである。　　○莨：草の名。チカラグサ。　　○
茛：毒草の名。鈎吻。　　○瘴癘：山や湿地に発生する毒にあてられて起こると
思われた熱病。

【通釈】　蘇敬の《唐本》の注釈では、「毛茛は、毛があり、石龍芮である」
と言う。《百一方》では、「野菜の中に水莨があり、葉は丸くて光沢があり、
水辺に生じ、毒がある。蟹が多くこれを食べる」と言う。案じるに、この草は、
水辺に生じ、その毒は莨菪のようである。そこで、これを水莨菪と名づける。
蘇氏は毛茛とし、《百一方》を引用するが、これは実際は水莨の下に「菪」の
字を脱出しているのではないだろうか。《外台》では、《肘後》を引用し、ま
た「蟹を食べて毒に中る。ある人は、「これは、水莨がこのようにする所であ
る」と言う」と言う。李時珍は莨と茛の字を弁別せず、水莨に作り、釈名の中
に附すのは、恐らくは大まかである。案じるに、莨の音は浪であり、茛の音は
艮であり、葉が丸くて光沢があると言えば、水莨菪である。即ち、これは石龍
芮である。そして毛茛は葉に毛があり、光沢がない。

　《千金》では、莨菪を食べて悶乱し、卒中風のようになり、あるいは熱が盛
んになる狂病に類似し、薬を服用して直ちに劇しくなる場合を治療する。

　甘草の汁や藍汁を飲む。

　《肘後》では、野葛を食べて既に死んだようになった場合を治療する。

　甘草を飲む。ただだ、多ければ、更によい。

　《外台》の備急では、諸薬は各々に相互に解することがあるが、しかし常に
備えるのは困難である。今ただ一種類を取って兼ねて多くの毒を解する。これ
を求めて得易いもので治療する。

　甘草の濃く煮た汁を多く飲むと、生き返らないことがない。また、少量の蜜
を食べるのもよい。

　《千金》の甘草湯は、天下の毒気、および山水の露や霧の毒気を主治する。
地の風気や瘴癘などの毒を去る処方である。

　甘草（二両）

　右の一味に水二升を用い、煮て一升を取り、分けて服用する。

【解説】　本条文は、水莨菪を摂取して中毒を発生した場合の症状と治療法に

ついて論述している。

水莨菪は葉が丸く光沢があり、毒がある。誤って水莨菪を摂取すると、狂乱し、その病状は中風のようであり、あるいは吐血する。本証の治療は、甘草の煮汁を服用し、百薬の毒を解する。

【原文】　春秋二時、龍帯精入芹菜中。人偶食之為病。発時手青腹満、痛不可忍。名蛟龍病。治之方：(60)
　　硬糖（二三升）
　　右一味、日両度服之。吐出如蜥蜴三五枚、差。

【本文】　春秋の二時、龍、精を帯びて芹菜の中に入る。人偶々之を食すれば、病を為す。発する時は、手青く腹満ちて、痛み忍ぶ可からず。蛟龍病と名づく。之を治するの方（「青」は、原本は「背」に作る。今は、趙本、及び《証類本草》に據りて之を改む）：
　　硬糖（二三升。○《千金》に云う、「三斗を服すれば、大いに 験^{ききめ} あり」と）
　　右一味、日に両度之を服す。蜥蜴の如きもの三五枚を吐出して、差ゆ。

【語釈】　○春秋の二時、龍、精を帯び云々：陳紀藩の説「古より伝説される蛟龍は、想像上の神話に過ぎない。本条の原文によれば、硬糖を服用した後は、トカゲのようなものを三〜五個吐出するのもまたいわゆる「蛟龍」ではないことを証拠とすべきである。蛟龍と言うようなものは、実際はトカゲの類のようなある種の寄生虫に過ぎず、大抵これはトカゲ、マムシ、蛇が精を芹菜の中に遺し、寄生虫病が発生する時は内は手が青くなり、腹満し、痛みは忍ぶことができない症状が見われる。そこで、甘で緩めて解毒する硬糖を用いてこれを治療すると、治癒する」陳紀藩主編《金匱要略》

【通釈】　春と秋の季節では、爬虫類が精を帯びてセリの中に入り卵を産む。人が偶々これを食べると、病気になる。病が発症する時は、手は青く、腹部は脹満し、腹痛は耐え難くなる。これを蛟龍病と名づける。これを治療する処方（「青」の字は、原本では「背」の字に作る。今は、趙本、および《証類本草》によってこれを改める）：
　　硬糖（二三升。○《千金》では、「三斗を服用すると、大いに効果がある」と言う）
　　右の一味を日に二回服用する。トカゲのようなものを三〜五個吐出すると、

治癒する。

【本文】 ［程］　芹菜は、江湖の陂、澤の涯に生ず。蛟龍は変化測ること莫しと云うと雖も、其の精は那ぞ能く此に入らんや。大抵是れ蜥蜴、虺、蛇の類、春夏の交、精を此に遺すのみ。且つ芹を嗜むは、尤も証す可しと為す。按ずるに、《外台秘要》に云う、「蛟龍の子は、生は芹菜の上に在り。之を食して腹に入れば、龍子と成る。須く之を慎むべし。飴、粳米、杏仁、乳、餅、煮たる粥、之を食すれば、蛟（みずち）の子を吐出す」と。仲景は、硬糖を用いて之を治す。余之を《本草》に考うるに、並びに硬糖無し。当に是れ粳米、飴糖なること疑い無かるべし。二物は味甘、甘は能く毒を解するが故なり（《金鑑》に同じ。案ずるに、引く所の《外台》の文は、並びに攷うること無し。詳らかに下を見よ）。

【語釈】　〇江湖：大きな川や湖。　〇陂：つつみ。どて。　〇蛟：龍の一種で、四足があり、よく大水をおこすという。

【通釈】　［程］　芹菜は、大きな川や湖の土手、沢の岸に生じる。蛟龍は変化を測ることができないと言うが、その精はどうしてよくここに入るのであろうか。大抵これはトカゲ、マムシ、蛇の類が、春と夏が交わる時期に精をここに遺すにすぎない。かつ芹を嗜むのは、最も証拠とすべきである。按じるに、《外台秘要》では、「蛟龍の子は、産卵は芹菜の上にある。これを食べて腹に入ると、龍の子となる。これを食べるのを慎むべきである。飴、粳米、杏仁、乳、餅、煮た粥を食べると、蛟（みずち）の子を吐出する」と言う。仲景は、硬糖を用いてこれを治療する。私がこれを《本草》で考えると、並びに硬糖がない。これは、粳米、飴糖であるのは疑いがない。二つの品は味甘であり、甘はよく毒を解するからである（《医宗金鑑》では、同じである。案じるに、引用する所の《外台》の文は、並びに考えることがない。詳らかに下を見るべきである）。

【本文】　案ずるに、劉熙の《釈名》に云う、「餳の清なる者は飴と曰い、形怡怡然なり。稠き者は餳と曰い、強硬にして錫の如きなり」と。時珍云う、「古人は、寒食に餳を食す。故に医方も亦之を収め用う」と。明らかに硬糖は、即ち是れ餳なり。程註は、殆ど妄なり。

《千金》に云う、「開皇六年三月八日、人有り、芹を食して之を得。其の人病発すれば、癲癇の如く、面色青黄、寒にて餳を食すること過多に因り、便ち吐出する状は蛟龍に似て頭有り尾有り」と。

《外台》の廣済は、蛟龍病を療す。三月、八月、近海、及び水辺に、生芹を

果実菜穀禁忌并治第二十五

食するに因り、蛟龍の子生まれて芹菜の上に在り、食して人の腹に入り、変じて龍子と成ると為す。須く之を慎むべし。其の病発すれば、癲に似て、面色青黄、少腹脹り、状懐任の如し。寒食餳を食するの方に宜し。

　寒食粥餳三升、日に三たび之を服すれば、蛟龍を吐出し、両頭、及び尾有り。開皇六年、又賈橋に人有り、餳を喫らいて蛟龍を吐出し、大いに験あり。

　《医説》に云う、「古に患者有り。飲食故の如くなるも、発すれば、則ち癲の如く、面色青黄、小腹脹満し、状妊孕の如し。医者其の脈を診るに、証と皆異なりて主療を明らかにし難し。忽ち一山叟有り、曰く、「聞くに開皇六年に灞橋に人有り、此の病を患う。蓋し、三月八日、水辺に芹菜を食して之を得」と。識者有りて曰く、「此れ、蛟龍の病なり。龍、芹菜の上に遊び、不幸にも之を食して病むなり」と。遂に寒食餳を以て、毎剤五合、之を服すること数剤にして一物を吐出す。小と雖も、但だ蛟龍の状に似て両頭有り。其の病者は、依りて之を治し、愈ゆるを獲たり」と（《名医録》に出づ）。

【語釈】　○餳：糖に同じ。アメ。　○怡怡：和らぎ喜ぶ。　○妄：みだり。でたらめ。　○叟：老人。

【通釈】　案じるに、劉熙の《釈名》では、「糖で清らかなものは飴と言い、形は軟らかい。粘稠のものは餳と言い、強くて硬く錫のようである」と言う。李時珍は、「古人は、寒食に餳を食べる。そこで、医方にもまたこれを収めて用いる」と言う。明らかに硬糖は、餳である。程氏の注釈は、殆どでたらめである。

　《千金》では、「開皇六年三月八日に、ある人が芹を食べてこれを発症した。その人が病を発生すると、癲癇のようになり、顔面の色調は青黄色であり、寒食に餳を食べるのが過多になることによって、吐出したものの性状は蛟龍に類似し、頭があり尾があった」と言う。

　《外台》の廣済では、蛟龍病を治療する。三月と八月に、近海、および水辺では、生の芹を食べることによって、蛟龍の子が生まれて芹菜の上にあり、食べると人の腹に入り、変化して蛟龍の子になる。これを食べるのを慎むべきである。その病が発生すると、癲癇のようになり、顔面の色調は青黄色になり、少腹部が脹り、性状は妊娠したようである。寒食餳を食する処方を用いるのがよい。

　寒食粥餳三升を日に三回服用すると、蛟龍を吐出し、両つの頭、および尾がある。開皇六年には、また賈橋で、ある人が餳を食べて蛟龍を吐出し、大いに

- 1357 -

効果があった。

　《医説》では、「古に、ある患者があった。飲食は元のままであるが、発症する場合は癲癇のようであり、顔面の色調は青黄色であり、小腹部は脹満し、性状は妊婦のようである。医者がその脈を診ると、証とはいずれも異なり、主治を明らかにし難かった。その時、山に住む老人があり、「聞くとことでは、開皇六年に灞橋で、ある人がこの病を患った。思うに、三月八日に水辺で芹菜を食べてこれを発症した」と言った。物知りがいて、「これは、蛟龍の病である。蛟龍が芹菜の上に遊び、不幸にもこれを食べて病んだ」と言った。遂に寒食餳を用い、毎回五合を数回服用し、一つの物体を吐出した。小さいが、ただ蛟龍の性状に類似し、両つの頭があった。その病人は、これによってこれを治療し、治癒した」と言う（《名医録》に出ている）。

【解説】　本条文は、芹菜を採取して蛟龍病を発生した場合の症状と治療法について論述している。

　春と秋の季節には、トカゲ、マムシ、蛇の類が好んで芹菜の中に卵を産卵する。この時期に芹菜を摂取すると、卵が腹の中に入り、蛟龍の子供になり、発作が発生すると、手は青くなり、腹部は脹満し、痛みは耐え難くなる。これを蛟龍病と名づける。本証の治療は、硬糖を用い、味甘で毒を解する。硬糖は、粳米や飴糖のはずである。

【原文】　食苦瓠中毒。治之方：(61)
　黍穰
　煮汁、数服之、解。

【本文】　苦瓠を食して毒に中る。之を治するの方：
　黍穰（「黍」は、原文は「黎」に作る。程本、《金鑑》、及び《肘後》、《外台》は、之を改む。「穰」は、禾の茎なり。黎に何ぞ穰有らん。其の訛は、明らかなり）

　煮汁、数しば之を服すれば、解す（《肘後》、《外台》は、「濃汁数升を飲む」に作る）。

【語釈】　〇苦瓠を食して毒に中る云々：陳紀藩の説「苦瓠は、苦匏、苦壺盧とも名づける。その瓜の実、および子は、苦寒で毒があり、刺激性の毒である。蘇恭は、苦瓠を過分に服用し、吐利が停止しない場合は、黍穰の灰汁をもってこれを解する」と言う。黍穰の茎、並びに根は気味が辛熱で小毒があり、その

－ 1358 －

物の性は相互に畏れるので、孟詵は「煮汁を飲むと、苦瓠の毒を解する」と言う」陳紀藩主編《金匱要略》。　○黎：アカザ。　○穰：わら。いねの茎。
○禾：ノギ。穀物の穂の先にある毛。

【通釈】　ニガウリを食べて中毒を発生する。これを治療する処方：

黍穰（「黍」の字は、原文では「黎」の字に作る。程本、《医宗金鑑》、および《肘後》、《外台》では、これを改める。「穰」は、禾の茎である。黎にどうして穰があろうか。それが誤りであるのは、明らかである）

煮汁をしばしば服用すると、解毒する（《肘後》、《外台》では、「濃汁数升を飲む」に作る）。

【本文】　［程］　苦瓠は、匏なり。《詩》に云う、「匏に苦菜有り」と。《国語》に云う、「苦匏は、不材なり。人に於いて共に済くるのみ。此れ、苦匏なり」と。黍穰は、能く苦瓠の毒を解する者なり。《風俗通》に云う、「穰を焼けば、以て瓠を殺す。或るひと云う、「瓠を種えるの家は、穰を焼かず、瓜を種えるの家は、漆を焼かず。物の性相い畏るればなり」と」と。人、苦瓠を食して分に過ぎ、吐利止まざる者は、黍穰汁を以て之を解す。諸を此に本づく（程注は、時珍に本づく）。

【語釈】　○材：はたらき。不材は、役立たない。

【通釈】　［程］　苦瓠は、匏である。《詩経》では、「匏には、苦菜がある」と言う。《国語》では、「苦匏は、役立たない。人だけが共に済けるに過ぎない。これは、苦匏である」と言う。黍穰は、よく苦瓠の毒を解するものである。《風俗通》では、「穰を焼くと、瓠を殺す。ある人は、「瓠を種える家では穰を焼かず、瓜を種える家では漆を焼かない。物の性が相互に畏れるからである」と言う」と言う。人が苦瓠を食べて分に過ぎ、嘔吐と下痢が停止しない場合は、黍穰の汁を用いてこれを解する。これをここに基づいている（程氏の注釈は、李時珍に基づいている）。

【本文】　蘇敬云う、「苦瓠を服して分に過ぎ、吐利止まざる者は、黍穰の灰汁を以て之を解す」と。

【通釈】　蘇敬は、「苦瓠を服用して分に過ぎ、嘔吐と下痢が停止しない場合は、黍穰の灰汁を用いてこれを解する」と言う。

【解説】　本条文は、苦瓠を摂取して中毒を発生した場合の治療法について論述している。

苦瓠を摂取して中毒を発生し、嘔吐と下痢が出現して停止しない場合は、物

の性が相互に畏れるので、黍穣の汁を服用して苦瓠の毒を解する。

【原文】　扁豆、寒熱者不可食之。(62)
【本文】　扁豆は、寒熱の者之を食す可からず（《本草》は、弘景を引く）。
【語釈】　〇扁豆は、寒熱の者之を食す可からず：陳紀藩の説「扁豆の性は滞で補う。そこで、発熱と悪寒の表証がある場合は、食べてはならず、これによって外邪を留恋することから免れる」陳紀藩主編《金匱要略》
【通釈】　フジマメは、悪寒と発熱がある者はこれを食べてはならない（《本草》では、弘景を引用する）。
【本文】　［鑑］　扁豆は、性滞にして補う。如し寒熱を患う者は、之を忌む。
【通釈】　［鑑］　扁豆は、性が滞で補う。もし寒熱を患う場合は、これを忌む。
【解説】　本条文は、悪寒発熱のある人が扁豆を摂取することの禁忌について論述している。
　悪寒発熱が出現している人では、扁豆は性が滞で補うので、これを摂取してはならない。

【原文】　久食小豆、令人枯燥。(63)
【本文】　久しく小豆を食すれば、人をして枯燥せしむ。
【語釈】　〇久しく小豆を食すれば云々：陳紀藩の説「久しく赤小豆を食べ、過分に利水し、津液が滲泄する場合は、人の膚は痩せ、皮膚は枯燥し、あるいは身体は重だるくなる」陳紀藩主編《金匱要略》
【通釈】　長期にアズキを食べると、皮膚が乾燥する。
【本文】　［程］　小豆は、津液を逐い、小便を利し、津液消滅するが故に肌膚をして枯燥せしむ。
【通釈】　［程］　小豆は、津液を逐い、小便を通利し、津液が消滅するので、肌膚を乾燥させる。
【本文】　《千金》に云う、「赤小豆は、久しく服す可からず。人をして枯燥せしむ」と。
【通釈】　《千金》では、「赤小豆は、長期に服用すべきでない。人を乾燥させる」と言う。
【解説】　本条文は、長期に赤小豆を摂取した場合の転機について論述してい

- 1360 -

る。

　赤小豆は津液を逐い、小便を通利し、津液を消滅させて皮膚を乾燥させるので、長期に赤小豆を摂取してはならない。

【原文】　食大豆屑、忌噉猪肉。(64)
【本文】　大豆屑を食すれば、猪肉を噉らうことを忌む（「屑」は、原本は「等」に作る。今徐、程、及び《千金》に據りて之を改む）。
【語釈】　〇大豆屑を食すれば云々：陳紀藩の説「大豆を食べると、気を塞ぐ。そこで、切に同時に膈に粘る豚肉を食べるのを忌む。小児は、最も忌む。そうでない場合は、消化し難くなる」陳紀藩主編《金匱要略》
【通釈】　大豆の屑（くず）を食べる時は、同時に豚肉を食べることは避ける（「屑」の字は、原本では「等」の字に作る。今徐本、程本、および《千金》によってこれを改める）。
【本文】　　[程]　大豆は、気を壅ぎ、猪肉は膈を滞らす。故に之を忌む。小児は十歳以下は、尤も忌む。
【通釈】　　[程]　大豆は、気を塞ぎ、豚肉は膈を滞らせる。そこで、これを忌む。小児は、十歳以下では最もこれを忌む。
【本文】　《千金》に云う、「大豆の黄屑は、猪肉を忌む。小児、炒豆、猪肉を以て同食すれば、必ず気を壅ぎて死を致すは、十に八九有り。十歳以上は、畏れざるなり」と。
【通釈】　《千金》では、「大豆の黄色の屑は、豚肉を忌む。小児では、炒めた豆と豚肉を同時に食べると、必ず気を塞いで死ぬのは、十に八九がある。十歳以上は、畏れない」と言う。
【解説】　本条文は、大豆と豚肉を同時に摂取することの禁忌について論述している。
　大豆は気を塞ぎ、豚肉は膈に停滞するので、同時に摂取するのを忌む。

【原文】　大麦久食、令人作癬。(65)
【本文】　大麦は、久しく食すれば、人をして癬を作さしむ（沈は、「癬」に作る）。
【語釈】　〇大麦は、久しく食すれば云々：陳紀藩の説「「癬」は、徐彬本は「癥」に作る。大麦は心に入り、久しくこれを食べる場合は、心気が盛んにな

って内が熱し、諸々の瘡瘍は皆心火に属するので、疥あるいは癬を生じる。ただ、一般に大麦を食べる場合は、並びに疥や瘡を生じない。《千金要方・巻二十六》では、「大麦を久しく服用すると、人は力が多くなり、健やかに行く」と言う。ところが、程林はまた「大麦は気を下し、久しく食べると手足が弱まって懈惰になる」（《金匱要略直解》）と言う。しかし、「懈」は「癬」に通じない。これは先ず疥や瘡があり、大麦を食べた後にまた発生する可能性がある。麦の麺は、中医では習慣的に禁忌であり、腫れ物などを悪化させる品の一つであり、注意すべきである」陳紀藩主編《金匱要略》

【通釈】　大麦は、長期に食べると、疥癬になる（沈本では、「癬」の字に作る）。

【本文】　［程］　大麦は、気を下す。久しく食すれば、手足痿弱にして懈惰す。

　［鑑］　李彣曰く、「癬と疥は同じ。蓋し、麦は心に入る。久しく食すれば、則ち心気盛んにして内熱す。《内経》に曰く、「諸々の瘡瘍は、皆心火に属す」と。故に癬を作す」と。

【語釈】　○痿弱：よわよわしい。虚弱。　○懈惰：おこたる。なまける。
○諸々の瘡瘍は、皆心火に属す：《素問・至真要大論》では、「諸痛痒瘡は、皆心に属す」とある。

【通釈】　［程］　大麦は、気を下す。長期に食べると、手足が弱まり、懈惰になる。

　［鑑］　李彣は、「癬と疥は、同じである。思うに、麦は、心に入る。長期に食べる場合は、心気が盛んになって内が熱する。《内経》では、「諸々の瘡瘍は、皆心火に属している」と言う。そこで、疥癬を生じる」と言う。

【本文】　案ずるに、「癬」の字は、俗の「疥」の字なり。而して農家は常に大麦を食すること多きも、未だ尽く疥を患わず。李註は、従う可からず。孟詵云う、「暴かに食すれば、脚弱まるに似るも、気を下すと為すが故なり」と。程は、則ち此に本づく。

【通釈】　案じるに、「癬」の字は、世俗の「疥」の字である。そして農家は常に大麦を食べるが、いまだ尽くは疥を患わない。李氏の注釈は、従うべきでない。孟詵は、「暴かに食べると、脚は弱まるようであるが、気を下すからである」と言う。程氏の注釈は、ここに基づいている。

【解説】　本条文は、大麦を長期に摂取した場合の転機について論述している。

- 1362 -

果実菜穀禁忌并治第二十五

　　大麦を久しく摂取すると、大麦は心に入り、心気が盛んになって内が熱するので、手足は弱まってだるくなり、疥癬を生じる。

【原文】　　白黍米不可同飴蜜食。亦不可合葵食之。(66)
【本文】　　白黍米は、飴蜜と同じく食す可からず。亦葵に合して之を食す可からず。
【語釈】　　○白黍米は、飴蜜と同じく食す可からず云々：陳紀藩の説「白黍米は、気味は甘温であり、久しくこれを食べると、人は多く熱煩する。飴糖、蜂蜜は味甘であり、多食する場合は、人に中満させるので、更に同時に食べてはならない。そうでなければ、宿熱を引動する。瘤疾を患う者は、また物の性が相い反する白黍米と冷滑の葵を一塊にして食べてはならない。そうでなければ、瘤疾は更に治療し難くなる」陳紀藩主編《金匱要略》
【通釈】　　白いキビ米は、飴や蜂蜜と同時に食べてはならない。また、葵に合わせてこれを食べてはならない。
【本文】　　［程］　黍米は、人をして煩熱せしむ。飴と蜜は、人をして中満せしむ。故に同じく食す可からず。黍米は、葵に合して食すれば、瘤疾を成す。亦合して食す可からず。
【通釈】　　［程］　黍米は、人に煩熱を生じる。飴と蜂蜜は、人に中満させる。そこで、同時に食べるべきでない。黍米は、葵に合わせて食べると、瘤疾を形成する。また、合わせて食べるべきでない。
【本文】　　《千金》に黄帝云う、「五種の黍米は、葵に合して之を食すれば、人をして瘤疾を成さしむ」と。
【通釈】　　《千金》では、黄帝は、「五種類の黍米は、葵に合わせてこれを食べると、人に瘤疾を形成させる」と言う。
【解説】　　本条文は、白黍米と飴、蜜あるいは葵と同時に摂取することの禁忌について論述している。
　　白黍米と飴あるいは蜂蜜と同時に摂取すると、黍米は煩熱を生じ、飴と蜂蜜は中満を生じるので、同時に摂取してはならない。黍米と葵を同時に摂取すると、瘤疾を形成するので、同時に摂取してはならない。

【原文】　　荍麦麺多食之、令人髪落。(67)
【本文】　　荍麦麺は、之を多食すれば、人をして髪落とせしむ。

- 1363 -

【語釈】　〇莜麦麺は、之を多食すれば云々：陳紀藩の説「李時珍は、孫思邈を引用し、蕎麦は「酸で微寒である。これを食べると、消化し難く、久しく食べると、風を動かし、人に眩暈を生じる。麺を作り、豚や羊の肉と熱食すると、八九回を過ぎず、熱風を患い、鬚や眉が脱落し、生えるのもまた稀である。涇、邠以北では、多くこの疾患があり、また黄魚と合わせて食べてはならない」（《本草綱目・巻二十二》）とある。蕎麦は多く食べると、風熱を動かし、更に豚や羊の肉と合わせて食べると、その頭髪を落とす可能性がある。あるいはまた李時珍が「蕎麦は、最も気を降ろして腸を寛くする。そこで、よく腸胃の滓の滞りを溶かし、濁帯、泄痢、腹痛、上気の疾患を治療する。気が盛んで湿がある場合は、これを用いるのがよい。もし脾胃に虚寒がある人がこれを食べる場合は、大いに元気を脱して鬚や眉を落とすので、好ましい所でない」と言うようなものは、参考にすべきである」陳紀藩主編《金匱要略》

【通釈】　ソバギリを多く食べると、髪が抜ける。

【本文】　案ずるに、《本綱》に蕎麦は、一に莜（音翹）麦と名づく。《千金》に黄帝云う、「蕎麦を麺に作り、猪羊の肉と和して之を熱食すれば、八九頓（とん）に過ぎず、熱風を作し、人の眉と鬚を落せしむ。又生を還らすは、仍お希少なり。涇、邠已北に多く此の疾を患う」と。今蕎麦麺は、人多く之を食するも、未だ髪落つる者有らず。此れ、必ず「猪、羊の肉を和す」等の字を脱す。程、《金鑑》に並びに云う、「「莜」の字は、誤り有り。当に之を詳らかにすべし」と。蓋し、考を失するのみ。

【語釈】　〇頓：回。度。　〇涇：涇水。　〇邠：周の大王の建てた国。

【通釈】　案じるに、《本草綱目》では、蕎麦は一つには莜（音は翹）麦と名づけている。《千金》では、黄帝は、「蕎麦を麺に作り、豚や羊の肉と混和してこれを熱食すると、八九回を過ぎず、熱風を発生し、人の眉と鬚を落とさせる。また、元に生えるのは、なお僅かである。涇、邠より以北では、多くこの疾患を患う」と言う。今蕎麦麺は、人は多くこれを食べるが、いまだ髪が落ちる者がない。これは、必ず「猪や羊の肉を混和する」などの字を脱出している。程氏や《医宗金鑑》では、並びに「「莜」の字は、誤りがある。これを詳らかにすべきである」と言う。思うに、考察を失するだけである。

【解説】　本条文は、莜麦麺を多食した場合の転機について論述している。

　蕎麦を麺に作り、豚や羊の肉と混和して熱食すると、熱風を発生するので、眉や鬚が脱落する。

- 1364 -

果実菜穀禁忌并治第二十五

【原文】　塩多食、傷人肺。(68)

【本文】　塩は、多食すれば、人の肺を傷る。

【語釈】　○塩は、多食すれば云々：陳紀藩の説「塩は、味鹹で血に走り、微辛である。多食すると、飲を集め、湿を生じ、損傷は腎と肺に及び、屢々咳して哮喘を発生し、人は色を失い、皮膚は黒くなり、筋力を損傷する。水腫や消渇ではまたこれを忌むべきである」陳紀藩主編《金匱要略》

【通釈】　塩は、多食すると、肺を損傷する。

【本文】　　［程］　塩は味鹹、能く腎を傷り、又肺を傷る。多食すれば、哮喘を発し、終身の痼疾と為すなり。

【通釈】　　［程］　塩は味が鹹で、よく腎を傷り、また肺を傷る。多食すると、哮喘を発生し、終身の痼疾となる。

【本文】　《千金》に云う、「塩は、多食す可からず。肺を傷り喜しば咳し、人をして色膚黒く、筋力を損なわしむ」と。

【通釈】　《千金》では、「塩は、多食すべきでない。肺を傷り、屢々咳し、人の皮膚の色を黒くし、筋力を損傷する」と言う。

【解説】　本条文は、塩を多食した場合の転機について論述している。

　塩を多食すると、味鹹で腎と肺を傷るので、哮喘を発生し、終身の痼疾となる。

【原文】　食冷物、氷人歯。食熱物、勿飲冷水。(69)

【本文】　冷たき物を食すれば、人の歯を氷らす。熱き物を食すれば、冷水を飲むこと勿かれ。

【語釈】　○冷たき物を食すれば云々：陳紀藩の説「著しく冷えた食物を食べると、歯の表面が遽かに冷えて収縮するので、人の歯を容易に損傷して破壊する。やけどをするほど熱い食物を食べたすぐ後では、また冷たい水を飲んではならない。寒熱が相互に搏ち、脾胃が傷られ、吐瀉を引き起こし、あるいは転じて痰湿の病証を生じるはずである」陳紀藩主編《金匱要略》

【通釈】　冷たいものを食べると、歯を凍らせて虫歯になる。熱いものを食べた後は、冷めたい水を飲んではならない。

【本文】　　［鑑］　寒熱相い搏てば、脾胃乃ち傷る。

【通釈】　　［鑑］　寒熱が相互に搏つと、脾胃が傷られる。

【解説】　本条文は、冷たい食物を摂取した場合の転機と熱い食物を摂取した

場合の転機について論述している。

　冷たいものを食べると、歯が冷える。熱いものを食べた後に冷めたい水を飲むと、寒熱が打ち合い、脾胃が傷られるので、冷たい水を摂取してはならない。

【原文】　飲酒、食生蒼耳、令人心痛。(70)

【本文】　酒を飲みて、生の蒼耳を食すれば、人をして心痛せしむ。

【語釈】　〇酒を飲みて、生の蒼耳を食すれば云々：陳紀藩の説「蒼耳は、即ち枲耳であり、また胡葈、巻耳、喝起草とも名づける。酒の性は純陽であり、蒼耳は苦温で毒があり、苦は先ず心に入る。そこで、酒を飲んだ時にまた生の蒼耳を食べると、酒はよく蒼耳の毒性を引いて心臓に危害を及ぼし、人に心痛を発生させる」陳紀藩主編《金匱要略》

【通釈】　酒を飲んで生のオナモミを食べると、心胸部に疼痛が出現する。

【本文】　［鑑］　酒の性は純陽なり。蒼耳は、味苦にて毒有り、苦は先ず心に入る。酒を飲み、以て其の毒を行らす。故に心痛む。

【通釈】　［鑑］　酒の性は、純陽である。蒼耳は、味は苦で毒があり、苦は先ず心に入る。酒を飲み、その毒を行らせる。そこで、心が痛む。

【解説】　本条文は、酒を飲み生の蒼耳を摂取した場合の転機について論述している。

　酒の性は、純陽である。酒を飲み、生の蒼耳を摂取すると、蒼耳は味苦で毒があり、苦が心に入り、酒が毒を行らせるので、心が痛む。

【原文】　夏月大酔汗流、不得冷水洗着身、及使扇。即成病。(71)

【本文】　夏月、大いに酔いて汗流るれば、冷水に身を洗着し、及び扇を使うを得ず。即ち、病を成す。

【語釈】　〇夏月、大いに酔いて汗流るれば云々：陳紀藩の説「夏季は気候が熱しているが、酒によって大いに汗が出る場合は、冷水に沐浴してはならない。そうでなければ、容易に黄汗病を患う（《金匱要略・水気病篇》では、「黄汗の病は、…汗出でて水中に入りて浴するを以て、水汗孔従り入りて之を得」と言う）。あるいは恣に扇の風で涼を取ると、漏風病を発生する（《素問・風論》では、「酒を飲みて風に中れば、則ち漏風と為す。漏風の状、或は汗多く、常に単衣す可からず。食すれば則ち汗出で、甚だしければ則ち身汗し、喘息し、悪風し、衣常に濡れ、口乾きて善く渇し、労事すること能わず」と言う）」陳

－ 1366 －

果実菜穀禁忌并治第二十五

紀藩主編《金匱要略》
【通釈】　夏に酒を飲んで酔っ払い、汗が流れ出る場合は、冷水で身体を洗ったり、扇を使ってあおいではならない。もしこのようにすると、病気になる。
【本文】　［程］　夏月に大いに酔い、汗流れ、冷水に浴（ゆあみ）すれば、即ち黄汗を成す。扇もて涼を取れば、即ち漏風を成す。
【語釈】　○漏風：飲酒して風に当たり、風に腠理を傷られて外は衛が空虚になり、汗が出て止まらなくなる病証。
【通釈】　［程］　夏月に大いに酒で酔い、汗が流れ、冷水に沐浴すると、黄汗を生じる。扇で涼を取ると、漏風を生じる。
【解説】　本条文は、夏に酒を飲んで汗が出た場合の養生法について論述している。
　夏に大いに酒を飲んで汗が流れる場合は、冷水で沐浴すると黄汗が発生し、扇で涼を取ると漏風が発生するので、冷水で沐浴し、あるいは扇で涼を取ってはならない。

【原文】　飲酒大忌灸腹背。令人腸結。（72）
【本文】　酒を飲めば、大いに腹背に灸することを忌む。人をして腸結せしむ（程、《金鑑》は、「忌む」の字無し））。
【語釈】　○酒を飲めば、大いに腹背に灸す云々：陳紀藩の説「腹部には、募穴が多い。即ち、経気が結んで集る所である。背部は、愈穴が多い。これは、経気が転輸する所である。酒の性は熱であり、血行を通暢する。これに灸をすえるには艾を用い、苦辛気温でよく十二経に通じ、気血を通利する。そこで、酒を飲んだ後は、熱が妄行する。この時に腹部と背部の経穴に灸をすえると、火力は微かであるが、内攻すると力があり、二つの陽が相互に熏灼し、熱邪が留まって腸に結ぶ場合は、人に腸結（大腸と小腸が燥いて結ぶことを指す）させる。その機序は、《霊枢・刺節真邪論》に「結する所有りて、気之に帰し、衛気之に留まり、復た反（かえ）るを得ざれば、津液久しく留まり、合して腸瘤を為す（邪気が結んで集り内に返り、衛気が積もって留まり、また出ることができず、これによって津液が外に向かって輸布されなくなると、留まって腸胃にあって邪気と相互に結び、腸瘤を形成する）」と言う所のようなものである。甚だしい場合は、陰虚陽亢、精神錯乱などの諸証を形成するはずである」陳紀藩主編《金匱要略》

【通釈】　酒を飲んだ場合は、腹部や背部に灸をすえることを忌む。小腸と大腸が秘結して便秘になる（程本、《医宗金鑑》では、「忌む」の字がない）。

【本文】　［程］　大いに酔える人に灸すること毋れ。此れ、灸家は必ず避けて忌む所なり。

【通釈】　［程］　大いに酔った人に灸をすえてはならない。これは、灸を常にすえる人では、必ず避けて忌む所である。

【本文】　《資生経》の下経に云う、「灸する時は、飽に傷られ、大いに飢え、酒を飲むを得ず」と。

【通釈】　《資生経》の下経では、「灸をすえる時は、飽食に傷られ、大いに飢え、あるいは酒を飲むなどをしてはならない」と言う。

【解説】　本条文は、飲酒後に腹部と背部に灸をすえることの禁忌とその転機について論述している。

　大いに酒を飲んだ人では、腹部や背部に灸をすえると、大便が秘結するので、灸をすえてはならない。

【原文】　酔後勿飽食。発寒熱。(73)

【本文】　酔後は、飽食すること勿かれ。寒熱を発す。

【語釈】　〇酔後は、飽食すること勿かれ云々：陳紀藩の説「酔った後は、既に大いに肝気を傷っているので、更に食べ過ぎてはならず、これによって肝胆の気が恣に行り、木が来て土を侮り、脾胃を損傷し、発熱、悪寒などの病証を引き起こすことから免れる」陳紀藩主編《金匱要略》

【通釈】　酒に酔った後は、腹一杯食べてはならない。もし腹一杯食べると、悪寒発熱が発生する。

【本文】　［鑑］　酔えば、則ち肝胆の気 肆^{はしいまま} に行り、木来りて土を侮る。故に曰く、「食飽すること勿かれ。寒熱を発す」と。

【通釈】　［鑑］　酔う場合は、肝胆の気が恣に行り、木が来て土を侮る。そこで、「飽食してはならない。寒熱を発生する」と言う。

【解説】　本条文は、酒に酔った後の飽食の禁忌とその転機について論述している。

　酒に酔った後は、肝胆の気が恣に行り、木乗土で脾を剋するので、飽食してはならない。もし飽食する場合は、悪寒発熱が発生する。

果実菜穀禁忌并治第二十五

【原文】　飲酒食猪肉、臥秫稲穣中、則発黄。(74)

【本文】　酒を飲み、猪肉を食して、秫稲（じゅつとう）の穣中に臥せば、則ち黄を発す。

【語釈】　○酒を飲み、猪肉を食して云々：陳紀藩の説「酒を飲み、豚肉を食べ、食べ飽きて酔った後に秫稲の中で眠ると、腠理が開き、湿熱が脾胃に入り、血分に浸淫し、瘀熱が行くので、全身に黄疸を発生する」陳紀藩主編《金匱要略》

【通釈】　酒を飲んで豚肉を食べ、モチアワのワラの中に寝ると、黄疸になる。

【本文】　［程］　酒を飲みて肉を食すれば、則ち腠理開き、稲の穣中に臥せば、則ち湿熱入る。是を以て黄を発するなり。

【通釈】　［程］　酒を飲んで肉を食べる場合は、腠理が開き、稲のワラの中に臥せる場合は、湿熱が入る。ここをもって黄疸になる。

【解説】　本条文は、酒を飲み、豚肉を摂取した後に秫稲のワラの中に寝た場合の転機について論述している。

　酒を飲み、豚肉を摂取した後に秫稲のワラの中に寝ると、腠理が開き、湿熱が入るので、黄疸が発生する。

【原文】　食飴、多飲酒、大忌。(75)

【本文】　飴を食して、多く酒を飲むは、大いに忌む。

【語釈】　○飴を食して、多く酒を飲む云々：陳紀藩の説「大甘の飴糖を食べ、また酒を飲み過ぎると、湿熱が容易に中焦に留恋し、あるいは嘔吐、煩悶、脹満、欝冒などの諸証が発生するので、大いに忌むべきである。いわゆる「酒家は、甘きを忌む」がこれである。これと《傷寒論・太陽病篇》の第17条に言う所の「若し酒客病むは、桂枝湯を与う可からず。之を得れば、則ち嘔するは、酒客は甘きを喜まざるを以ての故なり」とは、その道理は類似する」陳紀藩主編《金匱要略》

【通釈】　飴を食べて多量の酒を飲むのは、大いに忌む。

【本文】　［鑑］　諺に云う、「酒家は、甘きを忌む」と。此の義は、未だ詳らかならず。

【通釈】　［鑑］　諺では、「酒を嗜む人は、甘いものを忌む」と言う。この義は、いまだ詳らかでない。

【解説】　本条文は、飴を食べ、多量の酒を飲むことの禁忌について論述している。

《金匱要略輯義》が引用する《医宗金鑑》の説では、本条文を理解すること
はできない。そこで、ここでは、解説しない。詳細は、《金匱要略大成》を参
照のこと。

【原文】　凡水及酒、照見人影動者、不可飲之。(76)
【本文】　凡そ水、及び酒、人影を照らし見て動く者は、之を飲む可からず。
【語釈】　○凡そ水、及び酒、人影を照らし見て云々：陳紀藩の説「無論、水
あるいは酒に、もし人影を映して見て、人は動かないが、影が自然に動揺する
場合は、この人は既に病があり、毒気が流れて溢れ、錯覚を発生しているので、
必ずしも更に酒を飲ませてはならない。その道理は、杯の中の酒に映った弓が
蛇の姿に見えるのと類似する」陳紀藩主編《金匱要略》
【通釈】　そもそも水、および酒に人を映し、人は動かないが、人の影が動く
場合は、これを飲んではならない。
【本文】　　[程]　此れ、怪異に渉る。宜しく飲む可からず。
【通釈】　　[程]　これは、怪異に渉る。飲むべきでない。
【解説】　本条文は、水や酒に人を映して影が動く場合の摂取の禁忌について
論述している。
　水や酒に人を映し、人は動かないが、人影が動く場合は、奇怪な現象である
ので、飲んではならない。

【原文】　醋合酪食之、令人血瘕。(77)
【本文】　醋は、酪に合して之を食すれば、人をして血瘕せしむ。
【語釈】　○醋は、酪に合して之を食すれば云々：陳紀藩の説「酢の味は酸斂
であり、乳酪は粘滞である。二つを合わせて食べると、必ず肝を傷り、血流は
不暢になり、血瘕を生じる。孫思邈は、「甘い酪を食べ終わり、直ちに大酢を
食べる場合は、変化して血瘕、および血尿を発生する」（《千金方》）と言う。
血瘕は、大酸が肝を傷り血が溢れるのと関係がある」陳紀藩主編《金匱要略》。
　○血瘕：婦人の癥瘕の一種。月経不順、飲食の過度により、血が経脈の外に
溢れ、邪気を結集し、小腹の間に停留し、蓄積して起こる。主な症状は、石の
ように硬い積気の塊が少腹にあって急痛し、生殖器に冷感があり、あるいは背
骨が痛み、腰が痛くて動くことができなくなる等である。
【通釈】　酢は、乳製品に合わせて食べると、血が溢れて塊状物を形成する。

果実菜穀禁忌并治第二十五

【本文】　［程］　錯酸飲めば、而ち酪は粘滞し、血瘕を作さしむ。
【通釈】　［程］　錯酸を飲むと、酪は粘って滞り、血瘕を生じる。
【本文】　《千金》に黄帝云う、「甜酪を食し竟り、即ち大酢を食する者は、変じて血瘕、及び尿血を作す」と。
【通釈】　《千金》では、黄帝は、「甘い酪を食べた後に、直ちに大酢を食べる場合は、変化して血瘕、および尿血を発生する」と言う。
【解説】　本条文は、酢と乳製品を同時に摂取した場合の転機について論述している。
　酢と乳製品を合わせて摂取すると、酢が乳製品を粘滞させるので、血瘕が発生する。

【原文】　食白米粥、勿食生蒼耳。成走疰。(78)
【本文】　白米の粥を食すれば、生の蒼耳を食すること勿かれ。走疰を成す。
【語釈】　○白米の粥を食すれば云々：陳紀藩の説「白米の粥（粳米、栗米の粥の類）は甘温平で、気は薄く味は淡であり、淡滲して下行し、よく小便を通利する。そして生の蒼耳の茎と葉は、気味は苦辛微寒で小毒があり、効能は風を捜し、二つの性味は合わない。李時珍は恭を引用し、「蒼耳の茎と葉（実）は、米のとぎ汁を忌み、人を害する」（《本草綱目》）と言う。そこで、利小便する白米の稀薄な粥を食べた後は、更に同時に風を捜す生の蒼耳を食べてはならない。そうでなければ、経絡を虚して損じ、邪気を招いて引き入れ、反って走って注ぐ疼痛を引き起こす」陳紀藩主編《金匱要略》
【通釈】　白米の粥を食べた場合は、生のオナモミを食べてはならない。走疰病になる。
【本文】　［程］　白米の粥は能く小便を利し、蒼耳子は能く風を捜す。小便利して捜風の物を食すれば、其の経絡を虚し、反って走注の疼痛を致す。
　　［鑑］　同じく食すれば、走注病を成す。然らば必ず性味合わざればなり。
【通釈】　［程］　白米の粥はよく小便を通利し、蒼耳子はよく風を捜す。小便が通利して風を捜すものを食べると、その経絡を虚し、反って走注の疼痛を引き起こす。
　　［鑑］　同じく食べると、走注病を形成する。そうであれば、必ず性味が合わないからである。
【本文】　《巣源》に云う、「走注候に「注なる者は、住むなり。其の病連な

- 1371 -

り滞り停まり住むを言う。死せば、又傍人に注ぎ易わるなり。人体虚して邪気を受け、邪気は血に随いて行り、或は皮膚に淫れ奕なり、去来して撃ちて痛み、遊走して常の所有ること無し。故に名づけて走注と為す」と。《千金》に「黄帝云う、「甜き粥を食して復た蒼耳甲を以てすれば、之を下して走注を成す」と」と。

【語釈】　〇甲：種子の外皮。

【通釈】　《諸病源候論》では、「走注候では「注は、住むことである。その病は、連なり、滞り、停まり、住むことを言う。死ぬと、また傍らの人に注いで易わる。人体が虚して邪気を受けると、邪気は血に随って行り、あるいは皮膚に溢れて重なり、去来して撃って痛み、遊走して一定する所がない。そこで、走注と名づける」と言う。《千金》では、「黄帝は、「甘い粥を食べてまた蒼耳の外皮を食べると、これを下して走注を形成する」と言う」とある。

【解説】　本条文は、白米の粥と生の蒼耳を同時に摂取することの禁忌と摂取後の転機について論述している。

　　白米の粥は小便を通利し、蒼耳は風を捜す。白米の粥と生の蒼耳を同時に摂取すると、性味が合わず、経絡を虚し、反って走注の疼痛を形成するので、同時に摂取してはならない。

【原文】　食甜粥已、食塩即吐。(79)

【本文】　甜粥を食し已りて塩を食すれば、即ち吐す。

【語釈】　〇甜粥を食し已りて云々：陳紀藩の説「甘くて稀薄な粥は、人に中満させ、膈に留恋する。もしまたこれに随って過剰の塩を食べる場合は、鹹は涌泄するので、立ちどころに嘔吐を発生させることができる」陳紀藩主編《金匱要略》

【通釈】　甘い粥を食べてから塩を食べると、直ちに嘔吐が出現する。

【本文】　［程］　甘き者は、人をして中満せしむ。甜き物を食すれば、必ず膈上に泥む。食に随いて塩を以てし、鹹を得れば、則ち涌泄するなり。

【通釈】　［程］　甘いものは、人に中満させる。甘い物を食べると、必ず膈の上に泥む。食べるに随って塩を食べ、鹹を得る場合は、涌泄する。

【解説】　本条文は、甘い粥を摂取した後に塩を食べた場合の転機について論述している。

　　甘い粥を摂取すると、膈上に泥み、その後に鹹の塩を摂取すると、嘔吐が出

果実菜穀禁忌并治第二十五

現する。

【原文】　犀角筯撹飲食、沫出、及澆地墳起者、食之殺人。(80)
【本文】　犀角の筯もて飲食を撹して、沫出で、及び地に澆ぎて墳起する者は、之を食すれば人を殺す。
【語釈】　○犀角の筯もて飲食を撹し云々：陳紀藩の説「もし犀角の箸を用いてつついて絞り、白色の泡沫が発生する場合は、箸が毒を変化させようとする現象であり、あるいは飲食物をつかんで地面の上に落とし、煮沸して地面が浮き上がるようになる場合は、飲食物の中に有毒の物質があり、食べると危害が及ぶことを説明する。本条は、古人が飲食の中毒を鑑別する一つの方法であり、研究と参考に供することができる」陳紀藩主編《金匱要略》
【通釈】　犀角の箸で飲食物を撹拌して泡が出るもの、および地面に注いで土が盛り上がるものは、これを食べると死亡する。
【本文】　［鑑］　抱朴子云う、「犀は、百草、及び衆木の棘を食す」と。故に飲食の毒を知る。若し飲食を撹して沫出づる者は、必ず毒有るなり。地に澆ぎて墳起する者は、此れ怪異なり。故に之を食すれば、人を殺す。
【通釈】　［鑑］　抱朴子は、「犀は、百草、および多くの木の棘を食べる」と言う。そこで、飲食の毒を知っている。もし飲食物を撹拌して泡沫が出る場合は、必ず毒がある。地面に注いで土が盛り上がる場合は、怪異である。そこで、これを食べると、死亡する。
【本文】　抱朴子云う、「蠱の郷は、飲食に在り。此の角を以て之を撹し、毒有れば、則ち白沫を生じ、毒無ければ、則ち否なり」と。《国語》に云う、「鴆を酒に寘き、菫を肉に置き、公は之を地に祭れば、地墳れ、犬に与えて犬斃る」と。韋昭の註に「墳は、起こるなり」と。又范甯は穀梁に注して云う、「地蕡の蕡は、沸き起こるなり」と。
【語釈】　○蠱：穀物につく虫。人の腹の中の虫。人に害を与えるもの。　○鴆：毒鳥。　○菫：はすの根。蓮根。
【通釈】　抱朴子は、「蠱の郷里は、飲食にある。この角を用いてこれを撹拌し、毒がある場合は白沫を生じ、毒がない場合はそうではない」と言う。《国語》では、「鴆を酒の中に置き、蓮根を肉に置き、公はこれをその土地に祭ると、地面は起きあがり、犬に与えると犬が斃れた」と言う。韋昭の注釈では、「墳は、起きることである」と言う。また、范甯は穀梁に注釈し、「地蕡の蕡

は、沸いて起きることである」と言う。

【解説】　本条文は、犀角の箸で飲食物を撹拌して泡が出るものと箸で飲食物を地面に注いで土が盛り上がるものの摂取後の転機について論述している。

　犀は多くの草や木の棘を食べるので、飲食物の中の毒を見分ける。もし犀角の角でできた箸で飲食物を撹拌し、泡沫が出る場合は、必ず毒があるので、摂取してはならない。もし犀角の箸で飲食物を挟んで地面に注ぎ、地面が盛り上がる場合は、怪異な現象であるので、これを摂取すると死亡する。

【原文】　飲食中毒、煩満。治之方：(81-1)
　苦参（三両）　苦酒（一升半）
　右二味、煮三沸、三上三下。服之、吐食出即差。或以水煮亦得。

【本文】　飲食して毒に中り、煩満す。之を治するの方（《千金》は、「満」を「憑」に作る。《外台》は、《千金》を引く）：
　苦参（三両）　苦酒（一升半。○《千金》は、酒二升半を用い、苦酒を用いず。《外台》は、同じ）
　右二味、煮ること三沸、三たび上げ、三たび下ぐ。之を服すれば、食を吐し、出づれば即ち差ゆ。或は水を以て煮るも亦得。

【語釈】　○飲食して毒に中り、煩満す云々：陳紀藩の説「飲食で中毒になり、熱がある場合は煩躁し、毒がある場合は脹満して悶える。酸苦涌泄は、陰である。そこで、苦参の苦と苦酒の酸を用いる。李時珍は、酢はよく「魚、肉、野菜、および諸々の虫の毒気を殺す」（《本草綱目》）と言う。元々は、「食毒を処理する」よい品であり、合用すると、煩満を涌泄し、解熱消脹し、飲食の中毒を除くことができる」陳紀藩主編《金匱要略》

【通釈】　飲食で中毒を発生し、煩躁して悶えるようになる。これを治療する処方（《千金》では、「満」の字を「憑」の字に作る。《外台》では、《千金》を引用する）：
　苦参（三両）　苦酒（一升半。○《千金》では、酒二升半を用い、苦酒を用いない。《外台》は、同じである）
　右の二味を煮て三回沸騰させ、三回火にかけて降ろす。これを服用すると、食物を嘔吐し、食物が出ると直ちに軽快する。あるいは水で煮てもよい。

【本文】　［程］　酸苦涌泄は、陰と為す。苦参の苦、苦酒の酸は、煩満を涌泄して食毒を除く所以なり。

果実菜穀禁忌并治第二十五

【語釈】　○酸苦涌泄を陰と為す：出典は、《素問・至真要大論》。酸と苦の二味の薬は、よく嘔吐を催し、よく泄瀉を導き、その薬性は陰に属している。例えば胆礬の味は酸であり、瓜蒂の味は苦であり、よく嘔吐を催し、大黄の味は苦でよく瀉下するようなものである。

【通釈】　［程］　酸苦涌泄は、陰である。苦参の苦と苦酒の酸は、煩満を涌吐して泄らし、食物の毒を除く理由である。

【解説】　本条文は、飲食物を摂取して中毒を発生した場合の治療法について論述している。

　飲食物を摂取して中毒が発生し、煩躁して悶える場合は、酸苦涌泄の方法を採用する。本方は苦参と苦酒の二味からなり、苦参の苦と苦酒の酸で煩満を涌吐して泄らし、食毒を除く。

【原文】　又方：（81-2）
　犀角湯亦佳。

【本文】　又の方：
　犀角湯も亦佳なり（《肘後》の附方に梅師方を引きて云う、「或は取りて犀角汁一升を煮るも亦佳し」と）。

【語釈】　○又の方云々：陳紀藩の説「犀角は、犀の精霊が集る所であり、足陽明で清胃解毒する要薬である。胃は、水穀の海である。飲食や薬物は、必ず先ず胃より受納される。そこで、犀角はよく胃中、および一切の諸毒を解する」陳紀藩主編《金匱要略》

【通釈】　別の処方：
　犀角湯もまた効果がある（《肘後》の附方では、梅師方を引用し、「あるいは取って犀角汁一升を煮るのもまた効果がある」と言う）。

【本文】　［鑑］　毒に中りて煩満するは、毒は胃に在り。犀角は、胃中の毒を解す。

【通釈】　［鑑］　毒に中って煩躁し脹満する場合は、毒が胃にある。犀角は、胃中の毒を解する。

【本文】　《千金》は、諸々の食中毒を治するの方。
　黄龍湯、及び犀角汁を飲めば、治せざること無きなり。馬の尿を飲むも亦良し。

【通釈】　《千金》では、諸々の食中毒を治療する処方。

- 1375 -

黄龍湯、および犀角汁を飲むと、治療しないことがない。馬の尿を飲むのもまた良い。

【解説】　本条文は、飲食物を摂取して中毒を発生した場合の別の治療法について論述している。

　飲食物を摂取して中毒が発生し、毒が胃にある場合は、煩躁し、脹満する。本証の治療は、犀角の湯液を投与し、胃中の毒を解する。

【原文】　貪食、食多不消、心腹堅満痛。治之方：(82)
　塩（一升）　水（三升）
　右二味、煮令塩消、分三服。当吐出食。便差。

【本文】　貪食し、食多く消えず、心腹堅満して痛む。之を治するの方：
　塩（一升）　水（三升）
　右二味、煮て塩を消せしめ、分かちて三服す。当に食を吐出すべし。便ち差ゆ。

【語釈】　○貪食し、食多く消えず云々：陳紀藩の説「食塩は、鹹、微辛、寒である。李時珍は、「吐薬にこれを用いる場合は、鹹が水を引いて集めるのは、よく豆腐を収めるのと義が同じである」（《本草綱目》）と言う。その涌泄の効能をもって宿食を吐出する。そこで、食事が多くなって消えず、心腹部が堅く脹満して痛む場合は、一たび吐出すると直ちに軽減する」陳紀藩主編《金匱要略》

【通釈】　貪食すると、摂取した食物が多くなって消化されず、心腹部が堅く脹満して痛む。これを治療する処方：
　塩（一升）　水（三升）
　右の二味を煮て塩を溶解させ、三回に分けて服用する。食べた食物を吐出するはずである。そうなると、病は直ちに治癒する。

【本文】　［程］　鹹味は涌泄す。塩水は、以て心腹の堅満を越す。

【通釈】　［程］　鹹味は、涌泄する。塩水は、心腹部の堅い脹満を越えさせる。

【本文】　《千金》は、霍乱、蠱毒、宿食消えず、積冷、心腹煩満、鬼気を治するの方。
　極鹹の塩湯三升を用い、一升を熱飲し、指を以て口を刺し、宿食を吐せしむ。尽く吐せざらしめ、更に服し訖わり、復た飲み、三たび吐せば、乃ち佳し。此

- 1376 -

果実菜穀禁忌并治第二十五

の法、大いに諸治に勝る。俗人、以て田舎の浅近の法と為し、鄙にても用い
ず、死を守るのみ。凡そ此の病有れば、即ち須く先ず之を用うべし。

【語釈】　○田舎：農村。　○浅近：あはさかで、俗っぽい。

【通釈】　《千金》では、霍乱、蠱毒、宿食が消えない、積冷、心腹部の煩満、
鬼気などを治療する処方。

　極めて鹹い塩湯三升を用い、一升を熱くして飲み、指をもって口を刺し、宿
食を吐出させる。尽く吐出させず、更に服用が終わった後は、また飲み、三回
吐出するのがよい。この方法は、大いに諸々の治療法に勝っている。世俗の人
は農村の俗っぽい方法とし、田舎でも使用せず、死を守るだけである。およそ
この病がある場合は、直ちに先ずこれを用いるべきである。

【解説】　本条文は、貪食した後、心腹部が堅く脹満して痛む場合の治療法に
ついて論述している。

　貪食し、飲食物が消化されず、心腹部が堅く脹満して痛む場合は、塩水を与
え、鹹で涌泄して堅い脹満を外越させる。

【原文】　礬石生入腹、破人心肝。亦禁水。(83)

【本文】　礬石は、生にて腹に入れば、人の心肝を破る。亦水を禁ず。

【語釈】　○礬石は、生にて腹に入れば云々：陳紀藩の説「生の明礬は、酸渋
寒である。もし誤って飲み腹に入る場合は、その刺激性は非常に強く、大いに
心と肝の臓気を損傷する。同時にまた明礬の水の服用を禁止する。もし飲むと、
人体の津液を傷って消耗させ、健康に不利である」陳紀藩主編《金匱要略》。
李克光の説「同時にまた多くの水を飲むことはできない。そうでなければ、明
礬が溶解した後は、更に人体の津液を傷って消耗し、健康に不利である」《金
匱要略譯釋》

【通釈】　礬石は、生で腹中に入ると、心と肝を損傷する。また、水を飲むこ
とを禁止する。

【本文】　［程］　礬石は、骨を傷り、肉を蝕み、内に用うれば、必ず心肝
を傷るなり。礬石は、水を得れば、則ち化す。故に亦水を禁ず。

【語釈】　○化：形が変わる。ここでは、「溶解する」の意。

【通釈】　［程］　礬石は、骨を傷り、肉を蝕み、内服に使用すると、必ず
心と肝を傷る。礬石は、水を得る場合は、溶解する。そこで、また水を禁止す
る。

- 1377 -

【本文】　《本草》に呉晋云う、「礜石は、久しく服すれば、人の骨を傷る」と。宗奭云う、「礜石は、多服す可からず。心肺を損ず。水を却かすが故なり。水にて化し紙上に書き、乾けば則ち水は濡らすこと能わず。故に其の性は水を却かすを知るなり」と。

【通釈】　《本草》では、呉晋は「礜石は、久しく服用すると、人の骨を傷る」と言い、宗奭は「礜石は、多く服用すべきでない。心と肺を損傷する。水を却けるからである。水に溶解して紙の上に字を書き、乾く場合は水は濡らすことができなくなる。そこで、その性は水を却かすことが解る」と言う。

【解説】　本条文は、生の礜石を服用した場合の転機と服用後の禁忌について論述している。

　礜石は骨を傷り、肉を蝕み、生で服用して腹中に入ると、必ず心と肝を損傷する。礜石は水に溶解するので、生の礜石を服用した場合は、水の摂取を禁止する。

【原文】　商陸、以水服、殺人。（84）

【本文】　商陸は、水を以て服すれば、人を殺す。

【語釈】　〇商陸は、水を以て服すれば云々：陳紀藩の説「商陸は、苦寒で沈降して下を行り、専ら水を行らせ、効能は大戟、甘遂と同じである。そこで、脾が虚して水腫が出現する場合は、使用を忌む。水で煎じて多量を飲むと、中毒を引き起こし、甚だしい場合は死亡するはずである」陳紀藩主編《金匱要略》

【通釈】　ヤマゴボウは、水で服用すると、死亡する。

【本文】　〔程〕　商陸は、大毒有り、能く水を行らす。而れども水にて服するを忌むは、物の性相い悪みて然るなり。

【通釈】　〔程〕　商陸は、大毒があり、よく水を行らせる。しかし、水で服用するのを忌むのは、物の性が相互に悪んでそのようにする。

【解説】　本条文は、商陸を水で服用した場合の転機について論述している。

　商陸は大毒があり、水を行らせる。ただ、水で服用すると死亡するのは、物の性が相互に悪むからである。そこで、商陸は、水で服用してはならない。

【原文】　葶藶子傅頭瘡、薬成入脳、殺人。（85）

【本文】　葶藶子は、頭瘡に傅して、薬気（成）脳に入れば、人を殺す（徐、

沈並びに云う、「「成」は、恐らくは是れ「気」の字ならん」と。程、《金鑑》は、「気」に作る）。

【語釈】　〇葶藶子は、頭瘡に傳して云々：陳紀藩の説「葶藶子は、固より外用で瘡に付けるべきである。ただ、この性は、よく下に走る。もし頭の上に生じた瘡に葶藶子を敷布し、薬気が到達した時に瘡毒が脳の中に進入し、生命を妨害する可能性があるので、慎んで使用すべきである」陳紀藩主編《金匱要略》

【通釈】　イヌナズナの種子を頭のおできに付け、薬の成分が脳の中に入ると、死亡する（徐氏、沈氏は、いずれも「「成」の字は、恐らくは「気」の字であるはずである」と言う。程本、《医宗金鑑》では、「気」の字に作る）。

【本文】　［鑑］　葶藶は、大寒、能く瘡に傳して虫を殺す。然れども薬気善く下行すれば、則ち瘡毒も亦攻めて脳に入る。故に人を殺す。

【通釈】　［鑑］　葶藶子は、大寒で、よく瘡に付けると虫を殺す。しかし、薬気がよく下を行る場合は、瘡毒がまた攻めて脳に入る。そこで、人を殺す。

【解説】　本条文は、葶藶子を頭瘡に付け、薬の成分が脳に入った場合の転機について論述している。

　葶藶子は大寒で、瘡に付けると虫を殺す。ただ、葶藶子を頭瘡に付け、薬気が下に行ると、瘡毒が脳に入って攻めるので、死亡する。

【原文】　水銀入人耳、及六畜等、皆死。以金銀着耳辺、水銀則吐。(86)

【本文】　水銀は、人の耳、及び六畜等に入れば、皆死す。金銀を以て耳辺に着くれば、水銀則ち出（吐）づ（徐、沈並びに云う、「「吐」は、疑うらくは是れ「出」ならん」と）。

【語釈】　〇水銀は、人の耳、及び六畜等に入れば云々：陳紀藩の説「水銀が耳の中に入り、あるいは六畜が食べると、その毒によっていずれも死亡するはずである。ただ、もし時に及んで金銀の首飾りを耳のほとりに放つと、磁石が針を引くように、水銀を吸引できる」陳紀藩主編《金匱要略》

【通釈】　水銀が人の耳の中に入り、および牛、馬、豚、羊、鶏、犬等の六畜が食べると、いずれも死亡する。金銀を用いて耳の辺りに付けると、水銀は出る（徐氏、沈氏は、いずれも「「吐」の字は、恐らくは「出」の字であろう」と言う）。

【本文】　［鑑］　水銀の大毒耳に入れば、則ち経に沈み絡に墜ち、皆能く人

－ 1379 －

を殺す。金銀を以て耳門に著け、之を引けば、則ち吐出す。此れ、物の性感じて召すの理にして、猶磁石の針を引くがごときなり。

【通釈】　［鑑］　水銀の大毒が耳に入る場合は、経に沈み、絡に墜ち、いずれもよく人を殺す。金銀をもって耳の入り口に付け、これを引く場合は、吐出される。これは、物の性が感じて召す道理であり、丁度磁石が針を引くようなものである。

【解説】　本条文は、水銀が人の耳の中に入り、あるいは六畜が摂取した場合の転機と耳の中の水銀を吸引する方法について論述している。

水銀が人の耳の中に入り、あるいは六畜が摂取すると、経に沈み、絡に墜ちるので、いずれも死亡する。金銀を耳の入り口に付けて引くと、物の性が感じて召すので、水銀は外に出る。

【原文】　苦練無子者、殺人。(87)
【本文】　苦練、子無き者は、人を殺す。
【語釈】　〇苦練、子無き者云々：陳紀藩の説「苦練は、苦楝であり、その実は金鈴子と名づける。古人は、苦楝で実を結ばないものは、その毒性が大であり、更に容易に中毒になると認識した。例えば蘇恭は、「この品には二種類があり、雄と雌である。雄は腰が赤く、実がなく、毒がある。これを多く服用すると、人は嘔吐して停止できず、時に死に至る場合がある。雌は根が白く、実があり、微毒であり、使用する場合は雌を取るべきである」と言う。この意は、実を結んだ苦楝の樹で白色の根皮を用いると薬理作用を生じるはずであり、毒性は比較的少ない。高学山は、その道理を解釈しているので、従うべきである。これは、苦楝子の毒は根皮に甚だしいという観察結果と符合する」陳紀藩主編《金匱要略》
【通釈】　センダンで実のないものは、死亡させる。
【本文】　［程］　苦練は、雌雄の両種有り。雄なる者は子無く、根赤く毒有り。之を服すれば、人をして吐して止むこと能わざらしめ、時に死に至る者有り。雌なる者は子有り、根白く微毒にて薬に入れて用う可し（案ずるに、此の註は宗奭に本づく）。
【通釈】　［程］　苦練は、雌雄の二種類がある。雄は実がなく、根が赤く、毒がある。これを服用すると、嘔吐して停止できなくし、時に死に至る場合がある。雌は実があり、根が白く、毒は微かで、薬に入れて使用できる（案じる

- 1380 -

に、この注釈は、宗奭に基づいている）。

【解説】　本条文は、苦楝の実のないものを摂取した場合の転機について論述している。

　苦楝の雄は実がなく、根が赤く、毒があるので、これを摂取すると、嘔吐が出現して停止しなくなり、時に死亡することがある。

【原文】　凡諸毒、多是仮毒以投、无知時宜煮甘草薺苨汁飲之。通除諸毒薬。（88）

【本文】　凡そ諸毒、多くは是れ毒を仮りて投ずるを以て、知ること无き時は、宜しく甘草、薺苨の汁を煮て之を飲むべし。通じて諸々の毒薬を除く（案ずるに、「无」は、原本は「元」に作る。「无」と「元」の字は、形相似す。故に訛るのみ。程、《金鑑》に「無」に作るは是なり。「投无」を徐、沈に「損元」に作るは、従う可からず）。

【語釈】　〇凡そ諸毒、多くは是れ毒を仮りて投ず云々：陳紀藩の説「一般の飲食物は、全てが毒に中るのではない。もし毒に中る場合は、いずれも人為的なことが多い。即ち、食べた人は、毒薬が食物の中に投与されて引き起こされているのかが解らない。もし中毒が発現し、ただどのような毒を受けたのかが解らない時は、甘草と薺苨を取って煮た水を飲む。二つの品は諸毒を通治する薬であり、一切の禽獣、魚虫、果実、菜穀の中毒反応を除くことができる」陳紀藩主編《金匱要略》

【通釈】　そもそも種々の飲食物で中毒を発生した場合は、その原因の多くは毒を飲食物の中に入れて毒殺しようとしているので、中毒を発生した人がどのような毒であるのかが解らない時は、甘草とソバナの根の汁を煮て飲むべきである。これは、種々の毒薬を解毒する（案じるに、「无」の字は、原本では「元」の字に作る。「无」と「元」の字は、形が類似する。そこで、誤ったのである。程本、《医宗金鑑》に「無」の字に作るのは、正しい。「投无」の二字を徐本、沈本に「損元」の二字に作るのは、従うべきでない）。

【本文】　［程］　凡そ諸毒は、多くは飲食を借りて以て毒を投ず。而して毒を服するの人は、原自ら知らず。若し之を覚ゆれば、則ち時時甘草薺苨湯を以て之を飲むは、二物は能く草石の百毒を解するを以てなり。

【通釈】　［程］　およそ諸々の毒は、多くは飲食物を借りて毒を投与する。そして毒を服用した人は、元々自分では原因が解らない。もしこれを感じる場

合に、常に甘草薺苨湯をもってこれを飲むのは、二つの品はよく草石の百毒を
解するからである。

【本文】　《外台》に《肘後》を引きて云う、「諸々の饌食、直爾れ何ぞ毒有
るを容さん。皆是れ毒を以て之を投ずるのみ。既に是れ何れの処の毒なるかを
知らざれば、便ち応に甘草薺苨湯を煎じて之を療すべし。漢の質帝は飴を食し、
魏の任城王は棗を噉らい、皆死を致すは、即ち其の事なり」と。

　《証類本草》に云う、「《金匱玉函》は、誤りて飲饌して毒に中る者は、未
だ何れの毒に中るかを審らかにせず。卒急に薬の解す可きもの無し。只甘草薺
苨湯を煎じて之を服すれば、口に入りて便ち活く」と（案ずるに、本経の文と
頗る異なる。故に録して考に備う）。

　《巣源》に云う、「凡そ人は往往にして飲食に因りて忽然として困しみ悶え、
少しの時に甚だしきを致せば、乃ち死に至る者を、名づけて飲食の中毒と為す。
言うは、人仮に毒物を以て、食の裏に投じて人を殺す。但だ其の病、類の内、
或は懸癰の内に初めは酸棗大の如く、漸漸に長大するは、是れ中毒なり。急ぎ
て治すれば、則ち差ゆ。久しく治せず、毒腹に入れば、則ち死す。但だ其の脈
を診るに、之を浮にして陽無く、微細にして知る可からざる者は、中毒なり」
と。

【語釈】　〇饌：供え物。飲食物の余り。　〇忽然：たちまち。　〇懸癰：懸
癰垂に同じ。口腔内の軟口蓋にそって下に向かって突出したもの。

【通釈】　《外台》では、《肘後》を引用し、「諸々の供え物の食事は、ただ
どうして毒のあることが許されようか。皆これは毒を投与するからである。既
にどのような所の毒であるのかが解らなければ、直ちに甘草と薺苨の湯液を煎
じてこれを治療すべきである。漢の質帝は飴を食べ、魏の任城王は棗を食べ、
いずれも死亡したのは、その事である」と言う。

　《証類本草》では、「《金匱玉函経》では、誤って飲食物を摂取して毒に中
った場合は、いまだどのような毒に中ったのかを審らかにしていない。急に解
毒できる薬はない。ただ、甘草と薺苨の湯液を煎じてこれを服用すると、口に
入って直ちに活き返る」と言う（案じるに、本経の文とは、頗る異なる。そこ
で、記録して参考に備える）。

　《諸病源候論》では、「およそ人は往々にして飲食によって突然苦しんで悶
え、少しの間に甚だしくなるので、死に至る場合は名づけて飲食の中毒とする。
ここで言う内容は、人が仮に毒物をもって食事の中に投与して人を殺すことで

果実菜穀禁忌并治第二十五

ある。ただ、その病は、頬の内、あるいは懸壅垂（けんようすい）の内が初めは酸棗仁の大きさ
のようになり、次第に長く大きくなる場合は、中毒である。急いで治療する場
合は、治癒する。久しく治療せず、毒が腹に入る場合は、死亡する。ただ、そ
の脈を診ると、これを浮取すると陽がなく、微細で触れることができない場合
は、中毒である」と言う。

【解説】　本条文は、毒の入った飲食物を摂取して中毒を発生した場合の治療
法について論述している。

　一般に種々の毒に中る場合は、多くは飲食物に毒を入れてこれを摂取させる
ことが原因である。中毒が発生し、その原因が解らない場合は、常に甘草や薺
苨を煎じた湯液を服用し、草、石などの百毒を解する。

- 1383 -

跋

跋

【本文】 《金匱玉函要略輯義》なる者は、先考櫟窓君の著わす所なり。庚午の仲冬、将に刻せんとし、（胤）に命じて之に跋す。辞は資鈍く学は陋なるを以て、家を辱する声有り。先考を亡じ幾わるは暴疾を以てし、諸々の孤を棄つ。今や、刻成りて先考在らず。先考在らずして言猶在るがごときのみ。嗚呼、悲しいかな。先考嘗て謂う、書に註するは難しと。吾に至りては、医家の書は最も難しと為す。苟も紕繆乖理有れば、後生之を襲う。其れ遺孼は尠なからず。《金匱要略》の若きは、雑病の治を論ずるも、而れども実は群方の祖と為す。其の文は樸、其の辞は約と雖も、而れども其の理は邃くして以て広く、浅学の能く解す可き者に非ず。且つ晋自り唐季に至り、顕晦一ならず。宋の詞臣等、校正を為すと雖も、佚篇、壊字は殆ど其の半ばに居す。古を去ること益々遠く、真益の多きを失い、竟に旧観に復するを得ず。是を以て之を註するは、又難中の難と為す。故に先考の著わすは、是の書なり。経を以て経を解し、方を以て方を釈し、奥旨を鈎稽し、諸家を折衷し、疑わしき者は之を整え、逸う者は之を補い、拠を考え、核を詳らかにし、義は明らかに、理は邕び、病情、薬性をして繊悉せざること莫からしむ。蓋し、其の書は明自り以来、註する者は陸続して輩出し、各々瀋発する所有り。然れども徒に其の文辞を釈し、考拠に留意せず。故に迂論強解し、鑿空無根にして之が浮を失せざれば、則ち失するの隘なり。今是の書や、其の榛莽を芟りて其の藩籬を闢い、迥かに諸家の註釈の上に出づ。後の医を業とする者は、或は是の書を読みて神会し智啓き、憬然として覚悟し、用いて診候処療の際に済救する所有るは、此れ先考の志なり。若し唯だ博く綜べ、広く擭うと謂い、之を辨じ訂するに勤むること、裴松子、酈道元と相い伯仲すれば、則ち其の志を悲しむなり。嗚呼、此の刻をして先考存在の日に竣工せしむれば、必ずや一たび巻を展じ、喜気を眉宇の間に揚揚とせん。毎に念いは之に及び、拊膺して慟哭す。悲しいかな（胤は）弇陋と雖も、文せざれば、以て其の遺命を廃するに忍びず。是に於いてか、苫塊の余に雪に涕き諸々の笑尾に題して云う。文化辛未春三月、不肖男元胤、奕禥、拝みて撰す。

【語釈】 ○先考：亡父。 ○櫟窓：多紀元簡は、通称は安長、桂山、または櫟窓と号した。 ○庚午：西暦1810年、文化7年。多紀元簡は、この年の12月2

に急逝した。　〇仲冬：陰暦の11月。　〇刻：刻本。版木に文字を刻んで印刷する。矢数道明氏によれば、《金匱要略輯義》は文化7年に出版されたとするが、跋によれば文化8年の春に出版されている。　〇胤：元胤。元簡の三男。

〇跋：後書きを書く。　〇資：資質。生まれつき。　〇陋：せまい。知識が狭い。　〇辱：辱める。　〇幾：終わる。　〇孤：父を亡くしたみなしご。

〇紕繆：間違い。誤り。　〇乖：もとる。そむく。　〇後生：後輩。後から生まれる人。　〇遺孽：父の死後に残された子孫。忘れ形見。　〇樸：ありのまま。かざりけがない。　〇約：簡約。簡単で要約されている。　〇季：時。時節。　〇顕晦：晦顕に同じ。暗くなることと明るくなること。　〇詞臣：詩文に優れた学者で、天子に仕えている者。　〇佚：逃れる。　〇壊：壊れる。

〇奥旨：学問とか技芸の奥深い所。　〇鉤稽：鉤は、かける。引き出す。稽は、考える。　〇折衷：行き過ぎたものや足りないものを調節してほどよい状態にする。　〇拠：よりどころ。根拠。　〇核：重要な点。　〇鬯：のびる。

〇繊悉：こまごまとしていて詳しい。隅々まで行き届いている。　〇陸続：続いて絶えないさま。　〇濬：河の泥をさらって底を深くする。　〇考據：考証。　〇迂：にぶい。実情に合わない。　〇鑿空：空論を立てる。　〇不失之浮：難解。「之が浮を失せず」と訓読する。「浮」は、考えつく。全句は、「この種の考えを失わずにいる」と理解する。　〇隘：せまい。心が狭い。

〇榛莽：やぶ。草むら。　〇芟：草を刈る。　〇藩籬：まがき。垣根。　〇憬：さとる。はっと気がつく。　〇済救：救済に同じ。　〇綜：すべる。まとめる。　〇辨：わきまえる。わける。　〇裴松子：南北時代の宋の人。陳寿の三国志に注を書いた。　〇酈道元：後魏の学者。著書に古代の各河川の経路を研究した《水経注》四十巻がある。　〇伯仲：優劣がないこと。　〇竣工：工事を終える。　〇展：開く。　〇眉宇：眉のあたり。　〇揚揚：得意なさま。

〇拊膺：胸をなでてなげく。胸をかきむしる。　〇弇陋：弇は、おおう。陋は、せまい。知識がせまい。　〇文：ここでは、跋を書くことを指す。　〇遺命：死後に命令を残す。また、その命令。　〇廃：すたれる。やめる。　〇苫塊：親の喪に服していること。　〇笈：札。竹のふだ。　〇題：通常は、本文を要約して巻頭に書き記す文。ここでは、「文章を書く」の意。　〇文化辛未：西暦1811年、文化8年。　〇不肖：ここでは、子が親の喪に服している時の自称。　〇奕祺：元胤の字。　〇拝む：おがむ。首を垂れ、敬意を表わす。

〇撰：述作する。作る。詩文を作る。

- 1386 -

跋

【本文】　《金匱玉函要略輯義》は、亡父櫟窓が著わした書物である。文化7年（西暦1810年）の11月、本書は今にも文字が版木に刻まれようとしていた。父は、私元胤に命じて本書に跋を書くように指示した。私にとっては、文章を述べる言葉は資質が鈍く、学問は知識が狭いので、家名を辱めるという声が挙がった。暴かな疾患が父を死に追いやり、父は子供達を棄てて去っていった。今漸く版木に文字が刻まれたが、亡父は今はない。亡父は既にないが、言葉がなおあるようなものである。ああ、なんと悲しいことであろうか。亡父はかつて、「書物に注釈するのは、難しい」と言われた。私にとっては、医家の書物は最も難しいと思う。いやしくも誤りや道理に背いた内容があれば、これが後生の人々を襲うのであり、取り残された子供達は少なくないのである。《金匱要略》のようなものは、雑病の治療を論述しているが、実際は群方の祖である。その文章は飾り気がなく、その言葉は簡単で要約されているが、その道理は実に奥が深くて広く、学問の浅い人がよく理解できるものではない。かつ晋代より唐代に至っては、本書が世間に現われ、あるいは世間から隠れて一定しなかった。宋代の家臣らは本書を校正したが、失われた篇や壊れた文字は殆どその半ばに達している。古を去って益々遠くなっているので、真に利益となる多くの内容が失われ、遂に元々の様相に戻すことができなくなった。そのために、これを注釈するのは、また困難な中でも最も困難な仕事となった。そこで、亡父が著わしたのが、この書物であった。経典をもって経義を解釈し、種々の処方をもって本書に記載された処方を解釈し、奥深い内容を引き出しては考え、諸家が注釈した内容を折衷し、疑わしい所はこれを整理し、失われた所はこれを補充し、根拠を考察し、重要な点を詳らかにしたので、意義は明らかになり、道理は通じ、病情や薬物の性質を詳細にしないことがなかった。思うに、この書物は明代より以来、注釈する者が絶え間なく続出し、各々に内容を掘り下げた所があった。しかし、徒にその文章や言葉を解釈し、考証に留意していなかった。そこで、実情に合わない論述や強引な解釈がなされ、空論を立てて根拠もなくこの種の考えを失わないでいるのは、狭い考えによる誤りである。今本書は、周囲の草を刈りとって垣根の中を伺うことができるようにしたのであり、遙かに諸家の注釈した解説書の上に出ている。今より後に医学を仕事とする者は、あるいは本書を読んで心から理解し、知識が開かれ、はっとして理解ができ、これを用いて証候を診察し治療を施す際に救済する所のあるのが、亡父の意志である。もしただ博くまとめ、広く注釈を採用するのだと言い、これを弁

- 1387 -

別したり訂正することに勤め、裴松子や酈道元らの注釈と優劣がないのであれば、亡父の意志を悲しめることになる。ああ、この出版が亡父が生きておられた日に終わっていれば、父は必ずや一たび巻を開き、喜びの景色が眉のあたりに現われたことであろう。常に思いはここに及び、胸をかきむしって嘆き悲しんでいる。悲しいことであるが、私元胤は知識が覆われて狭いが、もし文章を書かなければ、父の遺命を廃することになって忍びない。ここにおいて喪中の中で雪を見ては涙を流し、多くの文章の最後に跋を書いてこのように述べる。時は文化辛未（西暦1811年）の春三月、不肖三男の元胤、字は奕祺が敬意を表してこれを述べる。

参考文献

多紀元簡：金匱要略輯義、近世漢方医学書集成（43、44）、名著出版、1980.

丹波元簡：金匱要略輯義、皇漢医学叢書（七）、上海中医学院出版社、1993.

多紀元簡：傷寒論輯義、近世漢方医学書集成（41、42）、名著出版、1980.

金子幸夫：傷寒論解説、たにぐち書店、1995.

金子幸夫：金匱要略解説、たにぐち書店、1996.

金子幸夫：傷寒六経弁証解説、たにぐち書店、1997.

金子幸夫：金匱臓腑弁証解説、たにぐち書店、2000。

金子幸夫：傷寒論大成、たにぐち書店、2002。

金子幸夫：金匱要略大成、たにぐち書店、2003.

金子幸夫：温病条弁解説、たにぐち書店、印刷中。

金子幸夫：傷寒論疏義解説、投稿中。

金子幸夫：金匱要略疏義解説、投稿中。

金子幸夫：傷寒論輯義解説、投稿中。

傷寒雑病論『傷寒論』『金匱要略』（増訂版）：日本漢方協会学術部編、東洋学術出版社、1987.

喜多村直寛：金匱要略疏義、近世漢方医学書集成（90、91）、名著出版、1982.

金匱要略校注：何任主編、人民衛生出版社、1990.

金匱要略語譯：何任主編、人民衛生出版社、1990.

金匱要略：李克光主編、人民衛生出版社、1989.

金匱要略譯釋：李克光主編、上海科学技術出版社、1993.

金匱要略：陳紀藩主編、人民衛生出版社、2000.

王廷富：金匱要略指難、四川科学技術出版社、1986.

金匱雑病論治全書：呂志杰編著、中医古籍出版社、1995.

中医経典通釈、傷寒雑病論：劉建平等編著、河北科学技術出版社、1994.

張建栄：金匱証治精要、人民衛生出版社、1997.

金匱要略湯証論治：李文瑞主編、中国科学技術出版社、1993.

実用経方集成：李培生等主編、人民衛生出版社、1996.

仲景方臨床応用指導：王付等主編、人民衛生出版社、2001.

経方方論薈要：聶恵民等編著、湖南科学技術出版社、1999.

中医治法与方剤（第4版）：陳潮祖著、人民衛生出版社、2003.

趙以徳・周揚俊：金匱玉函経二註、人民衛生出版社、1990.

徐忠可：金匱要略論註、人民衛生出版社、1993.

沈明宗：沈註金匱要略、中国医学大成（八）、上海科学技術出版社、1990.

尤怡：金匱要略心典、中国中医薬出版社、1992.

医宗金鑑：呉謙等編、人民衛生出版社、1988.

黄元御：金匱懸解、黄元御医書十一種（中冊）、人民衛生出版社、1990.

李彣：金匱要略広注、中国中医薬出版社、1992.

魏荔彤：金匱要略方論本義、人民衛生出版社、1997.

陳修園：金匱要略浅注、福建科学技術出版社、1988.

唐宗海：金匱要略浅註補正、力行書局有限公司、1993.

喩昌：医門法律、上海科学技術出版社、1983.

近代中医珍本集（金匱分冊）：陸拯主編、浙江科学技術出版社、1991.

多紀元堅：金匱要略述義、近世漢方医学書集成（110）、名著出版、1983.

浅田宗伯：雑病論識、近世漢方医学書集成（98）、名著出版、1982.

山田業広：金匱要略集注、名著出版、1984.

日本医家金匱要略注解輯要：郭秀梅等編集、学苑出版社、1999.

金匱要略講話：大塚敬節主講、創元社、1988.

傷寒論：李培生主編、人民衛生出版社、1987.

成無己：注解傷寒論、人民衛生出版社、1994.

柯琴：傷寒来蘇集、上海科学技術出版社、1986.

尤怡：傷寒貫珠集、中医古籍出版社、1998.

楊育周：傷寒六経病変、人民衛生出版社、1992.

中医基礎理論：印会河等主編、人民衛生出版社、1989.

針灸学：楊甲三主編、人民衛生出版社、1989.

山下詢：臨床経絡経穴図解、医歯薬出版株式会社、1976.

黄帝内経素問譯釋：南京中医学院編著、上海科学技術出版社、1991.

黄帝内経霊枢譯釋：南京中医学院中医系編著、上海科学技術出版社、1986.

現代語訳黄帝内経素問（上、中、下）：石田秀実監訳、東洋学術出版社、1993.

現代語訳黄帝内経霊枢（上、下）：石田秀実監訳、東洋学術出版社、1999.

類経：張介賓編著、中国中医薬出版社、1997.

難経校釈：南京中医学院校釈、人民衛生出版社、1989.

徐大椿：難経経釈、江蘇科学技術出版社、1985.

難経通解：張登本撰、三秦出版社、2001.

本間祥白：難経の研究、医道の日本社、1976.

校釈諸病源候論：牟田光一郎訳、緑書房、1989.

遜思邈：千金方、華夏出版社、1993.

外台秘要方：王燾撰、華夏出版社、1993.

張介賓：景岳全書、人民衛生出版社、1991.

張璐：張氏医通、上海科学技術出版社、1990.

張璐：千金方衍義、中国中医薬出版社、1996.

李東垣：東垣医集、人民衛生出版社、1996.

陳言：三因極一病証方論、和刻漢籍医書集成第1輯、エンタプライズ株式会社、1988.

呉崑：医方考、人民衛生出版社、1990.

朱丹溪：丹溪心法、五洲出版社、1984.

何夢瑶：医碥、上海科学技術出版社、1985.

神農本草経校証：王筠默等輯著、吉林科学技術出版社、1988.

神農本草経校注：楊鵬挙校注、学苑出版社、1998.

本草綱目通釈：陳貴廷主編、学苑出版社、1992.

宇野哲人：論語新釈、講談社学術文庫、1985.

漢方用語大辞典：創医会学術部主編、株式会社燎原、1988.

中国漢方医語辞典：中医学基本用語邦訳委員会訳編、株式会社中国漢方、1980.

黄帝内経詞典：郭靄春主編、天津科学技術出版社、1991

広漢和辞典：諸橋轍次等著、大修館書店、1986.

大漢和辞典：諸橋轍次等著、大修館書店、1986.

処方索引

い

葦茎湯《千金》 422

己椒歴黄丸 641

一物瓜蔕湯 160

茵陳蒿湯 825

茵陳五苓散 845

う

烏頭煎 514

烏頭湯 272

烏頭湯《外台》 528

烏頭桂枝湯 520

烏頭赤石脂丸 470

烏梅丸 1028

温経湯 1135

え

越婢湯 762

越婢加朮湯《千金》 288

越婢加朮湯 726,770

越婢加半夏湯 410

お

黄耆桂枝五物湯 297

黄耆建中湯 335

黄耆芍桂苦酒湯 782

黄耆芍薬桂枝苦酒湯 782

黄芩湯《外台》 984

黄芩加半夏生姜湯 914

黄土湯 884

王不留行散 1001

黄連粉 1010

か

瓜蔕散 537

瓜蔕湯 857

葛根湯 102

滑石代赭湯 172

滑石白魚散 699

訶梨勒散 980

括蔞薤白白酒湯 452

括蔞薤白半夏湯 485

括蔞瞿麦丸 966

括蔞桂枝湯 98

括蔞牡蛎散 179

乾姜人参半夏丸 1054

甘姜苓朮湯 568

還魂湯 1199

甘遂半夏湯 613

甘草湯《千金》 416

甘草乾姜湯 385

甘草乾姜茯苓白朮湯 570

甘姜苓朮湯 568

甘草瀉心湯 186

甘草小麦大棗湯 1124

甘草附子湯 145

甘草粉蜜湯 1023

甘草麻黄湯 770

甘麦大棗湯 1123

き

桔梗湯 407

桔梗白散《外台》 420

枳実薤白桂枝湯 457

枳実芍薬散 1083

葵子茯苓散 1059

枳朮湯 795

耆芍桂酒湯 778

橘枳姜湯 462

橘皮湯 941

橘皮竹茹湯 943

帰母苦参丸 1057

芎帰膠艾湯 1046

九痛丸 473

膠艾湯 1044

膠姜湯 1144

杏子湯 772

去桂加朮附子湯 138

去桂加白朮湯 138

く

苦参湯 192

け

桂枝湯 961,1031

桂枝加黄耆湯 783,839

桂枝加桂湯 438

桂枝（加）龍骨牡蛎湯 315

桂枝去芍薬加蜀漆牡蛎龍骨救逆湯
877

桂枝去芍薬加皂莢湯《千金》 419

桂枝去芍薬加麻辛附子湯 792

桂枝救逆湯 878

桂枝芍薬知母湯 264

桂枝生姜枳実湯 467

桂枝茯苓丸 1035

桂枝附子湯 138

鶏屎白散 1016

桂苓五味甘草湯 662

桂苓五味甘草湯去桂加乾姜細辛 663

桂苓五味甘草去桂加乾姜細辛半夏湯
667

下瘀血湯 1085

こ

侯氏黒散 243

膏髪煎 1167

厚朴三物湯 496

厚朴七物湯 489

厚朴大黄湯 634

厚朴麻黄湯 395

紅藍花酒 1155

呉茱萸湯 909,911

五毒諸膏散 1191

五苓散 647,688,689

さ

犀角湯 1375

柴胡湯 852

柴胡去半夏加括蔞湯《外台》 229

柴胡桂枝湯《外台》 528

柴胡桂姜湯《外台》 231

処方索引

崔氏八味丸 286
三黄湯《千金》 281
酸棗湯 355
三物黄芩湯《千金》 1102
三物備急丸 1176

し

四時加減柴胡飲子 1173
四逆湯 916, 961
梔子豉湯 975
梔子大黄湯 837
紫参湯 978
紫石寒食散 1184
十棗湯 619, 652, 654
炙甘草湯《千金翼》 364
炙甘草湯《外台》 414
蛇床子散 1163
瀉心湯 891, 1126
朮附湯《近効方》 284
茱萸湯 909, 911
生姜甘草湯《千金》 417
生姜半夏湯 937
小建中湯 330, 854, 1158
小柴胡湯 853, 922, 1075, 1102, 1109
小承気湯 967
小承気湯《千金翼》 983
小青龍湯 624, 658, 1126
小青龍加石膏湯 412
消石礬石散 829
小児疳虫蝕歯方 1170
小半夏湯 638, 851, 916
小半夏加茯苓湯 643, 673

消礬散 829
升麻鼈甲湯 199
升麻鼈甲湯去雄黄蜀椒 199
蜀漆散 223
薯蕷丸 351
腎気丸 611, 682, 1159

せ

青龍湯 659
赤丸 509
旋覆花湯 552, 1142
赤小豆当帰散 195, 887

そ

皂莢丸 392
走馬湯《外台》 530
続命湯《古今録験》 276

た

大烏頭煎 511
大黄甘遂湯 1146
大黄甘草湯 926
大黄䗪虫丸 359
大黄硝石湯 848
大黄附子湯 506
大黄牡丹湯 994
大建中湯 502
大柴胡湯 498
大承気湯 105, 501, 532, 534, 536, 964,
965, 1079, 1087
大青龍湯 624
大半夏湯 923

- 1395 -

沢漆湯 395
沢瀉湯 633
獺肝散《肘後》 367

ち
竹皮大丸 1097
竹葉湯 1093
蜘蛛散 1019
猪膏髪煎 842, 1167
長服訶梨勒丸 1175
猪苓散 917
猪苓湯 17, 704

つ
通脈四逆湯 976
頭風摩散 255

て
抵当烏頭桂枝湯 520
抵当湯 1149
葶藶丸 754
葶藶大棗瀉肺湯 404, 426, 637
天雄散 318

と
桃花湯 969
当帰散 1063
当帰芍薬散 1051, 1157
当帰生姜羊肉湯 517, 108
当帰貝母苦参丸 1057
土瓜根散 1140

な
内補当帰健中湯《千金》 1104

に
人参湯 458

は
排膿散 1005
排膿湯 1006
白頭翁湯 972
白頭翁加甘草阿膠湯 1100
麦門冬湯 400
柏葉湯 881
八味丸（崔氏） 286
八味腎気丸 344
半夏乾姜散 935
半夏厚朴湯 1118
半夏瀉心湯 912
半夏麻黄丸 879
礬石丸 1152
礬石湯 274

ひ
百合滑石散 180
百合鶏子湯 175
百合地黄湯 175
百合洗 178
百合知母湯
白朮散 1065
白朮附子湯 143
白虎加桂枝湯 219
白虎加人参湯 155, 703

- 1396 -

処方索引

ふ
風引湯 249
茯苓飲《外台》 650
茯苓桂枝甘草大棗湯 441
茯苓桂枝五味甘草湯 659
茯苓杏仁甘草湯 462
茯苓戎塩湯 699
茯苓沢瀉湯 929
附子湯 1042
附子粳米湯 492
文蛤散 690
文蛤湯 932

へ
鱉甲煎丸 211

ほ
防己黄耆湯 134,760
防己黄耆湯《外台》 798
防己地黄湯 252
防己茯苓湯 767
蒲灰散 699,777
牡蛎湯《外台》 227
奔豚湯 434

ま
麻黄加朮湯 127
麻黄杏仁薏苡甘草湯 131
麻黄醇酒湯《千金》 858
麻黄附子湯 772
麻子仁丸 565

も
木防己湯 627
木防己（湯）去石膏加茯苓芒硝湯
627

や
射干麻黄湯 388

ゆ
雄黄熏 192

よ
陽旦湯 1091
薏苡附子散 465
薏苡附子敗醤散 990

り
苓甘姜味辛夏仁黄湯 671
苓甘姜味辛夏仁湯 670
苓甘五味加姜辛半夏杏仁湯 669
苓甘五味姜辛湯 664
苓甘五味姜辛半夏湯 667
苓桂朮甘湯 609
藜蘆甘草湯 1014

ろ
狼牙湯 1165

【著者略歴】

金子幸夫（医学博士）

昭和22年12月28日生

昭和47年	三重県立大学(現三重大学)医学部卒業
昭和50年～55年	金沢大学がん研究所分子免疫部
昭和55年～58年	米国ニューヨーク市スローン・ケタリング 記念がん研究所研究員
昭和58年	三重大学医学部第三内科助手
昭和59年	講師
昭和60年	助教授
平成4年	開業・専攻は内科学、免疫学。

現在

（社）日本東洋医学会指導医、専門医
（社）日本東洋医学会東海支部顧問

著書

『傷寒論解説』『金匱要略解説』『傷寒六経弁証解説』『金匱臓腑弁証解説』
『傷寒論大成（上・下）』『金匱要略大成（上・下）』『温病条弁解説（上・下）』
『温熱経緯解説』『傷寒論輯義解説（上・下）』（いずれも　たにぐち書店）

金匱要略輯義解説〔下〕

2017年9月30日　第1刷発行

原著者　多紀　元簡
著　者　金子　幸夫
発行者　谷口　直良
発行所　㈱たにぐち書店
　　　　〒171-0014 東京都豊島区池袋 2-69-10
　　　　TEL.03-3980-5536　FAX.03-3590-3630

落丁・乱丁本はお取り替えいたします。　©Yukio Kaneko